高等职业教育"十四五"药品类专业系列教材

药 剂 学

王　琳　主编

刘竺云　杨怡君　副主编

化学工业出版社

·北京·

内容简介

本书基于药品生产企业药物制剂技术、生产和医疗单位的制剂岗位的岗位要求而编写，将课程内容划分为十九个项目：认识药剂学，制药卫生，制药用水生产技术，药物制剂的稳定性，粉碎过筛混合技术，浸提技术及中药浸出制剂，液体制剂，灭菌制剂与无菌制剂，散剂、颗粒剂与胶囊剂，片剂，丸剂与滴丸剂，外用膏剂，栓剂，膜剂与涂膜剂，气雾剂、喷雾剂与粉雾剂，缓释、控释制剂，经皮给药制剂，靶向制剂，药物制剂新技术。本书安排了贯穿整个教学内容的操作实训项目，将课程知识目标、能力目标、素质目标落实到各个教学项目中。

本书可供高职高专药学、药物制剂技术、药品生产技术、药学经营与管理、药品质量与安全、药品服务与管理、化学制药技术、生物制药技术、中药学等专业学生使用，也可供其他相关专业的学生、教师和技术人员参考。

图书在版编目（CIP）数据

药剂学/王琳主编；刘竺云，杨怡君副主编．—北京：化学工业出版社，2024.3

高等职业教育"十四五"药品类专业系列教材

ISBN 978-7-122-44542-1

Ⅰ.①药… Ⅱ.①王…②刘…③杨… Ⅲ.①药剂学-高等职业教育-教材 Ⅳ.①R94

中国国家版本馆 CIP 数据核字（2023）第 231374 号

责任编辑：蔡洪伟　　　　文字编辑：丁　宁　药欣荣
责任校对：王鹏飞　　　　装帧设计：关　飞

出版发行：化学工业出版社
　　　　　（北京市东城区青年湖南街 13 号　邮政编码 100011）
印　　刷：三河市航远印刷有限公司
装　　订：三河市宇新装订厂
787mm×1092mm　1/16　印张 23¼　字数 658 千字
2024 年 3 月北京第 1 版第 1 次印刷

购书咨询：010-64518888
售后服务：010-64518899
网　　址：http://www.cip.com.cn

凡购买本书，如有缺损质量问题，本社销售中心负责调换。

定　　价：49.80 元　　　　　　　　　版权所有　违者必究

出版说明

为了更好地贯彻《国家职业教育改革实施方案》，落实教育部《"十四五"职业教育规划教材建设实施方案》（教职成厅〔2021〕3号），做好职业教育药品类、药学类专业教材建设，化学工业出版社组织召开了职业教育药品类、药学类专业"十四五"教材建设工作会议，共有来自全国各地120所高职院校的380余名一线专业教师参加，围绕职业教育的教学改革需求、加强药品和药学类专业"三教"改革、建设高质量精品教材开展深入研讨，形成系列教材建设工作方案。在此基础上，成立了由全国药品行业职业教育教学指导委员会副主任委员姚文兵教授担任专家顾问，全国石油和化工职业教育教学指导委员会副主任委员张炳烛教授担任主任的教材建设委员会。教材建设委员会的成员由来自河北化工医药职业技术学院、江苏食品药品职业技术学院、广东食品药品职业学院、山东药品食品职业学院、常州工程职业技术学院、湖南化工职业技术学院、江苏卫生健康职业学院、苏州卫生职业技术学院等全国30多所职业院校的专家教授组成。教材建设委员会对药品与药学类系列教材的组织建设、编者遴选、内容审核和质量评价等全过程进行指导和管理。

本系列教材立足全面贯彻党的教育方针，落实立德树人根本任务，主动适应职业教育药品类、药学类专业对技术技能型人才的培养需求，建立起学校骨干教师、行业专家、企业专家共同参与的教材开发模式，形成深度对接行业标准、企业标准、专业标准、课程标准的教材编写机制。为了培育精品，出版符合新时期职业教育改革发展要求、反映专业建设和教学创新成果的优质教材，教材建设委员会对本系列教材的编写提出了以下指导原则。

(1) 校企合作开发。本系列教材需以真实的生产项目和典型的工作任务为载体组织教学单元，吸收企业人员深度参与教材开发，保障教材内容与企业生产实际相结合，实现教学与工作岗位无缝衔接。

(2) 配套丰富的信息化资源。以化学工业出版社自有版权的数字资源为基础，结合编者团队开发的数字化资源，在书中以二维码链接的形式或与在线课程、在线题库等教学平台关联建设，配套微课、视频、动画、PPT、习题等信息化资源，形成可听、可视、可练、可互动、线上线下一体化的纸数融合新形态教材。

(3) 创新教材的呈现形式。内容组成丰富多彩，包括基本理论、实验实训、来自生产实践和服务一线的案例素材、延伸阅读材料等；表现形式活泼多样，图文并茂，适应学生的接受心理，可激发学习兴趣。实践性强的教材开发成活页式、工作手册式教材，把工作任务单、学习评价表、实践练习等以活页的形式加以呈现，方便师生互动。

(4) 发挥课程思政育人功能。教材结合专业领域、结合教材具体内容有机融入课程思政元素，深入推进习近平新时代中国特色社会主义思想进教材、进课堂、进学生头脑。在学生学习专业知识的同时，润物无声，涵养道德情操，培养爱国情怀。

(5) 落实教材"凡编必审"工作要求。每本教材均聘请高水平专家对图书内容的思想性、科学性、先进性进行审核把关，保证教材的内容导向和质量。

本系列教材在体系设计上，涉及职业教育药品与药学类的药品生产技术、生物制药技术、药物制剂技术、化学制药技术、药品质量与安全、制药设备应用技术、药品经营与管理、食品药品监督管理、药学、制药工程技术、药品质量管理、药事服务与管理等专业；在课程类型上，包括专业基础课程、专业核心课程和专业拓展课程；在教育层次上，覆盖高等职业教育专科和高等职业教育本科。

本系列教材由化学工业出版社组织出版。化学工业出版社从2003年起就开始进行职业教育药品类、药学类专业教材的体系化建设工作，出版的多部教材入选国家级规划教材，在药品类、药学类等专业教材出版领域积累了丰富的经验，具有良好的工作基础。本系列教材的建设和出版，既是对化学工业出版社已有的药品和药学类教材在体系结构上的完善和品种数量上的补充，更是在体现新时代职业教育发展理念、"三教"改革成效及教育数字化建设成果方面的一次全面升级，将更好地适应不同类型、不同层次的药品与药学类专业职业教育的多元化需求。

本系列教材在编写、审核和使用过程中，希望得到更多专业院校、一线教师、行业企业专家的关注和支持，在大家的共同努力下，反复锤炼，持续改进，培育出一批高质量的优秀教材，为职业教育的发展做出贡献。

本系列教材建设委员会

前言

为全面贯彻国家教育方针，落实《中华人民共和国职业教育法》《国务院关于加快发展现代职业教育的决定》《高等职业教育创新发展行动计划》和《教育部关于深化职业教育教学改革全面提高人才培养质量的若干意见》等一系列重要指导性文件，将现代职教发展理念融入教材建设全过程，积极推进高职高专课程和教材改革，适应新形势下高职高专药学类职业教育改革和发展的需要，突出职业教育的特色，充分体现"以就业为导向、以能力为本位、以学生为主体"的教育理念，由多所高职院校的老师，结合企业工作实践，编写了本教材。本书既可作为全国高职高专药品类、药学类专业及其相关专业学生的教材，也可供医院、药厂、药品检验部门的药学人员参加各类职业资格考试复习参考之用。

本教材有以下特点：

1. 遵循"五个对接、一个强调、两个突出"职教理念。教材与学生对接、与临床对接、与学科发展对接、与社会需求对接、与执业考试对接，强调培养学生的职业能力与职业素质，突出体现"工学结合""工作过程导向"的课程设置理念，突出教材的针对性、适用性和实用性。

2. 全新的教材理论与教材结构。教材中加入"学习目标""操作任务""知识链接""课堂互动""实例分析""拓展知识""项目小结"等模块，内容新颖，重在导学，增强了教材的可实践性。

3. 在编写过程中以"贴近学生，贴近社会，贴近岗位"为原则，构建"理论-实验-训练"三位一体的卫生职业教育的教材体系。紧紧围绕"工学结合"的目的要求，参照国家职业技能鉴定"药物制剂工"的考核标准，按照药品生产岗位所需的知识、能力和素质要求来设置，以《中华人民共和国药典》（简称《中国药典》）（2020年版）为指导，介绍药剂学的基本知识、基本理论和基本技能，实现学习内容"零距离"对接岗位实际操作，确保"岗课赛证"融通，使其成为一本既是学历教育的教科书，又是职业岗位证书的培训教材，实现"双证书"培养。

4. 开发工作手册式教材体系。本教材按照工作过程的顺序和学生自主学习的要求进行教学设计并安排教学活动，实现理论教学与实践教学融通合一、能力培养与工作岗位对接，后期可以根据医药行业的发展补充拓展性的知识内容，为多元化的人才培养提供更多的信息知识支撑。

5. 体现课程思政元素，有机融入党的二十大精神，注重素养教育，打造工匠精神。本教材更加强调要充分体现对学生职业素养的培养，在适当的环节，特别是案例中要体现出药品从业人员的行为准则和道德规范，以及精益求精的工作态度，逐渐形成"劳动光荣、技能宝贵"的"工匠精神"。

全书理论部分共十九个项目，由苏州卫生职业技术学院王琳（项目一　认识药剂学；项目二　制药卫生；项目三　制药用水生产技术；项目四　药物制剂的稳定性；项目八　灭菌制剂与无菌制剂）、山东医学高等专科学校杨怡君（项目十二　外用膏剂；项目十四　膜剂与涂膜剂；项目

十九　药物制剂新技术）、泰州职业技术学院刘竺云（项目五　粉碎过筛混合技术；项目十　片剂）、苏州卫生职业技术学院王佳丽（项目六　浸提技术及中药浸出制剂）、北京卫生职业学院王丽杰（项目七　液体制剂）、北京卫生职业学院曹悦（项目九　散剂、颗粒剂与胶囊剂）、苏州卫生职业技术学院张燕（项目十一　丸剂与滴丸剂；项目十三　栓剂）、北京卫生职业学院胡海燕（项目十五　气雾剂、喷雾剂与粉雾剂；项目十八　靶向制剂）、苏州卫生职业技术学院高雅晗（项目十六　缓释、控释制剂；项目十七　经皮给药制剂）共同编写，王琳负责全书的校稿和统稿工作。

　　本书在编写过程中得到了各位编者所在院校及所在地医药企业，比如吴中医药集团苏州制药厂、苏州大学附属第一医院、苏州市药品检验检测研究中心、苏州天吉生物制药有限公司、苏州二叶制药有限公司等单位的技术支持和实训拍摄，参考了部分教材和有关著作，在此深表谢意。限于我们的认识和能力，书中的不足之处在所难免，恳请各位读者给予批评指正。

编者

2023 年 11 月

目录

项目一　认识药剂学　/　001

一、概述　/　002
　（一）药剂学的性质与任务　/　002
　（二）药剂学的常用术语　/　002
二、药剂学的发展　/　003
　（一）古代药剂简况　/　003
　（二）现代药剂的发展简况　/　003
三、剂型与辅料　/　004
　（一）剂型分类与选择的基本原则　/　004
　（二）辅料类型与应用　/　005
四、工作依据　/　006
　（一）药典　/　006
　（二）药品标准　/　006
【项目小结】　/　007
【达标检测题】　/　007

项目二　制药卫生　/　009

一、制药卫生的基础知识　/　009
　（一）制药卫生的重要性　/　009
　（二）制药卫生的基本要求　/　009
　（三）制剂被污染的途径及处理措施　/　011
　（四）制药环境的卫生管理　/　011
　（五）空气洁净技术与应用　/　013
二、灭菌技术　/　013
　（一）知识概述　/　013
　（二）物理灭菌法　/　014
　（三）化学灭菌法　/　016
　（四）无菌操作法　/　016
　（五）灭菌效果的验证　/　017
【项目小结】　/　017
【达标检测题】　/　018

项目三　制药用水生产技术　/　020

一、制药用水的知识概述　/　020
　（一）制药用水的种类　/　020
　（二）制药用水的用途　/　020
二、纯化水生产技术　/　021
　（一）离子交换法　/　021
　（二）反渗透法　/　021
　（三）电渗析法　/　022
　（四）纯化水的质量控制　/　022
三、注射用水生产技术　/　023
　（一）注射用水生产　/　023
　（二）注射用水质量控制　/　024
【项目小结】　/　024
【达标检测题】　/　024

项目四　药物制剂的稳定性　/　026

一、药物制剂稳定性的知识概述　/　026
二、药物的化学降解途径　/　026

（一）水解途径　/　026
　　（二）氧化途径　/　027
　　（三）其他途径　/　027
三、影响药物制剂稳定性的因素　/　028
　　（一）处方因素　/　028
　　（二）外界因素　/　029
四、增加药物制剂稳定性的方法　/　030
　　（一）药物制剂处方设计方面　/　030

　　（二）外界因素方面　/　030
　　（三）其他方面　/　031
五、药物制剂稳定性的试验方法　/　031
　　（一）稳定性试验的基本要求　/　032
　　（二）药物制剂稳定性试验方法　/　032
　　（三）药物制剂稳定性重点考察项目　/　034
【项目小结】　/　035
【达标检测题】　/　036

项目五　粉碎过筛混合技术　/　038

一、基础知识　/　038
　　（一）称量和配料　/　038
　　（二）微粉学基础　/　039
　　（三）微粉学在制剂中的应用　/　041
二、粉碎技术　/　042
　　（一）粉碎技术知识概述　/　042
　　（二）常用的粉碎技术　/　043
　　（三）常用的粉碎器械　/　044
三、过筛技术　/　046

　　（一）过筛技术知识概述　/　046
　　（二）常用的过筛器械　/　047
四、混合技术　/　048
　　（一）混合的概念　/　048
　　（二）常用混合设备　/　048
　　（三）混合方法及影响因素　/　049
【项目小结】　/　050
【达标检测题】　/　051

项目六　浸提技术及中药浸出制剂　/　053

一、认识浸提技术　/　054
　　（一）药材的成分　/　054
　　（二）浸提过程　/　055
　　（三）影响浸提的因素　/　056
　　（四）常用浸提溶剂　/　057
　　（五）浸提辅助剂　/　058
二、常用浸提方法与设备　/　059
　　（一）煎煮法　/　059
　　（二）浸渍法　/　060
　　（三）渗漉法　/　061
　　（四）回流法　/　062
　　（五）水蒸气蒸馏法　/　062
　　（六）超临界流体提取法　/　062
　　（七）超声波提取法　/　062
　　（八）微波提取法　/　062
三、精制　/　062
　　（一）分离　/　062
　　（二）纯化　/　064

四、蒸发　/　065
　　（一）影响蒸发的因素　/　065
　　（二）常用蒸发方法与设备　/　066
五、干燥　/　066
　　（一）影响干燥的因素　/　067
　　（二）常用干燥方法与设备　/　068
六、中药浸出制剂　/　070
　　（一）汤剂　/　070
　　（二）酒剂　/　071
　　（三）酊剂　/　073
　　（四）流浸膏剂与浸膏剂　/　074
　　（五）煎膏剂　/　076
七、浸出制剂的质量　/　077
　　（一）严格控制药材的质量　/　077
　　（二）严格控制提取过程　/　077
　　（三）严格控制浸出制剂的理化指标　/　077
【项目小结】　/　078
【达标检测题】　/　079

项目七 液体制剂 / 081

- 一、基础知识 / 086
  - (一) 液体制剂的概述 / 086
  - (二) 液体制剂包装与贮存 / 088
  - (三) 液体制剂常用溶剂 / 088
  - (四) 液体制剂的附加剂及作用 / 089
- 二、表面活性剂 / 091
  - (一) 表面活性剂概述 / 091
  - (二) 表面活性剂的分类 / 092
  - (三) 表面活性剂的基本性质 / 093
  - (四) 表面活性剂在药物制剂中的应用 / 096
- 三、低分子溶液剂 / 098
  - (一) 溶液剂 / 098
  - (二) 芳香水剂 / 099
  - (三) 糖浆剂 / 099
  - (四) 醑剂 / 101
  - (五) 甘油剂 / 101
- 四、高分子溶液剂 / 101
  - (一) 高分子溶液剂概述 / 101
  - (二) 高分子溶液的性质 / 101
  - (三) 高分子溶液的临床应用与注意事项 / 102
  - (四) 高分子溶液的制备 / 102
  - (五) 典型高分子溶液剂实例分析 / 103
- 五、溶胶剂 / 103
  - (一) 溶胶剂概述 / 103
  - (二) 溶胶剂的构造和性质 / 103
  - (三) 溶胶剂的临床应用与注意事项 / 104
  - (四) 溶胶剂的制备 / 104
  - (五) 典型溶胶剂实例分析 / 105
- 六、混悬剂 / 105
  - (一) 混悬剂概述 / 105
  - (二) 混悬剂的临床应用与注意事项 / 106
  - (三) 混悬剂的稳定剂 / 107
  - (四) 混悬剂的制备 / 107
  - (五) 典型混悬剂实例分析 / 109
- 七、乳剂 / 110
  - (一) 乳剂概述 / 110
  - (二) 乳化剂 / 111
  - (三) 乳剂的稳定性 / 112
  - (四) 乳剂的临床应用与注意事项 / 113
  - (五) 乳剂的制备 / 114
  - (六) 典型乳剂实例分析 / 115
- 【项目小结】 / 116
- 【达标检测题】 / 117

项目八 灭菌制剂与无菌制剂 / 121

- 一、基础知识 / 122
  - (一) 灭菌与无菌制剂概述 / 122
  - (二) 医药工业洁净室与空气净化技术 / 123
- 二、小容量注射剂 / 125
  - (一) 小容量注射剂概述 / 125
  - (二) 注射剂的常用溶剂 / 127
  - (三) 注射剂的常用附加剂 / 128
  - (四) 热原 / 132
  - (五) 注射剂的临床应用与注意事项 / 134
  - (六) 注射用水及注射剂的制备 / 134
  - (七) 典型注射剂实例分析 / 142
- 三、大容量注射剂 / 144
  - (一) 大容量注射剂概述 / 144
  - (二) 大容量注射剂的临床应用、注意事项 / 144
  - (三) 大容量注射剂的制备 / 144
  - (四) 大容量注射剂主要存在的问题及解决办法 / 146
  - (五) 大容量注射剂的包装与贮存 / 147
  - (六) 典型输液剂实例分析 / 147
- 四、注射用无菌粉末 / 149
  - (一) 注射用无菌粉末概述 / 149
  - (二) 注射用无菌粉末临床应用与注意事项 / 149
  - (三) 注射用无菌粉末的制备 / 149
  - (四) 冻干制剂常见问题与解决方法 / 151
  - (五) 典型冻干无菌粉末实例分析 / 151
- 五、眼用液体制剂 / 152
  - (一) 眼用液体制剂概述 / 152
  - (二) 滴眼剂临床应用与注意事项 / 153
  - (三) 滴眼剂的制备 / 154
  - (四) 典型眼用制剂实例分析 / 155
- 【项目小结】 / 156

【达标检测题】 / 158

项目九　散剂、颗粒剂与胶囊剂　/　161

一、散剂 / 164
  （一）散剂概述 / 164
  （二）散剂的制备 / 165
  （三）散剂的质量检查、包装与贮存 / 167
  （四）典型散剂实例分析 / 168
二、颗粒剂 / 169
  （一）颗粒剂概述 / 169
  （二）制粒技术 / 170
  （三）干燥技术 / 174
  （四）颗粒剂的制备 / 176
  （五）颗粒剂的质量检查、包装与贮存 / 177
  （六）典型颗粒剂实例分析 / 178
三、胶囊剂 / 179
  （一）胶囊剂概述 / 179
  （二）硬胶囊剂的组成 / 181
  （三）硬胶囊剂的制备 / 182
  （四）软胶囊剂的制备 / 184
  （五）胶囊剂的质量检查、包装与贮存 / 185
  （六）典型胶囊剂实例分析 / 187
【项目小结】 / 189
【达标检测题】 / 190

项目十　片剂　/　193

一、基础知识 / 195
  （一）片剂的概念与特点 / 195
  （二）片剂的分类与质量要求 / 195
  （三）临床应用与注意事项 / 196
二、片剂的辅料 / 196
  （一）填充剂 / 196
  （二）润湿剂和黏合剂 / 197
  （三）崩解剂 / 198
  （四）润滑剂 / 200
  （五）其他辅料 / 201
三、片剂的制备 / 201
  （一）湿法制粒压片法 / 201
  （二）干法制粒压片法 / 206
  （三）直接压片法 / 206
  （四）空白颗粒压片法 / 207
  （五）片剂制备中可能发生的问题及解决办法 / 208
四、片剂的包衣 / 212
  （一）片剂包衣概述 / 212
  （二）包衣方法与设备 / 213
  （三）包衣材料与包衣过程 / 214
  （四）包衣过程中可能出现的问题及解决方法 / 216
  （五）典型片剂实例分析 / 217
【项目小结】 / 218
【达标检测题】 / 219

项目十一　丸剂与滴丸剂　/　222

一、丸剂 / 224
  （一）丸剂的概述 / 224
  （二）丸剂常用的辅料 / 225
  （三）丸剂的制备方法 / 225
  （四）丸剂的质量检查 / 227
  （五）典型丸剂实例分析 / 228
二、滴丸剂 / 230
  （一）滴丸剂的概述 / 230
  （二）滴丸剂的基质和冷凝剂 / 230
  （三）滴丸剂的制备工艺及设备 / 231
  （四）滴丸剂的质量检查 / 232
  （五）典型滴丸剂实例分析 / 232

【项目小结】 / 233　　　　　　　　　　　【达标检测题】 / 233

项目十二　外用膏剂 / 235

一、软膏剂、乳膏剂和糊剂 / 236
　（一）软膏剂、乳膏剂和糊剂概述 / 236
　（二）基质 / 237
　（三）制备方法 / 242
　（四）质量检查 / 243
　（五）包装与贮存 / 243
　（六）乳膏剂实例分析 / 244
二、凝胶剂 / 244
　（一）凝胶剂概述 / 244
　（二）基质 / 245
　（三）水溶性凝胶剂的制备 / 246
　（四）质量检查 / 246
　（五）凝胶剂实例分析 / 246

三、眼膏剂 / 246
　（一）眼膏剂概述 / 246
　（二）眼膏剂的制备 / 247
　（三）质量检查 / 247
　（四）眼膏剂实例分析 / 248
四、贴膏剂 / 248
　（一）贴膏剂概述 / 248
　（二）橡胶贴膏 / 249
　（三）凝胶贴膏 / 250
　（四）贴膏剂实例分析 / 252
【项目小结】 / 252
【达标检测题】 / 253

项目十三　栓剂 / 255

一、知识概述 / 256
　（一）栓剂的定义 / 256
　（二）栓剂的分类 / 256
　（三）栓剂的特点 / 257
　（四）栓剂的质量要求 / 257
二、栓剂的处方组成 / 257
　（一）药物 / 257
　（二）基质 / 257
　（三）附加剂 / 259
三、栓剂的临床应用和使用注意 / 259
　（一）临床应用 / 259
　（二）使用注意 / 259

四、栓剂的制备 / 260
　（一）置换价 / 260
　（二）栓剂的制备方法 / 260
　（三）栓剂润滑剂的选用 / 262
五、栓剂的质量评价 / 262
　（一）外观 / 262
　（二）重量差异 / 262
　（三）融变时限 / 262
　（四）微生物限度 / 262
　（五）典型栓剂实例分析 / 263
【项目小结】 / 263
【达标检测题】 / 264

项目十四　膜剂与涂膜剂 / 267

一、膜剂 / 268
　（一）膜剂概述 / 268
　（二）成膜材料与附加剂 / 269
　（三）膜剂的制备 / 270
　（四）膜剂的质量检查 / 270
　（五）膜剂实例分析 / 270

二、涂膜剂 / 271
　（一）涂膜剂概述 / 271
　（二）涂膜剂的处方组成 / 271
　（三）涂膜剂的制备 / 271
　（四）涂膜剂的质量检查 / 272
　（五）涂膜剂实例分析 / 272

【项目小结】 / 273　　　　　　　　　　　【达标检测题】 / 273

项目十五　气雾剂、喷雾剂与粉雾剂 / 274

一、气雾剂 / 275
　（一）气雾剂概述 / 275
　（二）气雾剂的组成 / 278
　（三）气雾剂的临床应用与注意事项 / 280
　（四）气雾剂的制备 / 280
　（五）气雾剂的实例分析 / 282
二、喷雾剂 / 283
　（一）喷雾剂概述 / 283
　（二）喷雾装置 / 284
　（三）喷雾剂的临床应用与注意事项 / 284
　（四）喷雾剂的制备 / 285
　（五）喷雾剂的实例分析 / 286
三、吸入粉雾剂 / 287
　（一）吸入粉雾剂概述 / 287
　（二）粉末雾化器 / 287
　（三）粉雾剂的临床应用与注意事项 / 289
　（四）粉雾剂的实例分析 / 289
【项目小结】 / 290
【达标检测题】 / 290

项目十六　缓释、控释制剂 / 292

一、知识概述 / 293
　（一）缓释、控释制剂的定义与特点 / 293
　（二）缓释、控释制剂的设计 / 294
二、缓释、控释制剂的释药方法和评价 / 296
　（一）缓释、控释制剂的释药原理和方法 / 296
　（二）缓释、控释制剂的体内、体外评价 / 300
三、缓释、控释制剂的处方和制备工艺 / 302
　（一）缓释制剂的制备 / 302
　（二）控释制剂的制备 / 303
【项目小结】 / 306
【达标检测题】 / 307

项目十七　经皮给药制剂 / 309

一、知识概述 / 309
　（一）经皮给药制剂的定义与特点 / 309
　（二）经皮给药制剂的分类与组成 / 309
　（三）影响药物经皮吸收的因素 / 310
二、经皮给药制剂的制备 / 311
　（一）经皮给药制剂的高分子材料 / 311
　（二）渗透促进剂在经皮给药制剂中的应用 / 313
　（三）促进药物透皮吸收的新技术 / 314
　（四）经皮给药制剂的制备 / 315
　（五）经皮给药制剂的质量评价 / 317
【项目小结】 / 318
【达标检测题】 / 319

项目十八　靶向制剂 / 320

一、知识概述 / 321
　（一）靶向制剂的定义与分类 / 321
　（二）靶向性评价指标和参数 / 322
　（三）靶向制剂的作用特点 / 323
二、被动靶向制剂 / 323
　（一）被动靶向制剂概述 / 323
　（二）脂质体 / 325
　（三）纳米粒 / 325

（四）微球 / 326
　　（五）微囊 / 327
三、主动靶向制剂 / 328
　　（一）主动靶向制剂概述 / 328
　　（二）修饰的药物微粒载体系统 / 328
　　（三）前体药物 / 328

四、物理化学靶向制剂 / 329
　　（一）物理化学靶向制剂概述 / 329
　　（二）分类 / 329
【项目小结】 / 330
【达标检测题】 / 330

项目十九　药物制剂新技术 / 331

一、包合技术 / 332
　　（一）包合技术概念 / 332
　　（二）包合物的特点 / 333
　　（三）包合材料 / 333
　　（四）包合物的制备 / 334
　　（五）包合物的验证 / 335
　　（六）包合物实例分析 / 335
二、微囊与微球制备技术 / 335
　　（一）微囊与微球制备技术概述 / 335
　　（二）药物微囊化/微球化的特点 / 336
　　（三）载体材料 / 337
　　（四）微囊的制备 / 338
　　（五）微球的制备 / 339
　　（六）微囊实例分析 / 339
三、固体分散技术 / 340

　　（一）固体分散技术概述 / 340
　　（二）固体分散体的类型 / 341
　　（三）载体材料 / 341
　　（四）固体分散体的制备 / 342
　　（五）固体分散体的质量检查 / 343
　　（六）固体分散体实例分析 / 344
四、液固压缩技术 / 345
　　（一）液固压缩技术概述 / 345
　　（二）液固压缩理论 / 345
　　（三）辅料 / 345
　　（四）液固压缩物的制备 / 346
　　（五）液固压缩物的质量检查 / 346
　　（六）液固压缩技术实例分析 / 346
【项目小结】 / 347
【达标检测题】 / 348

达标检测题参考答案 / 351

参考文献 / 356

二维码目录

序号	资源名称	资源类型	页码
1	绪论	PPT	001
2	灭菌操作	PPT	009
3	无菌洁净服的更衣	视频	011
4	制药用水	PPT	020
5	纯化水的制备技术	PPT	020
6	常用粉碎技术	PPT	042
7	常用筛分技术	PPT	046
8	常用混合技术	PPT	048
9	常用干燥技术	PPT	066
10	中药成方制剂的制备	PPT	070
11	碘酊的制备	视频	073
12	炉甘石洗剂的制备	视频	084
13	液体制剂的分散溶媒	PPT	088
14	表面活性剂增溶的机制	视频	097
15	表面活性剂乳化作用的原理	视频	097
16	溶液型液体制剂	PPT	098
17	胶体溶液型液体制剂	PPT	103
18	混悬剂	PPT	105
19	乳剂	PPT	110
20	乳剂的不稳定现象	视频	112
21	液体石蜡乳的制备(干胶法)	视频	114
22	液体石蜡乳的制备(湿胶法)	视频	114
23	注射剂概述	PPT	125
24	热原	PPT	132
25	水针剂的制备	PPT	134
26	输液剂的制备	PPT	144
27	散剂	PPT	164
28	颗粒剂	PPT	169
29	制粒技术	PPT	170
30	胶囊剂	PPT	179
31	硬胶囊剂的制备	PPT	182
32	手工灌装胶囊	视频	183
33	软胶囊的制备	PPT	184

续表

序号	资源名称	资源类型	页码
34	片剂	PPT	195
35	片剂的辅料	PPT	196
36	片剂的制备	PPT	201
37	压片机	视频	203
38	片剂的包衣	PPT	212
39	滴丸剂的制备	PPT	230
40	软膏剂	PPT	236
41	软膏剂的制备	PPT	242
42	栓剂的制备	PPT	255
43	膜剂的制备	PPT	267
44	气雾剂的制备	PPT	275
45	脂质体	视频	325
46	包合技术	视频	332
47	微囊	视频	335

项目一　认识药剂学

绪论

📄 学习目标

▶ **知识目标**

掌握：药剂学的概念及其常用术语；药物剂型的分类方法；药典及药品标准的概念。

熟悉：药物剂型的选择原则；辅料的类型及作用；《中华人民共和国药典》（以下简称《中国药典》）的沿革及收载品种的特点。

了解：药剂学的发展史；常用的外国药典。

▶ **能力目标**

能按不同分类方法进行剂型分类。

学会《中国药典》的查阅方法。

▶ **素质目标**

树立药品质量第一的理念。

【操作任务】

学习查阅《中国药典》

一、操作目的

通过查阅《中国药典》有关项目和内容的练习，熟悉《中国药典》现行版的体例结构，熟练掌握《中国药典》的使用方法。

二、操作准备

《中国药典》2020年版。

三、操作内容

查阅《中国药典》的项目如表1-1所示。

表1-1　《中国药典》查阅内容项目表

序号	查阅项目	药典页数	查阅结果
1	沙丁胺醇吸入气雾剂的性状	部　　页	
2	有机氟化物的检查方法	部　　页	
3	药品检验要求室温进行的室温控制范围	部　　页	
4	地龙的质量标准	部　　页	
5	80目筛网的孔径范围	部　　页	
6	盐酸雷尼替丁胶囊的规格	部　　页	
7	六味地黄丸的类别	部　　页	
8	胰岛素注射液的贮藏条件	部　　页	

续表

序号	查阅项目	药典页数	查阅结果
9	微溶的含义	部　　页	
10	注射剂的装量检查方法	部　　页	
11	皮内注射用卡介苗的使用注意事项	部　　页	
12	亚硝酸钠滴定液的标定方法	部　　页	
13	中药饮片微生物限度检查法	部　　页	
14	丸剂的含水量要求	部　　页	
15	抗生素微生物检定法	部　　页	
16	精密称定的准确度	部　　页	
17	诺氟沙星滴眼液的pH要求	部　　页	
18	注射用大豆油的质量标准	部　　页	
19	甘草的性状	部　　页	
20	湿热灭菌法的概念	部　　页	

四、思考题

(1)《中国药典》2020年版溶液百分比浓度表示方法有哪几种？

(2) 现行版《中国药典》共收载了多少种剂型？

一、概述

（一）药剂学的性质与任务

药剂学是研究药物制剂的基本理论、处方设计、制备工艺、质量控制和合理使用等内容的综合性应用技术科学，是药学专业的一门主要专业课程。其基本任务是研究将原料药物加工制成适用于疾病的治疗、预防或诊断的给药形式，为临床提供安全、有效、稳定、经济、使用方便的药物制剂。

（二）药剂学的常用术语

(1) 药物　指能用于诊断、治疗、预防疾病，有目的地调节人的生理功能的物质。药物不能直接用于患者，必须制备成适宜剂型之后才能使用，可分为天然药物、化学药物（包括抗生素）、生物技术药物三大类。

(2) 药品　指用于预防、治疗、诊断人的疾病，有目的地调节人的生理机能并规定有适应症或者功能主治、用法和用量的物质。包括化学原料药及其制剂、抗生素、中药材、中药饮片、中成药、生化药品、放射性药品、血清、疫苗、血液制品和诊断药品等。

(3) 剂型　将药物经加工制成适合于疾病诊断、治疗或预防应用的给药形式，称为药物剂型，简称剂型，如胶囊剂、片剂、注射剂、软膏剂等。同一种剂型可以有不同的药物，同一药物也可制成多种剂型。

(4) 制剂　根据药典或药品监督管理部门批准的标准，将药物制成适合临床需要具有一定规格的药剂，称为药物制剂，简称制剂。制剂是剂型中的具体品种。根据制剂命名原则，制剂名=药物通用名+剂型名，如维生素C注射剂、阿莫西林胶囊、阿奇霉素干混悬剂等。

（5）辅料 在制剂中除了具有活性成分的药物之外的其他成分统称为辅料或赋形剂，如片剂中的稀释剂、黏合剂、崩解剂、润滑剂等，液体制剂中的溶剂、增溶剂、乳化剂、助悬剂，注射剂中的pH调节剂、渗透压调节剂等。

（6）新药 是指未曾在中国境内上市销售的药品。

（7）医疗机构制剂 指医疗机构根据本单位临床需要，经批准而配制的自用的固定处方制剂。

（8）成药 即成品药物，是根据疗效确切、性质稳定、应用广泛的处方，将原料药物加工配制成具有一定剂型和规格的制剂，冠以通用名称，并标明其功能、用法、用量等，临床可以直接应用。

（9）特殊药品 是指国家实行特殊管理的药品，包括麻醉药品、精神药品、医疗用毒性药品和放射性药品等。

二、药剂学的发展

（一）古代药剂简况

我国中医药的发展历史悠久，最初人们是将新鲜的动植物捣碎后作药用，之后为了更好地发挥药效和便于服用，学会将药材加工制成一定的剂型使用。汤剂是我国最早使用的中药剂型，在商代已有使用。我国医学典籍《黄帝内经》中已有汤、丸、散、膏、药酒等剂型的记载。东汉张仲景（公元142—219年）在《伤寒论》和《金匮要略》中收载了栓剂、洗剂、软膏剂、糖浆剂等十余种剂型，并记载了可以用动物胶、炼制的蜂蜜和淀粉糊为黏合剂制成丸剂。晋代葛洪（公元281—341年）在《肘后备急方》中收载了铅硬膏、干浸膏、蜡丸、浓缩丸、尿道栓剂等剂型。唐代孙思邈（公元581—683年）的《备急千金要方》《千金翼方》和王焘的《外台秘要》等医药书籍中都收载了各科应用的方剂和各种制剂的内容；唐代朝廷下令编纂的《新修本草》是我国第一部药典，也是世界最早的法定药典。宋代已有大规模的成方制剂生产，并出现了官办药厂及我国最早的国家制剂规范。公元15世纪，明代药学家李时珍（公元1518—1593年）编著了《本草纲目》，总结了16世纪以前我国的用药经验，收载了药物1892种，剂型61种。

（二）现代药剂的发展简况

19世纪以来，机械化、电气化等科学技术的发展对药物制剂技术的发展产生了重要影响，片剂、胶囊剂、注射剂等现代剂型在传统制剂的基础上发展起来。1847年德国药师总结了以往的药物制剂成果，出版了第一本药剂学教科书《药剂工艺学》，标志着以剂型和制备为中心的药剂学成了一门独立学科。20世纪50年代，物理化学的部分理论如溶解理论、流变学、粉体学等知识进一步促进了药剂学的发展。20世纪60至80年代，高分子材料、生物技术、信息技术、纳米技术等学科的发展与应用，使药物制剂的处方设计、制备工艺和临床应用进入了系统化和科学化阶段，剂型的概念进一步延伸，诞生了给药系统的概念。20世纪80年代开始，生物药剂学与药物代谢动力学的发展，使药物制剂从原来的体外评价转向体内外相结合。同时，新辅料、新工艺和新设备的不断出现，也为药剂学的发展奠定了十分重要的基础。

现代药物制剂的发展过程可划分为四个时代。第一代药物制剂包括片剂、注射剂、胶囊剂、气雾剂等，即普通制剂，这一时期主要是从体外试验控制制剂的质量；第二代药物制剂为口服缓释制剂和长效制剂，开始注重疗效与体内药物浓度的关系，即定量给药问题，这类制剂不需要频繁给药，便能在体内较长时间内维持药物的有效浓度；第三代药物制剂为控释制剂，包括经皮给药系统、脉冲式给药系统等，更强调定时给药的问题；第四代药物制剂为靶向给药系统，目的是使药物浓集于靶器官、靶组织或靶细胞中，强调药物定位给药，以提高疗效并降低毒副作用。

三、剂型与辅料

（一）剂型分类与选择的基本原则

1. 药物剂型的分类

(1) 按形态分类

① 固体剂型：如散剂、颗粒剂、胶囊剂、片剂、丸剂等。

② 半固体剂型：如软膏剂、眼膏剂等。

③ 液体剂型：如溶液剂、乳剂、注射剂、洗剂、搽剂、芳香水剂等。

④ 气体剂型：如气雾剂、喷雾剂等。

(2) 按给药途径分类

① 经胃肠道给药剂型：药物经口服后进入胃肠道，起局部或经吸收而发挥全身作用的剂型，如溶液剂、乳剂、混悬剂、散剂、颗粒剂、片剂、胶囊剂等。

② 非经胃肠道给药剂型：除口服给药途径以外的所有其他剂型统称为非经胃肠道给药剂型，可在给药部位起局部作用或被吸收后发挥全身作用。a. 注射给药剂型：一般较胃肠道给药起效快，生物利用度高，包括静脉注射剂、肌内注射剂、皮内注射剂、皮下注射剂及腔内注射剂等。b. 呼吸道给药剂型：如喷雾剂、气雾剂、粉雾剂等。c. 皮肤给药剂型：如外用洗剂、搽剂、溶液剂、软膏剂、贴剂和糊剂等。d. 黏膜给药剂型：如含漱剂、滴眼剂、眼膏剂、滴鼻剂、舌下片、贴膜剂等。e. 直肠、阴道和尿道给药剂型：如灌肠剂、栓剂等。

(3) 按分散系统分类

① 溶液型：药物以分子或离子状态（直径小于1nm）分散于液体分散介质中形成的均匀分散体系，又称为低分子溶液，如芳香水剂、溶液剂、糖浆剂、甘油剂等。

② 胶体溶液型：药物以高分子（直径在1~100nm）状态分散在液体分散介质中所形成的均匀分散体系，又称为高分子溶液，如涂膜剂、火棉胶剂、胶浆剂等。

③ 乳剂型：油类药物或药物油溶液以液滴形式分散在液体分散介质中所形成的非均匀分散体系，如口服乳剂、静脉注射乳剂等。

④ 混悬液型：固体药物以微粒状态分散在液体分散介质中所形成的非均匀分散体系，如混悬剂、洗剂等。

⑤ 气体分散型：液体或固体药物以微粒状态分散在气体分散介质中所形成的分散体系，如气雾剂、喷雾剂等。

⑥ 固体分散型：固体药物以聚集状态存在的分散体系，如散剂、颗粒剂、胶囊剂、丸剂等。

⑦ 微粒分散型：药物以不同大小微粒呈液体或固体状态分散，如微球、微囊、脂质体、纳米粒等。

(4) 按制备方法分类

① 浸出制剂：用浸出方法制成的各种剂型，如流浸膏剂、浸膏剂、酊剂等。

② 无菌制剂：用灭菌方法或无菌技术制成的剂型，如注射剂、滴眼剂等。

(5) 按作用时间分类 包括普通、速释和缓控释制剂等。这种分类方法能直接反映用药后起效的快慢和作用持续时间的长短，因而有利于合理用药。

2. 剂型选择的依据

药物剂型的选择需要综合考虑各个方面的因素，例如疾病的缓急，药物的性质及药理作用，药物生产、运输、储存和使用等的方便性以及给药途径等。

(1) 根据临床需要设计药物剂型 由于疾病有急缓,所以对剂型的要求亦有不同,如对急症患者,为能迅速发挥药效,宜采用注射剂、气雾剂、栓剂和舌下片等;对于需要延缓药物作用时间的患者,则可选用混悬剂、丸剂和缓控释制剂等。

(2) 根据药物的性质、作用强弱和持续时间设计药物剂型 如药剂中含有毒性或刺激性药物,宜制成缓释片或其他长效剂型,使其在体内缓慢释放药物,既可延长药物作用时间又能降低刺激性或毒性;对胃酸不稳定或对胃有刺激性的药物,可制成肠溶制剂、栓剂或注射剂使用。

(3) 根据使用、生产、携带和储存运输等的方便设计药物剂型 如将儿童用的药剂制成色、香、味俱佳的液体剂型或栓剂等方便儿童使用;又如将中药有效成分制成药酒、片剂、注射剂等剂型,可以减小体积,便于服用。

(4) 根据给药途径选择药物剂型 例如口服给药可以选择多种剂型,如散剂、颗粒剂、片剂、胶囊剂、丸剂、溶液剂、混悬剂、乳剂等;皮肤给药可选择软膏剂;直肠给药可选栓剂;眼部给药可以选择液体、半固体剂型。总之,药物剂型必须与给药途径相适应。

(二) 辅料类型与应用

1. 辅料类型

(1) 按来源可分为天然物、半合成物和全合成物。天然高分子辅料如淀粉、阿拉伯胶、琼脂等天然产物;半合成高分子辅料是在天然高分子材料的基础上进行结构改造得到的,如纤维素类、淀粉衍生物等;全合成高分子辅料是由简单的小分子经过聚合反应得到的,如聚乙烯吡咯烷酮、聚乙二醇等。

(2) 按作用不同可分为溶剂、防腐剂、矫味剂、着色剂、增溶剂、助溶剂、潜溶剂、乳化剂、絮凝剂与反絮凝剂、助悬剂、起泡剂、消泡剂、润湿剂、吸收剂、稀释剂、黏合剂、崩解剂、润滑剂、助流剂、渗透压调节剂、pH调节剂、增稠剂、增塑剂、遮光剂、抑菌剂、抛射剂、包衣材料、保湿剂、助滤剂等。

2. 辅料作用

辅料是制剂中不可或缺的重要组成部分,可以改变药物的释放速度、释放时间和药物吸收程度,进而影响药物的生物利用度、疗效的发挥和毒副作用。其作用主要体现在以下方面。

(1) 有利于制剂形态的形成 如液体制剂中加入溶剂,软膏剂、栓剂中加入基质,片剂中加入稀释剂、黏合剂等使制剂具有形态特征。

(2) 使制备过程顺利进行 如溶液剂中加入增溶剂、助溶剂帮助药物溶解,混悬剂中加入润湿剂使药物均匀分散,乳剂中加入乳化剂使乳剂形成,片剂制备中加入助流剂、润滑剂改善颗粒的粉体性质,使压片顺利进行。

(3) 提高药物的稳定性 制剂中往往加入化学稳定剂(抗氧剂等)、物理稳定剂(助悬剂等)、生物稳定剂(防腐剂等)来维持药物的稳定性,如维生素C注射剂中加入焦亚硫酸钠作抗氧剂,炉甘石洗剂中加入羧甲基纤维素钠作助悬剂。

(4) 调节药物作用 选用不同的辅料,可使制剂具有速释性、缓释性、肠溶性、靶向性、生物降解性等。

(5) 提高生理适应性,增加患者用药的顺应性 如注射剂中加入渗透压调节剂、止痛剂,口服制剂中加入矫味剂。

随着科学技术的发展、社会的进步,新型、优质、多功能的药用辅料不断涌现,对制剂性能的改良、新剂型的开发、生物利用度的提高具有非常显著的作用。为了适应现代化药物剂型和制剂的发展,药用辅料将继续向安全性、功能性、适应性、高效性等方向发展,并在实践中不断得到广泛应用。

四、工作依据

（一）药典

1. 概述

药典是一个国家记载药品标准、规格的法典，一般由国家药典委员会组织编撰、出版，并由政府颁布实施，具有法律约束力。药典收载的是疗效确切、副作用小、质量稳定的常用药品及其制剂，并明确规定了这些品种的质量标准，是药品生产、检验、供应和使用的依据，药典在一定程度上可以反映一个国家药品生产、医疗保健和科学技术的水平，在保证人民用药安全有效，促进药物研究和生产方面具有重要作用。随着现代医药事业的发展，新的药物和试验方法不断出现，药典收载品种、检验方法等随之修订和更新。

2.《中华人民共和国药典》

《中华人民共和国药典》简称《中国药典》，由国家药典委员会组织编写，国家药品监督管理局审批颁布。第一部《中国药典》编纂于1953年，并于1963年、1977年、1985年分别颁布了第二、三、四部《中国药典》，随后每隔五年修订一次。1963年开始，《中国药典》分为两部，一部收载中药及成方制剂，二部收载化学药品、抗生素、生物制品及其制剂。随着生物制品的发展，为适应生物技术药物在医疗领域日益扩大的作用，从2005年开始，《中国药典》将生物制品单独列出，成为第三部。2015年版《中国药典》首次将上版药典附录整合为通则，并与药用辅料独立成卷增设为第四部，使药典分类更加清晰明确。

2020年版《中国药典》是我国现行版药典，共收载品种5911种。一部中药收载2711种，其中新增117种、修订452种。二部化学药收载2712种，其中新增117种、修订2387种。三部生物制品收载153种，其中新增20种、修订126种；新增生物制品通则2个、总论4个。四部收载通用技术要求361个，其中制剂通则38个、检测方法及其他通则281个、指导原则42个；药用辅料收载335种，其中新增65种、修订212种。本版药典的颁布实施，对进一步保障公众用药安全，推动医药产业结构调整，促进我国医药产品走向国际，实现由制药大国向制药强国的跨越具有重要作用。

3. 外国药典

据不完全统计，世界上已有近40个国家编制了国家药典，另外还有3种区域性药典和世界卫生组织编制的《国际药典》。国际上影响较大的药典有：《美国药典》（USP）、《英国药典》（BP）、《日本药局方》（JP）、《欧洲药典》（EP）和《国际药典》（Ph. Int）。《欧洲药典》是欧洲药品质量检查的唯一指导文献，是药品在欧洲范围内推销和使用过程中必须遵循的质量标准。《国际药典》是由世界卫生组织（WHO）出版，仅供各国参考使用，无法律约束力。

（二）药品标准

药品标准是指对药品的质量规格及检验方法所作的技术规定，是药品的生产、流通、使用及检验、监督管理部门共同遵循的法定依据。我国的国家药品标准，是由国家药品监督管理局（NMPA）颁布的《中华人民共和国药典》、药品注册标准和其他药品标准，其内容包括质量指标、检验方法以及生产工艺等技术要求。

药品注册标准，是指国家药品监督管理局批准给申请人特定药品的标准，生产该药品的药品生产企业必须严格执行该注册标准。

目前所有药品的执行标准均为国家标准，主要包括药典标准、国家卫生健康委员会颁布的药品标准、国家药品监督管理局颁布或批准的药品标准。

【项目小结】

教学提纲		主要内容简述
一级	二级	
一、概述	(一)药剂学的性质与任务	药剂学的概念;药剂学的任务
	(二)药剂学的常用术语	药物;药品;剂型;制剂;辅料;新药;医疗机构制剂;成药;特殊药品
二、药剂学的发展	(一)古代药剂简况	汤剂是我国最早使用的中药剂型,在商代已有使用;东汉张仲景在《伤寒论》和《金匮要略》中收载了栓剂、洗剂、软膏剂、糖浆剂等十余种剂型;唐代《新修本草》是世界最早的法定药典;明代药学家李时珍编著了《本草纲目》,收载了药物1892种,剂型61种
	(二)现代药剂的发展简况	普通制剂;口服缓释制剂和长效制剂;控释制剂;靶向给药系统
三、剂型与辅料	(一)剂型分类与选择的基本原则	药物剂型的分类(按形态、给药途径、分散系统、制备方法及作用时间分类);剂型选择的依据
	(二)辅料类型与应用	辅料类型(按来源、作用、给药途径分类);辅料作用
四、工作依据	(一)药典	药典的概念;《中华人民共和国药典》的沿革与现行版《中国药典》;国外药典
	(二)药品标准	药品标准;国家药品标准;药品注册标准

【达标检测题】

一、单项选择题

1. 下列关于剂型的叙述中,不正确的是(　　)。
A. 剂型是药物供临床应用的形式
B. 同一种药物可以根据临床的需要制成不同的剂型
C. 同一种药物不同剂型的临床应用都是相同的
D. 药物剂型必须与给药途径相适应

2. 我们把阿莫西林胶囊称为(　　)。
A. 药品　　　　B. 剂型　　　　C. 制剂　　　　D. 药物

3. 既可以经胃肠道给药又可以非经胃肠道给药的剂型是(　　)。
A. 注射剂　　　B. 胶囊剂　　　C. 气雾剂　　　D. 溶液剂

4. 不属于按分散系统分类的剂型是(　　)。
A. 浸出药剂　　B. 溶液剂　　　C. 乳剂　　　　D. 混悬剂

5. 不属于国家标准的是(　　)。
A. 药品注册标准　　　　　　　　B. 企业药品标准
C. 《中华人民共和国药典》　　　D. 部颁药品标准中药成方制剂

二、配伍选择题

A. 制剂　　　　B. 剂型　　　　C. 成药
D. 药品　　　　E. 辅料

1. 用于防治、诊断人的疾病,调节其生理功能并规定有适应症、用法和用量的物质称为

（　　）。

2. 在制剂中药物之外的其他成分称为（　　）。

3. 药物制剂的形式或类别称为（　　）。

4. 根据药典等药品标准，将药物制成适合临床需要具有一定规格的药剂称为（　　）。

5. 根据疗效确切、性质稳定、应用广泛的处方，将原料药物加工配制成具有一定剂型和规格的制剂称为（　　）。

三、多项选择题

1. 关于剂型分类的叙述正确的是（　　）。

A. 按给药途径不同可分为经胃肠道给药剂型与非经胃肠道给药剂型

B. 按分散系统分类便于应用物理化学的原理来阐明各类剂型的特征

C. 浸出制剂和无菌制剂是按制法分类的

D. 滴眼剂属于按给药途径分类，溶液型属于按分散系统分类

E. 按分散系统分类，密切结合临床，便于选用

2. 关于《中国药典》的叙述正确的是（　　）。

A. 《中国药典》一部收载中药

B. 《中国药典》二部收载化学药品

C. 《中国药典》三部收载生物制品及相关通用技术要求

D. 《中国药典》是国家为保证药品质量、保护人民用药安全有效而制定的法典

E. 《中国药典》是执行《中华人民共和国药品管理法》监督检验药品质量的技术法规

项目二　制药卫生

学习目标

▶ **知识目标**

掌握：制药卫生的重要性；无菌制剂生产环境的洁净度要求；灭菌法的分类及各种灭菌方法的特点与适用范围；无菌操作法的概念。

熟悉：制药卫生的基本要求；洁净室的洁净度标准；不同制剂生产环境的空气洁净度级别要求。

了解：制剂被污染的途径；灭菌效果的验证方法。

▶ **能力目标**

能选择合适的灭菌方法进行灭菌操作。

学会热压灭菌器的使用方法。

▶ **素质目标**

深刻认识制药卫生的重要意义，培养无菌制剂生产过程的无菌观念。

一、制药卫生的基础知识

灭菌操作

（一）制药卫生的重要性

药品质量关系着患者的身体健康和生命安全，不仅要有确切的疗效，而且必须安全可靠，便于长期保存。药品一旦被微生物污染就会腐败变质，导致疗效降低，甚至产生一些有害物质，引起机体发热、感染，甚至中毒等不良反应。制药卫生可以有效降低药品生产过程中的污染风险，是保证药品质量的重要手段，是制剂生产和质量控制的依据之一，也是实施《药品生产质量管理规范》（GMP）制度的基本保证。因此，在药品生产的各个过程中，都要强化制药卫生管理，采取相应的技术和措施，对环境卫生、厂房卫生、工艺卫生和人员卫生进行科学、系统、严格的控制，以达到GMP的要求，确保药品质量。

（二）制药卫生的基本要求

1. 生产环境要求

（1）药品生产企业应有整洁的生产环境，根据厂房及生产防护措施综合考虑选址；厂房所处的环境应能最大限度地降低物料或产品遭受污染的风险。

（2）生产区的地面、路面及运输等不会对药品的生产造成污染；厂区设计按生产、行政、生活和辅助区进行规划，总体布局合理，不得互相妨碍；厂区和厂房内的人流、物流走向应合理。

2. 厂房的设计要求

（1）厂房的选址、设计、布局、建造、改造和维护必须符合药品生产要求，应能够最大限度地避免污染、交叉污染、混淆和差错，便于清洁、操作和维护。

（2）应根据厂房及生产防护措施综合考虑选址，厂房所处的环境应能够最大限度地降低物料或产品遭受污染的风险。

(3) 应能对厂房进行维修和维护,并能确保维修和维护不影响药品的质量。应能按操作规程对厂房进行清洁和消毒。

(4) 厂房应有符合 GMP 要求的照明、温度、湿度和通风,确保生产正常和贮存的产品质量。

(5) 厂房、设施的设计和安装应能有效地防止昆虫或其他动物进入。应采取必要的措施,避免所使用的灭鼠药、杀虫剂、烟熏剂等对设备、物料、产品造成污染。

(6) 应采取适当措施,防止未经批准的人员进入有关生产区域。生产、贮存和质量控制区不应作为非本区工作人员的通道。

3. 制药设备要求

(1) 设备的设计、选型、安装、改造和维护必须符合预定用途,应尽可能降低造成污染、交叉污染、混淆和差错的风险,便于操作、清洁、维护,以及必要时进行的消毒或灭菌。

(2) 应建立设备使用、清洁、维护和维修的操作规程,并保存相应的操作记录。

(3) 与药品直接接触的设备表面应光洁、平整、耐腐蚀和易清洗或消毒,不与药品发生化学反应或吸附。

(4) 设备所用的润滑剂、冷却剂等不得对药品或容器造成污染。

(5) 生产设备应有明显的状态标志,并定期维修、保养和验证。

4. 物料要求

(1) 药品生产所用的原辅料、与药品直接接触的包装材料应符合相应的质量标准。药品上直接印字所用油墨应符合食用标准。进口原辅料应符合国家相关的进口管理规定。

(2) 应建立物料和产品的操作规程,确保物料和产品的正确接收、贮存、发放、使用和发运,防止污染、交叉污染、混淆和差错。物料和产品的处理应按照操作规程或工艺规程执行,并有记录。

(3) 物料供应商的确定及变更应进行质量评估,并经质量管理部门批准后方可采购。

(4) 物料和产品的运输应能满足其质量的要求,对运输有特殊要求的,其运输条件应予以确认。

(5) 原辅料、与药品直接接触的包装材料和印刷包装材料的接收应有操作规程,所有到货物料均应检查,以确保与订单一致,并确认供应商已经质量管理部门批准。物料的外包装应有标签,并注明规定的信息。必要时,还应进行清洁,发现外包装损坏或其他可能影响物料质量的问题,应立即向质量管理部门报告,并进行调查和记录。

(6) 物料接收和成品生产后,应及时按照待验管理,直至放行。

(7) 物料和产品应根据其性质有序分批贮存和周转,发放及发运应符合先进先出和近效期先出的原则。

(8) 使用计算机化仓储管理的,应有相应的操作规程,防止因系统故障、停机等特殊情况造成物料和产品的混淆和差错。

5. 人员要求

(1) 所有人员都应接受卫生要求的培训,企业应建立人员卫生操作规程,最大限度地降低人员对药品生产造成污染的风险。

(2) 人员卫生操作规程应包括与健康、卫生习惯及人员着装相关的内容。生产区和质量控制区的人员应正确理解相关的人员卫生操作规程。企业应采取措施确保人员卫生操作规程的执行。

(3) 企业应对人员健康进行管理,并建立健康档案。直接接触药品的生产人员上岗前应接受健康检查,以后每年至少进行一次健康检查。

(4) 企业应采取适当措施,避免体表有伤口、患有传染病或其他可能污染药品疾病的人员从事直接接触药品的生产工作。

(5) 参观人员和未经培训的人员不得进入生产区和质量控制区，特殊情况确需进入的，应事先对个人卫生、更衣等事项进行指导。

(6) 任何进入生产区的人员均应按照规定更衣。工作服的选材、式样及穿戴方式应与所从事的工作和空气洁净度级别要求相适应。

(7) 进入洁净生产区的人员不得化妆和佩戴饰物。

(8) 生产区、仓储区应禁止吸烟和饮食，禁止存放食品、饮料、香烟和个人用药品等非生产用物品。

(9) 操作人员应避免裸手直接接触药品、与药品直接接触的包装材料和设备表面。

无菌洁净服的更衣

（三）制剂被污染的途径及处理措施

(1) 原辅料污染 药品生产所用的原辅料应符合相应的质量标准，物料的接收、贮存、发放、使用和发运等环节严格按照标准操作规程进行，防止污染、交叉污染和混淆。

(2) 制药设备污染 选择便于操作、清洁、维护以及必要时能进行消毒或灭菌的设备，使用完毕立即清洁，定期进行维护和保养，尽可能降低污染的风险。

(3) 生产环境污染 生产车间的设计、布局、建造、维护符合药品生产要求，按规定对厂房进行清洁和消毒，最大限度地避免污染。

(4) 操作过程污染 建立人员卫生操作规程，操作人员应按照规定更衣，进入洁净生产区不得化妆和佩戴饰物，避免裸手直接接触药品、与药品直接接触的包装材料和设备表面，最大限度地降低操作过程对药品造成污染的风险。

(5) 包装材料污染 选择符合相应质量标准的药品包装材料，严格操作过程管理，避免包装材料在接收、贮存、发放、使用等环节的污染。物料的外包装应有标签，必要时进行清洁，确保外包装无损坏。

（四）制药环境的卫生管理

1. 洁净室的洁净度标准

我国现行 GMP（2010 年修订）附录将药品生产区域的净化标准划分为 A、B、C、D 四个级别。

A 级：高风险操作区，如灌装区、放置胶塞桶和与无菌制剂直接接触的敞口包装容器的区域及无菌装配或连接操作的区域，应当用单向流操作台（罩）维持该区的环境状态。单向流系统在其工作区域必须均匀送风，风速为 0.36~0.54m/s（指导值）。应有数据证明单向流的状态并经过验证。

B 级：指无菌配制和灌装等高风险操作 A 级洁净区所处的背景区域。

C 级和 D 级：指无菌药品生产过程中重要程度较低操作步骤的洁净区。

以上各洁净度级别空气悬浮粒子的标准及微生物检测的标准见表 2-1 和表 2-2。

表 2-1　各洁净度级别悬浮粒子标准

洁净度级别	悬浮粒子最大允许数/m³			
	静态①		动态②	
	≥0.5μm	≥5.0μm	≥0.5μm	≥5.0μm
A 级	3520	20	3520	20
B 级	3520	29	352000	2900
C 级	352000	2900	3520000	29000
D 级	3520000	29000	不作规定	不作规定

① 是指所有生产设备均已安装就绪，但无生产活动且无操作人员在场的状态。

② 是指生产设备按预定的工艺模式运行且有规定数量的操作人员在场操作的状态。

表 2-2　各洁净度级别微生物检测的标准

洁净度级别	浮游菌 cfu/m³	沉降菌（φ90mm）cfu[①]/4h[②]	表面微生物 接触碟（φ90mm）cfu/碟	5 指手套（φ90mm）cfu/手套
A 级	<1	<1	<1	<1
B 级	10	5	5	5
C 级	100	50	25	—
D 级	200	100	50	—

① 是指菌落形成单位。
② 是指单个沉降碟的暴露时间少于 4 小时，同一位置可使用多个沉降碟连续进行监测并累计计数。

2. 不同制剂生产环境的空气洁净度级别要求

不同制剂、不同工序对空气洁净度的要求不同，口服固体制剂、口服液体制剂、黏膜给药制剂、小容量注射剂、输液剂等对洁净度的要求依次升高。输液剂生产过程中，灌封过程的洁净度要求最高。

(1) 无菌制剂生产环境的空气洁净度要求　无菌制剂是指法定标准中列有无菌检查项目的剂型，如注射剂、供角膜创伤或手术用滴眼剂、眼内注射剂、用于眼部手术的眼膏剂、大面积烧伤用软膏剂等。无菌制剂的不同工序对洁净度级别的要求见表 2-3 和表 2-4。

表 2-3　最终灭菌产品的生产工序对洁净度级别的要求

洁净度级别	生产操作示例
C 级背景下的局部 A 级	高污染风险[①]的产品灌装或灌封
C 级	1. 产品灌装或灌封。 2. 高污染风险[②]产品的配制和过滤。 3. 眼用制剂、无菌软膏剂、无菌混悬剂等的配制、灌封。 4. 直接接触药品的包装材料和器具最终清洗后的处理
D 级	1. 轧盖。 2. 物料的准备。 3. 产品配制（指浓配或采用密闭系统的配制）和过滤。 4. 接触药品的包装材料和器具的最终清洗

① 是指产品容易长菌、灌装速度慢、灌装的容器为广口瓶、容器需暴露数秒后方可密封等状况。
② 是指产品容易长菌、配制后需要等待较长时间方可灭菌或不在密封系统中配制等情况。

表 2-4　非最终灭菌产品的生产工序对洁净度级别的要求

洁净度级别	生产操作示例
B 级背景下的局部 A 级	1. 处于未完全密封[①]状态下产品的操作和转运，如产品灌装、分装、压塞、轧盖[②]等。 2. 灌装前无法除菌过滤的药液或产品的配制。 3. 直接接触药品的包装材料、器具灭菌后的装配以及处于未完全密封状态下的转运和存放。 4. 无菌原料药的粉碎、过筛、混合、分装
B 级	1. 处于未完全密封[①]状态下的产品置于完全密封容器内的转运。 2. 直接接触药品的包装材料、器具灭菌后处于密闭容器内的转运和存放
C 级	1. 灌装前可除菌过滤的药液或产品的配制。 2. 产品的过滤

洁净度级别	生产操作示例
D 级	直接接触药品的包装材料、器具的最终清洗、装配或包装、灭菌

① 轧盖前产品视为处于未完全封闭状态。
② 根据已压塞产品的密封性、轧盖设备的设计、铝盖的特性等因素，轧盖操作可选择在 C 级或 D 级背景下的 A 级送风环境中进行。A 级送风环境应至少符合 A 级区的静态要求。

(2) 非无菌制剂生产环境的空气洁净度要求 口服液体和固体制剂、腔道用药、皮肤用药等非无菌制剂生产的暴露工序及其直接接触药品的包装材料最终处理的暴露工序操作环境参照 GMP "无菌药品" 附录中 D 级洁净区的要求设置。

(五) 空气洁净技术与应用

见项目八 灭菌制剂与无菌制剂。

二、灭菌技术

(一) 知识概述

灭菌与无菌操作技术是制备无菌制剂所必需的单元操作之一，可以杀灭或除去微生物的繁殖体和芽孢，最大限度地提高药物制剂的安全性，保证药物制剂的质量。

灭菌是指采用物理或化学方法杀灭或除去一切微生物繁殖体及其芽孢的技术。灭菌法是指利用适当的物理或化学方法将药物制剂中的微生物杀灭或除去的方法。微生物的种类不同，灭菌方法不同，灭菌效果也不同。细菌的芽孢具有较强的抗热能力，因此灭菌效果常以杀灭芽孢为标准。由于灭菌的对象是药物制剂，许多药物不耐高温，因此应根据药物的性质选择合适的灭菌方法，既要保证杀灭或除去微生物，达到灭菌的目的，又要保证药物不受破坏，保持其疗效和稳定性。

无菌操作法是将整个操作过程在无菌环境下进行的一种技术。

常用的灭菌法可分为物理灭菌法和化学灭菌法。一般可根据被灭菌物品的性质采用一种或多种方法灭菌。只要物品性质允许，应尽可能选用最终灭菌法灭菌。若物品不适合采用最终灭菌法，可选用过滤除菌法或使整个生产工艺过程达到无菌要求。灭菌方法的分类如图 2-1 所示。

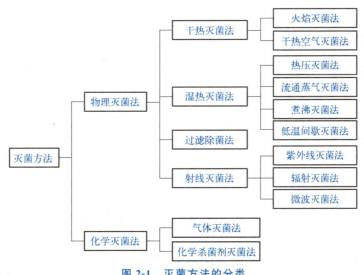

图 2-1 灭菌方法的分类

（二）物理灭菌法

物理灭菌法是利用高温、射线或滤过等方式杀灭或除去微生物的方法。常用的物理灭菌法包括干热灭菌法、湿热灭菌法、过滤除菌法以及射线灭菌法。

1. 干热灭菌法

干热灭菌法是指在干燥环境中通过加热进行灭菌的方法，包括火焰灭菌法和干热空气灭菌法。

(1) 火焰灭菌法 系指利用火焰灼烧实现灭菌的方法。该方法灭菌迅速、可靠、简便，适用于含耐火材质（如金属、玻璃及陶器等）的物品与用具的灭菌，不适合药品的灭菌。

(2) 干热空气灭菌法 系利用高温干热空气灭菌的方法。由于干热空气潜热低，穿透力弱，故灭菌需要较高的温度和较长的时间。干热空气灭菌条件通常为：160～170℃灭菌120分钟，170～180℃灭菌60分钟，或者250℃灭菌45分钟，其中250℃加热45分钟的干热灭菌可除去无菌产品包装容器及有关生产灌装用具中的热原物质。

干热空气灭菌常用的设备有干热灭菌柜、隧道灭菌系统等。该法适用于耐高温的玻璃器具、金属容器以及不允许湿汽穿透的油脂类（如油脂性软膏基质、注射用油等）和耐高温的粉末药物的灭菌，不适用于橡胶、塑料及大部分制剂的灭菌。

2. 湿热灭菌法

湿热灭菌法是指利用高压蒸汽、沸水或流通蒸汽灭菌的方法。由于蒸汽潜热大，穿透力强，易使细菌蛋白质变性或凝固，故灭菌效率高，为制剂生产中最有效、应用最广泛的灭菌方法。湿热灭菌法包括热压灭菌法、流通蒸汽灭菌法、煮沸灭菌法和低温间歇灭菌法。

(1) 热压灭菌法 系指在密闭的高压蒸汽灭菌器内，利用高压饱和水蒸气来杀灭微生物的方法。由于热压灭菌效果可靠，能杀灭所有微生物繁殖体和芽孢，适用于耐高温、高压的药物制剂以及玻璃容器、金属容器、瓷器、橡胶塞等用具的灭菌。

① 灭菌设备与操作方法：常用的热压灭菌设备为热压灭菌柜（如图2-2所示），其结构主要由柜体、夹套、压力表、温度表、安全阀等部件组成。热压灭菌柜使用前先开启夹层蒸汽阀，使蒸汽通入夹套中加热，同时将待灭菌物品置于金属篮中，排列于格车架上，推入柜内并关闭柜门。待夹套加热完成后，将加热蒸汽通入柜内，同时打开放气阀排出冷空气，当排气口无雾滴时关闭排气阀开始加热。当柜内温度、压力上升至规定值时开始计时。灭菌完成后，先关闭总蒸汽和夹层进汽阀，排气至柜室压力表降至"0"后再打开柜门，待灭菌物品冷却后取出。

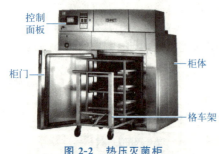

图2-2 热压灭菌柜

② 热压灭菌条件：通常采用121℃、15分钟（表压97kPa），121℃、30分钟（表压97kPa）或116℃、40分钟（表压69kPa），也可采用其他温度和时间参数，但应保证灭菌效果。

热压灭菌柜使用注意事项：a. 必须使用饱和蒸汽。饱和蒸汽不含水滴，潜热大，穿透力强，灭菌效果可靠。b. 使用前必须排净柜内空气。若有空气存在，压力表所示压力是柜内蒸汽与空气两者的总压，而非单纯的蒸汽压力，灭菌温度难以达到规定值。c. 灭菌时间应从全部药液真正达到要求的温度时开始计时。由于温度表指示的是柜内温度，而非灭菌物品的温度，因此灭菌时要有一定的预热时间。d. 灭菌完毕后，必须使压力降到零后10～15分钟，再打开柜门，防止内外温差大，灭菌物品冲出或玻璃瓶炸裂造成伤害。

(2) 流通蒸汽灭菌法 系指在常压下，采用100℃流通蒸汽加热杀灭微生物的方法。灭菌时间一般为30～60分钟，不能保证杀灭所有的芽孢。本法适用于1～2mL的安瓿剂、口服液或不耐高温的制剂的灭菌,也可用于不耐热无菌制品的辅助灭菌。

(3) 煮沸灭菌法 系将待灭菌物品置于沸水中加热灭菌的方法。灭菌时间一般为30~60分钟,本法灭菌效果差,常用于注射器等器具的灭菌。

(4) 低温间歇灭菌法 系指将待灭菌物品于60~80℃加热60分钟,以杀灭微生物的繁殖体后,然后在室温下放置24小时,使其芽孢发育成繁殖体。按相同操作再进行第二次灭菌,反复多次,直至杀灭所有的芽孢。此法灭菌时间长、效率低、灭菌效果较差,仅适用于必须采用加热灭菌而又不耐高温的物料和制剂的灭菌。

 知识链接

影响湿热灭菌的主要因素

(1) **微生物的种类与数量** 不同的微生物或微生物的不同生长阶段对热的抵抗力相差较大,因此所需灭菌的温度与时间也不相同。芽孢的耐热性比繁殖期的微生物更强;在同一温度下,微生物的数量越多,则所需的灭菌时间越长。

(2) **蒸汽性质** 蒸汽包括饱和蒸汽、湿饱和蒸汽和过热蒸汽。饱和蒸汽含热量较高,热穿透力较强,灭菌效率高;湿饱和蒸汽因含有水分,热含量较低,热穿透力较差,灭菌效率较低;过热蒸汽温度虽高,但穿透力差,灭菌效率低。因此,热压灭菌应采用饱和蒸汽。

(3) **灭菌温度与时间** 一般灭菌所需时间与温度成反比,即温度越高,时间越短。但在设计灭菌温度和灭菌时间时必须充分考虑药物的稳定性,既达到有效灭菌又不影响药物的治疗效果。对于耐热性药物可采取较高的灭菌温度,缩短灭菌时间,提高灭菌效率。

(4) **药物的性质** 药液的pH对微生物的生长、活力都有影响,一般情况下,微生物在中性环境中耐热性最强,在酸性中最差。

3. 过滤除菌法

过滤除菌法系利用细菌不能通过致密具孔滤材的原理除去气体或液体中微生物的方法。该法属于机械除菌方法,常用于对热不稳定的药物溶液、气体和水的除菌。

除菌用滤器应具有较高的过滤效率,能有效地除尽物料中的微生物,具有性质稳定、易清洗、操作方便等特点。制剂生产常用的滤器为0.22μm的微孔滤膜和G_6垂熔玻璃。采取过滤除菌法的无菌产品应监控其生产环境的洁净度,在无菌环境下进行过滤操作,所用滤器及接收滤液的容器均须经121℃热压灭菌。

4. 射线灭菌法

射线灭菌法系指采用紫外线、辐射和微波杀灭微生物的方法,包括紫外线灭菌法、辐射灭菌法和微波灭菌法。

(1) 紫外线灭菌法 是指用紫外线照射杀灭微生物的方法。紫外线不仅能作用于核酸、蛋白质使其变性,同时可使空气照射后产生微量臭氧,达到共同杀菌作用。用于紫外线灭菌的波长一般为200~300nm,灭菌力最强的波长为254nm。紫外线灭菌因其穿透能力弱,不能透入溶液或固体深部,故只适于物体表面、无菌室的空气等的灭菌,不适合药液、固体制剂深部的灭菌。

(2) 辐射灭菌法 是指采用放射性同位素(^{60}Co和^{137}Cs)放射的γ射线杀灭微生物和芽孢的方法。辐射灭菌的主要灭菌参数为辐射剂量(指灭菌物品的吸收剂量),设备费用高,对操作人员有潜在的危险性,操作时应注意安全防护。该法具有不升高灭菌产品的温度、穿透力强、灭菌效率高等特点,适用于热敏物料及其制剂、医疗器械、容器、生产辅助用品、药用包装材料等物质的灭菌。

(3) 微波灭菌法 是指利用微波(300MHz~300kMHz)照射而杀灭微生物的方法,其优点是低温、高效、经济、无污染、操作简单、易维护。由于微波能穿透到介质和物料的内部，使物料外表和深部一致受热，故本法适合液体和固体物料的灭菌，对固体物料还具有干燥作用。

（三）化学灭菌法

化学灭菌法是利用化学药品直接杀灭微生物的方法，包括气体灭菌法和化学杀菌剂灭菌法。化学灭菌法仅对微生物繁殖体有效，不能杀死芽孢。

1. 气体灭菌法

气体灭菌法是指利用化学消毒剂形成的气体杀灭微生物的方法。常用的化学消毒剂包括环氧乙烷、甲醛蒸气、气态过氧化氢、臭氧等。本法适合环境消毒以及在气体中稳定的物品灭菌。

2. 化学杀菌剂灭菌法

化学杀菌剂灭菌法是指利用化学杀菌剂杀灭微生物的方法。常用的化学杀菌剂有0.1%～0.2%苯扎溴铵（新洁尔灭）溶液、2%甲酚皂溶液、3%双氧水溶液、75%乙醇、1%聚维酮碘溶液等。该法适用于无菌室墙壁、地面、台面、器具、设备以及操作人员皮肤等的消毒。

（四）无菌操作法

无菌操作法是指把整个操作过程控制在无菌条件下进行的一种操作方法。本法适用于不能加热灭菌的无菌制剂，如注射用粉针剂、生物制剂、抗生素等。无菌操作所用的一切器具、物料以及操作环境必须进行灭菌，以保持操作环境的无菌。按无菌操作法制备的产品，一般不再灭菌，但某些耐热品种亦可进行补充灭菌。

1. 无菌操作室的灭菌

无菌操作室应定期进行灭菌，可采用紫外线、化学杀菌剂和气体灭菌法对无菌操作室的环境进行灭菌。

 知识链接

无菌室常用的灭菌方法

（1）**甲醛溶液加热熏蒸法** 将甲醛溶液加热蒸发产生甲醛蒸气，经蒸汽出口送入总进风道，再由鼓风机吹入无菌操作室，连续3小时后，可将鼓风机关闭，保持室内温度25℃以上、湿度60%以上，密闭熏蒸12～24小时，再将25%的氨水加热，按一定流量送入无菌室内，以吸收甲醛蒸气，然后开启排风设备，并通入经处理过的无菌空气直至排尽室内的甲醛蒸气。

（2）**紫外线灭菌法** 是无菌室灭菌的常规方法，一般每天工作前或中午休息时开启紫外灯1小时灭菌，必要时可在操作过程中开启，但应注意操作人员眼睛、皮肤等的安全防护。

（3）**化学杀菌剂灭菌法** 是常用的辅助灭菌法，常采用2%甲酚皂溶液、75%乙醇、0.1%～0.2%苯扎溴铵（新洁尔灭）等杀菌剂对无菌操作室的地面、墙壁、设备、用具等进行消毒，以保证操作环境的无菌状态。

2. 无菌操作

无菌操作室、层流洁净工作台、无菌操作柜等是无菌操作的主要场所，操作中所用到的物料、容器具均应经过灭菌处理。操作人员进入无菌操作室应严格遵守无菌操作规程，按规定洗净双手并消毒，换上已灭菌的工作服和专用鞋、帽、口罩等，不得外露头发并尽可能地减少皮肤外露，以免造成污染。

（五）灭菌效果的验证

现行的无菌检验方法往往难以检出极微量的微生物，为保证产品无菌，有必要对灭菌方法的可靠性进行验证，F 值与 F_0 值可作为验证灭菌可靠性的参数。

1. D 值与 Z 值

（1）D 值 是指一定温度下，杀灭90%微生物所需的灭菌时间，单位为 min。在一定的灭菌条件下，不同微生物具有不同的 D 值，D 值越大，说明微生物耐热性越强。

（2）Z 值 是指某一特定微生物的 D 值减少到原来的 1/10 所需升高的温度，即灭菌时间减少到原来的 1/10 所需升高的温度，单位为℃。如 $Z=10$℃，表示灭菌时间减少到原来的 1/10，要达到原来的灭菌效果，需升高的灭菌温度为 10℃。

2. F 值与 F_0 值

（1）F 值 为在一定灭菌温度（T）下给定的 Z 值所产生的灭菌效果与参比温度（T_0）下给定 Z 值所产生的灭菌效果相同时，所相当的时间，单位为 min。即整个灭菌过程效果相当于 T_0 温度下 F 时间的灭菌效果。如 $F=3$，表示该灭菌过程的灭菌效果，相当于被灭菌物品置于参比温度 T_0 下灭菌 3min 的灭菌效果。F 值常用于干热灭菌。

（2）F_0 值 在一定灭菌温度（T）下给定 Z 值为 10℃，所产生的灭菌效果与 121℃、Z 值为 10℃所产生的灭菌效果相同时，所相当的时间，单位为 min。F_0 值是将不同灭菌温度折算到相当于 121℃热压灭菌时的灭菌效力，可作为灭菌过程的比较参数，对验证灭菌效果有重要的意义。因此，F_0 又称为标准灭菌时间，灭菌过程只需记录被灭菌物品的温度与时间，就可计算出 F_0 值。F_0 值仅用于热压灭菌。

【项目小结】

教学提纲		主要内容简述
一级	二级	
一、制药卫生的基础知识	（一）制药卫生的重要性	制药卫生可以有效降低药品生产过程中的污染风险，是保证药品质量的重要手段，是制剂生产和质量控制的依据之一，也是实施GMP制度的基本保证
	（二）制药卫生的基本要求	生产环境要求；厂房的设计要求；制药设备要求；物料要求；人员要求
	（三）制剂被污染的途径及处理措施	原辅料污染；制药设备污染；生产环境污染；操作过程污染；包装材料污染
	（四）制药环境的卫生管理	洁净室的洁净标准；不同制剂生产环境的空气洁净度级别要求（无菌制剂、非无菌制剂）
	（五）空气洁净技术与应用	见项目八 灭菌制剂与无菌制剂
二、灭菌技术	（一）知识概述	灭菌法的概念；无菌操作法的概念；灭菌方法的分类
	（二）物理灭菌法	干热灭菌法（火焰灭菌法、干热空气灭菌法）；湿热灭菌法（热压灭菌法、流通蒸汽灭菌法、煮沸灭菌法、低温间歇灭菌法）；过滤除菌法；射线灭菌法（紫外线灭菌法、辐射灭菌法、微波灭菌法）
	（三）化学灭菌法	气体灭菌法；化学杀菌剂灭菌法
	（四）无菌操作法	无菌操作室的灭菌；无菌操作
	（五）灭菌效果的验证	D 值与 Z 值；F 值与 F_0 值

【达标检测题】

一、单项选择题

1. 关于灭菌法的叙述错误的是（　　）。
   A. 灭菌法的选择是以既要杀死或除去微生物又要保证制剂的质量为目的的
   B. 灭菌法是指杀灭或除去物料中所有微生物的方法
   C. 细菌的芽孢具有较强的抗热性，不易杀死，因此灭菌效果应以杀死芽孢为准
   D. 热压灭菌法灭菌效果可靠，应用广泛，适用于各类制剂的灭菌
2. 热压灭菌应首用（　　）。
   A. 饱和蒸汽　　　B. 干热蒸汽　　　C. 过热蒸汽　　　D. 湿热蒸汽
3. 紫外线灭菌力最强的波长是（　　）。
   A. 136nm　　　　B. 208nm　　　　C. 254nm　　　　D. 320nm
4. 无菌操作法的主要目的是（　　）。
   A. 除去细菌　　　B. 杀灭细菌　　　C. 防止细菌生长　　　D. 保持原有灭菌度
5. 可用于滤过除菌的滤器是（　　）。
   A. G_3 垂熔玻璃　　　　　　　　B. G_4 垂熔玻璃
   C. 0.22μm 微孔滤膜　　　　　　D. 0.45μm 微孔滤膜
6. 最有效的湿热灭菌法是（　　）。
   A. 热压灭菌法　　B. 流通蒸汽灭菌法　　C. 煮沸灭菌法　　D. 气体灭菌法
7. 下列药物中属于气体灭菌剂的是（　　）。
   A. 甲醛　　　　　B. 尼泊金甲酯　　　　C. 苯甲酸　　　　D. 75%乙醇
8. 必须采用加热灭菌而又不耐高温的制剂应选用（　　）。
   A. 热压灭菌法　　　　　　　　　　B. 流通蒸汽灭菌法
   C. 煮沸灭菌法　　　　　　　　　　D. 低温间歇灭菌法
9. 空气洁净度为A级的生产区间，每立方米含有不小于0.5μm的尘粒的最大允许量是（　　）。
   A. 29000　　　　B. 2900　　　　C. 20　　　　D. 3520
10. 无菌装配的环境洁净度要求是（　　）。
    A. B级　　　　　B. D级　　　　　C. A级　　　　　D. C级

二、配伍选择题

[题1—5]
   A. 干燥空气灭菌　　B. 热压灭菌　　C. 流通蒸汽灭菌
   D. 紫外线灭菌　　　E. 过滤除菌
1. 5%葡萄糖注射液应选择的灭菌法为（　　）。
2. 胰岛素注射液应选择的灭菌法为（　　）。
3. 操作室空气和台面应选择的灭菌法为（　　）。
4. 维生素C注射液应选择的灭菌法为（　　）。
5. 注射用油、液状石蜡应选择的灭菌法为（　　）。

[题6—8]
   A. F值　　　　B. F_0值　　　　C. D值
   D. Z值　　　　E. K值
6. 验证热压灭菌可靠性的参数为（　　）。
7. 在一定温度下，杀灭90%的微生物所需的时间为（　　）。
8. 灭菌效果相同，灭菌时间减少到原来的1/10所需升高的温度数为（　　）。

三、多项选择题

1. 属于物理灭菌法的是（　　）。
A. 干热灭菌法　　　B. 热压灭菌法　　　C. 紫外线灭菌法
D. 辐射灭菌法　　　E. 气体灭菌法

2. 有关灭菌叙述正确的是（　　）。
A. 辐射灭菌法特别适用于一些不耐热药物的灭菌
B. 紫外线灭菌只适于物体表面、无菌室的空气等的灭菌
C. 1~2mL 的安瓿剂或不耐热的制剂可考虑流通蒸汽灭菌法
D. 煮沸灭菌法是化学灭菌法的一种
E. 热压灭菌法可使葡萄糖注射液的 pH 降低

3. 关于热压灭菌器使用的错误表述是（　　）。
A. 灭菌时被灭菌物排布越紧越好，随海拔升高适当降低表压
B. 灭菌时排除冷空气
C. 灭菌时采用过热蒸汽
D. 灭菌时间必须从药液温度真正达到 115℃ 算起
E. 灭菌完毕后应停止加热，待压力表所指示压力至零时，才可打开灭菌器

4. 关于影响湿热灭菌的因素叙述正确的是（　　）。
A. 微生物的种类和数量对湿热灭菌无影响
B. 过热蒸汽温度高，穿透力强
C. 细菌芽孢的耐热性较强
D. 饱和蒸汽的穿透力大，灭菌效力最强
E. 繁殖期的细菌对高温的抵抗力小

项目三　制药用水生产技术

学习目标

▶ **知识目标**

掌握：制药用水的种类、用途；注射用水的制备方法及质量控制要求。
熟悉：离子交换法、电渗析法、反渗透法、蒸馏法的概念与应用。
了解：各类制水设备的工作原理。

▶ **能力目标**

能根据制剂种类的不同选择合适的制药用水。
学会纯化水、注射用水的制备技术。

▶ **素质目标**

牢固树立药品质量第一的理念和生产过程中的安全、节约、环保意识，营造规范、整洁、有序的工作环境；养成实事求是、一丝不苟的工作态度。

制药用水　　纯化水的制备技术

一、制药用水的知识概述

制药用水主要是指药物制剂配制、使用时所用的溶剂、稀释剂，及药品包装容器、制药器具的洗涤清洁用水。

（一）制药用水的种类

《中国药典》（2020年版）收载的制药用水，依据其使用范围的不同分为饮用水、纯化水、注射用水及灭菌注射用水。

(1) 饮用水　为天然水经净化处理所得的水。饮用水应符合现行中华人民共和国国家标准《生活饮用水卫生标准》。

(2) 纯化水　为饮用水经蒸馏法、离子交换法、反渗透法或者其他适宜的方法制备的制药用水，不含任何附加剂。纯化水应符合《中国药典》所收载的纯化水标准。

(3) 注射用水　为纯化水经蒸馏所得的水，应当符合细菌内毒素试验的要求。注射用水必须在防止细菌内毒素产生的设计条件下生产、贮藏及分装，其质量应符合《中国药典》所收载的注射用水标准。

(4) 灭菌注射用水　为注射用水按照注射剂生产工艺制备所得的水，不含任何附加剂。其质量应符合《中国药典》所收载的灭菌注射用水标准。

（二）制药用水的用途

制药用水作为广泛使用的制药原料，各国药典定义了不同的质量标准和使用用途，一般应根据各生产工序或使用目的与要求不同选用适宜的制药用水。

(1) 饮用水　可作为药材净制时的漂洗、制药用具的粗洗用水，也可作为饮片的提取溶剂。

(2) 纯化水　可作为配制普通药物制剂用的溶剂或者试验用水；也可作为中药注射剂、滴眼剂等灭菌制剂所用药材的提取溶剂；口服、外用制剂的配制溶剂或者稀释剂；非灭菌制剂用器具的清洗及所用饮片的提取溶剂。纯化水不得用于注射剂的配制和稀释。

(3) 注射用水　可作为配制注射剂、滴眼剂等的溶剂或稀释剂,也可用于直接接触药品的设备、容器及用具的最后清洗及无菌原料药的精制。

(4) 灭菌注射用水　主要用于注射用灭菌粉末的溶剂或注射剂的稀释剂。

二、纯化水生产技术

原水经离子交换、反渗透、电渗析和蒸馏等方法处理可得到纯化水。离子交换法制得的去离子水可能存在热原、乳光等问题,主要供蒸馏法制备注射用水使用,也可用于洗瓶,但不得用来配制注射液。电渗析法与反渗透法广泛用于原水预处理,供离子交换法使用,以减轻离子交换树脂的负担。

(一)离子交换法

离子交换法是指利用离子交换树脂除去水中阴、阳离子制备纯化水的方法,对细菌和热原也有一定的清除作用。其特点是设备简单、成本低、所得水的化学纯度高,但树脂再生需要消耗大量酸碱。

离子交换法制备纯化水是利用阴、阳离子交换树脂上的极性基团与水中的阴、阳离子进行交换从而达到纯化水的目的。当原水通过阳离子交换树脂时,水中阳离子被树脂所吸附,树脂上的H^+被置换到水中,并和水中的阴离子组成相应的无机酸;含无机酸的水再通过阴离子交换树脂时,水中阴离子被树脂所吸附,树脂上的OH^-被置换到水中,并和水中的H^+结合成水。如此原水不断地通过阳、阴离子交换树脂进行交换,得到纯化水。

阳离子交换树脂装在树脂柱中,称为阳树脂床;阴离子交换树脂装在树脂柱中,称为阴树脂床;阳离子交换树脂和阴离子交换树脂按一定比例装在树脂柱中,称为混合床。生产中一般采用阳床、阴床和混合床的组合方式制备纯化水。离子交换法的工艺流程如图 3-1 所示。

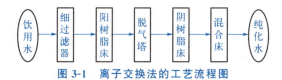

图 3-1　离子交换法的工艺流程图

> **知识链接**
>
> **离子交换树脂的种类**
>
> 我国医药生产中,常用的树脂有以下两种。
>
> **(1) 732 型苯乙烯强酸性阳离子交换树脂**　其极性基团为磺酸基,$R\text{-}SO_3^- H^+$ 为氢型,$R\text{-}SO_3^- Na^+$ 为钠型,钠型是稳定型,便于保存,临用时转化为氢型。
>
> **(2) 717 型苯乙烯强碱性阴离子交换树脂**　其极性基团为季铵基,$R\text{-}N^+(CH_3)_3 OH^-$ 为氢氧型,$R\text{-}N^+(CH_3)_3 Cl^-$ 为氯型,氯型是稳定型,便于保存,临用时转化为氢氧型。

(二)反渗透法

反渗透法是在 20 世纪 60 年代发展起来的新技术,国内目前主要用于原水处理,但若装置合理,也能达到注射用水的质量要求,所以 USP 已收载该法作为注射用水的制备方法之一。

反渗透法的原理如图 3-2 所示,采用一个半透膜将 U 形管内的纯水与盐溶液隔开,则纯水就会透过半透膜扩散到盐溶液一侧,此过程为渗透。两侧液柱产生的高度差,即表示此盐溶液所具

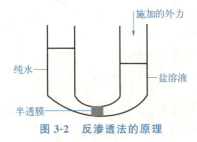

图 3-2 反渗透法的原理

有的渗透压。若在盐溶液一侧施加一个大于此盐溶液渗透压的力,则盐溶液中的水将透过半透膜向纯水一侧渗透,结果水就从盐溶液中分离出来,此过程称作反渗透。

实践证明,一级反渗透装置除去氯离子的能力达不到药典的要求,为达到较好的制备效果,通常采用二级反渗透装置进行纯化水的制备。分子量大于 300 的有机物几乎全部除去,热原的分子量在 1000 以上,故可用此法除热原。

(三) 电渗析法

电渗析法是指在外加电场的作用下,利用离子的定向迁移和离子交换膜的选择透过性除去水中离子的方法。本法原理如图 3-3 所示,阳离子交换膜装在阴极端,显示负电场,只允许阳离子通过;阴离子交换膜装在阳极端,显示正电场,只允许阴离子通过。在电场作用下,负离子向阳极迁移,正离子向阴极迁移,从而去除水中的电解质而制得纯化水。

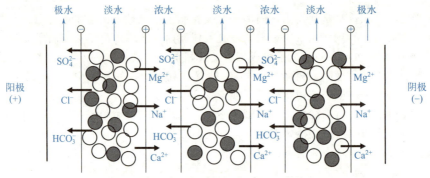

图 3-3 电渗析法的工作原理

(四) 纯化水的质量控制

纯化水应符合《中国药典》(2020 年版) 二部所收收载的纯化水标准。

(1) 酸碱度 取本品 10mL,加甲基红指示液 2 滴,不得显红色;另取 10mL,加溴麝香草酚蓝指示液 5 滴,不得显蓝色。

(2) 硝酸盐 取本品 5mL 置试管中,于冰浴中冷却,加 10% 氯化钾溶液 0.4mL 与 0.1% 二苯胺硫酸溶液 0.1mL,摇匀,缓缓滴加硫酸 5mL,摇匀,将试管于 50℃ 水浴中放置 15 分钟,溶液产生的蓝色与标准硝酸盐溶液 [取硝酸钾 0.163g,加水溶解并稀释至 100mL,摇匀,精密量取 1mL,加水稀释成 100mL,再精密量取 10mL,加水稀释成 100mL,摇匀,即得 (每 1mL 相当于 1μg NO_3^-)] 0.3mL,加无硝酸盐的水 4.7mL,用同一方法处理后的颜色比较,不得更深 (0.000006%)。

(3) 亚硝酸盐 取本品 10mL,置纳氏管中,加对氨基苯磺酰胺的稀盐酸溶液 (1→100) 1mL 与盐酸萘乙二胺溶液 (0.1→100) 1mL,产生的粉红色,与标准亚硝酸盐溶液 [取亚硝酸钠 0.750g (按干燥品计算),加水溶解,稀释至 100mL,摇匀,精密量取 1mL,加水稀释成 100mL,摇匀,再精密量取 1mL,加水稀释成 50mL,摇匀,即得 (每 1mL 相当于 1μg NO_2^-)] 0.2mL,加无亚硝酸盐的水 9.8mL,用同一方法处理后的颜色比较,不得更深 (0.000002%)。

(4) 氨 取本品 50mL,加碱性碘化汞钾试液 2mL,放置 15 分钟;如显色,与氯化铵溶液 (取氯化铵 31.5mg,加无氨水适量使溶解并稀释成 1000mL) 1.5mL,加无氨水 48mL 与碱性碘化汞钾试液 2mL 制成的对照液比较,不得更深 (0.00003%)。

(5) 电导率 应符合规定（通则 0681）。

(6) 总有机碳 不得过 0.50mg/L（通则 0682）。

(7) 易氧化物 取本品 100mL，加稀硫酸 10mL，煮沸后，加高锰酸钾滴定液（0.02mol/L）0.10mL，再煮沸 10 分钟，粉红色不得完全消失。

(8) 不挥发物 取本品 100mL，置 105℃恒重的蒸发皿中，在水浴上蒸干，并在 105℃干燥至恒重，遗留残渣不得过 1mg。

(9) 重金属 取本品 100mL，加水 19mL，蒸至 20mL，放冷，加醋酸盐缓冲液（pH3.5）2mL 与水适量使成 25mL，加硫代乙酰胺试液 2mL，摇匀，放置 2 分钟，与标准铅溶液 1.0mL 加水 19mL 用同一方法处理后的颜色比较，不得更深（0.00001%）。

(10) 微生物限度 取本品不少于 1mL，经薄膜过滤法处理，采用 R2A 琼脂培养基，30～35℃培养不少于 5 天，依法检查（通则 1105），1mL 供试品中需氧菌总数不得过 100cfu。

三、注射用水生产技术

（一）注射用水生产

蒸馏法是制备注射用水最经典的方法。将纯化水经蒸馏水器蒸馏制备即得到注射用水。蒸馏水器的形式很多，一般由蒸发锅、隔膜装置和冷凝器组成。生产中常用的蒸馏水器有多效蒸馏水器和气压式蒸馏水器。塔式蒸馏水器由于耗能多、效率低，目前已停止使用。

(1) 多效蒸馏水器 多效蒸馏水器为制药企业制备注射用水的主要设备，其结构主要由蒸馏塔、冷凝器及一些控制元件组成。多效蒸馏水器的效数不同但工作原理相同，三效蒸馏水器的工作原理如图 3-4 所示。

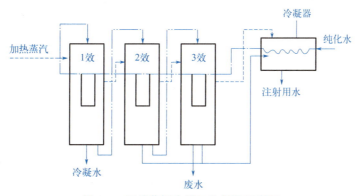

图 3-4 三效蒸馏水器工作原理示意图

纯化水经冷凝器进入，依次通过各效塔内进行预热，最后进入 1 效塔内经高压蒸汽加热迅速蒸发。外来的加热蒸汽从 1 效塔蒸汽口进入管间，加热纯化水后，形成冷凝水从冷凝水口排出。1 效塔产生的蒸汽经隔膜装置作为热源进入 2 效塔，2 效塔内的纯化水被蒸发产生的蒸汽作为热源进入 3 效塔。2 效塔、3 效塔的加热蒸汽（作为热源的）被冷凝后生成的蒸馏水与 3 效塔内蒸汽冷凝后生成的蒸馏水汇集于收集器，即为注射用水。多效蒸馏水器制备注射用水具有耗能低、质量优、产量高等特点，是近年来发展起来的制备注射用水的重要设备。

(2) 气压式蒸馏水器 利用动力对二次蒸汽进行压缩，并循环蒸发来制备注射用水。常采用离心式蒸汽压缩机，将二次蒸汽加压，使其温度升高到 120℃，再送回到蒸发器内作为热源使用。气压式蒸馏水器的优点是不用冷却水，耗气量很少，具有很高的节能效果，但价格较高。

(3) 注射用水的收集和贮存 收集蒸馏水时，最初蒸馏液应弃去一部分，经检查合格后，方可收集。应采用带有无菌过滤装置的密闭收集系统，并每 2 小时检查一次氯化物，每天检查一次氨。注射用水贮罐的通气口应安装不脱落纤维的疏水性除菌过滤器。注射用水的贮存可采用在80℃以上保温或70℃以上保温循环或4℃以下无菌状态贮存，贮存时间不得超过12小时。

（二）注射用水质量控制

注射用水的质量应符合《中国药典》（2020年版）二部所收载的注射用水标准。

(1) pH值 取本品100mL，加饱和氯化钾溶液0.3mL，依法测定（通则0631），pH值应为5.0~7.0。

(2) 氨 取本品50mL，照纯化水项下的方法检查，其中对照用氯化铵溶液改为1.0mL，应符合规定（0.00002%）。

(3) 硝酸盐与亚硝酸盐、电导率、总有机碳、不挥发物与重金属 照纯化水项下的方法检查，应符合规定。

(4) 细菌内毒素 取本品，依法检查（通则1143），每1mL中含内毒素的量应小0.25EU。

(5) 微生物限度 取本品不少于100mL，经薄膜过滤法处理，采用R2A琼脂培养基，30~35℃培养不少于5天，依法检查（通则1105），100mL供试品中需氧菌总数不得过10cfu。

【项目小结】

教学提纲		主要内容简述
一级	二级	
一、制药用水的知识概述	（一）制药用水的种类	饮用水；纯化水；注射用水；灭菌注射用水
	（二）制药用水的用途	饮用水；纯化水；注射用水；灭菌注射用水
二、纯化水生产技术	（一）离子交换法	离子交换法的概念、原理、工艺流程
	（二）反渗透法	反渗透法的原理、应用
	（三）电渗析法	电渗析法的概念、原理
	（四）纯化水的质量控制	酸碱度、硝酸盐、亚硝酸盐、氨、电导率、总有机碳、易氧化物、不挥发物、重金属、微生物限度要求
三、注射用水生产技术	（一）注射用水生产	多效蒸馏水器；气压式蒸馏水器；注射用水的收集与贮存
	（二）注射用水质量控制	pH、氨、硝酸盐与亚硝酸盐、电导率、总有机碳、不挥发物与重金属、细菌内毒素、微生物限度

【达标检测题】

一、单项选择题

1. 《中国药典》（2020年版）规定的注射用水是（　　）。
   A. 纯化水
   B. 纯化水经蒸馏制得的水
   C. 纯化水经反渗透制得的水
   D. 蒸馏水

2. 下列关于纯化水的叙述错误的是（　　）。
   A. 纯化水不得用于注射剂的配制与稀释
   B. 纯化水是饮用水采用电渗析法、反渗透法、离子交换树脂法等方法处理制成
   C. 纯化水常用作中药注射剂制备时原药材的提取溶剂
   D. 纯化水可作为滴眼剂的配制溶液

3. 制备注射用水的流程最合理的是（　　）。

A. 饮用水→滤过→离子交换→蒸馏→电渗析→注射用水
B. 饮用水→滤过→电渗析→离子交换→蒸馏→注射用水
C. 饮用水→滤过→离子交换→电渗析→蒸馏→注射用水
D. 饮用水→滤过→离子交换→蒸馏→电渗析→注射用水

4. 下列关于注射用水的叙述错误的是（　　）。

A. 应为无色的澄明溶液，不含热原
B. 经过灭菌处理的纯化水
C. 应使用新鲜的注射用水，贮存时间以不超过12小时为宜
D. 采用80℃以上保温、70℃保温循环或4℃以下无菌状态下存放

二、配伍选择题

A. 饮用水　　　　B. 纯化水　　　　C. 注射用水
D. 制药用水　　　E. 灭菌注射用水

1. 配制注射剂用的溶剂是（　　）。
2. 用于配制普通药物制剂的溶剂或试验用水是（　　）。
3. 包括纯化水、注射用水和灭菌注射用水的是（　　）。
4. 用于注射用无菌粉末的溶剂和注射用浓溶液的稀释剂的是（　　）。

三、多项选择题

1. 制药用水包括（　　）。

A. 原水　　　　　B. 纯化水　　　　C. 蒸馏水
D. 注射用水　　　E. 灭菌注射用水

2. 关于制药用水的表述正确的是（　　）。

A. 纯化水中不含有任何附加剂
B. 纯化水为原水经蒸馏、离子交换法、电渗析法等制得的水
C. 注射用水为纯化水经蒸馏所得的水，不含任何附加剂
D. 灭菌注射用水可用于无菌粉末的溶剂或注射剂的稀释剂
E. 纯化水可作为配制普通药物制剂的溶剂

项目四　药物制剂的稳定性

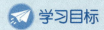学习目标

▶ **知识目标**

掌握：药物的化学降解途径；影响药物制剂稳定性的因素和提高药物制剂稳定性的方法。
熟悉：药物制剂稳定性试验的内容和要求。
了解：影响因素试验、加速试验、长期试验的方法；药物制剂重点考察项目。

▶ **能力目标**

能分析一般药物稳定性的影响因素，并能采取措施提高其稳定性。
能按照要求进行药品的贮存养护。
能够在药学服务工作中指导患者正确贮存药品。

▶ **素质目标**

树立为患者服务的意识，养成认真负责、质量第一的工作态度。

一、药物制剂稳定性的知识概述

药物制剂稳定性的研究是药物制剂研制、生产、贮存、运输和使用过程中的基本内容，对于保证产品质量及安全有效具有十分重要的作用。

药物制剂的稳定性一般包括药物及其制剂的物理稳定性、化学稳定、微生物稳定性、治疗学稳定性和毒理学稳定性五个方面。在药物制剂稳定性研究中，通常考察在不同环境条件（如湿度、温度、光照等）和处方条件（如pH、敷料、离子强度等）下制剂特性变化的规律，探讨影响制剂稳定性的因素和解决方法，为制剂生产、包装、贮存、运输条件的确定和制订药品的有效期提供稳定性依据。

二、药物的化学降解途径

由于药物具有不同的化学结构，其降解途径也不相同。水解和氧化是其中最主要的两种途径，其他途径还包括异构化、聚合、脱羧等反应。

（一）水解途径

水解是药物降解的主要途径之一，含有酯类（包括内酯类）和酰胺类（包括内酰胺类）结构的药物较易水解。

1. 酯类药物

酯类药物在水溶液中，易受到H^+、OH^-及广义酸碱的催化而加速水解。尤其是在碱性环境中，酯键被完全水解。盐酸普鲁卡因的水解可作为此类药物的代表，水解后生成对氨基苯甲酸和二乙胺基乙醇。盐酸可卡因、硫酸阿托品、羟苯甲酯等酯类药物也可在水溶液中被水解。

酯类药物的水解通常使溶液pH下降，部分酯类药物在灭菌后出现pH的下降，则提示有可能发生了水解反应。内酯类药物在碱性环境中同样易水解开环，如毛果芸香碱、螺内酯等。

2. 酰胺类药物

酰胺类药物较酯类药物更稳定，同样通过水解途径降解，水解后生成酸与胺。内酰胺类药物被水解后易开环失效。属于此类药物的有青霉素和头孢菌素、氯霉素、巴比妥类、利多卡因、对乙酰氨基酚等。

(1) 青霉素和头孢菌素 青霉素和头孢菌素类抗菌药物均属于β-内酰胺类抗菌药物，分子结构中含有不稳定的β-内酰胺环，易在酸碱催化作用下发生水解开环。如氨苄西林水溶液在酸性或碱性条件下易水解生成α-氨苄青霉酰胺酸，在pH5.8时最为稳定，因此在临床应用时需制成无菌粉针剂，临用前与0.9%氯化钠注射液配伍使用；头孢唑林钠也易在酸性或碱性水溶液中水解失效，在pH4~7的条件下较为稳定，在临床应用时，其粉针剂可用0.9%氯化钠注射液或5%葡萄糖注射液配制使用。

(2) 氯霉素 氯霉素在固体状态下较为稳定，其水溶液易受到温度和光线的影响发生水解生成氯霉素二醇物。氯霉素水溶液115℃热压灭菌30分钟可水解15%，因此不宜采取此方法灭菌。氯霉素在硼砂缓冲液中的水解速度较慢，因此氯霉素滴眼液常采用硼酸缓冲液调节pH、低温贮存的方式抑制水解反应的发生。

(3) 巴比妥类 巴比妥类药物属于六元环酰胺类药物，易发生水解反应。分子结构中同样含有酰胺基的利多卡因不易水解，因为酰胺基旁边较大的基团产生了空间效应阻碍了水解反应的发生。

3. 其他药物

抗肿瘤药阿糖胞苷在酸性环境下易发生水解脱氨生成阿糖脲苷，在碱性环境下则易发生嘧啶环的破裂，因此常制成粉针剂供临床使用。维生素B、地西泮等药物也常通过水解途径降解。

(二) 氧化途径

失去电子或脱氢统称为氧化，氧化也是药物常见的降解途径之一。药物的氧化分解大多为自动氧化，即在大气中氧的作用下缓慢地进行氧化，但在催化剂、光、热的影响下，氧化可加速进行。药物的氧化不仅伴随着效价的降低，还会产生颜色的改变或沉淀，以及产生不良的气味，严重影响药品的质量。酚类、烯醇类、芳胺类等药物易发生氧化。

1. 酚类药物

酚类药物如肾上腺素、左旋多巴、水杨酸钠、吗啡等，分子结构中含有酚羟基，易氧化变色。

2. 烯醇类药物

烯醇类药物结构中具有烯醇基，其代表药物为维生素C，极易氧化且氧化过程复杂。维生素C在有氧条件下先生成去氢维生素C，再水解为2，3-二酮古洛糖酸，最后再进一步氧化生成草酸与L-丁糖酸；在无氧条件下维生素C发生脱水和水解反应，生成呋喃甲醛和二氧化碳，在酸性条件下，由于H^+的催化作用，比碱性条件更快发生脱水反应。

3. 其他类药物

噻嗪类药物（氯丙嗪、异丙嗪等）、吡唑酮类药物（氨基比林等）、芳胺类药物（磺胺嘧啶钠等）、含有碳碳双键的药物（维生素A、维生素D等）均易发生氧化反应，生成有色物质。

(三) 其他途径

1. 聚合

聚合是两个或多个分子结合在一起形成复杂分子的过程。氨苄西林的水溶液在贮存时易发生聚合反应，生成的聚合物可诱发氨苄西林过敏。

2. 异构化

异构化一般包括光学异构化和几何异构化两种，四环素、维生素 A、肾上腺素等药物发生异构化后活性降低或失去活性。如肾上腺素左旋体有生理活性，右旋体无活性，发生外消旋后活性降低 50%；维生素 A 全反式有生理活性，2,6 位顺式异构化后活性降低。

3. 脱羧

分子结构中含有羧基的药物，如对氨基水杨酸钠，在生产、贮存的过程中，由于光照、温度和水分的变化，易发生脱羧反应生成间氨基酚，后者可进一步氧化变色。普鲁卡因的水解产物对氨基苯甲酸可脱羧生成苯胺，苯胺进一步氧化生成有色物质。

三、影响药物制剂稳定性的因素

（一）处方因素

1. pH

许多药物的降解在 H^+ 和（或）OH^- 催化下进行，因此药物的降解速度很大程度上受到 pH 的影响。如酯类药物和酰胺类药物，在 H^+ 和 OH^- 催化下发生水解反应，这种催化又称为专属酸碱催化或特殊酸碱催化，此类药物的水解速度主要由 pH 决定。

2. 广义的酸碱催化

根据 Bronsted-Lowry 酸碱理论，给出质子的物质为广义的酸，接受质子的物质为广义的碱，除被 H^+ 和 OH^- 催化外，一些药物的降解受广义酸碱的催化，称为广义酸碱催化或一般酸碱催化。用来调节 pH 的缓冲液，如磷酸盐、枸橼酸盐、乙酸盐、硼酸盐等，都可称为广义的酸碱。

3. 离子强度

在药物制剂的处方中，常加入多种附加剂，如等渗调节剂、缓冲液、抗氧剂等。这些附加剂会增加药物制剂中的离子强度。离子强度对药物降解速度的影响可用式（4-1）表示，离子强度与降解速率的关系见图 4-1。

$$\lg K = \lg K_0 + 1.02 Z_A Z_B \sqrt{\mu} \tag{4-1}$$

式中，K 为药物降解速率常数；μ 为离子强度；K_0 为溶液无限稀释时（$\mu=0$）的降解速率常数；Z_A、Z_B 分别为溶液中离子和药物所带的电荷。

从图 4-1 中可以看出，如果 Z_A、Z_B 带相同电荷，即 $Z_A Z_B$ 为正值，则离子强度越大，降解速率越快；如果 Z_A、Z_B 带相反电荷，即 $Z_A Z_B$ 为负值，则离子强度越大，降解速率越慢。

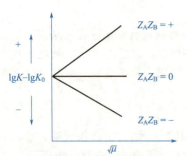

图 4-1 离子强度与降解速率的关系

4. 溶剂

溶剂对药物稳定性的影响较为复杂，水溶剂可促进易水解药物的降解，非水溶剂的介电常数也会对药物的降解速率产生影响。

5. 表面活性剂

一方面，由于表面活性剂可在溶液中形成胶束包裹药物，可保护药物免受 H^+、OH^- 的影响，从而增加易水解药物的稳定性。如溶液中十二烷基硫酸钠的加入可保护苯佐卡因免受 OH^- 催化水解。另一方面，有些药物会受到表面活性剂的影响加快降解，如吐温 80 会降低维生素 D 的稳定性。

6. 辅料

对于一些半固体制剂，如栓剂、软膏剂、霜剂等，制剂处方中的基质可影响药物的稳定性。如阿司匹林栓剂和氢化可的松软膏的制备中，如果选用聚乙二醇作为基质则会导致药物的分解。在片剂的制备中，淀粉和糖粉的使用会使维生素 U 片发生变色；阿司匹林片的制备中，如果将硬脂酸钙或硬脂酸镁作为润滑剂使用，则可导致阿司匹林水解加速。

（二）外界因素

影响药物制剂稳定性的外界因素包括温度、光线、空气、金属离子、湿度和水分、包装材料等。其中温度对药物的各种降解途径都有影响；光线、空气、金属离子主要影响药物的氧化；湿度主要影响固体制剂的稳定性；包装材料是所有制剂都应考虑的影响因素。

1. 温度

根据范特霍夫（Van't Hoff）规则，温度每升高 10℃，许多反应的速度加快 2～3 倍。在制剂的生产过程中，涉及高温的操作较多，如干燥、加热溶解和高温灭菌等，均会显著增加药物的降解速率。

2. 光线

光作为一种辐射能，和热能一样可激发药物发生化学反应。药物受光线影响发生分解的反应为光化降解，分解速度和药物的化学结构相关。易发生光化降解的药物称为光敏药物，如硝普钠、氯丙嗪、叶酸、维生素 A、维生素 B、硝苯地平、氢化可的松等。

3. 空气

空气中的氧是引起药物氧化的重要因素。药物在制备过程中，可与溶解在水中的氧、容器空间和固体颗粒空隙中的氧接触发生氧化反应。

4. 金属离子

微量的金属离子如铜、铁、钴、镍、锌等离子都可缩短氧化作用的诱导期，增加游离基生成的速度，从而对氧化反应产生显著的催化作用，如 0.2mmol/L 的铜离子可使维生素 C 的氧化反应增速 1 万倍。药物制剂中的微量金属离子主要来源于原辅料、溶剂及操作过程中使用的容器和工具等。

5. 湿度和水分

空气湿度和原辅料中的水分是影响固体药物制剂稳定性的重要因素。固体药物吸附水后，在表面形成液膜，而水作为化学反应的媒介，降解反应就在液膜中发生，如阿司匹林、对氨基水杨酸钠、青霉素钠、硫酸亚铁等。除降解外，在相对湿度（RH）较大的情况下，药物还可吸收水分融化，如临界相对湿度为 47% 的氨苄西林极易吸湿，在相对湿度为 75% 的环境下放置 24 小时可吸收水分 20%，同时粉末溶解。

6. 包装材料

药品的包装设计应能保护药物免受光、热、水和氧的影响，同时兼顾适用于药品的临床用途并充分考虑包装材料与药物之间的相互作用。药品常用的包装材料有玻璃、塑料、橡胶、金属等。

玻璃材料理化性质稳定，不易与药物产生相互作用，气体不能透过，棕色玻璃还可阻挡一部分光线，适用于光敏性药物的包装。但玻璃材料在应用时会释放碱性物质、脱落不溶性碎片，用于注射剂包装时需谨慎。

塑料是聚乙烯、聚丙烯等高分子聚合物的总称，塑料材料质轻、价廉、易成型，但在生产中常加入增塑剂、防老剂等附加剂，可能含有毒性，且塑料材料透湿、透气、有吸附作用，会影响药物制剂的稳定性。

橡胶材料常用于制作塞子、垫圈、滴头等，会吸附药物和抑菌剂，橡胶中的填充剂和防老剂还会污染药物。

金属材料常见于软膏剂、眼膏剂的包装，牢固、密封性好，但易被氧化、被酸性物质腐蚀。

四、增加药物制剂稳定性的方法

根据影响药物制剂稳定性的影响因素，可分别从制剂处方设计和外界环境因素方面入手，采取措施提高药物制剂的稳定性。

（一）药物制剂处方设计方面

1. 调节 pH

为了降低药物的降解速度，在制剂时通常将药物溶液的 pH 调节到最稳定的范围内供临床使用。常用的 pH 调节剂有盐酸和氢氧化钠，也可用磷酸、枸橼酸、醋酸及其盐类组成缓冲液进行调节。pH 的调节不仅要考虑到药物的稳定性，还应考虑药物的溶解度、药效、人体的适应度，如大多数的生物碱在偏酸环境中较为稳定，其注射液一般配置成偏酸性，而制成滴眼液时为了减少对眼的刺激性，其 pH 一般接近偏中性。常见药物最稳定的 pH 见表 4-1。

表 4-1 常见药物最稳定的 pH

药物	pH	药物	pH
甲氧西林	6.5～7.0	克林霉素	4.0
头孢噻吩钠	3.0～8.0	氢氯噻嗪	2.5
盐酸丁卡因	3.8	盐酸可卡因	3.5～4.0
毛果芸香碱	5.12	溴丙胺太林	3.38
对乙酰氨基酚	5.0～7.0	阿司匹林	2.5
地西泮	5.0	吗啡	4.0
维生素 C	6.0～6.5	维生素 B_1	4.0

2. 选择适当的附加剂，减少广义酸碱催化和离子强度的影响

在药物制剂处方设计中，为了减少广义酸碱催化对药物降解的影响，应尽量使用浓度低的缓冲液或没有催化作用的缓冲系统。在加入包括缓冲溶液在内的附加剂时，还要考虑离子强度的变化带来的药物降解速率的变化。对于 Z_A、Z_B 带相同电荷的药物制剂，应尽量降低附加剂的浓度，从而减慢药物的降解。

3. 选择适当的溶剂和表面活性剂

对于易水解的药物，在制剂时应采用非水溶剂，同时应考虑非水溶剂介电常数的影响。对于具体的药物，应通过试验的方法来选择溶剂。表面活性剂的选择也应通过试验确定，尽可能地增加药物的稳定性。

4. 选择适当的辅料

在设计药物制剂处方时，辅料的选择不仅要考虑辅料本身的功能，还应充分考虑药物与辅料之间的相互作用。如阿司匹林片的制备中，为了减少阿司匹林的降解，可选用滑石粉或硬脂酸作为润滑剂使用。

（二）外界因素方面

1. 控制温度

在药物的生产、制备中应选择合理的制备工艺，比如在保证完全灭菌的前提下，可适当缩短加热时间,降低灭菌温度。对于一些热敏感药物,如生物制品,在生产的过程中可采取冷冻干燥、无菌操作等特殊工艺,并在贮存时采用低温贮存,以提高药物稳定性,保证产品质量。

2. 避光

对光敏感的药物在制备和贮存时应采取避光措施,如在包衣材料中加入遮光剂,包装时使用棕色玻璃瓶或在容器内衬黑纸,在贮存时避光等,都可减少或避免药物受光线影响加速降解。

3. 防止氧化

去除氧气是防止药物被氧化的根本措施。对于易氧化的药物,在制备的过程中,可采取在溶液及容器中充入二氧化碳或氮气等方式置换其中的氧,对于固体制剂还可采用真空包装隔绝氧气。在制剂中加入抗氧剂也是有效措施之一,有些抗氧剂本身是强还原剂,遇氧后首先被氧化,从而起到保护药物的作用,如亚硫酸钠、亚硫酸氢钠;另一些抗氧剂是链反应阻化剂,能与游离基结合中断链反应,如丁基羟基茴香醚、二丁基羟基甲苯。在使用抗氧剂时,要注意抗氧剂是否会和主药产生相互作用。

4. 避免金属离子的影响

为避免金属离子的影响,在药物制剂的制备中,应使用纯度高的原辅料,操作过程中减少金属器具的使用。同时还可在药物制剂的处方中加入依地酸盐等螯合剂或酒石酸、枸橼酸等附加剂以提高药物制剂的稳定性。

5. 控制湿度和水分

为减少水分对药物的影响,在制剂过程中使用的原料含水量需控制在1%左右为宜,并避免选择吸湿性强的辅料;生产环境中的相对湿度应低于药物的临界相对湿度;在包装时选用密封性好的材料。

6. 改善包装

对易吸潮的药物制剂应采用防潮包装;光敏感药物制剂可改善包装的颜色、组成;易氧化药物制剂应采用小剂量或单剂量包装。在包装材料的选择上,应通过装样试验来确定,选择最优的包装材料。

(三)其他方面

1. 改进药物制剂和生产工艺

对于在水溶液中不稳定的药物,可制成固体制剂。供口服使用的药物可制成胶囊、片剂、颗粒剂等,注射用药物可制成无菌粉末,如青霉素类抗菌药物。易氧化的药物如维生素C、硫酸亚铁,可制成微囊防止氧化;挥发油类药物可制成包合物防止药物挥发。

对湿热不稳定的药物,传统湿法制粒压片易导致药物的降解,采用粉末直接压片或干法制粒可避免药物与水分接触,同时也避免干燥过程中高温对降解的影响。采用包衣工艺也是提高片剂稳定性的常用方法之一。

2. 制成稳定的衍生物

一般情况下,药物混悬液的降解速度主要取决于药物在溶液中的浓度,与产品中药物的总浓度无关,因此药物溶解度越小,稳定性越高。对于稳定性差的药物,可制成难溶性盐、酯类、酰胺类衍生物,再制成混悬液以提高稳定性。如易水解的青霉素钾盐,可制成溶解度小的普鲁卡因青霉素,稳定性显著提高;青霉素还可与 N,N-双苄乙二胺生成苄星青霉素,溶解度进一步减小,稳定性更高。

五、药物制剂稳定性的试验方法

稳定性试验的目的是考察原料药物或制剂在温度、湿度、光线的影响下随时间变化的规律,为药品的生产、包装、贮存、运输条件提供科学依据，同时通过试验建立药品的有效期。

药物制剂稳定性试验方法在《中国药典》（2020年版）四部中的原料药物与制剂稳定性试验指导原则有所收载，包括原料药物和药物制剂稳定性试验。

（一）稳定性试验的基本要求

（1）稳定性试验包括影响因素试验、加速试验与长期试验。影响因素试验用1批原料药物或1批制剂进行；如果试验结果不明确，则应加试2个批次样品。生物制品应直接使用3个批次。加速试验与长期试验要求用3批供试品进行。

（2）原料药物供试品应是一定规模生产的。供试品量相当于制剂稳定性试验所要求的批量，原料药物合成工艺路线、方法、步骤应与大生产一致。药物制剂供试品应是放大试验的产品，其处方与工艺应与大生产一致。每批放大试验的规模，至少是中试规模。大体积包装的制剂，如静脉输液等，每批放大规模的数量通常应为各项试验所需总量的10倍。特殊品种、特殊剂型所需数量，根据情况另定。

（3）加速试验与长期试验所用供试品的包装应与拟上市产品一致。

（4）研究药物稳定性，要采用专属性强、准确、精密、灵敏的药物分析方法与有关物质（含降解产物及其他变化所生成的产物）的检查方法，并对方法进行验证，以保证药物稳定性试验结果的可靠性。在稳定性试验中，应重视降解产物的检查。

（5）若放大试验比规模生产的数量要小，故申报者应承诺在获得批准后，从放大试验转入规模生产时，对最初通过生产验证的3批规模生产的产品仍需进行加速试验与长期稳定性试验。

（6）对包装在有通透性容器内的药物制剂应当考虑药物的湿敏感性或可能的溶剂损失。

（7）制剂质量的"显著变化"通常定义为：①含量与初始值相差5%；或采用生物或免疫法测定时效价不符合规定。②降解产物超过标准限度要求。③外观、物理常数、功能试验（如颜色、相分离、再分散性、黏结、硬度、每揿剂量）等不符合标准要求。④pH不符合规定。⑤12个制剂单位的溶出度不符合标准的规定。

（二）药物制剂稳定性试验方法

1. 影响因素试验

此项试验是在比加速试验更激烈的条件下进行。其目的是探讨药物的固有稳定性、了解影响其稳定性的因素及可能的降解途径与降解产物，为制剂生产工艺、包装、贮存条件和建立降解产物分析方法提供科学依据。原料药供试品应置适宜的开口容器中（如称量瓶或培养皿），分散放置，厚度不超过3mm（疏松原料药可略厚）。当试验结果发现降解产物有明显的变化，应考虑其潜在的危害性，必要时应对降解产物进行定性或定量分析。制剂供试品用1批进行，将供试品如片剂、胶囊剂、注射剂（注射用无菌粉末如为西林瓶装，不能打开瓶盖，以保持严封的完整性），除去外包装，并根据试验目的和产品特性考虑是否除去内包装，置适宜的开口容器中。影响因素试验包括高温试验、高湿试验与强光照射试验。

（1）高温试验 供试品开口置适宜的恒温设备中，设置温度一般高于加速试验温度10℃以上，考察时间点应基于原料药本身的稳定性及影响因素试验条件下稳定性的变化趋势设置。通常可设定为0天、5天、10天、30天等取样，按稳定性重点考察项目进行检测。若供试品质量有明显变化，则适当降低温度试验。

（2）高湿试验 供试品开口置恒湿密闭容器中，在25℃分别于相对湿度90%±5%条件下放置10天，于第5天和第10天取样，按稳定性重点考察项目要求检测，同时准确称量试验前后供试品的重量，以考察供试品的吸湿潮解性能。若吸湿增重5%以上，则在相对湿度75%±5%条件下，同法进行试验；若吸湿增重5%以下，其他考察项目符合要求，则不再进行此项试验。恒湿条件可在密闭容器，如干燥器下部放置饱和盐溶液，根据不同相对湿度的要求，可以选择NaCl饱和溶液（相对湿度75%±1%，15.5～60℃）、KNO_3饱和溶液（相对湿度92.5%，25℃）。

（3）强光照射试验 供试品开口放在光照箱或其他适宜的光照装置内，可选择输出相似于D65/ID65发射标准的光源，或同时暴露于冷白荧光灯和近紫外灯下，在照度为4500lx±500lx的条件下，且光源总照度应不低于$1.2×10^4$lx·hr，近紫外灯能量不低于200W·hr/m^2，于适宜时间取样，按稳定性重点考察项目进行检测，特别要注意供试品的外观变化。

关于光照装置，建议采用定型设备"可调光照箱"，也可用光橱，在箱中安装相应光源使达到规定照度。箱中供试品台高度可以调节，箱上方安装抽风机以排除可能产生的热量，箱上配有照度计，可随时监测箱内照度，光照箱应不受自然光的干扰，并保持照度恒定，同时防止尘埃进入光照箱内。

此外，根据药物的性质必要时可设计试验，原料药在溶液或混悬液状态时，或在较宽pH范围探讨pH与氧及其他条件应考察对药物稳定性的影响，并研究分解产物的分析方法。创新药物应对分解产物的性质进行必要的分析。冷冻保存的原料药物，应验证其在多次反复冻融条件下产品质量的变化情况。在加速或长期放置条件下已证明某些降解产物并不形成，则可不必再做降解产物检查。

2. 加速试验

此项试验是在加速条件下进行。其目的是通过加速药物的化学或物理变化，探讨药物的稳定性，为制剂设计、工艺改进、质量研究、包装改进、运输、贮存提供必要的资料。供试品在温度40℃±2℃、相对湿度75%±5%的条件下放置6个月。所用设备应能控制温度±2℃、相对湿度±5%，并能对真实温度与湿度进行监测。在至少包括初始和末次等的3个时间点（如0、3、6月）取样，按稳定性重点考察项目检测。如在25℃±2℃、相对湿度60%±5%条件下进行长期试验，当加速试验6个月中任何时间点的质量发生了显著变化，则应进行中间条件试验。中间条件为30℃±2℃、相对湿度65%±5%，建议的考察时间为12个月，应包括所有的稳定性重点考察项目，检测至少包括初始和末次等的4个时间点（如0、6、9、12月）。溶液剂、混悬剂、乳剂、注射液等含有水性介质的制剂可不要求相对湿度。试验所用设备与原料药物相同。

对温度特别敏感的药物，预计只能在冰箱中（5℃±3℃）保存，此种药物的加速试验，可在温度25℃±2℃、相对湿度60%±5%的条件下进行，时间为6个月。

对拟冷冻贮藏的药物，应对一批样品在5℃±3℃或25℃±2℃条件下放置适当的时间进行试验，以了解短期偏离标签贮藏条件（如运输或搬运时）对药物的影响。

乳剂、混悬剂、软膏剂、乳膏剂、糊剂、凝胶剂、眼膏剂、栓剂、气雾剂、泡腾片及泡腾颗粒宜直接采用温度30℃±2℃、相对湿度65%±5%的条件进行试验，其他要求与上述相同。

对于包装在半透性容器中的药物制剂，例如低密度聚乙烯制备的输液袋、塑料安瓿、眼用制剂容器等，则应在温度40℃±2℃、相对湿度25%±5%的条件（可用$CH_3COOK·1.5H_2O$饱和溶液）进行试验。

3. 长期试验

长期试验是在接近药物的实际贮存条件下进行，其目的是为制订药物的有效期提供依据。供试品在温度25℃±2℃、相对湿度60%±5%的条件下放置12个月，或在温度30℃±2℃、相对湿度65%±5%的条件下放置12个月。这是从我国南方与北方气候的差异考虑的，至于上述两种条件选择哪一种由研究者确定。每3个月取样一次，分别于0个月、3个月、6个月、9个月、12个月取样按稳定性重点考察项目进行检测。12个月以后，仍需继续考察的，根据产品特性，分别于18个月、24个月、36个月等，取样进行检测。将结果与0个月比较以确定药物的有效期。由于实验数据的分散性，一般应按95%可信限进行统计分析，得出合理的有效期。如3批统计分析结果差别较小，则取其平均值为有效期，若差别较大则取其最短的为有效期。如果数据表明，测定结果变化很小，说明药物是很稳定的，则不作统计分析。

对温度特别敏感的药物，长期试验可在温度5℃±3℃的条件下放置12个月，按上述时间要求进行检测，12个月以后，仍需按规定继续考察，制订在低温贮存条件下的有效期。

对拟冷冻贮藏的药物，长期试验可在温度-20℃±5℃的条件下至少放置12个月进行考察。货架期应根据长期试验放置条件下实际时间的数据而定。

对于包装在半透性容器中的药物制剂，则应在温度25℃±2℃、相对湿度40%±5%，或30℃±2℃、相对湿度35%±5%的条件进行试验，至于上述两种条件选择哪一种由研究者确定。

对于所有制剂，应充分考虑运输路线、交通工具、距离、时间、条件（温度、湿度、振动情况等）、产品包装（外包装、内包装等）、产品放置和温度监控情况（监控器的数量、位置等）等对产品质量的影响。

此外，有些药物制剂还应考察临用时配制和使用过程中的稳定性。例如，应对配制或稀释后使用、在特殊环境（如高原低压、海洋高盐雾等环境）使用的制剂开展相应的稳定性研究，同时还应对药物的配伍稳定性进行研究，为说明书及标签上的配制、贮藏条件和配制或稀释后的使用期限提供依据。

长期试验采用的温度为25℃±2℃、相对湿度为60%±10%，或温度30℃±2℃、相对湿度65%±5%，是根据国际气候带制定的。国际气候带见表4-2。

表 4-2 国际气候带

气候带	计算数据			推算数据	
	温度[①]/℃	MKT[②]/摄氏度	RH/%	温度/℃	RH/%
Ⅰ 温带	20.0	20.0	42	21	45
Ⅱ 地中海气候、亚热带	21.6	22.0	52	25	60
Ⅲ 干热带	26.4	27.9	35	30	35
Ⅳ 湿热带	26.7	27.4	76	30	70

① 记录温度。
② MKT 为平均动力学温度。

温带主要有英国、加拿大、俄罗斯及北欧地区；亚热带有美国、日本、葡萄牙、希腊；干热带有伊朗、伊拉克、苏丹；湿热带有巴西、加纳、印度尼西亚、尼加拉瓜、菲律宾。中国总体来说属亚热带，部分地区属湿热带，故长期试验采用温度为25℃±2℃、相对湿度为60%±5%，或温度30℃±2℃、相对湿度65%±5%，与美、日、欧国际协调委员会（ICH）采用条件基本是一致的。

原料药物进行加速试验与长期试验所用包装应采用模拟小桶，但所用材料与封装条件应与大桶一致。

（三）药物制剂稳定性重点考察项目

《中国药典》（2020年版）规定的药物制剂稳定性重点考察项目见表4-3。

表 4-3 药物制剂稳定性重点考察项目

剂型	稳定性重点考察项目
原料药	性状、熔点、含量、有关物质、吸湿性以及根据品种性质选定的考察项目
片剂	性状、含量、有关物质、崩解时限或溶出度或释放度
胶囊剂	性状、含量、有关物质、崩解时限或溶出度或释放度、水分，软胶囊要检查内容物有无沉淀
注射剂	性状、含量、pH值、可见异物、不溶性微粒、有关物质，应考察无菌
栓剂	性状、含量、融变时限、有关物质

续表

剂型	稳定性重点考察项目
软膏剂	性状、均匀性、含量、粒度、有关物质
乳膏剂	性状、均匀性、含量、粒度、有关物质、分层现象
糊剂	性状、均匀性、含量、粒度、有关物质
凝胶剂	性状、均匀性、含量、有关物质、粒度,乳胶剂应检查分层现象
眼用制剂	如为溶液,应考察性状、可见异物、含量、pH值、有关物质;如为混悬液,还应考察粒度、再分散性;洗眼剂还应考察无菌;眼丸剂应考察粒度与无菌
丸剂	性状、含量、有关物质、溶散时限
糖浆剂	性状、含量、澄清度、相对密度、有关物质、pH值
口服溶液剂	性状、含量、澄清度、有关物质
口服乳剂	性状、含量、分层现象、有关物质
口服混悬剂	性状、含量、沉降体积比、有关物质、再分散性
散剂	性状、含量、粒度、有关物质、外观均匀度
气雾剂(非定量)	不同放置方位(正、倒、水平)有关物质、揿射速率、揿出总量、泄漏率
气雾剂(定量)	不同放置方位(正、倒、水平)有关物质、递送剂量均一性、泄漏率
喷雾剂	不同放置方位(正、水平)有关物质、每喷主药含量、递送剂量均一性(混悬型和乳液型定量鼻用喷雾剂)
吸入气雾剂	不同放置方位(正、倒、水平)有关物质、微细粒子剂量、递送剂量均一性、泄漏率
吸入喷雾剂	不同放置方位(正、水平)有关物质、微细粒子剂量、递送剂量均一性、pH,应考察无菌
吸入粉雾剂	有关物质、微细粒子剂量、递送剂量均一性、水分
吸入液体制剂	有关物质、微细粒子剂量、递送速率及递送总量、pH、含量,应考察无菌
颗粒剂	性状、含量、粒度、有关物质、溶化性或溶出度或释放度
贴剂(透皮贴剂)	性状、含量、有关物质、释放度、黏附力
冲洗机、洗剂、灌肠剂	性状、含量、有关物质、分层现象(乳状型)、分散性(混选型)、冲洗剂应考察无菌
搽剂、涂剂、涂膜剂	性状、含量、有关物质、分层现象(乳状型)、分散性(混选型),涂膜剂还应考察成膜性
耳用制剂	性状、含量、有关物质,耳用散剂、喷雾剂与半固体制剂分别按相关剂型要求检查
鼻用制剂	性状、pH、含量、有关物质,鼻用散剂、喷雾剂与半固体制剂分别按相关剂型要求检查

注:有关物质(含降解产物及其他变化所生成的产物)应说明其生成产物的数目及量的变化,如有可能应说明有关物质中何者为原料中的中间体,何者为降解产物,稳定性试验重点考察降解产物。

【项目小结】

教学提纲		主要内容简述
一级	二级	
一、药物制剂稳定性的知识概述	稳定性的种类	药物及其制剂的物理稳定性、化学稳定、微生物稳定性、治疗学稳定性和毒理学稳定性五个方面

续表

教学提纲		主要内容简述
一级	二级	
二、药物的化学降解途径	(一)水解途径	含有酯类(包括内酯类)和酰胺类(包括内酰胺类)结构的药物较易水解
	(二)氧化途径	酚类、烯醇类、芳胺类等药物易发生氧化
	(三)其他途径	聚合、异构化、脱羧
三、影响药物制剂稳定性的因素	(一)处方因素	pH、广义的酸碱催化、离子强度、溶剂、表面活性剂、辅料
	(二)外界因素	温度、光线、空气、金属离子、湿度和水分、包装材料
四、增加药物制剂稳定性的方法	(一)药物制剂处方设计方面	调节pH值,选择适当的附加剂、溶剂、表面活性剂和辅料
	(二)外界因素方面	控制温度、避光、防止氧化、避免金属离子的影响、控制湿度和水分、改善包装
	(三)其他方面	改进药物制剂和生产工艺,制成稳定的衍生物
五、药物制剂稳定性的试验方法	(一)稳定性试验的基本要求	包括原料药物和药物制剂稳定性试验
	(二)药物制剂稳定性试验方法	影响因素试验、加速试验与长期试验
	(三)药物制剂稳定性重点考察项目	《中国药典》(2020年版)规定的药物制剂稳定性重点考察项目

【达标检测题】

一、单项选择题

1. 属于影响药物制剂稳定性的处方因素是（　　）。
A. 湿度　　　　　B. 温度　　　　　C. pH　　　　　D. 光线
2. 为了提高易水解的药物的稳定性,在制成注射剂时可以选择（　　）。
A. 溶液型注射剂　　B. 冻干粉针剂　　C. 乳剂型注射剂　　D. 大输液
3. 属于影响药物制剂稳定性的外界因素是（　　）。
A. 表面活性剂　　B. 溶剂　　　　C. 湿度　　　　D. 广义酸碱催化
4. 酯类药物的化学性质不稳定,是因为易发生（　　）。
A. 水解反应　　　B. 氧化反应　　C. 差向异构　　D. 聚合反应
5. 维生素C降解的主要途径是（　　）。
A. 脱羧　　　　　B. 氧化　　　　C. 聚合　　　　D. 水解
6. 关于广义酸碱催化,按照Bronsted-Lowry酸碱理论叙述正确的是（　　）。
A. 接受质子的物质叫广义的酸
B. 给出质子的物质叫广义的碱
C. 有些药物也可被广义的酸碱催化水解
D. 常用的缓冲剂如醋酸盐、磷酸盐、硼酸盐均为专属的酸碱
E. 许多酯类、酰胺类药物常受H^+或OH^-催化水解,这种催化作用也叫广义酸碱催化
7. 关于药物制剂长期试验下列说法正确的是（　　）。
A. 供试品要求三批,按市售包装,在温度40℃±2℃、相对湿度75%±5%的条件下放置6

个月

B. 是在接近药品的实际贮存条件25℃±2℃下进行，其目的是为制订药物的有效期提供依据

C. 供试品开口置适宜的洁净容器中，在温度60℃的条件下放置10天

D. 供试品开口置恒湿密闭容器中，在相对湿度75%±5%及90%±5%的条件下放置10天

二、配伍选择题

[题1—3]

A. 处方中加入螯合剂　　　　　B. 采用棕色瓶密封包装

C. 制备过程中充入氮气　　　　D. 调节溶液的pH

E. 产品冷藏保存

1. 光照射可加速药物氧化，为提高药物稳定性可采用（　　）。
2. 氧气存在加速药物降解，为提高药物稳定性可采用（　　）。
3. 所制备的药物溶液对热极为敏感，为提高药物稳定性可采用（　　）。

[题4—6]

A. 维生素C　　　B. 四环素　　　C. 青霉素G钾盐

D. 硝普钠　　　　E. 肾上腺素

4. 易发生氧化降解的是（　　）。
5. 易发生水解降解的是（　　）。
6. 易发生光化降解的是（　　）。

[题7—11]

A. 片剂　　　　　B. 糖浆剂　　　C. 口服乳剂

D. 注射剂　　　　E. 口服混悬剂

7. 稳定性试验中重点考查性状、含量、崩解时限或溶出度及有关物质的是（　　）。
8. 稳定性试验中重点考查性状、含量、沉降体积比、再分散性及有关物质的是（　　）。
9. 稳定性试验中重点考查性状、检查有无分层、含量及有关物质的是（　　）。
10. 稳定性试验中重点考查性状、含量、pH、澄明度、相对密度及有关物质的是（　　）。
11. 稳定性试验中重点考查外观色泽、含量、pH、澄明度及有关物质的是（　　）。

三、多项选择题

1. 主要降解途径是水解的药物有（　　）。
   A. 酯类　　　B. 酚类　　　C. 烯醇类
   D. 芳胺类　　E. 酰胺类
2. 药物降解主要途径是氧化的有（　　）。
   A. 酯类　　　B. 酚类　　　C. 烯醇类
   D. 酰胺类　　E. 芳胺类
3. 防止药物氧化的措施有（　　）。
   A. 驱氧　　　　　B. 制成液体制剂　　　C. 加入抗氧剂
   D. 加金属离子络合剂　　　　　　　　　E. 选择适宜的包装材料
4. 防止药物水解的方法有（　　）。
   A. 改变溶剂　　B. 调节溶液pH　　C. 将药物制成难溶性盐
   D. 制成包合物　E. 改善包装
5. 稳定性影响因素试验包括（　　）。
   A. 高温试验　　　　　　　　　　B. 高湿度试验
   C. 强光照射试验　　　　　　　　D. 在40℃、RH75%条件下试验
   E. 长期试验

项目五 粉碎过筛混合技术

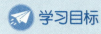
学习目标

▶ **知识目标**

掌握：称量配料、粉碎、过筛、混合的方法及注意事项；粉碎的目的；药筛的类别及等级；粉体及流动性的概念。

熟悉：称量的方法及设备；粉体的密度及类别，粉碎、过筛、混合的常用设备。

了解：粉体流动性的表示方法及影响粉体流动性的因素；混合的影响因素；微粉学在中药制剂中的应用。

▶ **能力目标**

能根据实际需要选择合适的称量配料、粉碎、过筛和混合设备。

能进行称量配料、粉碎、过筛和混合操作。

▶ **素质目标**

能够在进行称量配料、粉碎、过筛和混合操作时，树立安全、节约、环保意识；营造规范、整洁、有序的工作环境；养成实事求是、一丝不苟的工作习惯。

一、基础知识

（一）称量和配料

1. 称量和配料的概念

称量和配料是医药工业中应用广泛的常规操作，是借助称量设备将不同的原辅料分别进行称量，再按照一定的比例配料，对药品质量以及制剂生产的顺利进行有重要的意义。

2. 称量和配料的方法

将物体和砝码在天平上进行比较以求得物体的重量的过程，也叫称衡。称量是分析化学实验的重要操作。要取得准确称量结果，操作者必须遵守天平使用规则。化学药品和试样的称量都要在专用的容器中进行。

称量方法有以下两种。

（1）增量法 先将容器（如小皿、称量纸等）的重量称出，然后调整砝码至所需重量，再将被称物体加入容器中，调整天平使处于平衡状态，即称得其重量。

（2）减量法 被称物体置于专用容器称量瓶中，先称出总重量，然后取出称量瓶，按规定操作倾倒出适量被称物后再作称量，通过几次倾倒，最后称得一份符合预定要求重量的样品。被称物的准确重量由最初一次重量减去最后一次重量求得。这一方法适用于称量不能暴露于空气中的物体（如易吸潮的物体和挥发性液体等），定量分析中的试样和基准物质大都用此法称量。采用此法，可以连续称出多个样品，操作简便。

3. 称量和配料的主要设备

称量设备有天平、台秤等，称重设备对处方中不同原辅料的重量进行确定，方便后续制剂的生产。

以下列举几种典型常用的称量设备。

(1) 托盘天平 是常用的精确度不高的天平（如图 5-1）。由托盘、横梁、平衡螺母、刻度尺、指针、刀口、底座、分度标尺、游码、砝码等组成。精确度一般为 0.1g 或 0.2g。由支点（轴）在梁的中心支着天平梁而形成两个臂，每个臂上挂着或托着一个盘，其中一个盘（通常为右盘）里放着已知重量的物体（砝码），另一个盘（通常为左盘）里放待称重的物体，游码则在刻度尺上滑动。固定在梁上的指针在不摆动且指向正中刻度时或左右摆动幅度较小且相等时，砝码重量与游码位置示数之和就指示出待称重物体的重量。

(2) 电子天平 用于称量物体质量（如图 5-2）。电子天平一般采用应变式传感器、电容式传感器、电磁平衡式传感器。应变式传感器结构简单、造价低，但精度有限。

(3) 台秤 是利用非电量电测原理的小型电子衡器。由承重台面、秤体、称重传感器、称重显示器和稳压电源等部分组成（图 5-3）。称量时，被测物重量通过称重传感器转换为电信号，在由运算放大器放大并经单片微处理机处理后，以数码形式显示出称量值。电子台秤可放置在坚硬地面上或安装在基坑内使用。具有自重轻、移动方便、功能多、显示器和秤体用电缆连接、使用时可按需要放置等特点。除称重、去皮重、累计重等功能之外，还可与执行机构联机、设定上下限以控制快慢加料，可作小包装配料秤或定量秤使用。

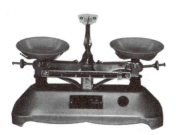
图 5-1 托盘天平结构示意图

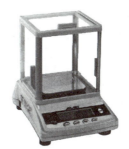
图 5-2 电子天平结构示意图

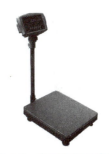
图 5-3 台秤结构示意图

（二）微粉学基础

1. 粉体的概念

粉体是指无数个固体粒子的集合体，即是由无数个粒子组成的整体。习惯上把小于等于 100μm 的粒子称为"粉"，大于 100μm 的粒子称为"粒"。含有粉体的剂型有散剂、颗粒剂、胶囊剂、片剂等。固体药物混合的均匀性是制剂的基本要求，而混合的均匀性与粉体的性质如粒度、密度、形态等都有密切的关系。在散剂、颗粒剂、胶囊剂、片剂的工业化生产中，均是按容积分剂量的，分剂量的准确性又受粉体的堆密度、流动性等性质的直接影响，所以粉体的性质对制剂的制备、质量控制、包装等都有重要的指导意义。

2. 粉体的密度

粉体密度是指单位体积粉体的质量。粉体的体积包括粉体自身的体积、粉体间的空隙和粉体内的空隙。由于粉体的体积表示方法不同，粉体的密度就有不同的表示方法。粉体的密度根据所指的体积不同分为真密度、粒密度、松密度三种。各种密度的表示方法如下。

(1) 真密度 (ρ) 是指粉体质量（W）除以不包括粉体内和粉体间空隙的容积 V_t（称为真容积）所求得的密度，即 $\rho = W/V_t$。

(2) 粒密度 (ρ_g) 是指粉体质量除以不包括粉体间空隙的体积 V_g（称为粒容积）所求得的密度，即 $\rho = W/V_g$。

(3) 松密度 (ρ_b) 是指粉体质量除以该粉体所占的总体积 V_b（称为松容积或堆容积）所求

得的密度，即 $\rho_b = W/V_b$。

根据松密度的大小，同一种药物粉末可分"轻质"与"重质"，"轻质"是指其中松密度较小（即松容积或堆容积大）的药物粉末，反之"重质"为其中松密度大（松容积或堆容积小）的药物粉末。"轻质"与"重质"主要与该药物粉末的总空隙有关。同一种药物粉末的松密度主要取决于粉体大小的分布、形态及彼此间黏附的趋势。如果粉末聚集比较疏松，它们之间具有较大的空隙，即成为轻质粉末。若较小的粉体能填充于较大的粉体之间，即形成重质粉末。

3. 粉体的流动性

（1）粉体流动性的表示方法　粉体流动性对散剂、颗粒剂、胶囊剂、片剂等制剂的质量控制影响较大。高速压片机和高速胶囊充填机均要求物料应具有很高的流动性，粉体的流动性对散剂和颗粒剂的分剂量也有重要影响。粉体流动性的表示方法主要有休止角、流速、压缩度等。

① 休止角：是指静止状态的粉体堆积体的自由斜面与水平面之间的夹角，用 θ 表示。休止角越小，粉体流动性越好。一般认为 $\theta \leqslant 30°$ 时，流动性好；$\theta \leqslant 40°$ 时，可以满足固体制剂生产过程中流动性的要求。粉体流动性的测定如图 5-4。

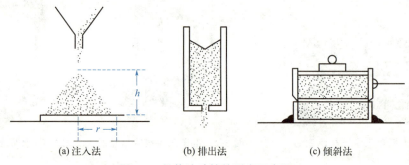

图 5-4　粉体流动性的测定示意图

② 流速：是指单位时间内粉体由一定孔径的孔或管中流出的量。流速越快，粉体流动性越好。

③ 压缩度：是粉体流动性的重要指标，压缩度越大，粉体流动性越差。压缩度在 20% 以下时流动性较好，压缩度达 40%～50% 时，粉体很难从容器中自动流出。

> **知识链接**
>
> **压缩度的测定方法**
>
> 将一定量的粉体轻轻装入量筒后测量最初堆容积 V_1，采用轻敲法使粉体处于最紧状态，测量最终的容积 V_2，根据式(5-1)计算压缩度 C。建议采用 250mL 量筒，用 100g 粉末样品测定 3 次，取平均值。
>
> $$C = \frac{V_1 - V_2}{V_1} \times 100\% \tag{5-1}$$

（2）影响粉体流动性的因素　主要有粉粒大小、粉粒形状与表面粗糙性、粉体含湿量等。

① 粉粒大小。粉体流动性与粉粒的大小有关，一般来说，粒径大于 200μm，休止角较小，流动性良好；粒径在 200～100μm 之间，随着粒径的减小，粉体间的内聚力和摩擦力开始逐渐增大，休止角也逐渐增大，流动性随之减小；粒径小于 100μm，粉体间的内聚力和摩擦力大于

重力，粉体易聚集，休止角大幅度地增加，流动性变差。因此，在制剂生产中可以用增加粒径的方法减小粉体间的凝聚力，通常是将粉末制成颗粒，增加其流动性，以满足制剂生产的需要。

② 粉粒形状与表面粗糙性。粉粒若呈球形或接近球形，表面光滑，在流动时多发生滚动，粉粒间的摩擦力较小，流动性好；粉粒形状越不规则，表面越粗糙，休止角就越大，流动性也越差。因此在制剂生产中加入润滑剂，填平粉粒粗糙的表面而形成光滑面，降低粉粒间的摩擦力，或采用适当方法制得球形颗粒，均可增加流动性。

③ 粉体含湿量。粉体含湿量较高，表面会吸附一层水膜，使粉体间的黏着力增强，休止角增加，流动性减小。因此，对于易吸湿的粉末，应于低湿度条件下处理，以控制粉体含湿量，保证其流动性，同时防止粉体过干引起的粉尘飞扬、分层等。

压缩度达40%～50%时，粉体很难从容器中自动流出。

> **知识链接**
>
> **临界相对湿度**
>
> 药物在贮存过程中或多或少会从空气中吸收一定量的水分，这种性质即吸湿性。使药物产生吸湿现象的最低空气湿度称为临界相对湿度（CRH）。一般药物在周围环境湿度低于临界相对湿度时，吸湿量很低并很快达到平衡。但在环境湿度高于临界相对湿度的条件下，药物会大量吸收水分一直达到饱和，有的甚至产生液化现象。故药物及制剂均应在干燥条件下（相对湿度低于40%）贮存，并且选择适宜的包装材料及密封容器。

（三）微粉学在制剂中的应用

药物可通过适宜的粉碎机械制得微粉，如用球磨机水飞法、借助高速气流撞击粉碎的流体磨、可调节上下磨盘间隙的胶体磨及超微粉碎机。另外药物也可通过制剂技术实现微粉化，如控制结晶法、溶剂转换法、固体分散技术等。微粉的特性对固体剂型的粉碎、混合、分剂量、填充、压片等制剂工艺有着显著影响。同时一些液体剂型或其他剂型也涉及微粉学的知识，如混悬液中细粉的稳定性，软膏、栓剂中细粉对成型性及药物释放的影响。

1. 微粉学对中药制剂的影响

(1) 对粉碎混合的影响 药粉粒度的大小、堆密度、形态都直接影响混合的均一性。过筛混合时应将粉末充分干燥以减小黏附性以免堵塞筛孔；研磨混合时又应将堆密度小者先置研钵中再以重者配研以利混合均匀；虽然粉碎是微粉的前加工过程，但也有微粉学的应用，采用加液研磨或水飞法可更有效破坏粉末内聚力制得极细粉。

(2) 对分剂量、充填的影响 粉粒的堆密度、流动性对分剂量、充填的准确性有影响。散剂、胶囊分剂量均按容积进行，堆密度小，则所占体积大，就可能使胶囊服用粒数增加。可重新制粒后再粉碎使细粉变"紧密"（使堆密度增大）再充填。流动性差又易出现装量差异，加入滑石粉、微粉硅胶等助流剂，可覆盖在流动性差的粉粒表面而助流；还应注意粉末干燥，空气除湿以减少粉末含水量，增加流动性。

(3) 对可压性的影响 粉粒的晶形、形态、大小、粒度分布对可压性有显著影响。晶体表面凸凹不平，可相互嵌合，易压制成片。而松散颗粒由于堆密度大，压制时缝隙中空气不易完全释放出来，也是产生松、裂片的主要原因。细粉过多黏附于流动性较好的颗粒上使流动性下降，应筛去细粉重新制粒。为使流动性差、可压性差的全粉末直接压片成为可能，就需加入微晶纤维素等干燥黏合剂及微粉硅胶等高效助流剂。

(4) 对片剂崩解的影响 片剂的孔隙率及润湿性对片剂的崩解有直接影响。全浸膏片没有粉性药材粉末，所以孔隙率极小，需外加崩解剂以促崩解。

(5) 对制剂有效性的影响 难溶性药物的溶出与其比表面积有关，减小粒度增加比表面积就可加速溶出，提高疗效。如按固体分散体系原理设计的新剂型滴丸，就可极大提高药粉比表面积而成为高效、速效制剂。而缓释制剂制备技术之一就是控制粒径大小从而调节释药速度，使粒径变大，延缓吸收，制成长效制剂。而超微粉碎所得的超细微粉，由于绝大部分细胞已破壁，所以成分易溶出且达较高浓度，提高了生物利用度。但毒性药物应注意毒性的增强。

2. 微粉中药的临床应用形式

(1) 内服制剂 中药内服制剂如汤剂、膏、丹、丸、散等应用最为广泛。微粉中药可直接服用，可入汤剂、膏、丹、丸、散中，药效成分可更好地吸收利用，克服传统中药内服制剂吸收速率低及生物利用度低的缺点。

① 汤剂。汤剂是中医应用最广泛的中药剂型，能适应中医辨证论治、灵活用药的需要，药效发挥较迅速，但存在着临用煎制的麻烦、使用和携带不方便、剂量大、不易保存、药材利用度低等缺点。

微粉中药汤剂可避免上述大部分缺点，可在不降低疗效或提高疗效的前提下减少用药量，携带方便，起效快捷，并能减轻药物的副作用。服用方式多样，既可全服也可滤渣后服；既可煎服也可泡服或煎后冲服。

微粉中药应用于汤剂有以下两种形式。

a. 中药配方微粉（单味中药超微饮片）。

b. 以传统饮片按处方调剂后，用微粉碎技术加工为微粉中药，适当减量，微煎煮后服用。

② 丸、散、片与胶囊制剂。丸、散是中药的传统剂型，片剂、胶囊是现代较受欢迎的中药剂型。中药的这几种重要剂型具有组方固定，适于组织批量生产，携带、服用方便等优点，但传统的丸、散剂往往有中药细度不够，较难达到卫生指标，服用难以下咽，质量难以控制，部分品种药效不明显等问题；而片剂、胶囊则需对中药进行提取等较复杂的加工，提高了成本，药效也会受影响。

中药由传统粉体加工成微粉中药，其有效成分的溶出量提高，药效提高，可在保证临床疗效的情况下减少服用剂量，这都有利于改造丸、散剂等中药传统剂型和制备片剂、胶囊等中药现代剂型，并可在保证功效的前提下简化工艺，降低消耗和成本，节约药材。

(2) 外用制剂 中药外用制剂为中药外治法的主要形式，它是通过体表、孔窍、经穴而作用于机体，以达到防治疾病和养生康复的目的。已有研究显示，采用中药微粉技术的中药外用制剂与用传统粉碎工艺者比较，有提高外用制剂疗效的作用。

微粉中药可很方便地制成洗浴剂、软膏剂、贴剂、栓剂、灌肠剂等多种外用制剂，有广泛的应用价值。

目前对中药超细粉的研究还不够深入，还仅限于一些名贵的细料药，如：灵芝、珍珠、鳖甲等；干浸膏的超细粉如云芝浸膏粉以及一些具有保健、滋补作用的食物，研究方向也是以药效学、体外溶出速率及溶出度为主，而没有对有效成分在体内的吸收代谢等方面进行阐述，药材经过超细粉碎后物理性质发生的变化还有待进一步研究。

二、粉碎技术

（一）粉碎技术知识概述

1. 粉碎的概念

粉碎是借机械力或其他方法将大块固体物质破碎成适宜程度的颗粒或细粉的单元操作。粉碎操作是药物的原材料处理及后处理技术中的重要环节，粉碎技术直接关系到产品的质量和应用性

常用粉碎技术

能。产品颗粒尺寸的变化，将会影响药品的时效性和即效性。

常用粉碎度来表示固体药物的粉碎效果，其值为固体药物在粉碎前后粒子的平均直径之比。即式(5-2)。

$$n = d/d_1 \tag{5-2}$$

式中　n——粉碎度；
　　　d——粉碎前颗粒的平均直径；
　　　d_1——粉碎后颗粒的平均直径。

由式中可知，粉碎度与粉碎后颗粒的直径成反比，粉碎度越大，所得药物颗粒的粒径就越小。药物粉碎度的大小，取决于制备的剂型、医疗用途及药物本身的性质。例如，黏膜用的外用散剂需要极细的粉末，以减少刺激性；内服散剂中难溶或不溶性药物应粉碎成细粉，有利于溶出，易溶的药物则不必粉碎成细粉。因此，对于药物的粉碎度的要求应具体分析，不能一概而论。

 知识链接

粉碎机制

（1）内聚力与粉碎的关系：物质依靠本身分子之间的内聚力而凝结成一定形状，适当破坏物质的内聚力，即可达到粉碎的目的。

（2）表面自由能与粉碎的关系：固体物质经粉碎以后，表面积增加，引起表面自由能增加，故性质不稳定。已经粉碎的粉末有重新聚结的倾向，使粉碎过程达到动态平衡后，粉碎便停止在一定阶段，不再进行。如果采用混合粉碎的方法可以使已粉碎的粉末表面吸附另一种药物粉末，而使粉碎后的粉末自由能不能明显增加，从而阻止了聚结，粉碎便能继续进行。

（3）机械能与粉碎的关系：在粉碎过程中，为了使机械能尽可能有效地用于粉碎过程，应将达到细度要求的粉末随时取出，使粗颗粒有充分的机会接受机械能，这种粉碎称为自由粉碎；反之，若细粉始终停留在粉碎系统中，不但能在粗粉中起缓冲作用，而且会消耗大量机械能，也产生大量不需要的过细粉末，这种称为缓冲粉碎。故在粉碎操作中必须随时分离细粉，如在粉碎机上装置药筛或利用空气将细粉吹出等，均可减少机械能消耗，而提高粉碎效率。

2. 粉碎的目的

粉碎的目的主要是减少粒径，增加药物的表面积，便于各成分的混合均匀，另外还可加速药物的溶出，从而提高药物的生物利用度。在中药的提取操作中，药材经过适当粉碎，有利于药材中有效成分的浸出。

▶ **课堂互动**　是不是粉碎度越大，对药物发挥药效就越有利呢？

（二）常用的粉碎技术

1. 混合粉碎与单独粉碎

混合粉碎是将两种或两种以上的药物放在一起进行粉碎的操作。单独粉碎是将一种物料单独进行粉碎。例如，贵重药材、刺激性药材、易氧化药物及易还原药物等应采取单独粉碎，可以减少损失、减少刺激性、避免药物发生氧化还原反应；而某些性质及硬度相似的药物，则可以掺合在一起粉碎，这样可使粉碎与混合同时进行，也可避免一些黏性药物单独粉碎的困难。

2. 干法粉碎与湿法粉碎

干法粉碎是指把物料经过适当干燥，使含水量降低到一定程度再进行粉碎的方法，这种粉碎在制剂生产中应用最广泛。湿法粉碎是指在物料中添加适量的水或其他液体进行粉碎的方法，此法的优点是借助液体的渗透有利于粉碎的进行，同时也可避免粉尘飞扬，可减少毒性药物或刺激性药物对人体的危害，减少贵重药材的损失。但是选用的液体以药物不溶解、遇湿不膨胀、不影响药效者为原则，用量以能润湿药物呈糊状为宜。

> **知识链接**
>
> **水飞法**
>
> 水飞法是指将一些矿物药料先打成碎块，除去杂质，放于乳钵中加入适量清水，用重力研磨，随时旋转乳钵使细粉混悬于水中被倾倒出来，直至全部研细为止。水飞法是一种湿法粉碎方式，发源于中国传统中药炮制技术，一般适用于质重、价昂、有毒等类物料的粉碎，比如珍珠、雄黄、朱砂、炉甘石等。水飞法的目的：去除杂质，洁净药物；使药物质地细腻，便于内服和外用；防止药物在研磨过程中粉尘飞扬，污染环境；除去药物中可溶于水的毒性物质，如砷、汞等。

3. 开路粉碎与循环粉碎

将粉碎物料连续供给粉碎机，同时不断从粉碎机中取出粉碎产品的操作称开路粉碎，即物料只通过一次粉碎机完成粉碎的操作。经粉碎机粉碎的物料通过筛或分级设备使粗颗粒重新返回到粉碎机反复粉碎的操作叫循环粉碎。开路粉碎方法操作简单，设备便宜，但动力消耗大，粒度分布宽，适于粗碎或粒度要求不高的粉碎。循环粉碎动力消耗低，粒度分布窄，适于粒度要求比较高的粉碎。

4. 低温粉碎

低温粉碎是指利用物料在低温时脆性增加，韧性与延伸性降低的特性，将物料在低温下进行粉碎的方法。此法适用于在常温下粉碎困难的药物如树脂、树胶等。低温粉碎能减少挥发性成分的挥发，并可获得更细的粉末。

5. 流能粉碎

流能粉碎是指利用高压气流使物料与物料之间、物料与器壁之间相互碰撞而产生强烈的粉碎作用的方法。此法可得到 $5\sim20\mu m$ 的粉末，由于气流在粉碎室中膨胀时的冷却作用，物料在粉碎的过程中温度不升高，因此可用于热敏感物料和低熔点物料的粉碎。

课堂互动 含有大量油、黏性的药物应如何粉碎？

（三）常用的粉碎器械

1. 研钵

研钵又称乳钵，一般用陶瓷、玻璃、金属制成。研钵由钵和杵棒组成。杵棒与钵内壁接触通过研磨、碰撞、挤压等作用力使物料粉碎、混合均匀。主要用于少量物料的粉碎。

2. 球磨机

球磨机是由不锈钢或瓷制成的圆筒形球罐，内装有一定数量和大小的钢球或瓷球，球罐的轴固定在轴承上，见图5-5。当球罐转动时，物料受筒内起落圆球的撞击作用、圆球与筒壁之间以及球与球之间的研磨作用而被粉碎。球磨机结构简单，密闭操作，粉尘少，不但可以间歇操作，也可以连续操作，常用于毒性药物、刺激性药物、贵重药物或吸湿性药物的粉碎。对结晶性药物、硬而脆的药物进行粉碎，效果更好。球磨机较容易实现无菌条件下的粉碎与混合药物，得到无菌的产品；易氧化药物或爆炸性药物，还可在充填惰性气体条件下密闭粉碎。

球磨机除广泛应用于干法粉碎外，亦可用于湿法粉碎。如用球磨机水飞制备炉甘石、朱砂、珍珠可达到120目以上细度的粉末，比干法制得的粉末滑润，且可节省人力。

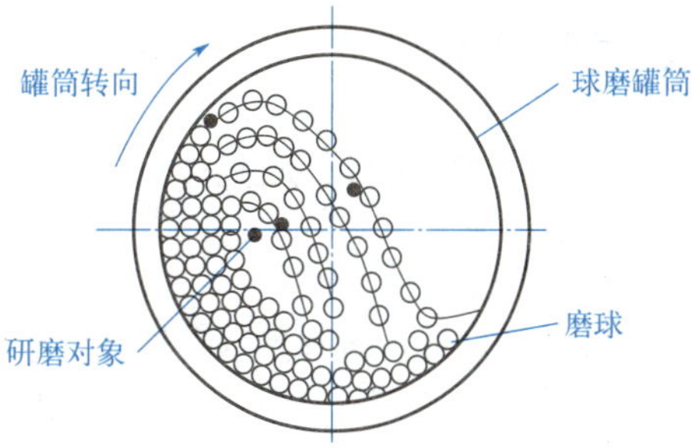

图5-5 球磨机结构原理示意图

3. 万能粉碎机

万能粉碎机是一种应用较广的冲击式粉碎机。其结构如图5-6，有高速旋转的旋转轴，轴上装有数个锤头，机壳上有齿板和筛板。其工作原理是借助高速旋转的钢锤或钢柱对物料产生强大的撞击力使物料破碎，破碎的物料通过筛板筛出。适用于结晶性和纤维性等脆性大、韧性小的物料，物料可达到中碎、细碎程度，但粉碎过程会发热，故不适用于粉碎含大量挥发性成分或黏性、遇热发黏的物料。万能粉碎机根据其结构不同可分为锤击式和冲击柱式两种。

4. 流能磨

流能磨又称气流式粉碎机（如图5-7），是利用高压气流带动物料产生高速碰撞而使物料得到粉碎。高压气流在粉碎室内膨胀而产生冷却效应，故不升高被粉碎物料的温度，适用于抗生素、酶、低熔点或其他对热敏感的药物粉碎。由于在粉碎的同时就进行了分级，所以可得5μm以下均匀的微粉。根据结构，分为圆盘形流能磨和轮形流能磨。

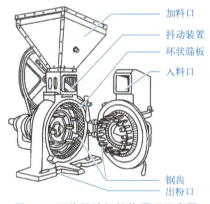

图5-6 万能粉碎机结构原理示意图

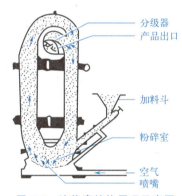

图5-7 流能磨结构原理示意图

> **知识链接**
>
> **粉碎操作的注意事项**
>
> ① 粉碎设备的选择：可根据被粉碎物料的硬度、脆性与黏性，所要达到的粉碎度来选用。对于硬而脆的物料以撞击和挤压的效果较好；对于韧性物料以研磨较好；而对于脆性物料以劈裂为宜；对坚硬而贵重的药材则以锉削为好。
>
> ② 粉碎过程中应及时筛去细粉以提高效率。
>
> ③ 粉碎机的清洗：为防止混料，粉碎机在粉碎结束后需进行清洗，清洗效果应达到设备内外无可见污迹，最后一次纯化水冲洗后，其pH应呈中性。
>
> ④ 粉碎毒性或刺激性较强的药物时，应注意劳动保护，以免中毒。

三、过筛技术

（一）过筛技术知识概述

1. 筛分的概念

筛分是借助筛网将物料按粒度大小进行分离的操作。筛分本质上是整理物态的一种方式。筛分的目的是获得大小较均匀的粒子群或除去异物，这对药品质量以及制剂生产过程的顺畅进行都有直接意义。如颗粒剂、散剂都有粒度的规定；在片剂压片、胶囊充填等单元操作中，粒度的均匀性对药物的混合度、充填性等都有明显的影响。

常用筛分技术

2. 药筛与粉末分等

（1）药筛 药筛（或称标准筛）是指药典规定的全国统一用于药剂生产的筛。在实际生产中，也使用工业筛，这类筛的选用，应与标准药筛相近，且不影响药剂质量。制药工业所用筛可分为两种：冲制筛和编织筛。冲制筛是在金属板上冲击圆形、长方形、人字形等筛孔而制成，具有耐冲击、筛孔不易变动的特点，常装于锤击式、冲击式粉碎机的底部，与高速粉碎机过筛联动。编织筛是用有一定机械强度的金属丝（如不锈钢丝、铜丝、铁丝等），或其他非金属丝（尼龙丝、铝丝等）编织而成。编织筛在使用时筛线易于移位，故常将金属筛线交叉处压扁固定。编织筛同冲制筛相比，重量轻，有效筛分面积大，且筛网有一定弹性，筛网本身还产生一定的颤动，有助于黏附在筛网上的细粒同筛网的分离，避免堵网，提高筛分效率。

《中国药典》（2020年版）所用筛网选用国家标准的R40/3系列，共规定了九种筛号，一号筛的筛孔内径最大，依次减少，九号筛的筛孔内径最小。我国常用的一些工业用筛的规格与标准筛号的对照见表5-1。

表 5-1 《中国药典》（2020年版）药筛与工业筛对照表

筛号	筛孔内径/μm	工业筛目数/（孔/英寸）
一号筛	2000±70	10
二号筛	850±29	24
三号筛	355±13	50
四号筛	250±9.9	65
五号筛	180±7.6	80
六号筛	150±6.6	100
七号筛	125±5.8	120
八号筛	90±4.6	150
九号筛	75±4.1	200

目前制药工业上，习惯常以目数来表示筛号及粉末的细粗，多以每英寸（2.54cm）长度有多少孔来表示，例如每英寸上有120个筛孔，就称120目筛。筛号数越大，粉末越细，例如能通过120目筛的粉末就叫120目粉。

（2）粉末的分等 为了适应医疗和药剂生产需要，原辅料一般都需要经粉碎后再进行筛选，才能得到粒度比较均匀的粉末。筛选方法是以适当的药筛过筛。筛过的粉末包括所有能通过该药筛孔的全部粉粒。例如通过一号筛的粉末，不都是近于2mm直径的粉粒，包括所有能通过二至九号药筛甚至更细的粉粒在内；富含纤维素的药材在粉碎后，有的粉碎呈棒状，其直径小于筛孔,而长度则超过筛孔直径,但这类粉末也能通过筛网。为了控制粉末的均匀度,根据一般实际要求,《中国药典》(2020年版)规定了六种粉末如表5-2。

表5-2 粉末的分等标准

等级	分等标准
最粗粉	指能全部通过一号筛,但混有能通过三号筛不超过20%的粉末
粗粉	指能全部通过二号筛,但混有能通过四号筛不超过40%的粉末
中粉	指能全部通过四号筛,但混有能通过五号筛不超过60%的粉末
细粉	指能全部通过五号筛,并含能通过六号筛不少于95%的粉末
最细粉	指能全部通过六号筛,并含能通过七号筛不少于95%的粉末
极细粉	指能全部通过八号筛,并含能通过九号筛不少于95%的粉末

课堂互动 粮食比如大米、面粉等筛除异物可以使用哪些工具?

(二)常用的过筛器械

1. 摇动筛

摇动筛由摇动装置和药筛两部分组成。摇动装置是由摇杆、连杆和偏心轮构成;药筛系由不锈钢、铜丝、尼龙丝等编织的筛网,固定在圆形或长方形的金属圈上,并按照筛号大小依次叠成套,最粗号在最上端,其上面加盖,最细号在底下,套在接收器上。应用时可取所需号数的药筛套在接收器上,上面用盖子盖好,启动电机,药筛发生摇动而达到筛分作用。摇动筛适用于小量或质轻药粉的筛分,常用于粉末粒度分布的筛析。因过筛系在密闭条件下进行,可避免细粉飞扬。

2. 振动筛

振动筛是利用机械或电磁方法使筛或筛网产生一定频率振动,实现筛分的设备。机械振动筛为一圆形振动筛,结构如图5-8。电机的上轴及下轴各装有不平衡重锤,上轴穿过筛网并与其相连,筛框以弹簧支承于底座上,上部重锤使筛网产生水平圆周运动,下部重锤使筛网产生垂直方向运动,故筛网的振动方向有三维性。每台机械振动筛可由1~3层筛网组成,物料加在筛网中心部位,使不同粒径的粉末自筛网的上部排出口和下部排出口分别排出。电磁振动筛系利用上端由筛框支承、下端与筛网相连的电磁振动装置产生的较高振动频率(3000次/min)和较小振幅(0.5~1mm),使筛网发生垂直方向的振动而筛分粉末的。因筛网具有较强的垂直方向运动,筛网不易堵塞,故适宜于筛分黏性较强及含油性的粉末。

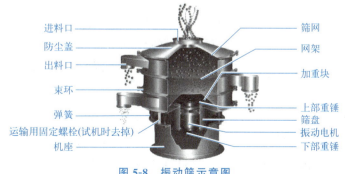

图5-8 振动筛示意图

> **知识链接**
>
> **筛分操作的注意事项**
>
> 筛分时如操作正确,则可提高筛分效率。筛分操作应注意以下几点。
>
> ① 粉末应干燥:含水量较高的物料应先适当干燥,易吸潮的物料应及时过筛或在干燥环境中过筛。
>
> ② 物料厚度适宜:间歇操作时,过筛效率与筛网面积成正比,与物料层在筛网上的厚度成反比。因此,筛网上的料层不宜太厚,以使物料粒子有充分与筛网接触的机会,提高过筛效率。连续操作的过筛装置筛面宽度加大时,料层厚度变薄,而筛面的长度加长时,物料在筛网上停留时间加长,可提高过筛效率。
>
> ③ 振动:振动时物料在筛网上运动的方式有滑动、滚动及跳动等几种,跳动易增加物料与筛孔的接触机会,并可防止堵网。因此,具有三维性振动的筛分设备的筛分效率较高。
>
> ④ 粉碎、筛分联动化:粉碎、筛分等单元操作易引起粉尘的飞扬,除了应设防尘设施外,大量生产时,多将粉碎、筛分及捕集粉尘联动操作,不仅能降低劳动强度,而且能有效地防止粉尘的交叉污染,保证产品质量。
>
> ⑤ 防止粉尘飞扬:特别是筛分毒性或刺激性较强的药粉时,更应该注意防止粉尘飞扬。

四、混合技术

常用混合技术

(一)混合的概念

制剂生产过程中,为了获得含量均匀的物料,广泛使用各种混合方法和设备。混合是指把两种或两种以上组分的物质均匀混合的操作。混合的目的在于保证处方中各成分均匀分布、色泽一致,保证制剂剂量准确、安全有效。

(二)常用混合设备

常用的混合设备分为干混设备和湿混设备。干混设备只适合干燥物料的混合,包括容器回转型混合机和三维运动混合机;湿混设备不仅能混合干燥物料,也可用于湿物料的混合,例如槽型混合机和双螺旋锥形混合机可用于制备软材时的混合。

1. V型混合机

如图5-9所示,V型混合机由一个V形的圆筒构成,一般装在水平转动轴上,由传动装置带动绕轴旋转。当旋转混合时,筒内的干物料随着混合筒转动,V形筒使物料反复分离、合一,经过一定时间即可混合均匀。V型混合机以对流混合为主,混合速度快,混合效果好。但采用单机混合操作还存在加料不方便、车间易发生粉尘污染等缺点。

2. 三维运动混合机

如图5-10所示,该设备由变频调速电机、主动轴、圆弧八角混合筒等部件组成,其工作原理是装料的筒体在主动轴带动下,作周而复始的平移运动和翻滚等复合运动,促使物料沿着筒体作环向、径向和轴向的三向复合运动,从而实现多物料间相互流动、扩散、积聚,达到均匀混合的目的。该设备有混合中无死角、混合均匀度高等优点,是一种目前普遍使用的新型的混合机械。

3. 槽型搅拌混合机

如图5-11所示,其主要部件为混合槽,槽内轴向装有与旋转方向呈一定角度的搅拌桨,搅拌桨可将物料由外向中心集中,又将中心物料推向两端,在反复的运动过程中使槽内的物料混合。混合槽可以绕水平轴转动以便于卸料。

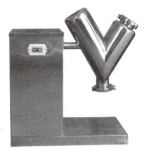
图 5-9　V 型混合机

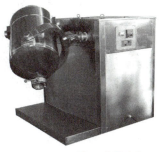
图 5-10　三维运动混合机

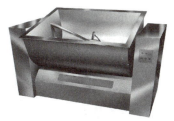
图 5-11　槽型搅拌混合机

4. 双螺旋锥形混合机

如图 5-12 所示，其混合容器为立式圆锥形容器，在锥形容器内置有 1～2 个螺旋推进器，螺旋推进器在容器内既有自转又有公转，被混合的固体粒子在推进器的自转作用下自底部上升，又在公转的作用下在容器内产生旋涡和上下的循环运动，使物料以双循环方式迅速混合，混合效率高。

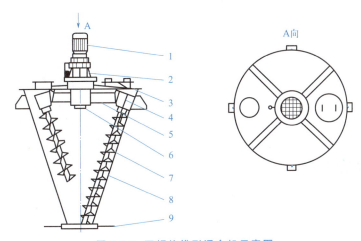

图 5-12　双螺旋锥形混合机示意图

1—电动机；2—变速器；3—筒盖；4—传动头；5—转臂；6—主传动箱；7—螺旋桨；8—筒体；9—出料口

课堂互动　请根据混合机的运转机理，指出哪些混合机的容器是固定的，哪些是不固定的。

（三）混合方法及影响因素

1. 混合方法

常用的混合方法有：搅拌混合、研磨混合与过筛混合。

(1) 搅拌混合　系将物料置于适当大小的容器中，选用适当器具搅匀，此法较简单但不易混匀，多作初步混合之用。大量生产中常用混合机搅拌混合，经过一定时间的混合，能够达到均匀混合的目的。

(2) 研磨混合　系将各组分物料置于乳钵或球磨机中共同研磨的混合操作。研磨有两种作用，一方面将物料研细，另一方面将物料分散混合。此法适用于小量结晶性物料的混合，不适于具有引湿性及爆炸性成分的混合。

(3) 过筛混合　系将各组分物料先作初步混合，再通过适宜的药筛经一次或多次过筛，达到混合均匀的目的。适用于含植物性及各组分颜色差异较大的物料混合。

在实际工作中，除小量药物配制时用搅拌混合或研磨混合外，一般多采用几种方法的联合操作，如研磨混合后再经过筛，或过筛混合后再经搅拌，以确保混合均匀。

2. 影响混合的因素

(1) 充填量的影响 混合是靠物料的相对运动来达到混合均匀的目的，若装量过多，会使混合机工作负荷过高，而且还影响物料在混合机内的循环运动过程，从而造成混合质量的下降；若装量过少，则不能充分发挥混合机的效率，也不利于物料在混合机里的相对运动，而影响到混合质量。为保证物料在混合机内充分运动，需要留出相应的空间。

(2) 粒径的影响 在混合操作中，物料各组分间的粒径大小相近时，物料容易混合均匀；相反，粒径相差较大时，由于粒子间的离析作用，物料不易混合均匀。所以当粒径相差较大时，应先将它们粉碎处理，力求各成分的粒子大小一致，然后再进行混合，混合效果将会得到改善。

(3) 粒子形态的影响 粉末粒子的形态对能否混合均匀有一定的影响。不同形态粒子的最终混合水平取决于各种形态粒子的比例，其中接近球状形态的比例越高，流动性虽好，但容易发生离析作用，混合度低；远离球状形态（如圆柱状）的比例越高，有利于保持较高的混合度；但粒子形态差异愈大，愈难混合均匀，而一旦混合均匀后就不易再分层。

(4) 粒子密度的影响 相同粒径的粒子间的密度不同时，由于流动速度的差异造成混合时的离析作用，使得混合效果下降。当组分的堆密度有差异时，一般将堆密度小的先放于容器内，再加堆密度大的进行混合。这样可避免密度小的组分浮于上部或飞扬，而堆密度大的组分沉于底部而不易混匀。

(5) 混合比的影响 当组分的比例量相差悬殊时，一般多采用"等量递增"法进行混合，即先将组分中的小量药物加入等容量的其他药物混合，如此倍量增加至全部混合均匀。

(6) 混合时间的影响 一般来说，混合时间愈长愈均匀。但实验证明，任何流动性好、粒度不均匀的物料都有分离的趋势，如果混合时间过长，物料在混合机中被过度混合就会造成分离。因此混合时间要根据混合机的机型及物料的物理特性等因素来确定。

【项目小结】

教学提纲		主要内容简述
一级	二级	
一、基础知识	(一)称量和配料	称量与配料的概念，称量的方法及设备
	(二)微粉学基础	粉体的概念，粉体的密度概念及类别（真密度、粒密度及松密度），粉体流动性的方法（休止角、流速和压缩度），影响粉体流动性的因素（粉粒大小、粉粒形状与表面粗糙性、粉体含湿量）
	(三)微粉学在制剂中的应用	对粉碎混合的影响，对分剂量、充填的影响，对可压性的影响，对片剂崩解的影响，对制剂有效性的影响；微粉中药的临床应用形式
二、粉碎技术	(一)粉碎技术知识概述	粉碎的概念、目的
	(二)常用的粉碎技术	混合粉碎；单独粉碎；干法粉碎；湿法粉碎；循环粉碎；开路粉碎；低温粉碎；流能粉碎
	(三)常用的粉碎器械	研钵；球磨机；万能粉碎机；流能磨
三、过筛技术	(一)过筛技术知识概述	筛分的概念；药筛（冲制筛和编织筛）、9个筛号等级；粉末分等（6个等级）
	(二)常用的过筛器械	摇动筛；振动筛

续表

教学提纲		主要内容简述
一级	二级	
四、混合技术	（一）混合的概念	混合的概念
	（二）常用混合设备	V型混合机；三维运动混合机；槽型搅拌混合机；双螺旋锥形混合机
	（三）混合方法及影响因素	混合方法（搅拌混合、研磨混合与过筛混合）；混合影响因素（充填量的影响、粒径的影响、粒子形态的影响、粒子密度的影响、混合比的影响、混合时间的影响）

【达标检测题】

一、单项选择题

1. 下列关于粉体说法正确的是（　　）。
   A. 一般把≤100μm的粒子称为"粉"　　B. 休止角越大表示粉体的流动性越好
   C. 粉体含湿量增加，流动性会变好　　D. 粉体表面越粗糙，休止角就越小

2. 粉体密度的大小顺序正确的是（　　）。
   A. 松密度＞粒密度＞真密度　　B. 粒密度＞真密度＞松密度
   C. 松密度＞真密度＞粒密度　　D. 真密度＞粒密度＞松密度

3. 下列关于粉碎说法错误的是（　　）。
   A. 粉碎度用于衡量粉碎效果　　B. 粉碎度一般用 n 表示
   C. 粉碎度越大，对药物发挥药效越有利　　D. 纤维性物料一般适合使用剪切力

4. 不必单独粉碎的药物是（　　）。
   A. 氧化性药物　　B. 性质相同的药物　　C. 贵重药物　　D. 毒性药物

5. 《中国药典》（2020年版）中关于筛号的叙述，正确的是（　　）。
   A. 筛号是以每英寸筛孔数表示的　　B. 一号筛孔径最大，九号筛孔径最小
   C. 十号筛孔径最大　　D. 二号筛与200目筛的孔径相当

6. 以下关于过筛过程的叙述中，错误的是（　　）。
   A. 含水量大的药物应先适当干燥再过筛
   B. 为防止粉尘飞扬，过筛时应避免震荡
   C. 加到药筛的物料不宜过多，以免在筛网上堆积过厚
   D. 物料在筛网上运动速率越小，则过筛效果越好

7. 指能全部通过五号筛，并含能通过六号筛不少于95%的粉末，其等级是（　　）。
   A. 粗粉　　B. 中粉　　C. 细粉　　D. 最细粉

8. 适用于量、色泽和质地相近的不同组分药物粉末的混合是（　　）。
   A. 搅拌混合　　B. 研磨混合　　C. 过筛混合　　D. 以上都不是

二、配伍选择题

A. V型混合机　　B. 三维运动混合机
C. 槽式搅拌混合机　　D. 双螺旋锥形混合机

1. 属于容器旋转型混合机的是（　　）。
2. 属于容器固定型混合机的是（　　）。

三、多项选择题

1. 常见的粉碎方法有（　　）。

A. 混合粉碎　　　　B. 干法粉碎　　　　C. 湿法粉碎
D. 循环粉碎　　　　E. 流能粉碎

2. 关于筛分说法正确的是（　　）。
A. 摇动筛一般由摇动装置和药筛两部分组成
B. 编织筛同冲制筛相比，重量轻、有效筛分面积大
C. 筛分是借助筛网将物料按粒度大小进行分离的操作
D. 《中国药典》（2020年版）规定了九种粉末等级
E. 振动筛是利用机械或电磁方法使筛或筛网产生一定频率振动，实现筛分的设备

3. 影响混合的因素包括（　　）。
A. 充填量　　　　　　　　　　B. 粒径
C. 粒子形态和密度　　　　　　D. 混合比
E. 混合时间

项目六　浸提技术及中药浸出制剂

学习目标

▶ **知识目标**

掌握：常用的浸提技术；常用蒸发、干燥方法；常用浸出制剂的概念、类型、制法。

熟悉：浸提过程；影响浸提的因素；常用浸提溶剂及其特点；常用精制技术；影响蒸发的因素；浸出制剂质量控制。

了解：浸提辅助剂及其作用；影响干燥的因素；常用的浸提、蒸发、干燥设备。

▶ **能力目标**

能选择合适的浸提技术对药材有效成分进行浸提。

能选择合适的方法对浸提液进行浓缩、精制。

会设计常用浸提制剂的制备工艺流程，并进行质量控制。

▶ **素质目标**

能够在进行浸提制剂工作时，树立安全、节约、环保意识；营造卫生、规范、整洁、有序的工作环境；养成实事求是、一丝不苟的工作习惯，培养学生药品质量第一的理念。

【操作任务】

益母草膏的制备

一、操作目的

(1) 掌握用煎煮法制备煎膏剂的方法。

(2) 会进行收膏火候的控制。

(3) 会进行相对密度的测定。

二、操作准备

煎锅、电炉、纱布、漏斗、天平；益母草、红糖等。

三、操作内容

益母草膏为活血调经药物，用于血瘀所致的月经不调、产后恶露不绝，症见月经量少、淋漓不净、产后出血时间过长；产后子宫复旧不全见上述证候者。口服，一次10g，一日1～2次。

[处方]　益母草　　　　　　　100g
　　　　红糖　　　　　　　　适量

[制法]　将切碎的益母草，加水煎煮2次，每次2h，合并煎液，滤过，滤液浓缩至相对密度为1.21～1.25（80℃）的清膏。每100g清膏加红糖200g，加热溶化，混匀，浓缩至规定的相对密度，即得。

[处方工艺分析]

(1) 本品为活血调经药物，辅料选用红糖，除了起到赋形和矫味作用之外，红糖本身具有益气补血、散寒化瘀等作用。可与主药起协同作用，增加疗效，具有"药辅合一"的特点。

(2) 中药材煎煮前应浸泡一定时间，使药材组织细胞软化、膨胀，有利于有效成分溶出和扩散。

(3) 煎煮时沸前用武火，沸后文火。器械宜用搪瓷、不锈钢材质。

(4) 收膏加糖时边加边搅拌，并减弱火候，以防止结底焦化。

[注解]

(1) 本品为棕黑色稠厚的半流体；气微，味苦、甜。相对密度检查应不低于1.36。

(2) 包装时应冷却至室温再分装，以免水蒸气冷凝回流于膏剂中，含水量高易产生霉败现象。密封贮藏。

(3) 孕妇禁用。

四、思考题

(1) 收膏火候控制如何进行经验判断？

(2) 药典中规定如何控制煎膏剂的稠度？

一、认识浸提技术

浸提制剂系指用适当的浸提溶剂和方法，从药材中浸提有效成分，直接制得或经适当精制与浓缩等技术处理所制成的供内服或外用的药物制剂。大多数浸提制剂可以直接用来治疗疾病，如汤剂、合剂、煎膏剂等，有些浸提制剂也可作为原料供制其他制剂，如流浸膏剂、浸膏剂。

知识链接

浸提制剂的发展

浸提制剂是劳动人民长期实践的经验积累。汤剂、酒剂是我国记载最早的浸提制剂，文献记载用浸提方法制备药剂始于春秋战国时期。其后又有煎膏剂等剂型的应用。近年来，随着新设备、新技术、新工艺的应用及辅料、质量标准等方面的研究发展，研制出了许多新剂型、新品种，如：中药复方制剂和中西药组方制剂。以药材浸提物为原料，进一步制成中药注射剂、滴丸剂、分散片等剂型，使浸提制剂逐步向现代化制剂迈进。浸提制剂在国外应用同样较早，传统制剂有酊剂、流浸膏剂、浸膏剂等。20世纪50年代以来，各国收载入药典的浸提制剂品种也逐渐增多。

（一）药材的成分

药材来源于动植物和矿物，其中大部分是植物性药材。药材的成分与浸提制剂的疗效密切相关，药材成分可分为有效成分、辅助成分、无效成分和组成成分四类。大多数的剂型和制剂都需要将药材经过浸提，尽量多地保留有效成分和辅助成分，避免无效成分和组织成分的浸提，以提高疗效、减少毒副作用、减少服用剂量、增加制剂的稳定性等，适用制备各种剂型和临床治疗的需要。

1. 有效成分与有效部位

有效成分（active ingredient）是指药材中具有一定的生理活性，能起主要药效的化学成分。通常是指化学上的单体化合物，能用分子式和结构式表示，并具有一定的物理常数，如：芸香苷、盐酸小檗碱、青蒿素等。在浸提过程中，得到往往不只是一种单一的有效成分，而是含有数种有效成分的混合物，称为有效部位（active composition），比如总生物碱、总蒽醌、总皂苷等。

2. 辅助成分

药材中的一些化学成分，本身无特殊疗效，但能增强或缓和有效成分的作用，或有利于有效成分的浸提，或能增强药物稳定性，此类化学成分称为辅助成分。如：大黄中所含的鞣质能缓和其泻下作用，而甘草中皂苷可以提高其他药用成分在水溶液中的溶解度。

3. 无效成分

在药材中有些化学成分普遍存在，如蛋白质、鞣质、淀粉、树脂、黏液质等，它们不仅没有治疗作用，相反会影响浸提效能、制剂稳定性、外观和药效，这类化学成分称为无效成分。如苦杏仁中的酶能导致苦杏仁苷分解而失去止咳效果；注射剂中所含鞣质会造成制剂产生沉淀或浑浊现象，甚至还会导致注射疼痛。

4. 组成成分

组成成分主要指药材中的细胞或其他的不溶性物质，在浸提完成后，往往以药渣形式滤掉。

作为制备浸提制剂的原料，药材及其饮片的入药形式主要有有效成分和有效部位、粗提物和中药全粉。除中药全粉外，其他形式入药前通常需通过浸提提取其有效成分或有效部位。

（二）浸提过程

浸提（extraction）是指用适当的溶剂和方法将药材中的有效成分或有效部位浸出的操作。浸提过程是指溶剂进入药材细胞组织，溶解或分散其成分后形成浸提液的全部过程。

树脂类和矿物类药材无细胞结构，其成分可直接溶解或分散于溶剂中。植物类药材的各成分存在于植物组织细胞原生质中的液泡内。新鲜药材干燥后，由于失水而发生皱缩，成分固结于细胞中，细胞的半透性在干燥后遭到破坏。药材经粉碎后，细胞受到一定程度的破坏，扩大了细胞内成分与溶剂的接触面而有利于各成分的浸提。

对于具有完整细胞结构的药材，其浸提过程是以扩散原理为基础的，一般分为：浸润与渗透阶段、解吸与溶解阶段、扩散与置换阶段。

1. 浸润与渗透阶段

溶剂与药材粉末接触后，首先附着于药材粉末表面使其润湿，然后通过毛细管作用或细胞间隙渗透进入细胞内。因此，溶剂能够润湿并渗透药材是有效成分浸提的首要条件。而溶剂能否润湿药材进入细胞组织中，则取决于浸提溶剂与药材的性质及两者之间的界面张力。通常根据相似相溶原理，选择与药材有效成分极性相似的浸提溶剂。大多数药材中含有蛋白质、果胶、糖类、纤维素等极性成分，宜选择水或乙醇等极性或半极性溶剂浸提；含脂溶性成分或蜡质较多的药材如麦角、杏仁等，应先将药材干燥，用乙醚、氯仿、石油醚等非极性溶剂浸提或脱脂、脱蜡处理后再用极性溶剂提取。实际工作过程中，可通过强力搅拌或加入表面活性剂降低溶剂与药材间的界面张力，促进溶剂润湿并渗透药材。

2. 解吸与溶解阶段

由于药材中的各成分之间存在亲和力，有效成分往往被药材组织吸附，故浸提溶剂须对有效成分具有更大的亲和力，才能克服药材成分间的作用，将有效成分解吸附（即解吸），从而使有效成分溶解、分散于溶剂中，形成溶液（即溶解）。

溶剂进入细胞后，可溶性成分逐渐溶解。浸提溶剂不同则溶解对象不同。水为溶剂时，胶体物质由于胶溶作用转入溶液中，其浸提液多含胶体物质而呈胶体状。乙醇浸提液中含胶质较少，非极性浸提溶剂的浸提液则不含胶质。必要时选用复合溶剂如水、乙醇或添加适量的酸、碱、表面活性剂有助于解吸溶解。随着可溶性成分的溶解，细胞内溶液浓度不断增大，渗透压提高，细胞内外的渗透压差促使更多的溶剂进入细胞，部分细胞壁膨胀破裂，为已溶解的成分向外扩散创造了条件。但这一变化的速率与药材和溶剂的性质相关，一般疏松的药材速率比较快，溶剂为水时则较慢。

3. 扩散与置换阶段

溶剂溶解大量可溶性成分后，细胞内形成高浓度溶液，由于细胞内、外浓度差的存在，细胞内的有效成分不断向细胞外扩散；同时细胞外的溶剂不断地进入细胞内，直至细胞内外浓度相等，渗透压达到平衡，扩散终止。由此可见，浓度差是渗透和扩散的推动力，也是浸提过程的主要动力，若能在浸提过程保持较大的浓度差，则扩散速率快，浸提效率高。浸提操作时可加强搅拌或采用流动溶剂浸提，促使新鲜溶剂或稀浸提液置换药材周围的浓浸提液，创造出浓度差，促进扩散进行，从而提高浸提效率。

对于药材中的某一个可溶性分子来说，浸提过程符合以上三个阶段，但随着浸提过程的深入，浸提阶段不是截然分开的，而是相互联系、交错进行的。

（三）影响浸提的因素

1. 药材性质

（1）药材成分 药材中的小分子物质（多为有效成分），溶解扩散速率较快，多存在于最初的浸提液中。药材中的大分子物质（多为无效成分），溶解扩散速率较慢，因此随着浸提时间的延长，浸提液中的杂质相应增多。

（2）药材的粉碎程度 一般来说，药材粉碎得越细，溶剂越易渗透进入药材内部；同时其扩散面积大，有利于有效成分的浸提。但实践证明，药材粉碎过细并不能提高浸提的效率，因为过度粉碎常致大量细胞破裂，细胞内不溶性高分子物质进入浸提液，增加浸提液的杂质含量，并增大黏度而影响扩散速率，并造成过滤困难。因此，药材粉碎程度的选择要根据药材本身的性质、浸提溶剂及浸提方法决定。一般含黏性成分较多的药材以水为浸提溶剂时宜用粗粉，以乙醇为浸提溶剂时宜用中等细粉；叶、花、草等疏松药材，宜用粗粉，甚至不粉碎；坚硬的药材宜用较细的粉；采用渗漉技术浸提时，宜选择中粉或粗粉，防止细粉造成堵塞。

2. 浸提溶剂

（1）溶剂的性质 根据药材中被浸提成分的理化性质选择适宜的溶剂（见表6-1）。

表6-1 溶剂与被浸提成分

溶剂		被浸提成分
水		生物碱盐类、苷、有机酸盐、鞣质、蛋白质、糖、树胶、色素、多糖类等
乙醇	>90%	挥发油、有机酸、树脂、叶绿素
	50%~70%	生物碱、苷类
	<50%	苦味质、蒽醌苷类

注：其他溶剂很少用于浸提，一般仅用于纯化精制（乙醚、三氯甲烷、石油醚等）。

水和乙醇是药材成分浸提中最常用的溶剂。水质的好坏直接影响浸提效果和浸提液的质量。当水中含钙量大于13.5mg/kg时，能与药材中的生物碱、苷类、有机酸等起化学反应而呈色或产生沉淀；当水中重金属含量高时，将影响酚类等有效成分的浸提效果及某些有效成分的稳定性，并可导致产品重金属含量超限。因此，一般采用纯化水最为适宜。中药酒剂应用蒸馏酒为溶剂。

（2）溶剂的用量 增加浸提溶剂的用量，可以降低细胞外液的溶液浓度，延长药物成分扩散达到平衡的时间，有利于有效成分的充分浸提，但用量过大，浸提液浓度过低，会给后续浓缩操作带来不便。

(3) 溶剂的 pH 适当的 pH 能增加某些成分的溶解度及制剂的稳定性，有时应用一些浸提辅助剂，如适当的酸可以促进生物碱的浸提，适当的碱可以促进某些有机酸的浸提。

3. 浸提温度

温度与扩散速率成正比，温度升高，有利于药材组织的软化，增加可溶性成分的溶解度和扩散速率，使浸提液的黏度降低，有效成分的浸提量增加；同时温度升高可使蛋白质凝固，还能杀灭微生物，使酶失去活性；故升高温度有利于药用成分的浸提和制剂的稳定。但同时，浸提温度升高会使挥发性成分损失、某些不耐热成分被破坏失效，以及无效成分的浸提量增加，产生沉淀而影响浸提质量。故浸提温度一般维持在溶剂沸点温度以下或接近沸点温度，并在不破坏有效成分的范围内。

4. 浸提时间

一般浸提时间与有效成分的浸提量成正比，而当扩散达到平衡后有效成分不再增加；时间过长，反而会使无效成分的浸提量增加，还会引起苷类等有效成分的水解失效和水性浸提液的霉败，影响制剂质量。故浸提时间应根据药材性质、浸提溶剂、浸提方法等来确定。

5. 浓度梯度

浓度梯度是扩散作用的主要动力，浓度梯度越大，扩散速率越快，浸提效率越高。在设计、选择浸提工艺与浸提设备时，应创造最大浓度梯度，以加速有效成分的浸提。如浸渍技术操作中用搅拌、强制循环或及时更换浸提溶剂；利用流动溶剂进行渗漉操作以及连续逆流浸提技术等措施，增大浓度梯度。

6. 浸提压力

对于组织坚实的药材，浸提溶剂较难浸润，可通过提高浸提压力加速溶剂对药材的浸润与渗透，缩短浸提时间。同时，在加压条件下可使部分细胞壁破裂，有利于浸提成分的扩散。若饮片组织内部充满溶剂之后，加大压力对扩散速率则没有影响。故对组织松软、容易浸润的药材，加压对浸提影响不显著。

7. 新技术的应用

应用超声波提取、超临界流体提取、微波提取等强化浸提技术，使用新型浸提设备，优化浸提工艺等，不但可以提高药材有效成分的浸提效率，加快浸提过程，同时可以提高制剂质量。

（四）常用浸提溶剂

用于浸提药材中有效成分的溶剂称为浸提溶剂，在浸提过程中，浸提溶剂的选择特别重要，它关系到药材中有效成分的浸提和制剂的稳定性、安全性、有效性及经济效益等。选择浸提溶剂时应考虑：最大限度地溶解和浸提有效成分，最低限度地浸提无效成分和组成成分；不与药材中有效成分发生化学反应，不影响制剂稳定性、药效及质量控制；本身无药理作用；具有适宜的物理性质；来源广泛、使用安全。

1. 水

水是最常用的浸提溶剂。其经济易得，无药理作用，使用安全，极性强、溶解范围广，能溶解药材中的生物碱盐、苷类、有机酸盐、鞣质、蛋白质、黏液质、树胶、色素、多糖、酶等。挥发油微溶于水，也能被水部分浸提。其缺点是选择性差，容易浸提大量无效成分，给过滤、纯化带来困难；会促进某些有效成分的水解、氧化等；易霉变，不利于贮存。

2. 乙醇

乙醇是仅次于水的常用浸提溶剂。半极性溶剂，能与水以任意比例混溶。与水相比浸提选择性较强，故常利用不同浓度的乙醇有选择性地浸提药材有效成分，如：含醇量在90%以上时，适用于浸提挥发油、有机酸、树脂、叶绿素等；含醇量在50%～70%时，适用于浸提生物碱、苷类等；含醇量在50%以下时，适用于浸提苦味质、蒽醌类化合物等；含醇量大于40%时，能延缓许多药物，如酯类、苷类等成分的水解，增加制剂稳定性；含醇量达20%以上时具有防腐作用。乙醇具有一定的药理作用，价格高，易燃，易挥发，浸提过程中要注意安全防护。

3. 氯仿、乙醚和石油醚

氯仿、乙醚和石油醚是常用的一类非极性浸提溶剂，溶解选择性强，可溶解树脂、游离生物碱、脂肪、挥发油、蜡质、某些苷类，一般多用于有效成分的提纯、精制及药材浸提前的脱脂或脱蜡。但此类溶剂挥发性强，醚类易燃、有毒，价格昂贵，设备要求较高。

大多数溶解于水中的有效成分在乙醚中均不溶解。乙醚有强烈的药理作用，除在特殊情况下，不应存留于制剂中。其沸点34.5℃，有极强的挥发性和可燃性，且价格昂贵，一般仅用于有效成分的提纯精制。为全身麻醉药，有一定毒性，在操作中应防护，不宜过量吸入。

4. 丙酮

丙酮是一种良好的脱脂溶剂，与水可任意混溶，也是一种脱水剂，常用于新鲜动物药材的脱脂或脱水。丙酮具有抑菌作用，但易挥发和燃烧，并有一定毒性，不宜作为溶剂保留在制剂中。

5. 超临界流体（SF）

超临界流体是指某种气体（或液体）或气体（液体）混合物在操作压力和温度均高于临界点时，其密度接近液体，而其扩散系数和黏度均接近气体，其性质介于气体和液体之间的流体。超临界流体提取技术是利用超临界流体为溶剂，从固体或液体中提取出某些有效成分，并进行分离的技术。可作为超临界流体的气体很多，如二氧化碳、乙烷、乙烯等，其中二氧化碳为常用超临界流体，适合分离挥发性物质及含热敏性组分的物质。

（五）浸提辅助剂

在进行浸提操作时，为了增加浸提效能，针对欲提取的有效成分或有效部位的理化性质，加入浸提溶剂中，以增加浸提成分的溶解度和稳定性、除去或减少某些杂质的附加剂，称为浸提辅助剂。常用的浸提辅助剂有酸、碱、稳定剂和表面活性剂等物质。

1. 酸

酸可用于促进生物碱生成可溶性盐，增加生物碱在水中的溶解度以利于浸提，提高部分生物碱的稳定性；还可使有机酸游离，便于用有机溶剂浸提；沉淀除去某些酸不溶性杂质等。常用的酸有盐酸、硫酸、醋酸、枸橼酸和酒石酸等。酸的用量不宜过多，能维持一定的pH即可，过量的酸可能会引起有效成分水解或其他不良反应。如：在最初部分浸提溶剂中，加入0.1%枸橼酸所制得的黄连流浸膏，在小檗碱含量和稳定性上都优于不加者。

2. 碱

碱主要用于增加酸性有效成分的溶解度和稳定性，还可除去某些碱不溶性杂质。常用的碱有氨水、氢氧化钙、碳酸钙、碳酸钠，其中氨水最常用。氨水是一种挥发性弱碱，对有效成分破坏作用小，易于控制其用量。如：远志浸提加入少量的氨溶液能防止其酸性皂苷缓缓水解而产生浑浊或沉淀。氢氧化钠碱性过强，一般不使用。

3. 稳定剂

某些有效成分或有效部位可因加入稳定剂而延缓分解或不出现沉淀。稳定剂包括抗氧剂和抗氧增效剂、抗水解剂等。

4. 表面活性剂

对于富含油脂的药材，加入适宜的表面活性剂，能降低药材与浸提溶剂之间的界面张力，促进溶剂对药材的润湿，提高浸提效果。阳离子型表面活性剂的盐酸盐等有助于生物碱的浸提。阴离子型表面活性剂对生物碱多有沉淀作用，不适用于生物碱的浸提。非离子型表面活性剂化学性质稳定且毒性较小，如吐温 80。表面活性剂虽有提高浸提效能的作用，但浸出的杂质也较多。

5. 甘油

甘油与水及醇均可任意比例混溶，但与脂肪油不相混溶。甘油是鞣质的良好溶剂，将其直接加入少量溶剂水或乙醇中使用，可增加鞣质的浸出；将甘油加到以鞣质为主要成分的制剂中，可增加鞣质的稳定性。

课堂互动 新鲜药材与干燥药材中的有效成分存在状态有什么不同？这些不同对有效成分的提取有什么影响？

二、常用浸提方法与设备

原料药材供浸提制剂应用前，一般需进行挑拣、整理，除去杂质及不需要的部分，必要时可进行水洗、干燥、粉碎至适宜程度，某些药材还需按照药典或方剂的要求进行炮制，如切片、蒸、炒、炙、煅等处理，然后供浸提使用。

常用的浸提方法有煎煮法、浸渍法、渗漉法、回流法、水蒸气蒸馏法及超临界流体提取法等。不同的方法适用于不同类型或含不同性质有效成分的药材浸提，在选择浸提方法时要从药物的性质、溶剂性质、剂型要求与生产实际情况等方面综合考虑。

（一）煎煮法

煎煮法是以水为溶剂，通过加热煮沸提取药材中有效成分的方法。该方法适用于有效成分能溶于水，且对湿热较稳定的药材。该法是最早使用的浸提方法，至今仍是制备浸提制剂最常用的方法。获得的浸提液直接用作汤剂，也可作为制备中药片剂、颗粒剂、口服液、注射剂等的中间体。

1. 工艺流程

饮片→配料→浸泡→煎煮→滤过→浸提液。

按处方要求取规定药材，切碎或粉碎成粗粉，置适宜煎器中，加水浸没药材，浸泡 20～60 分钟使药材充分膨胀，加热至沸，保持微沸一定时间，分离煎出液，药渣再加水煎出数次（一般为 2～3 次）。合并煎出液，静置，过滤即得。

2. 注意事项

① 煎煮容器：应选择化学稳定性及保温性好的材料制成的容器，直接接触药材部分忌用铜、铁制品。小量制备可用陶制容器或砂锅，大量生产选用不锈钢或搪瓷制容器。

② 药材加工：理论上讲，药材粒径越小，有效成分浸提效率越高，但实际操作中粉碎过细会带来过滤困难。对全草、花、叶及质地疏松的根及根茎类药材，可以直接入煎或切段、厚片入煎；对质地坚硬、致密的根及根茎类药材，应切薄片或粉碎成粗颗粒入煎；对含黏液质、淀粉较多的药材，不宜粉碎而宜切片入煎，以防止煎液黏度增大，甚至焦化煳底。

③ 煎煮用水：宜采用纯化水或经过软化的饮用水，用水量应视药材性质决定，一般为药材量的 6～8 倍。

④ 浸泡时间：加热煎煮前，应先用冷水将药材浸泡 20～60 分钟，使药材组织充分软化膨胀，以利于溶剂的渗透和有效成分的浸提。若开始就用沸水，则会导致药材表层的蛋白质凝固、淀粉糊化，妨碍有效成分的煎出。

⑤ 煎煮火候：先大火（武火）加热，沸腾后改为小火（文火），保持微沸。

⑥ 煎煮时间和次数：煎煮时间应根据药材的性质、质地、数量以及煎煮工艺与设备的不同

适当增减。时间太长,杂质煎出量增多,挥发性成分损失;时间太短,有效成分不能充分浸提。生产上一般煎煮时间为30~60分钟,煎煮2~3次。

3. 常用设备

小量生产常用敞口倾斜式夹套锅(图6-1)。中药生产企业普遍采用多功能提取罐(图6-2),适用于多种有效成分的浸提,整个操作过程在密闭可循环系统内完成,可用于常压常温、减压低温、加压高温条件下的浸提,操作方便,安全可靠。

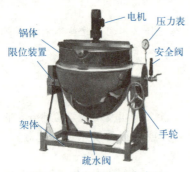

图6-1 敞口倾斜式夹套锅

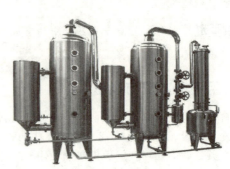

图6-2 多功能提取罐

(二)浸渍法

浸渍法是用适当的溶剂在一定温度下浸泡药材,提取其有效成分的方法。浸渍法是静态浸提,时间长,有效成分浸提不完全。适用于黏性药材、无组织结构的药材、新鲜药材、易膨胀的药材以及价格低廉的芳香性药材的浸提,尤其适用于有效成分遇热易破坏或易挥发的药材;不适用于贵重药材、毒剧药材以及制备浓度较高的制剂。

1. 根据浸渍的温度和次数分类

① 冷浸渍法:取药材粗粉置于有盖容器中,加适量溶剂,在室温暗处密闭浸泡3~5天或规定时间,可加以振摇或搅拌,使有效成分充分浸出,倾取上清液,过滤,压榨药渣,压出液与滤液合并,静置24小时,滤过即得。适用于不耐热、含易挥发以及黏性成分的药材,所制成品澄明度好,常用于酊剂、酒剂的制备。

② 热浸渍法:通过水浴或蒸汽加热,在低于溶剂沸点、高于室温条件下进行浸渍操作,常用于酒剂的制备。因为浸渍温度较高(酒剂多为40~60℃),故浸渍时间短,浸提效率高,有效成分浸出完全,但杂质浸出量也较多,冷却后易析出沉淀,澄明度差。多采取冷藏静置,滤去沉淀。

③ 重浸渍法(多次浸渍法):药材经一次浸渍后,由于药渣中残留部分浸提液,造成有效成分的损失。为了提高浸提效果,减少有效成分损失,采用多次浸渍法。将全部浸提溶剂分成几份,用第一份溶剂浸提后,收集浸提液,药渣再以第二份溶剂浸渍,如此重复2~3次,最后将所有浸提液合并。该工艺可形成较大的浓度梯度,浸出效果较一次浸渍好。

2. 注意事项

① 浸渍容器:应选用性质稳定并具密封性的带盖容器。带搅拌功能、夹层者更好,可在浸渍过程中加强搅拌,提高浸提效率。

② 浸提溶剂:多采用蒸馏酒、乙醇、水等。用量应按处方规定,若无规定,一般为药材量10倍左右。

③ 静置过滤:压榨药渣时,易导致药渣细胞破裂,使部分不溶性成分进入浸渍液,故应静置一段时间再过滤,必要时冷藏后再过滤。

3. 常用设备

① 浸渍器：煎煮设备（如多功能提取罐等）均可使用，大型浸渍器应安装搅拌装置；

② 压榨器：用于挤压药渣中残留的浸提液，小量生产可用螺旋挤压器，大生产可用水压机。

（三）渗漉法

渗漉法是将药材粗粉置于渗漉器内，溶剂连续从渗漉器上部加入，不断往下渗透，经过药粉，提取有效成分的动态浸提方法（见图6-3）。该法在浸提过程中，浸提溶剂受重力作用渗过药材向下移动，上层的浸提溶剂或稀浸提液不断置换浓溶液，始终保持浓度梯度，使扩散能较好地进行，故有效成分浸出完全，效果优于浸渍法。适用于贵重药材、毒剧药材、有效成分含量低的药材以及制备高浓度的浸提制剂；不适用于新鲜、易膨胀的药材以及无组织结构的药材。渗漉法可分为单渗漉法、重渗漉法、加压渗漉法和逆流渗漉法。

1. 工艺流程

药材→粉碎→润湿→装筒→排气→浸渍→渗漉→渗漉液的收集与处理。

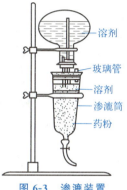

图6-3　渗漉装置

①润湿：将药材粗粉置于有盖容器内，加适量浸提溶剂（一般为药材量60%～100%）均匀润湿后密闭，放置一定时间，使药材充分膨胀。②装筒：取适量脱脂棉，用浸提溶剂润湿后铺垫于渗漉器底部，然后将已润湿的药材分次投入渗漉器并均匀压平（药粉装量不超过渗漉器容量的2/3）。用滤纸或纱布覆盖，并覆上重物，防止药粉漂浮。③排气：打开渗漉器下部浸提液出口，从药粉上缓缓加入适量浸提溶剂，尽量排除药粉间歇中的空气。待渗漉液自排出口流出，不再有气泡后，关闭出口。否则气泡上溢会破坏粉柱松紧度，使浸提不完全。④浸渍：继续添加浸提溶剂使高出药材数厘米，加盖浸渍，时间长短取决于制剂种类和药材性质，一般为24～48小时，使溶剂充分渗透和扩散。⑤渗漉：打开渗漉器下部出口进行渗漉，根据品种要求选择渗漉速度。慢渗为1～3mL/(kg·min)，快渗为3～5mL/(kg·min)。渗漉过程中需随时自上而下补充溶剂，以保证液面始终高于药粉表面。渗漉至规定溶剂用完或浸提液味淡无色为止。⑥渗漉液的收集与处理：制剂种类不同，渗漉液的收集与处理也不同。

> **知识链接**
>
> **渗漉液的收集与处理**
>
> 制备流浸膏时，收集药材量85%的初滤液另器保存，续滤液经低温浓缩后与初滤液合并，调整至规定容积；制备浸膏剂时，全部渗漉液应低温浓缩至稠膏状，加稀释剂或继续浓缩至规定的标准；制备酊剂时，无需另器保存初滤液，待渗漉液量达到欲制备总量的3/4即停止渗漉，压榨药渣，压出液与渗漉液合并，过滤，添加溶剂至规定浓度和容积后，静置过滤即得。

2. 注意事项

① 药材：药材粉碎度应适宜，过细易堵塞孔隙，妨碍溶剂通过；过粗则使溶剂流动太快，有效成分浸提不完全，一般以粗粉或中粉为宜。

② 药材应充分润湿膨胀，以免在装筒后膨胀形成堵塞，妨碍渗漉操作的进行。

③ 装筒时应先装粗粉再装细粉，层层铺平、松紧适宜，若装得太松，溶剂很快通过药粉，浸提不完全，并浪费浸提溶剂；装得过紧，溶剂难以通过，渗漉过程无法进行；装得松紧不匀，

溶剂则会沿松的一侧流下，使药材浸提不完全。

3. 常用设备

实验室多用渗漉筒，有圆锥形、圆柱形两种。易膨胀的药粉宜选用圆锥形以适应其膨胀变异，不易膨胀的药粉则选用圆柱形。以水为溶剂时，水易使药材膨胀，宜采用圆锥形；以乙醇为溶剂时，药材不易膨胀，宜采用圆柱形。

大生产常用不锈钢制成的多功能提取罐或渗漉罐。

（四）回流法

回流法系指乙醇等挥发性有机溶剂受热时，溶剂馏出，经冷凝后又流回浸提器中浸提药材，如此循环，直到有效成分浸提完全。可分为回流热浸法和回流冷浸法。该法浸提效果好，浸提溶剂循环利用，效率高。但连续加热，不适用于受热易被破坏的药材成分的浸提。小量生产用玻璃蒸馏设备，大生产用多功能回流罐。

（五）水蒸气蒸馏法

水蒸气蒸馏法系指含有挥发性成分的药材粗粉或切片浸泡润湿后，和水（或水蒸气）共同蒸馏，挥发性成分随水蒸气一并馏出，经冷凝后分离挥发性成分的方法。该法适用于具有挥发性、能随水蒸气一起蒸馏且不被破坏、不与水发生反应、难溶（或不溶）于水的药材成分的提取和分离，如挥发油的提取。可分为共水蒸馏法、通水蒸馏法和水上蒸馏法。常用设备为多功能提取罐、挥发油提取罐。

（六）超临界流体提取法

超临界流体提取法系指利用超临界流体对药材中的成分具有特殊溶解性来提取有效成分的方法。超临界流体（SF）是指处于临界温度和临界压力以上的非凝缩性高密度流体。最常用的超临界流体是二氧化碳。超临界流体的性质介于气体和液体之间，既具有与气体相近的黏度和高扩散系数，又具有与液体相近的密度和良好的溶解能力。临界点附近温度和压力的微小变化即可引起流体密度和溶解能力的显著变化，可选择性地溶解目标成分，达到分离纯化的目的。该法提取温度低，能避免热敏性成分的破坏，且无溶剂残留。适用于提取脂溶性、小分子热敏性物质及含量低的物质；用于提取分子量大、极性大的成分时需加入夹带剂，且升高压力。

（七）超声波提取法

超声波提取法系指利用超声波产生的"空化"作用、机械作用、热效应等增大溶剂分子的运动速度和穿透力，从而提高药材中有效成分浸提率的方法。该法具有省时、节能、提取效率高等优点。

（八）微波提取法

微波提取法系指利用微波能的强烈热效应提取药材成分的方法。该法具有提取速度快、溶剂用量较少、污染小等优点。

三、精制

（一）分离

浸提液中往往含有固体沉降物，为了去除杂质，得到澄清的浸提液，需要对浸提液进行固-液分离。常用的分离方法有三类：沉降、过滤、离心。

1. 沉降

沉降是利用固体与液体的密度差异，固体靠自身重量自然下沉，分离上层澄清液，达到固体与液体分离的操作技术。此法简单易行，不需要特殊设备，所需时间长，分离不完全，但可除去大量杂质，有利于进一步分离操作。通常将本技术与过滤或离心技术配合使用。沉降技术适用于固体与液体相对密度相差悬殊、不易变质的浸提液。不适用于固体含量少、粒子细而轻的浸提液。

2. 过滤

过滤是将浸提液通过一种多孔介质，使固体粒子被截留在介质上，液体经介质孔道流出，达到固体与液体分离的操作技术。过滤的机制有如下两种。

(1) 介质过滤 靠介质的拦截作用实现固-液分离。①表面过滤：固体颗粒的粒径大于过滤介质的孔径，被截留在介质表面，如微孔滤膜、超滤膜和反渗透膜的过滤；②深层过滤：固体颗粒的粒径小于过滤介质的孔径，进入介质内部，借助惯性、重力、扩散等作用被截留在孔道内，也可以通过静电作用或范德瓦耳斯力作用被吸附在孔隙内部，如砂滤棒。

(2) 滤饼过滤 使用织物、多孔材料或膜等作为过滤介质，起支撑滤饼的作用。过滤初期，部分小粒子可以进入甚至穿过介质的小孔，但很快粒子的架桥作用使介质的孔径缩小，形成有效的阻挡。被截留在介质表面的粒子形成滤饼，真正起过滤介质作用的是滤饼。

过滤介质（即滤材）的性质不同，其用途及效率不同。常用的过滤介质有多孔陶瓷、垂熔玻璃、烧结金属、滤膜等。过滤介质应具备以下性质：由惰性材料制成，既不与滤液反应，也不吸附有效成分；耐酸、耐碱、耐热，能适用于各种溶液；过滤阻力小、滤速快、反复应用易清洗；有足够的机械强度；价廉、易得。

常用的过滤器如下。

① 砂滤棒：由硅藻土、陶瓷等烧结而成。硅藻土滤棒适用于黏度高、浓度大的药液；多孔素瓷滤棒适用于低黏度的药液。砂滤棒用于大生产中的粗滤；但易脱砂，对药液的吸附性强，难清洗，有时会改变溶液的pH。

② 钛滤器：由钛金属粉末烧结而成，用于过滤较细的固体微粒，是生产中常用的预滤器，常用于脱碳过滤。钛滤器的抗热性能好、强度大、重量轻，且过滤阻力小、滤速快。

③ 垂熔玻璃滤器：由硬质玻璃细粉烧结而成，主要用于注射剂的精滤或膜过滤前的预滤。常见的有漏斗、滤球、滤棒（图6-4）。垂熔玻璃滤器性质稳定，除了强碱与氢氟酸外，一般不受药液影响；吸附性低，不影响药液的pH；可热压灭菌；易清洗，不易出现裂、漏、碎屑脱落等现象。垂熔玻璃滤器的型号不同，其孔径大小也不同，3号多用于常压过滤，4号多用于加压或减压过滤，6号多用于除菌过滤。

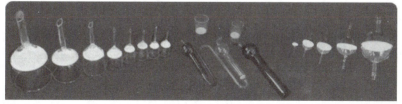

图6-4 垂熔玻璃滤器

④ 微孔滤膜过滤器：是以微孔滤膜为过滤介质（图6-5）。主要用于注射剂的精滤（0.65～0.8μm）和除菌过滤（0.22μm），特别适用于不耐热的产品如胰岛素、辅酶等的除菌过滤。微孔滤膜的材料包括醋酸纤维素、硝酸纤维素、聚酰胺、聚四氟乙烯膜、聚丙烯膜等，可根据待滤液的性质选用合适的膜材。

微孔滤膜具有以下特点：a. 孔径小且均匀，截留能力强；b. 阻力小，滤速比一般滤器快；c. 不改变药液的pH；d. 对药液的吸附性小；e. 滤膜用后即弃，不会在产品之间产生交叉污染；f. 膜容易堵，药液温差变化大时会引起滤膜破裂。

⑤ 板框压滤机：由多个中空滤框和实心滤板交替排列在支架上组成，在加压下间歇操作的过滤设备（图6-6）。该滤器过滤面积大，截留的固体量大，可在各种压力下过滤；缺点是装配和清洗麻烦，易滴漏。适用于黏性大、滤饼可压缩的各种物料的过滤。多用于注射剂的预滤，也常用于中药材的提取分离。

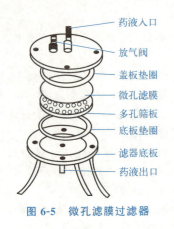

图6-5 微孔滤膜过滤器

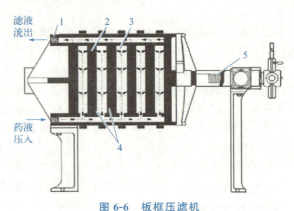

图6-6 板框压滤机

1—固定头；2—滤板；3—滤框；4—滤布；5—压紧装置

根据操作方式的不同，主要分为常压过滤、减压过滤、加压过滤三种。①常压过滤：即重力过滤，利用滤液的液位差产生的压力，作为过滤的动力。压力稳定、设备简单，但过滤速度慢，适用于小量生产。②减压过滤：在过滤介质下方抽真空，增加过滤介质两侧压力差，加快过滤速度。但压力不稳定，操作不当会影响过滤质量。适用于黏度小、滤饼不可压缩的滤液。③加压过滤：利用压缩空气或离心泵输送药液通过滤器进行过滤。压力稳定，滤速快、过滤质量好，常用于大生产。适用于黏度大、固体颗粒细小及可压缩性物料的过滤。

影响过滤的因素是多方面的，主要有：①过滤面积；②操作压力；③滤材的性质；④滤液的黏度；⑤滤饼的性质。在制剂生产中，应了解各种因素对过滤速率的影响，才能有针对性地采取相应措施来提高过滤速率和质量。

3. 离心

离心是指将待分离的药液置于离心机中，利用混合液中不同成分的密度差异，借助离心机高速旋转产生的离心力，使药液中的固体成分和液体分离，或两种密度不同且不相混溶的液体分开的操作技术。本法适用于分离含细小不溶性颗粒、黏度很大的滤浆，或其他方法不易分离的滤液。

（二）纯化

纯化是采用适当的方法除去浸提液中杂质的操作。生产中常用的纯化技术有水提醇沉法、醇提水沉法、大孔树脂吸附法、酸碱法、盐析法、澄清剂法、透析法等，其中以水提醇沉法应用最为广泛。

1. 水提醇沉法

水提醇沉法是先用水作为溶剂浸提药材成分，将此浸提液浓缩到每1mL相当于原药材1～2g后，再用不同浓度的乙醇沉淀浸提液以除去其中的杂质的方法。通过此法处理，可以达到降低制剂服用量、增加制剂稳定性、改善澄明度等目的。该法依据药材成分在水和不同浓度乙醇中的溶解度有差异而实现纯化。通过水和不同浓度的乙醇交替处理，常见的有效成分如生物碱盐类、苷类、氨基酸、有机酸等可保留在浸提液中，而蛋白质、糊化淀粉、黏液质、树脂、树胶等常见的无效成分因不易溶于乙醇，可被除去。调节浸提液含醇量达到50%～60%时，可除去淀粉等杂质；当乙醇含量达到75%以上，除了鞣质、水溶性色素等少数无效成分外，其余大部分杂质均可沉淀除去。

要注意加醇方式与加醇量，采用分次醇沉或以梯度递增方式逐步提高乙醇浓度，有利于除去杂质，减少杂质对有效成分的包裹而引起沉淀损失。浓缩液加入乙醇时应缓缓加入并充分搅拌，使乙醇与药液充分接触，沉淀完全。浓缩液加醇沉淀后应密闭，在5～10℃冷藏静置12～24小时以上，以保证杂质充分沉淀。

2. 醇提水沉法

醇提水沉法是先用适宜浓度的乙醇浸提药材成分，再用水沉淀浸提液中的杂质的方法。原理及操作与水提醇沉技术基本相同。适用于提取醇溶性或在醇水中均有较好溶解性的有效成分。可避免大量淀粉、蛋白质、黏液质等高分子杂质的浸出；水处理又可较方便地将醇提液中的树脂、油脂、色素等醇溶性杂质沉淀除去。使用本法精制应特别注意有效成分在水中难溶或不溶时，则不能采用水沉处理，否则会导致浸提液中有效成分沉淀损失。

3. 大孔树脂吸附法

大孔树脂吸附法是应用大孔树脂选择性地吸附浸提液中的有效成分，除去杂质的一种纯化方法。该法以具有网状结构和极高比表面积的有机高聚物为吸附剂，通过改变吸附条件，可选择性地吸附有效成分、去除无效成分。具有浸提物纯度高、产品不吸潮、设备简单、操作方便等优点。

4. 酸碱法

酸碱法是利用药材中所含有效成分的溶解度随溶液的pH不同而改变的性质，在溶液中加入适量酸或碱，调节pH值至一定范围，将单体成分溶解或析出，从而达到分离精制有效成分目的的方法。

5. 盐析法

盐析法是在浸提液中加入大量无机盐，使高分子物质的溶解度降低析出，与其他成分分离的方法。主要用于蛋白质的分离纯化，也常用于挥发油提取，以提高蒸馏液中挥发油含量及微量挥发油的分离。

6. 澄清剂法

澄清剂法是利用澄清剂可降解某些高分子杂质，降低药液黏度，或吸附、包合固体微粒等特性，加速浸提液中的悬浮粒子沉降，经过滤后获得澄清药液的方法。主要用于除去浸提液中粒度较大以及有沉淀趋势的悬浮颗粒。

7. 透析法

透析法是利用小分子物质可以透过半透膜，而大分子物质不能透过的性质达到分离目的的方法。可用于除去浸提液中的鞣质、蛋白质、树脂等高分子杂质，也常用于某些植物多糖的纯化。

四、蒸发

浸提液经过分离纯化后，液体量仍旧很大，不适宜直接供临床使用或供其他制剂制备，需经过浓缩或干燥，减少体积。浓缩过程通常采用蒸发的手段来完成，分为自然蒸发和沸腾蒸发。沸腾蒸发的速率远远高于自然蒸发，浸提制剂的生产过程大多采用沸腾蒸发。

蒸发系指借加热作用使溶液中的溶剂汽化并除去，从而提高溶液浓度的操作。该过程中要不断地向溶液提供热能，并不断地除去所产生的溶剂蒸气。

（一）影响蒸发的因素

(1) 蒸发面积 在一定温度下，单位时间内溶剂的蒸发量与蒸发面积呈正比。蒸发面积越大，蒸发的速度越快。故常压蒸发时多采用直径大、锅底浅的广口蒸发锅以加快蒸发速度。

(2) **传热温度差** 传热温度差是加热蒸汽的温度与溶液的沸点之差。蒸发过程是溶剂分子吸收热能后振动能力超过分子间内聚力而被气化排出的过程，不断供给充足的热能是蒸发浓缩的推动力。提高传热温度差，可以使溶剂分子快速获得足够的热能而不断气化，从而提高蒸发效率。生产中提高加热介质温度，使溶剂保持沸腾状态，有利于浓缩的进行。

(3) **蒸发液面蒸汽浓度与温度** 液面蒸汽温度高，则蒸汽不易冷凝回流，在蒸发液面上通入热风，可以促进蒸发；液面蒸汽浓度越高，其蒸气压越大，溶剂越不容易沸腾，蒸发过程要尽可能降低溶剂蒸汽的浓度。

(4) **液体表面的压力** 液体表面压力越大，蒸发速率越慢。因此采用减压蒸发可以提高蒸发速率。

(5) **传热系数** 提高传热系数是提高蒸发效率的主要手段。增大传热系数的主要途径是减少各部分的热阻，如加强搅拌促进溶液循环、定期去除沉积物、改进浓缩设备等。

(二) 常用蒸发方法与设备

(1) **常压蒸发** 在一个大气压下进行蒸发浓缩。设备简单、速度慢、时间长，适用于有效成分热稳定，且溶剂无毒、无燃烧性的水性浸提液的蒸发浓缩。常用设备为敞口倾倒式夹层蒸发锅，蒸发过程中应加强搅拌避免表面结膜。

(2) **减压蒸发** 是将浸提液置于密闭容器内，抽真空以降低容器内压力，使浸提液沸点降低进行的蒸发操作。沸腾温度一般要求为 40～60℃，加热温度低，蒸发速度快，能防止或减少热敏性成分的分解。广泛应用于有效成分对热不稳定的浸提液的浓缩以及乙醇等有机溶剂的回收。实验室一般采用含真空泵的旋转蒸发仪，生产中常用减压蒸馏器和真空浓缩罐。

(3) **薄膜蒸发** 通过一定的方式使药液在蒸发时形成薄膜，增大汽化表面积，提高蒸发效率。蒸发速度快、受热时间短、有效成分不易被破坏、溶剂可回收，不受液体静压和过热的影响，可在常压或减压状态下连续操作。适用范围广，尤其适用于蒸发量较大、含热敏性成分、黏度大、易产生泡沫的浸提液的蒸发。常用的设备有升膜式蒸发器、降膜式蒸发器、刮板式薄膜蒸发器和离心式薄膜蒸发器等。

> **知识链接**
>
> **薄膜蒸发工作原理**
>
> 薄膜蒸发的方式有两种。一种是使浸提液快速流过加热面形成液膜进行蒸发，可在短时间内达到最大的蒸发量，但蒸发速度与热量供应的平衡较难掌握，浸提液变稠后易黏附在加热面上，增加热阻，影响蒸发，目前生产中应用较少。另一种是使浸提液剧烈沸腾产生大量泡沫，以泡沫的内外表面为蒸发面进行蒸发，蒸发速度快、易控制，故目前使用较多。一般采用流量计控制浸提液的流速以保持液面恒定，避免出现第一种方式的弊端。

(4) **多效蒸发** 在低温低压条件下，用二次蒸汽作为加热蒸汽进行的蒸发操作。多效蒸发器是由两个或多个减压蒸发器并联而成的蒸发设备，属于节能型设备，生产中应用最多的为二效或三效蒸发器。

五、干燥

干燥是利用热能或其他适宜的方法去除湿物料中的溶剂从而获得干燥固体产品的操作过程。干燥的目的在于：使物料便于加工、运输、贮藏和使用；保证药品的质量和提高药物的稳定性；改善粉体的流动性和充填性等。由于干燥过程一般需要使

常用干燥技术

用热能,因此对热敏性物料的干燥必须注意其化学稳定性。干燥是制剂生产中重要的单元操作,在浸提制剂的制备中,新鲜药材的脱水、浸膏剂的制备,以及减少浸提液的体积得到固体、半固体的中间产品,以供进一步制剂加工的需要等都有应用。

在制剂生产中所应用的干燥技术,通常都是将水分减少到符合工艺规定的程度,而并非将水分完全除去。干燥后的物料应密闭保存。

(一)影响干燥的因素

在干燥过程中,溶剂(以水分为例)从物料内部转移到表面,再由表面扩散到热空气中。当热空气与湿物料接触时,热空气将热量传递给湿物料,这个传热过程的动力是两者的温度差。湿物料得到热量后,使其中的水分不断汽化并向热空气中移动,这是一个传质过程。由此可见,物料的干燥是热量的传递和质量的传递同时进行的过程。所以物料的性质、空气的温湿度、干燥速度、压力等因素都会影响干燥过程。

1. 物料的性质

(1) 物料中水分的性质

① 平衡水分和自由水分:物料与空气接触,以物料中所含水分能否被干燥除去可划分平衡水分和自由水分。平衡水分是指在一定空气条件下,物料表面产生的水蒸气压等于该空气中水蒸气分压,此时物料中所含水分为平衡水分,是在该空气条件下不能干燥的水分。平衡水分是一定空气条件下物料可能干燥的限度,不因与空气接触时间的延长而发生变化。而物料中大于平衡水分的部分称为自由水分,是能干燥除去的水分。平衡水分与物料的种类、空气状态有关,其含量随空气中相对湿度的增加而增大。通风可以带走干燥器内的湿空气,打破物料与空气之间水分的传质平衡,可提高干燥的速度,故通风是常压条件下加快干燥速度的有效方法之一。

② 结合水分与非结合水分:物料干燥过程中,以水分干燥除去的难易程度划分结合水分与非结合水分。结合水分是指以物理化学方式与物料结合的水分,结合力强,干燥速度缓慢,如结晶水、物料内毛细管中的水分、动植物细胞内的水分等。非结合水分是指主要以机械方式与物料结合的水分,结合力较弱,干燥速度快,如附着在物料表面的水分、物料堆积层中大空隙中的水分等。

(2) 物料的其他性质   物料本身的结构、形状、大小,物料层的薄厚,物料中湿分的沸点等也是决定干燥过程的主要因素。一般来说结晶状、颗粒状物料较粉末状、膏状物料更易干燥;物料层越薄,物料暴露面积越大,干燥速度越快;有组织细胞的药材比膏状物料干燥快。

2. 干燥介质(空气)的性质

(1) 温度   空气的温度越高,其与湿物料之间的温度差越大,传热速度越快,干燥速度越快。但应在有效成分不被破坏的前提下提高干燥温度。

(2) 湿度   空气的相对湿度越低,湿度差越大,物料越易干燥。在干燥过程中,采用热空气作为干燥介质,不仅可提供水分汽化所需要的热量,还可降低空气的相对湿度,加快干燥速度。生产中为降低空气的相对湿度,提高干燥效率,可采用及时排出湿热蒸汽,利用生石灰、硅胶等吸湿剂的技术手段。

(3) 压力   压力与蒸发速度成反比,减压能降低湿分的沸点,使湿分在较低的温度下完成传质过程,同时又避免物料中不耐热的成分受到破坏。因此减压是加快干燥的有效手段之一。

(4) 流速   空气流速越快,带走的湿气越多,物料表面水分汽化的阻力越小,干燥速度越快。生产中常采用强制排风,通过鼓风装置加速空气流动与更新,以缩短干燥时间。

3. 干燥速度

干燥过程使物料表面水分首先汽化后,物料内部和表面产生湿分浓度差,然后内部水分逐渐扩散至表面而干燥除去。干燥的速度不宜过快,否则物料表面水分很快蒸发,使表面的粉粒彼此黏着,甚至结成硬壳,阻碍内部水分的扩散和蒸发,使干燥不完全,出现"外干内湿"的现象。

4. 干燥方法

在干燥过程中，物料处于静态还是动态，会影响干燥的效率。静态干燥时，气流只能接触物料层表面，干燥暴露面积小，干燥效率低；在干燥过程中物料铺层的厚度要适宜，并适时地进行搅动和分散，可提高干燥速度。而在动态干燥时，物料悬浮于气流之中，粉粒彼此分开，大大增加了干燥暴露面积，干燥效率高，如沸腾干燥、喷雾干燥等。

（二）常用干燥方法与设备

制剂生产中被干燥的物料性质各有差异，对干燥后产品的要求也各不相同，因此实际生产中需采用不同的干燥方法和设备。干燥方法的分类方式有多种，按照操作方式可分为连续式和间歇式；按操作压力可分为常压式、减压式；按加热方式可分为热传导干燥、对流干燥、辐射干燥、介电加热干燥等。以下介绍一些制剂生产中常用的干燥方法及其设备。

(1) 常压干燥 是指在一个大气压下进行干燥的方法。包括烘干干燥和接触干燥。

烘干干燥将物料放置在烘盘内，利用热的干燥气流将物料中的水分汽化带走。该法简单易行，温度可调节；但干燥时间长，温度较高，受热不均匀，易因过热引起有效成分破坏，干燥产物较难粉碎，主要用于耐热物料的干燥。常用设备是厢式干燥器，小型的称为烘箱，大型的称为烘房，为间歇式干燥器。其设备简单，操作方便，适应性强。缺点是热利用率低，劳动强度大。

接触干燥常用滚筒式干燥，将已蒸发浓缩到一定稠度的药液涂于滚筒加热面上使成薄层进行干燥的方法。此法产品与加热面直接接触，传递热能，蒸发面及受热面较大，干燥速度快，可缩短干燥时间，减少有效成分受热影响，干燥产品脆性大，容易粉碎，可进行连续生产。常用设备是鼓式薄膜干燥器。

> **知识链接**
>
> **吸湿干燥**
>
> 吸湿干燥将干燥剂置于干燥柜架盘下层，而将湿物料置于架盘上层进行干燥的方法。常用的干燥剂有无水氧化钙、无水氯化钙、硅胶等。吸湿干燥只需在密闭容器中进行，不需特殊设备，常用于含湿量较小及某些含有芳香成分的药材干燥。

(2) 减压干燥 又称真空干燥，是指在密闭容器中抽去空气形成负压状态后进行干燥的方法。减压干燥温度低，干燥速度较快，干燥产品疏松易于粉碎。由于在干燥过程中，密闭并抽去空气，减少了药物与空气接触的机会，从而防止药物被污染或氧化，保证产品质量。此法常用于不耐高温的药物以及易氧化药物、有燃烧危险或含有机溶剂等物料的干燥。减压干燥设备主要由干燥箱、冷凝器、冷凝液接收器及真空泵组成。减压干燥效果取决于负压的高低（真空度）和被干燥物料的堆积度。

(3) 对流干燥 将热能以对流方式由热气体传给与其接触的湿物料，物料中的湿分受热汽化并被带走而达到干燥的目的。其特点是通过气流与物料直接接触传热。常用设备有厢式干燥器、转筒干燥器、气流干燥器、沸腾干燥器和喷雾干燥器等。

(4) 热传导干燥 将热能通过与物料接触的壁面以传导方式传递给物料，使物料中的湿分汽化并由周围空气气流带走而达到干燥的目的。其特点是通过固体壁面传热，常用设备有真空式干燥器、滚筒干燥器和冷冻干燥器等。

(5) 辐射干燥 将热能以电磁波的形式发射，入射至物料表面被吸收而转变为热能，将物料中的湿分加热汽化而达到干燥的目的。其特点是热能以辐射波形式传递给物料，如红外线干燥器。

(6) 介电加热干燥 将湿物料置于高频电场内，由于高频电场的交变作用使物料中的水分加热、汽化而达到干燥的目的。如微波干燥器。

(7) 沸腾干燥 又称流化干燥,干燥过程借助流化床设备(图6-7)。热空气从流化床底部吹入,在流化室内,湿物料在热空气的作用下处于流化状态(翻滚如沸腾状),在动态下与热气流进行热交换,蒸发的水分被上升的热气流带走,从而实现干燥的目的。由于物料与气流之间可充分接触,接触面积较大,强化了传质和传热过程,因而流化干燥速度快,特别适用于热敏感物料。

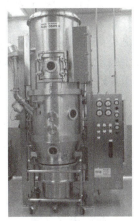

图6-7 流化床

流化干燥具有以下优点:①传热系数大,传热良好,干燥速度较快;②流化室内温度均一,并能根据需要进行调节,所得干燥产品质量较均匀;③可根据需要调节物料在流化室内停留的时间,故适用于难以干燥以及含水量要求较低的颗粒状物料的干燥;④可进行连续或间歇操作,干燥时不用翻料,劳动强度低;⑤流化床设备物料处理量大,结构简单,占地面积小,操作维护方便。缺点主要是:对被处理物料含水量、形状和粒径有一定限制,不适用于含水量高、易结块及黏性物料的干燥,干燥产品细粉比例较大。

常用设备是流化床干燥器,由空气过滤器、流化床主机、旋风分离器、布袋除尘器、高压离心通风机、操作台等组成。实际生产中有振动流化床干燥器、脉冲流化床干燥器等改型设备。

(8) 喷雾干燥 是以热空气为干燥介质,通过雾化器将药物溶液或混悬液以细小雾滴状喷进干燥室内,与热气流进行热交换,其中的水分被热气流迅速带走而得到粉末状或颗粒状物料的干燥技术。喷雾干燥的蒸发面积大、干燥时间非常短(数秒至数十秒)、干燥温度低(一般为50℃左右),特别适用于热敏性物料的干燥。干燥后的产品多为疏松的空心颗粒或粉末,粉末细腻、颗粒粒度均匀,分散性和复溶性能好。该技术常用于中药浸提液的干燥和抗生素粉针剂、固体分散体、包合物和微囊粉末的干燥处理。但是由于原料含湿量高,消耗的干燥介质较多,热量消耗大。

常用设备是喷雾干燥器,由雾化器、干燥器、旋风分离器、风机、加热器、压缩空气等组成。操作方便,适用于自动控制,劳动强度低。整个生产过程处于密闭系统,适用于连续化大生产及无菌操作。

(9) 微波干燥 微波是指频率很高、波长很短,介于无线电波和光波之间的一种电磁波。微波干燥的原理是将湿物料置于振荡周期极短的微波高频电场内,湿物料中的水分子在微波电场的作用下,会发生极化并趋向外电场的方向,而后迅速随高频交变电场方向的交互变化而转动,造成分子运动,产生剧烈的碰撞与摩擦,部分能量转化为分子运动能,使物料本身被加热而干燥。微波进入物料并被吸收后,其能量在物料电介质内部转换成热能,因此微波干燥技术是一种内部加热的技术。

微波干燥具有加热迅速、均匀、干燥速度快、穿透力强、热效率高等优点,对含水物料的干燥特别有利。微波操作控制灵敏,缺点是成本高、对有些物料的稳定性有影响。

(10) 红外干燥 是利用红外辐射元件所发射的红外线对物料直接照射而加热的一种干燥技术。红外线是介于可见光和微波之间的一种电磁波,波长在 $0.72 \sim 5.6 \mu m$ 区域的称为近红外线,$5.6 \sim 1000 \mu m$ 区域的称为远红外线。由于一般物料对红外线的吸收光谱大多位于远红外区域,故常用远红外线干燥。红外干燥时,由于物料表面和内部的分子同时吸收红外线,故受热均匀、干燥快、产品质量好。缺点是耗电量高。

远红外隧道烘箱广泛应用于各种安瓿瓶、西林瓶及其他玻璃容器的干燥灭菌。

(11) 冷冻干燥 又称升华干燥,指在低温、高真空度条件下,使水分由冻结状态直接升华除去而进行干燥的一种技术。其干燥原理是将需要干燥的药液预先冻结成固体,然后抽气减压,使水分在高真空和低温度条件下由冰直接升华成气体,从而使药物达到干燥的目的。冷冻干燥特别适用于易受热分解或易水解的药物。干燥后所得产品质地疏松,加水后迅速复溶,能很好地恢复药液原有特性。同时产品重量轻、体积小、含水量低,保质期长。

约有 14% 的抗生素类药品和 90% 以上的生物大分子药品在药物制剂过程中需要使用冷冻干燥技术,尤其是蛋白、多肽及基因药物。一些在水中不稳定或热敏感的药物,采用冷冻干燥可以明显提高药物的稳定性。冻干技术还广泛应用于口腔速释剂型的开发,如分散片、口崩片。采用冻干技术制备的口崩片结构疏松、孔隙率高,呈现多孔网状结构,崩解速度快(2~10 秒)。冷冻干燥的缺点是设备投资费用高、干燥时间长、生产能力较低。

六、中药浸出制剂

(一)汤剂

1. 概述

汤剂是指饮片加水煎煮或用沸水浸泡一段时间后,去渣取汁后制成的液体制剂,主要供内服,少数外用(含漱、洗浴、熏蒸等)。

汤剂是我国使用最早、应用最广泛的一种剂型,其制备简单、吸收快、发挥药效迅速,用法灵活,可发挥中药制剂辨证施治、随症加减、多效综合的特点。但汤剂需临时煎煮,同时携带不方便、口感不佳、易霉变等缺点也限制了它的应用。可进一步改进工艺,制备成口服溶液剂、中药配方颗粒剂等,更适应现代医药事业发展的需求。

> **知识链接**
>
> **口服溶液剂**
>
> 口服溶液剂系指原料药材经适宜溶剂提取制成的供口服的澄清液体制剂,保留了传统汤剂吸收快、作用迅速的特点。与汤剂相比,口服溶液剂可批量生产,省去临时煎服的麻烦;浓度较高,服用剂量小,便于贮存和携带;适量加入防腐剂,并经过灭菌,质量相对稳定。但口服液不能随症加减。

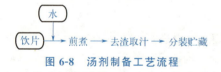

图 6-8 汤剂制备工艺流程

2. 制备

汤剂主要采用煎煮法制备,一般为小剂量。

(1) 制备工艺流程

汤剂制备工艺流程见图 6-8。

(2) 制备要点

① 饮片质量应符合《中国药典》(2020 年版)要求,称量准确。

② 煎器的选择:常用陶器、瓦罐、砂锅、不锈钢、搪瓷器具等,注意不用铁器、铜器与铝器。

③ 煎煮前,应加冷水浸过药面 1~2cm,浸泡 30 分钟左右,根据药材性质而定,以润湿柔软为宜,注意含酶类药材不宜浸泡。

④ 煎煮时间与煎煮次数:一般至少煎煮两次,第一煎加水量为饮片的 8~10 倍,煎煮 20~30 分钟;第二煎加水量为饮片 6~8 倍,煎煮 15~20 分钟;煎煮时间根据处方用途、饮片性质调整,以保证有效成分的浸提。

⑤ 火候:沸前用武火,沸后用文火,保持微沸。

⑥ 汤剂煎得后应立即滤取药汁、合并两次煎出液,分次服用,注意保存条件与时间,避免霉败。

⑦ 需根据饮片的药物特性进行特殊入药处理,如:包煎、先煎、后下、烊化、溶化、另煎

兑入、生汁兑入、冲服等（见表6-2）。

表6-2 制备汤剂时特殊入药处理

入药顺序	操作方法	适用品种
先煎	药材先煎煮一定时间，再加入其他药材共煎	①矿石类、贝壳类、角甲类中药，质地坚硬，有效成分不易煎出，如生石膏、代赭石、龟板、鳖甲、水牛角等，可打碎先煎30分钟；②有毒的中药，如乌头、附子等，先煎1~2小时，以达到减毒或去毒目的；③有些植物药，如天竺黄、火麻仁、石斛等，需先煎才有效
后下	在其他药材煎煮完毕前5~10分钟将药物加入	①气味芳香，含挥发油多的中药，如薄荷、砂仁、草豆蔻、檀香、细辛等；②不宜久煎的中药，如钩藤、杏仁、大黄、番泻叶等
包煎	将某些药装入布袋中与其他药材共同煎煮	①花粉类、细小种子果实类中药，如蒲黄；②含淀粉、黏液质较多的中药，如车前子，避免在煎煮中粘锅糊化、焦化；③附绒毛中药，如葶苈子、旋覆花等，避免因绒毛脱落混入汤液中刺激咽喉，引起咳嗽
另煎（单煎）	单独煎煮，取汁，与其他煎出的药液兑服	某些贵重药物，如羚羊角、人参、鹿茸等，可避免溶出的有效成分被其他同煎的药渣吸附而造成浪费
烊化	先将药物放入白开水、黄酒或趁热滤去渣的药液中溶化	①胶类或糖类中药，如阿胶、龟板胶；②芒硝、玄明粉等也可溶化冲入汤剂中应用。可避免胶类药物因黏附于其他药物或药罐上而烧焦
冲服	将药材制成细粉，合于已煎好的煎剂中搅匀后服	某些贵重的药物，有效成分不在水中溶解的或加热后有效成分易分解的药物，如人参粉、牛黄粉、羚羊角粉、三七粉、全蝎粉、甘遂粉等
榨汁	对新鲜药材进行冲捣、绞榨、烘烤等，使汁液从药材组织间隙或细胞中流出，随取随用	新鲜药材不宜入煎剂者，可取自然汁液。如鲜生地汁、生藕汁、梨汁、韭菜汁、姜汁、芦根汁、竹沥等，兑入煮好的汤剂中服用

3. 举例

例：麻黄汤

［处方］ 麻黄 9g　　桂枝 6g　　甘草 3g　　杏仁 9g

［制法］ 将麻黄先煎15分钟，再加入甘草、杏仁合煎15分钟，最后加入桂枝煎煮15分钟，滤去药汁；滤过后的药渣第二次煎煮约25分钟，滤去药汁；将二次煎出液合并，即得。

［功能与主治］ 辛温发表，主治风寒感冒、风寒发热、无汗、咳嗽、气喘等症。

［用法用量］ 口服，每日一剂，分两次服用。

［分析讨论］ 麻黄中麻黄碱多存在于茎中心的髓部，宜酌情先煎；杏仁宜于沸汤下药，可减少因酶解导致杏仁苷的分解；桂枝含挥发性成分宜后下。

课堂互动 汤剂在制备过程中有哪些注意事项？

（二）酒剂

1. 概述

酒剂又称药酒，是指饮片用蒸馏酒浸提调配制成的澄清液体制剂，主要供内服，少数外用。酒剂具有"药辅合一"的特点，因含醇量高，具有久贮不易变质的优点。因为酒本身具有行血活络的作用，起到促进吸收、发散、助长药效的特性，所以尤其适用于风寒湿痹、跌打损伤、止痛散瘀等症状，但要注意检查乙醇量和甲醇量，不适用于儿童、孕妇以及心脏病及高血压患者服用。

 知识链接

蒸馏酒的选择

用于生产酒剂的蒸馏酒,应符合国家关于蒸馏酒的质量标准规定。内服酒剂应以谷类酒为原料,蒸馏酒的浓度和用量应符合具体品种项下的要求。

2. 制备

酒剂一般可用浸渍法、渗漉法或热回流等方法制备。

(1) 浸渍法

① 常温浸渍法:饮片原材料经预处理后,于适宜容器中加规定量的蒸馏酒密闭浸泡。如无特殊规定一般浸渍14天以上,吸取上清液,再将药渣压出液与上清液合并,滤过。亦可采用多次浸渍。

② 加热浸渍法:饮片原材料经预处理后,于适宜容器中加规定量的蒸馏酒密闭浸泡,置水浴低温浸取一定时间,或回流浸取。

(2) 渗漉法 以蒸馏酒为溶剂,用渗漉法缓缓渗漉,收集渗漉液,静置、滤过,即得。

(3) 制备要点

① 制备酒剂所需饮片,一般需进行适当粉碎成碎末或粗粉,以保证药物浸出率。

② 内服酒剂应以谷类酒为原料,蒸馏酒的浓度及用量、浸渍温度和时间、渗漉速度等均应符合各品种制法要求。

③ 酒剂中可根据需要加入矫味剂、着色剂等附加剂,如内服酒剂多加入适量的糖或蜂蜜。

④ 由于酒剂中往往含有一些胶类物质与酶类等,需较长时间才能形成沉淀,故酒剂一般均放置数月后,取其上清液再进行分装,使成品在贮藏期间保持澄清。

⑤ 酒剂应检查乙醇含量和甲醇含量。

⑥ 包装以玻璃瓶为主,密封,置阴凉处贮藏,酒剂在贮存期间允许有少量摇之易散的沉淀。

3. 举例

例:三两半药酒

[处方] 当归 100g 黄芪(蜜炙) 100g 牛膝 100g 防风 50g

[制法] 将四味饮片粉碎成粗粉,按渗漉法,用蒸馏酒2400mL与黄酒8000mL的混合液作溶剂,浸渍48小时后,缓缓渗漉;在渗漉液中加入蔗糖840g搅拌溶解后,静置、滤过,即得。

[功能与主治] 益气活血、祛风通络。用于气血不和、感受风湿所致痹病,症见四肢疼痛、筋脉拘挛等。

[用法用量] 口服,一次30~60mL,一日3次。

[分析讨论] 本处方工艺为渗漉法,加入蔗糖作为矫味剂。高血压患者慎用,孕妇忌服。

4. 质量检查

【总固体】含糖、蜂蜜的酒剂照第一法检查,不含糖、蜂蜜的酒剂照第二法检查,应符合规定。

第一法:精密量取供试品上清液50mL,置蒸发皿中,水浴上蒸至稠膏状,除另有规定外,加无水乙醇搅拌提取4次,每次10mL,滤过,合并滤液,置已干燥至恒重的蒸发皿中,蒸至近干,精密加入硅藻土1g(经105℃干燥3小时,移置干燥器中冷却30分钟),搅匀,在105℃干燥3小时,移置干燥器中,冷却30分钟,迅速精密称定重量,扣除加入的硅藻土量,遗留残渣应符合各品种项下的有关规定。

第二法：精密量取供试品上清液50mL，置已干燥至恒重的蒸发皿中，水浴上蒸干，在105℃干燥3小时，移置干燥器中，冷却30分钟，迅速精密称定重量，遗留残渣应符合各品种项下的有关规定。

【乙醇量】按照药典乙醇量测定法测定，应符合各品种项下的规定。

【甲醇量】按照药典甲醇量检查法检查，应符合规定。

【装量】按照药典最低装量检查法检查，应符合规定。

【微生物限度】按照药典非无菌产品微生物限度检查，除需氧菌总数每1mL不得过500cfu，霉菌和酵母菌总数每1mL不得过100cfu外，其他应符合规定。

（三）酊剂

1. 概述

酊剂是指原料药物用规定浓度的乙醇提取或溶解制成的澄清液体制剂，也可用流浸膏稀释制成，供口服或外用。酊剂有效成分含量较高，用药剂量小，便于服用，不易变质，但应注意检查乙醇量和甲醇量，由于乙醇有一定的药理作用，酊剂的使用范围受限。

除另有规定外，每100mL相当于原饮片20g；含毒剧药品的中药酊剂，每100mL相当于原饮片10g；有效成分明确者，应根据其半成品的含量加以调整，使符合各酊剂项下规定。

2. 制备

酊剂可用溶解法、稀释法、浸渍法、渗漉法制备。

（1）溶解法 将原料药物的粉末直接溶解于规定浓度的乙醇中制成，适用于化学药物及提纯品酊剂的制备。

（2）稀释法 取流浸膏加入规定浓度的乙醇稀释至需要量，静置，必要时滤过，即得。注意所使用乙醇浓度一般应与制备流浸膏时所用乙醇的浓度接近或相同，避免因乙醇浓度改变引起的沉淀。

（3）浸渍法 用于一般药材，无组织细胞或与浸提溶剂易形成糊状物而不适用于渗漉法的药材。取适当粉碎的饮片，置有盖容器中，加入溶剂适量，密盖，搅拌或振摇，浸渍3～5天或规定时间，倾取上清液，再加入溶剂适量，依法浸渍有效成分充分浸出，合并浸提液，加溶剂至规定量后，静置，过滤即得。

（4）渗漉法 适用于毒性药材、贵重药材及不易引起渗漉障碍的药材。收集渗漉液达规定量后，静置、滤过，即得。

（5）制备要点

① 制备酊剂时，应根据有效成分的溶解性选用适宜浓度的乙醇，以减少酊剂中杂质含量，缩小剂量，便于服用。

② 包装应使用避光玻璃容器，密封，阴凉处贮藏。

③ 酊剂应澄清，在乙醇含量和有效成分含量符合规定时，久置允许出现少量沉淀，可滤除。

3. 举例

例：碘酊

［处方］ 碘 20g　碘化钾 15g　乙醇 500mL　纯化水 适量
　　　　 共制 1000mL

碘酊的制备

［制法］ 取碘化钾，加纯化水20mL溶解，配制近饱和溶液，加入碘搅拌使其完全溶解后，再加入全部量乙醇稀释，最后加纯化水至1000mL，搅匀即得。

［功能与主治］ 消毒防腐，用于皮肤感染和消毒。

［用法用量］ 仅供外用，切忌口服。一般不适用于发生溃烂的皮肤。

［分析讨论］

(1) 本品为红棕色澄清液体，有碘与乙醇的特殊臭味。

(2) 碘与水、乙醇的化学反应受光线的催化,故碘酊应置于棕色瓶内,于冷暗处保存。

(3) 碘酊忌与升汞溶液同用,以免生成碘化汞钾,增加毒性。对碘有过敏性反应患者忌用本品。

4. 质量检查

【乙醇量】按照药典乙醇量测定法测定,应符合各品种项下的规定。

【甲醇量】按照药典甲醇量检查法检查,应符合规定。

【装量】按照药典最低装量检查法检查,应符合规定。

【微生物限度】按照药典非无菌产品微生物限度检查,应符合规定。

> **课堂互动** 结合生活中常见的酊剂与酒剂,试分析酊剂与酒剂的异同。

(四) 流浸膏剂与浸膏剂

1. 流浸膏剂

(1) 概述 流浸膏剂是指饮片用适宜的溶剂提取,蒸去部分溶剂,调整至规定浓度而成的制剂。除另有规定外,每1mL相当于饮片1g。流浸膏剂与酊剂均以乙醇为溶剂,但比酊剂的有效成分含量高。流浸膏剂在除去一部分溶剂时,要经过加热浓缩处理,所以含热敏性成分的饮片不宜制成流浸膏剂,可以考虑制成酊剂。除少数品种可直接供临床使用外,大多作为制备其他剂型的中间产品,多用于酊剂、合剂、糖浆剂等的制备。

(2) 制备 流浸膏剂一般以不同浓度的乙醇为溶剂,采用渗漉法制备;也可用浸膏剂稀释制成。按渗漉法制备流浸膏剂时,饮片经渗漉后,在浓缩过程中进行有效成分与乙醇的含量测定,调整至符合规定标准,静置24小时,滤过即得。流浸膏剂至少含20%的乙醇,若以水为溶剂的流浸膏,应加入20%~25%的乙醇作为防腐剂,以便于贮藏。除另有规定外,应置遮光容器内密封,于阴凉处贮存。

> **知识链接**
>
> **流浸膏剂发生沉淀时的处理方法**
>
> 流浸膏剂久置发生沉淀,在乙醇和有效成分含量符合规定时,可以滤除沉淀;如果发生沉淀是由于乙醇含量降低引起的,应先调整醇含量,然后按上述方法处理。

(3) 举例

例:大黄流浸膏

[处方] 大黄(最粗粉) 1000g 乙醇(60%) 适量 共制 1000mL

[制法] 取大黄(最粗粉)1000g,按渗漉法用60%乙醇作溶剂,浸渍24小时;以每分钟1~3mL的速率缓缓渗漉,收集初漉液850mL,另器保存;继续渗漉,至渗漉液色淡为止,收集渗漉液,浓缩至稠膏状;加入初漉液,混合均匀,用60%乙醇调整体积至1000mL,静置过滤,即得。

[功能与主治] 刺激性泻药,苦味健胃药。用于便秘及食欲不振。

[用法用量] 口服,一次0.5~1mL,一日1~3次。

[分析讨论]

(1) 本品为棕色液体,味苦涩,乙醇含量应为40%~50%,1g本品总固体量应不少于30%。

(2) 收集初漉液是为避免有效成分浓缩加热时被破坏。

(3) 续漉液含药量相对降低,浓缩至约150mL,再与初漉液合并,调整浓度。

2. 浸膏剂

(1) 概述 浸膏剂是指饮片用适宜的溶剂提取，蒸去大部分或全部溶剂，调整至规定浓度而成的制剂。除另有规定外，每1g相当于饮片或天然药物2~5g。若含有生物碱或其他有效成分的浸膏剂，则需经过含量测定，再用稀释剂调整至规定的标准。

浸膏剂按干燥程度分为稠浸膏和干浸膏两种。稠浸膏为半固体稠厚膏状，具有黏性，含水量为15%~20%。干浸膏为干燥粉状制品，含水量约5%。干浸膏是浸出液浓缩成稠膏后蒸干，测定含量，再加入一定比例的稀释剂制成。常用稀释剂有淀粉、乳糖、蔗糖、药渣、不溶性无机盐等。

浸膏剂除少数直接用于临床外，一般作为制备其他制剂的原料，如散剂、颗粒、中药片剂、丸剂、栓剂、软膏剂等。因干浸膏易吸湿结块和受热软化，而稠浸膏易失水硬化，故浸膏剂应密封贮存于阴凉处。

> **知识链接**
>
> **浸膏剂的特点**
> 1. 有效成分含量高而且较稳定，疗效确切。
> 2. 制剂中不含或含极少量溶剂，体积小，但易吸湿或失水硬化。
> 3. 由于经过较长时间的浓缩和干燥，有效成分挥发损失或受热破坏的可能性要大于流浸膏剂。
> 4. 浸膏剂可以是单味制剂，也可以是多味药的复方制剂。

(2) 制备 浸膏剂可用煎煮法、回流法或渗漉法制备，全部提取液应低温浓缩至稠膏状，继续浓缩至规定的量。

一般工艺流程：饮片→浸提→精制→浓缩→干燥→调整浓度→包装贮藏。

(3) 注意事项

① 根据饮片中所含成分的特性及所选用溶剂的特点，采取适当的精制方法，常用的精制方法有：加热煮沸，使蛋白质等物质凝固，放冷后再滤过除去；或加入适量的乙醇，放置一定时间，使醇不溶物（蛋白质、黏液质、糖等）沉淀，滤过除去。

② 精制后的浸提液，先蒸馏回收溶剂，然后根据有效成分对热的稳定程度，选用常压或减压蒸馏法浓缩至所需要的稠度。如需制备干浸膏，在干燥过程中尽可能用减压低温干燥或喷雾干燥法，以在较低温度较短时间内完成。

(4) 举例

例：三分三浸膏

[处方] 三分三 1000g 乙醇（82%~85%） 适量 淀粉 适量

[制法] 取三分三粗粉，按渗漉法，用82%~85%乙醇作溶剂，浸渍48~72小时，缓缓收集漉出液，在65℃以下减压浓缩成稀糖浆状，用水调节比重到1.17，静置分层，除去上层树脂状物质，取下层清液，加5倍的淀粉，混匀，过三号筛，60℃干燥后，用四号筛筛过，按药品标准含量测定项下的方法进行生物碱的测定，用淀粉稀释调节，使生物碱含量符合规定（以莨菪碱计，应为0.27%~0.33%）。

[功能与主治] 解痉止痛。用于胃十二指肠溃疡、胆绞痛、肠痉挛、震颤麻痹、风湿痹痛。

[用法用量] 口服，一次10~15mg，一日3次。极量：一次50mg，一日150mg。

[分析讨论] 本品为干浸膏。淀粉为稀释剂，起到分散药物和吸收未除尽水分的作用。

课堂互动 试分析流浸膏剂与浸膏剂的异同点。

（五）煎膏剂

1. 概述

煎膏剂又称膏滋，指饮片用水煎煮，取煎煮液浓缩，加炼蜜或糖（或转化糖）制成的半流体制剂，主要供内服。药效以滋补为主，兼有缓和的治疗作用，主要用于某些慢性疾病的治疗（如调经、止咳等），也适用于小儿用药。具有浓度高、体积小、味甜可口、服用方便、易于贮存等优点。由于煎膏剂需要经过较长时间的加热浓缩过程，因此不适于热敏性成分或含挥发性成分的药材。

2. 制备

煎膏剂一般用煎煮法制备。

工艺流程：饮片→煎煮→浓缩→收膏→分装贮藏。

（1）清膏的制备：饮片按各品种项下规定的方法煎煮，过滤，采用适当的方法与设备进行浓缩，特别注意在浓缩过程中随时除去浮沫（膏花），并根据要求进行浓缩至规定的相对密度（一般为相对密度 1.21～1.25，80℃）。

（2）糖或蜂蜜加入前需经过炼制，其目的在于去除杂质、减少水分、杀灭微生物，破坏酶的作用。蔗糖经过炼制后，大部分成为转化糖，避免煎膏剂在贮存中析出结晶（返砂）而影响质量。炼蜜根据炼制程度不同，有嫩蜜、中蜜、老蜜三种规格，增加蜂蜜的黏性。除另有规定外，加糖量一般不超过清膏量的三倍。

（3）清膏按规定量加入炼蜜或糖（或转化糖）收膏；收膏时边加糖边搅拌，并减弱火候，以防焦化，收膏火候一般是夏天宜老、冬天宜嫩。收膏的经验判定方法是夏天挂旗、冬天挂丝；手捻现筋丝。药典中规定用相对密度（一般控制在 1.40 左右）控制煎膏剂的稠度。

（4）如需加入饮片原粉，除另有规定外，一般应加入细粉，在收膏冷却后加入搅匀。

（5）煎膏剂应无焦臭、异味，无糖的结晶析出。

（6）煎膏剂应冷却至室温后分装于洁净干燥的大口玻璃瓶中，密封，置阴凉处贮藏。切忌在热时加盖，以免水蒸气冷凝回流于膏剂表面，导致霉败现象。

 知识链接

糖的炼制

传统炒糖法：将蔗糖置锅内，直火加热，不断炒拌，直至糖全部熔融，色转黄，开始发泡冒青烟即可。

转化糖法：将蔗糖置夹层锅内，加 20%～50% 水溶解，蒸汽加热煮沸半小时，加入糖量的 0.1% 酒石酸或 0.3% 枸橼酸，搅拌均匀，保持温度 110～115℃、2 小时转化，至糖液金黄色、透明清凉，冷却至 70℃，加入 0.36% 碳酸氢钠中和。

3. 举例

例：川贝雪梨膏

[处方] 梨清膏　400g　　川贝母　50g　　麦冬　100g
　　　　百合　50g　　　款冬花　25g

[制法] 取鲜梨，洗净，压榨取汁，梨渣加水煎煮 2 小时，滤过，滤液与上述梨汁合并，静置 24 小时，取上清液，浓缩至相对密度为 1.30（90℃）的梨清膏。川贝母粉碎成粗粉，用 70% 乙醇浸渍 48 小时后进行渗漉，收集渗漉液，回收乙醇，备用；药渣与其余麦冬等三味加水煎煮两次，第一次 4 小时，第二次 3 小时，合并煎液，滤过，滤液静置 12 小时，取上清液，浓缩至适量，加入上述川贝母渗漉液及梨清膏，浓缩至相对密度为 1.30（90℃）的清膏。每 100g 清膏

加入用蔗糖 400g 制成的转化糖，混匀，浓缩至规定的相对密度，即得。

[功能与主治] 润肺止咳，生津利咽。用于阴虚肺热，咳嗽，喘促，口燥咽干。

[用法用量] 口服，一次 15g，一日 2 次。

[分析讨论] 本处方中的川贝母为贵重药材，故采用渗漉法浸提。

4. 质量检查

【相对密度】除另有规定外，取供试品适量，精密称定，加水约 2 倍，精密称定，混匀，作为供试品溶液。按照药典相对密度测定法测定，按下式计算，应符合各品种项下的有关规定。

$$供试品相对密度 = \frac{W_1 - W_1 \times f}{W_2 - W_1 \times f}$$

式中 W_1——比重瓶内供试品溶液的重量，g；

W_2——比重瓶内水的重量，g。

$$f = \frac{加入供试品中的水重量}{供试品重量 + 加入供试品中的水重量}$$

凡加饮片细粉的煎膏剂，应在未加入药粉前检查相对密度。

【不溶物】取供试品 5g，加热水 200mL，搅拌使溶化，放置 3 分钟后观察，不得有焦屑等异物。加饮片细粉的煎膏剂，应在未加入细粉前检查，符合规定后方可加入细粉。加药粉后不再检查不溶物。

【装量】按照药典最低装量检查法检查，应符合规定。

【微生物限度】按照药典非无菌产品微生物限度检查，微生物计数法和控制菌检查法及非无菌药品微生物限度标准检查，应符合规定。

七、浸出制剂的质量

浸出制剂的质量不仅关系到其本身的质量，还影响到以浸出制剂为原料的其他制剂，如中药片剂、胶囊剂、颗粒剂、散剂等的质量。浸出制剂的质量与中药材的质量、制备方法等密切相关，但由于中药制剂成分复杂，每批中药材质量不均一等因素，控制浸出制剂的质量是一项极其复杂艰难的工作。目前主要从以下几方面进行控制。

（一）严格控制药材的质量

药材的来源、品种与规格是浸出制剂质量控制的基础。制备浸出制剂必须严格控制药材的质量，其来源、品种、规格应严格遵循国家药品标准。我国幅员广大，民间医疗实践经验丰富，由于地区和民族习惯的不同，使中草药标准复杂。凡药品标准收载的中药制剂，均应按照药品标准收载的品种及规格要求选用所需的药材。

（二）严格控制提取过程

制备方法和浸出制剂的质量密切相关，如解表方剂至今仍采用传统的煎煮法，就会导致具有解表作用的挥发性成分有所损失，若用蒸馏法提取挥发性成分后，再加到煎煮液中，则能提高解表方剂的疗效。如用相同的原料人参，分别用浸渍、渗漉、煎煮、回流等方法制得的制剂，其色泽、有效成分和总皂苷含量均有明显差异。因此依据临床需要、药材成分、药材性质选定剂型后，应对生产工艺进行研究，优选最佳提取工艺，确保浸出制剂的质量。凡药品标准中收载的中药制剂，均应按照药品标准规定的方法制备。

（三）严格控制浸出制剂的理化指标

1. 含量控制

含量控制是保证药效的最重要手段。根据有效成分不同，浸提制剂的含量控制方法如下。

(1) 化学测定法 适用于药材成分明确且能通过化学方法进行定量的制剂。化学测定的对象是制剂中某一或某些重要成分。层析法及仪器分析技术的发展，为药材有效成分的含量测定创造了条件。

(2) 仪器分析测定法 包括高效液相色谱法、气相色谱法、薄层色谱法、荧光分光光度法、紫外分光光度法等。如用高效液相色谱法测定甘草流浸膏中甘草酸的含量。目前大力推广应用的中药指纹图谱分析技术也基于仪器分析技术。

(3) 生物活性测定法 适用于尚无化学测定方法和仪器测定方法的制剂。利用药材浸出成分对动物机体或离体组织所发生的反应，以确定其含量标准的方法。生物测定法要求有标准品作为对照依据，对动物种类、品种和个体情况，试验的方法和条件都有严格要求。这种方法比化学测定方法复杂，且测定结果的差异大，须进行多次试验才能得到结果。

(4) 药材比量法 指浸提制剂若干容量或重量相当于原药材多少重量的测定方法。当药材成分不明确，又无适宜的测定方法时，以此作为参考指标具有一定的指导意义。必须注意，只有在药材质量规格确定，制备方法固定，并且严格执行操作规程时，此法才能体现制品的质量。部分酊剂、流浸膏剂、浸膏剂、酒剂等仍以此法控制质量。

> **知识链接**
>
> **中药指纹图谱**
>
> 中药指纹图谱是指中药材及其制剂经适当处理后，采用一定的分析手段，得到的能够标示该中药特性的共有峰的图谱。在一定范围内，中药指纹图谱能基本反映中药全貌，使其质量控制指标由原有对单一成分含量的测定上升为对整个中药内在品质的检测。实现对中药及其制剂内在质量的综合评价，使中药及其制剂质量达到稳定、可控，确保临床疗效的稳定。以指纹图谱作为中药材及中药制剂的质量控制方法，已成为目前国际共识。

2. 含醇量测定

多数浸提制剂含一定量的乙醇，而乙醇含量的变化可影响有效成分的溶解度，与浸提制剂的质量密切相关。稳定的含醇量往往可以将制剂的标准稳定在一定水平上。因此药典对含醇液体浸提制剂往往规定含醇量检查项。

3. 鉴别与检查

(1) 鉴别 根据药材特点、剂型的不同，对浸提制剂进行粉末显微鉴别、主要成分的定性化学反应以及某些生化反应的特定反应试验，以证实所用药材的正确性及制剂中保留有主要有效成分。薄层色谱法是目前最常用的鉴别手段。

(2) 检查 根据药材性质、剂型不同，检查制剂通则规定的项目、澄明度、相对密度、干燥失重、有关物质、pH、重金属及有害元素残留量、含醇量、不挥发性残渣、灰分等。

【项目小结】

教学提纲		主要内容简述
一级	二级	
一、认识浸提技术	(一)药材的成分	有效成分与有效部位；辅助成分；无效成分；组成成分
	(二)浸提过程	浸润与渗透阶段；解吸与溶解阶段；扩散与置换阶段
	(三)影响浸提的因素	药材的性质；浸提溶剂；浸提温度；浸提时间；浓度梯度；浸提压力；新技术的应用

续表

教学提纲		主要内容简述
一级	二级	
一、常用的浸提技术与精制技术	(四)常用浸提溶剂	水;乙醇;氯仿、乙醚和石油醚;丙酮;超临界流体
	(五)浸提辅助剂	酸;碱;稳定剂;表面活性剂;甘油
	(六)常用浸提方法与设备	煎煮法;浸渍法;渗漉法;回流法;水蒸气蒸馏法;超临界流体提取法;超声波提取法;微波提取法
	(七)精制	分离:沉降、过滤、离心;纯化:水提醇沉法、醇提水沉法、大孔树脂吸附法、酸碱法、盐析法、澄清剂法、透析法
二、蒸发	(一)影响蒸发的因素	蒸发面积;传热温差;蒸汽液面蒸汽浓度与温度;液体表面的压力;传热系数
	(二)常用蒸发方法与设备	常压蒸发;减压蒸发;薄膜蒸发;多效蒸发
三、干燥	(一)影响干燥的因素	物料的性质;干燥介质(空气)的性质;干燥速度;干燥方法
	(二)常用干燥方法与设备	方法:常压干燥、减压干燥、对流干燥、热传导干燥、辐射干燥、介电加热干燥;技术:沸腾干燥、喷雾干燥、微波干燥、红外干燥、冷冻干燥
四、中药浸出制剂	(一)汤剂	汤剂的概述、制备、举例
	(二)酒剂	酒剂的概述、制备、举例、质量检查
	(三)酊剂	酊剂的概述、制备、举例、质量检查
	(四)流浸膏剂与浸膏剂	流浸膏剂与浸膏剂的概述、制备、举例
	(五)煎膏剂	煎膏剂的概述、制备、举例、质量检查
五、浸出制剂的质量	(一)严格控制药材的质量	药材的来源、品种与规格
	(二)严格控制提取过程	制法规范
	(三)严格控制浸出制剂的理化指标	含量控制、含醇量测定、鉴别与检查

【达标检测题】

一、单项选择题

1. 有关浸提制剂特点的叙述错误的是（　　）。
   A. 基本上保持了原药材的疗效　　　　B. 水性浸出药剂的稳定性较差
   C. 有利于发挥药材成分的多效性　　　D. 成分单一，稳定性高

2. 提取药材有效成分时，下列说法正确的是（　　）。
   A. 粉碎度越大越好　　　　　　　　　B. 浓度差越大越好
   C. 浸提时间越长越好　　　　　　　　D. 浸提溶剂 pH 值越大越好

3. 下列不属于常用浸提方法的是（　　）。
   A. 煎煮法　　　B. 渗漉法　　　C. 浸渍法　　　D. 水提醇沉法

4. 干燥过程中湿物料受热后，表面水分首先汽化，物料内部水分扩散到物料表面，并不断汽化，此过程为（　　）。
   A. 传质过程　　　　　　　　　　　　B. 传热过程

C. 既是传热过程又是传质过程　　　　D. 以上都不是
5. 对热不稳定的药物干燥可以采用的方法是（　　）。
A. 常压干燥　　B. 冷冻干燥　　C. 红外线干燥　　D. 微波干燥
6. 生产酒剂所用溶剂多为（　　）。
A. 黄酒　　B. 葡萄酒　　C. 蒸馏酒　　D. 乙醇
7. 下列不属于酊剂制备方法的是（　　）。
A. 煎煮法　　B. 浸渍法　　C. 溶解法　　D. 稀释法
8. 需加防腐剂的浸出制剂为（　　）。
A. 酒剂　　B. 酊剂　　C. 口服液　　D. 流浸膏剂
9. 酒剂与酊剂的不同之处是（　　）。
A. 含醇制剂　　B. 具有防腐作用　　C. 澄清度　　D. 浸提溶剂
10. 下列属于含糖浸提制剂的是（　　）。
A. 浸膏剂　　B. 流浸膏剂　　C. 煎膏剂　　D. 汤剂

二、多项选择题

1. 制备煎膏剂炼糖的目的在于（　　）。
A. 除去杂质　　B. 杀灭微生物　　C. 减少水分
D. 防止返砂　　E. 使口感好
2. 为保证酊剂与酒剂的质量，下述措施正确的有（　　）。
A. 选择适宜的浸出方法　　　　　B. 选择适宜的溶剂
C. 防止溶剂挥发　　　　　　　　D. 冷藏后精滤
E. 添加适宜的稳定剂
3. 制备煎膏剂一般清膏可加入（　　）倍量的炼蜜或炼糖。
A. 1　　B. 2　　C. 3
D. 4　　E. 5
4. 下列关于喷雾干燥的叙述中正确的是（　　）。
A. 具有瞬间干燥的特点
B. 干燥温度低，避免物料受热变质
C. 可由液态物料直接得到干燥制品
D. 干燥产品质量好，多为疏松的空心颗粒或粉末
E. 耗能较高
5. 下列关于沸腾干燥的叙述中正确的是（　　）。
A. 在热空气流的作用下，物料在干燥室内呈"沸腾状"
B. 为动态干燥，干燥速度快
C. 干燥后细粉比例较大
D. 为湿颗粒干燥的常用方法
E. 适宜于含水量高、易黏结成团的物料干燥

三、简答题

1. 浸提过程包括哪几个阶段？影响浸提的因素主要包括哪些？
2. 影响物料干燥的因素有哪些？

项目七 液体制剂

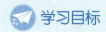学习目标

▶ **知识目标**

掌握：液体制剂的概念、特点、分类；液体制剂的常用溶剂、附加剂及作用；表面活性剂概念、结构、基本性质及应用；低分子溶液剂、混悬剂、乳剂的概念、分类、特点、一般质量要求、临床应用与注意事项、典型处方分析、制备方法。

熟悉：表面活性剂的分类；液体制剂的附加剂；高分子溶液剂、溶胶剂的概念、分类、特点、一般质量要求、临床应用与注意事项、典型处方分析、制备方法。

了解：液体制剂的质量评价；液体药剂的包装与贮存。

▶ **能力目标**

能进行液体制剂的典型处方分析。

能根据各类液体制剂的特点、临床应用与注意事项合理指导用药。

能进行典型液体制剂的小试制备和质量检查。

学会液体制剂制备的基本操作。

▶ **素质目标**

能够在进行液体制剂制备时，树立安全生产和规范操作意识；营造规范、整洁、有序的工作环境；养成严谨认真、实事求是的工作态度。

【操作任务】

任务一 低分子溶液剂的制备

一、操作目的

1. 能进行低分子溶液剂的处方分析和小试制备。
2. 学会过滤操作和少量多次转移物品的操作。
3. 学会用溶解法配制低分子溶液剂。

二、操作准备

托盘天平、表面皿、细口瓶、量杯、乳钵、量筒、漏斗、玻璃棒、铁架台、滤纸、称量纸；碘、碘化钾、薄荷油、滑石粉等。

三、操作内容

（一）复方碘溶液（卢戈氏液）的制备

复方碘溶液可以调节甲状腺功能，临床主要用于甲状腺功能亢进的辅助治疗。

[处方] 碘（I_2） 0.5g 碘化钾（KI） 1.0g
纯化水加至 10mL

[制法] 取纯化水1mL至10mL量杯中，加入碘化钾搅拌至完全溶解后，再加入碘并用

玻璃棒充分搅拌使之完全溶解,加纯化水至10mL,搅匀即得。

[注解]

1. 碘的溶解度在水中为1:2950,碘化钾是助溶剂。碘化钾可与碘生成易溶于水的络合物,增加碘在水中的溶解度,同时使稳定不易挥发,并减少其刺激性。配制时先将碘化钾配制成浓溶液,然后加入碘溶解。碘在碘化钾浓溶液中全部溶解后再加水到足量。反应式为:
$I + KI \longrightarrow KI_3 + KI_5 + KI_7$

2. 碘为灰黑色有金属光泽的片状结晶或颗粒,具有强氧化性、腐蚀性和挥发性。称取时应用玻璃表面皿或油纸,不能用称量纸称取,更不能直接置于天平托盘上称重,以防腐蚀天平;常温下碘能呈紫色的蒸汽挥散,故称量时要迅速且不宜久置于空气中。

3. 本溶液一般可不滤过。若需滤过时,宜用垂熔玻璃滤器。

4. 碘溶液具有氧化性,应贮存于密闭玻璃瓶内,不能直接与木塞、橡胶塞及金属塞接触。为避免被腐蚀,可加一层玻璃纸衬垫。

(二)薄荷水的制备

薄荷水为芳香矫味剂与驱风药,用于胃肠充气或作分散媒用。

[处方] 薄荷油　　　　0.2mL(6滴)　　　滑石粉　1.5g
　　　　纯化水加至　　100mL

[制法] 取滑石粉1.5g置于乳钵中,加薄荷油6滴充分研匀;少量多次加纯化水,转移至有盖的细口瓶中,并加纯化水到100mL;振摇10分钟后制成饱和的薄荷水,用滤纸过滤。滤液如显浑浊,应反复滤过,待滤液澄清再由滤器上加纯化水使成100mL即得。

[注解]

1. 滑石粉在制备过程中具有三个作用:分散、吸附、助滤。滑石粉作薄荷油的分散剂,两者共研时,薄荷油被吸附在滑石粉颗粒周围,加水振摇时,易使挥发油均匀分布于水中以提高溶解速度;滑石粉还具有吸附作用,过量的挥发油在过滤时因吸附于滑石粉表面而被滤除;过滤时滑石粉被截留在滤材上形成良好的滤渣层(滤桥)以阻止细微的油滴与杂质通过,使溶液澄明,因此滑石粉又起了助滤作用。

2. 少量多次转移即每次用少量纯化水将研磨好的滑石粉与薄荷油混合物转移,直至乳钵内无混合物为止。以转移后乳钵干净,而细口瓶内液体又不超量为宜。

3. 转移时用小漏斗架于细口瓶上,以防药液损失。

4. 振摇时要注意打开瓶塞放气,以免瓶内气体过多将瓶盖顶出。

5. 滤过时应用湿润的滤纸,滤液如显浑浊,应反复滤过直至滤液澄明。

6. 过滤后液体不足100mL,要从滤器上加水到足量。

四、思考题

1. 分析复方碘溶液处方,写出碘化钾的作用。
2. 分析薄荷水处方,写出滑石粉在处方中的作用。
3. 在薄荷水制备时需进行过滤,其注意事项有哪些?
4. 碘在称量时有哪些注意事项?

任务二　胶体溶液型液体制剂的制备

一、操作目的

1. 能进行胶体溶液型液体制剂的处方分析和小试制备。
2. 学会胶体溶液型液体制剂的制备要点。

二、操作准备

托盘天平、称量纸、量筒、量杯、药匙、玻璃棒、烧杯；胃蛋白酶、稀盐酸、橙皮酊、单糖浆、羧甲基纤维素钠、乙醇、甘油、羟苯乙酯乙醇溶液、香精等。

三、操作内容

（一）胃蛋白酶合剂的制备

本品为助消化药，用于缺乏胃蛋白酶或病后消化功能减退引起的消化不良症。

[处方] 　胃蛋白酶　　　2.0g　　　　稀盐酸　　　2mL
　　　　单糖浆　　　　10mL　　　　橙皮酊　　　2mL
　　　　纯化水加至　　100mL

[制法] 　取纯化水约80mL于100mL量杯中，加入稀盐酸搅匀；再加入单糖浆搅匀、将橙皮酊在不断搅拌下加入，搅拌均匀后，将胃蛋白酶分次缓缓撒于液面上，静置，待其自然膨胀溶解后，加入纯化水使成100mL，轻轻混匀即得。

[注解]

1. 胃蛋白酶极易吸潮，称取操作应迅速。称完后应及时分次撒于液面上，不宜长时间露置空气当中。

2. pH是影响胃蛋白酶活性的主要因素之一，胃蛋白酶在pH1.5～2.5的介质中，其活性最强，所加的盐酸含HCl量不宜超过0.5%，否则其活性将被破坏。故配制时应先将稀盐酸用适量水稀释。

3. 溶解胃蛋白酶，最好是将其撒于含适量稀盐酸的纯化水液面上，静置令其自然膨胀胶溶，不得用热水或加热"助溶"，以防失去活性，也不能用强力搅拌，以及用脱脂棉、滤纸滤过，这些均对其活性和稳定性有影响。

4. 胃蛋白酶合剂是高分子溶液剂，是均匀的液体分散体系，属于热力学稳定体系。制备的主要原理是水分子渗入高分子药物分子间的空隙中，与高分子中的亲水基团发生水化作用使高分子溶胀并且缓慢溶解。

5. 加酊剂的含醇量不宜超过10%，单糖浆以10%～15%为宜。

（二）羧甲基纤维素钠胶浆的制备

本品为润滑剂。用于腔道、器械检查或查肛时起润滑作用。在药剂生产中常用作乳化剂、黏合剂、助悬剂等附加剂。

[处方] 　羧甲基纤维素钠　　2.5g　　　　95%乙醇　　　　　　　10mL
　　　　甘油　　　　　　　30mL　　　　5%羟苯乙酯乙醇溶液　　2mL
　　　　香精　　　　　　　适量　　　　纯化水加至　　　　　　100mL

[制法] 　取95%乙醇10mL于100mL量杯中，加入羧甲基纤维素钠搅拌均匀，在不断搅拌下加纯化水50mL，待羧甲基纤维素钠充分溶胀后加入甘油、5%羟苯乙酯乙醇溶液、香精，加纯化水至足量，搅匀即得。

[注解]

1. 羧甲基纤维素钠可用乙醇润湿，加速其溶解，也可将羧甲基纤维素钠在适量冷水中充分溶胀，然后再稍加热促进溶解。

2. 羧甲基纤维素钠可以加热促进其溶解，于60℃以下加热稳定，超过80℃长时间加热，黏度降低。

3. 甘油起到保湿、增稠和润滑作用。

四、思考题

1. 分析胃蛋白酶合剂处方,写出稀盐酸在处方中的作用。
2. 分析羧甲基纤维素钠胶浆处方,写出甘油在处方中的作用。
3. 写出溶解法制备高分子溶液剂的注意事项。

任务三　混悬型液体制剂的制备

一、操作目的

1. 能进行混悬型液体制剂的处方分析和小试制备。
2. 能根据药物性质选择不同的混悬剂制备方法。
3. 学会混悬剂的质量评价。

二、操作准备

托盘天平、研钵、量杯、量筒、具塞量筒、漏斗、铁架台;炉甘石、氧化锌、甘油、沉降硫黄、硫酸锌、樟脑醑、吐温80等。

三、操作内容

(一)炉甘石洗剂的制备

本品有轻度收敛止痒作用,局部涂搽用于急性湿疹、亚急性皮炎。

[处方]　炉甘石　　4.0g　　　氧化锌　　　4.0g
　　　　甘油　　　5mL　　　聚山梨酯80　0.6mL(12滴)
　　　　纯化水加至　50mL

炉甘石洗剂的制备

[制法]
1. 取炉甘石、氧化锌分别研细过100目筛,放入乳钵中,研匀。
2. 将聚山梨酯80加水6mL配成溶液。
3. 将甘油加入乳钵中研成细糊状,加入聚山梨酯80溶液研匀,少量多次加水转移至量杯中,使成50mL,搅拌均匀即得。

[注解]
1. 炉甘石和氧化锌为亲水性药物,可被水润湿,加甘油研磨成细糊状,可分散得更好。
2. 少量多次转移即每次用少量纯化水将研磨好的混合物转移,直至乳钵内无混合物为止。以转移后乳钵干净,而液体又不超量为宜。

(二)复方硫黄洗剂

本品具有保护皮肤、抑制皮脂分泌、轻度杀菌与收敛作用。用于干性皮脂溢出症、痤疮等。

[处方]　沉降硫　　　1.5g　　　硫酸锌　　　1.5g
　　　　樟脑醑　　　12.5mL　　甘油　　　　5mL
　　　　聚山梨酯80　10滴　　　纯化水加至　50mL

[制法]
1. 取沉降硫至乳钵中研细过100目筛,倒回乳钵中。加入甘油和聚山梨酯80研成糊状。
2. 将硫酸锌加纯化水8mL溶解并过滤,自滤器上加水至12.5mL。
3. 将硫酸锌水溶液缓缓加入乳钵中,研匀后转移至100mL量杯中。
4. 向量杯中缓缓加入樟脑醑,慢加快搅。
5. 加入适量纯化水使成50mL,搅拌均匀即得。

[注解]

1. 硫为强疏水性药物，颗粒表面易吸附空气而形成气膜，故易集聚浮于液面，应先与甘油、聚山梨酯80润湿研磨，使其易与其他药物混悬均匀。

2. 樟脑醑应以细流缓缓加入混合液中并快速搅拌，以免析出颗粒较大的樟脑。

（三）沉降体积比的测定

用具塞量筒分别量取制备好的炉甘石洗剂和复方硫黄洗剂各50mL，密塞，用力振摇1分钟，记下混悬物的开始高度H_0，置于试管架上静置，分别记录5分钟、10分钟、30分钟、60分钟和120分钟时混悬物的高度H，按下式计算：沉降体积比$F=H/H_0$。结果分别记录于表1、表2中。以沉降体积比为纵坐标，时间为横坐标，作沉降曲线图。通过实验结果，判断混悬剂的稳定性。

表1 炉甘石洗剂沉降体积比检查结果记录

时间	H	H_0	F
5min			
10min			
30min			
60min			
120min			

表2 复方硫黄洗剂沉降体积比检查结果记录

时间	H	H_0	F
5min			
10min			
30min			
60min			
120min			

四、思考题

1. 分析炉甘石洗剂处方，写出甘油、聚山梨酯80在处方中的作用。
2. 微粒沉降速度符合斯托克斯（Stoke's）定律，分析影响沉降速度的因素。

任务四 乳浊液型液体制剂的制备

一、操作目的

1. 能进行乳浊液型液体制剂的处方分析和小试制备。
2. 能区分干胶法和湿胶法制备方法的不同。
3. 学会乳剂类型的鉴别方法。

二、操作准备

托盘天平、研钵、量杯、显微镜；液状石蜡、阿拉伯胶、油溶性染色剂（如苏丹红等）、水溶性染色剂（亚甲蓝等）等。

三、操作内容

(一) 液状石蜡乳的制备

本品为轻泻剂。用于治疗便秘,尤其适用于高血压、动脉瘤、痔、疝气及手术后便秘的患者,可减轻排便的痛苦。

[处方]　液状石蜡　　6mL　　　阿拉伯胶　2.0g
　　　　纯化水加至　15mL

[制法]

1. 干胶法:量取液状石蜡6mL置于乳钵中,将阿拉伯胶粉加入轻轻研匀,一次性加纯化水4mL,迅速沿同一方向研磨,至发出劈裂声,即成初乳,加纯化水少量多次转移至量杯中,共制成15mL,搅匀即得。

2. 湿胶法:量取4mL纯化水置于乳钵中,将阿拉伯胶粉加入轻轻研匀制成胶浆。再分次将液状石蜡加入,至初乳形成,再加纯化水少量多次转移至量杯中,共制成15mL,搅匀即得。

[注解]

1. 干胶法适用于乳化剂为细粉者;湿胶法所用的乳化剂可以不是细粉,凡预先能制成胶浆(胶:水为1:2)者即可。

2. 制备初乳时,干法应选用干燥研钵。油相与胶粉(乳化剂)研匀后,按油:水:胶为3:1:2比例一次加水迅速沿同一方向用力研磨,直至稠厚的乳白色初乳生成为止,其间不能改变研磨方向,也不宜停止研磨。

3. 量取液体石蜡的量杯应干燥,且不可与量取纯化水的量杯混用。

4. 乳剂制备必须在初乳制成后,方可加水稀释。

5. 湿胶法加液体石蜡时第一次不可多加(1~2mL为宜),每次加完液体石蜡后要研磨至没有油滴方可加第二次。

6. 本品因以阿拉伯胶为乳化剂,故为O/W型乳浊液。

(二) 乳剂类型的鉴别

1. 染色法:将制得的液状石蜡乳剂涂在载玻片上,加油溶性苏丹红染色,在显微镜下观察;另用水溶性亚甲蓝染色同样镜检,判断乳剂类型。

2. 稀释法:取试管,加入液状石蜡乳剂1滴,再加纯化水约5mL,振摇或翻倒数次。观察是否都能均匀混合,并根据试验结果判断上述两种乳剂类型。

四、思考题

1. 影响乳剂稳定性的因素有哪些?
2. 写出制备初乳时油水胶的比例。
3. 除实验中提到的染色法和稀释法,判断乳剂类型的方法还有哪些?

一、基础知识

(一) 液体制剂的概述

液体制剂系指药物分散在适宜的分散介质中制成的液体形态制剂,可供内服或外用。液体制剂中的药物可以是固体或液体药物,某些气体药物也可以溶解到溶剂中。药物以分子状态分散在介质中可形成均匀分散的液体制剂,制剂处于稳定状态,如溶液剂;药物以微粒状态分散在介质中可形成非均匀分散的液体制剂,制剂处于物理不稳定状态,如溶胶剂、混悬剂和乳剂。本项目所述的液体制剂是指狭义的液体制剂,不包括注射剂和浸出制剂中有关液体制剂的内容。

1. 液体制剂的分类

液体制剂分类方法有两种:按分散系统分类和按给药途径分类。

(1) 按分散系统分类 液体制剂按分散系统分类可分为低分子溶液、胶体溶液、混悬液和乳浊液型液体制剂。见图 7-1。在液体分散体系中,药物分散相粒子的大小决定了分散体系的特征。被分散的药物称为分散相,分散介质称为分散媒。其中溶液型和高分子溶液中的药物以分子或离子状态分散于分散介质中,分散介质也可称为溶剂;乳浊液型液体制剂的分散介质又称为分散相或连续相。高分子溶液和溶胶分散体系的分散相粒子大小均为 1~100nm,一般统称为胶体溶液型液体制剂,在性质上具有许多共同之处。液体制剂按分散体系的分类与特征见表 7-1。分散系统相同的制剂,其制备方法也有相似性。

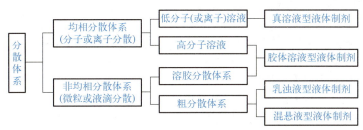

图 7-1 分散体系的分类

表 7-1 分散体系的分类与特征

液体药剂分类	分散相粒径大小	特征
低分子溶液	<1nm	真溶液,以分子或离子分散,澄明,均相,无界面,热力学稳定,扩散快,可透过滤纸和半透膜
高分子溶液	1~100nm	真溶液,以高分子分散,澄明,均相,无界面,热力学稳定,扩散慢,可透过滤纸,不可透过半透膜
溶胶剂	1~100nm	胶粒,非均相,有界面,热力学不稳定(易聚结),可透过滤纸,不可透过半透膜
乳浊液	>100nm	以液滴分散,非均相,有界面,热力学和动力学不稳定,扩散很慢或不扩散,显微镜下可见
混悬液	>500nm	以固体微粒分散,非均相,有界面,热力学和动力学不稳定,扩散很慢或不扩散,显微镜下可见

(2) 按给药途径分类 液体制剂有很多给药途径,按制剂种类和用法不同,液体制剂的给药途径分类如下。

① 内服液体制剂:如合剂、糖浆剂、口服乳剂、口服混悬剂等。
② 外用液体制剂可分为以下几类。
皮肤用液体制剂:如洗剂、搽剂、涂膜剂等。
五官科用液体制剂:如洗耳剂、滴耳剂、滴鼻剂、含漱剂、滴牙剂、涂剂等。
直肠、阴道、尿道用液体制剂:如灌肠剂、灌洗剂等。

2. 液体制剂的优点与不足

液体制剂有如下优点。
(1) 药物以分子或微粒状态分散在介质中,分散度大、吸收快,作用迅速。
(2) 给药途径广泛,既可内服也可外用于皮肤、黏膜和腔道。
(3) 服用方便,易于分剂量,尤其适用于婴幼儿与老年患者。
(4) 能减少某些药物的刺激性,通过调整液体制剂的浓度,减少药物对机体的刺激性。

（5）固体药物制成液体制剂有利于提高药物的生物利用度。

液体制剂存在如下不足。

（1）药物分散度大，易受分散介质的影响，引起药物的化学降解，导致药效降低甚至失效。

（2）液体制剂体积大，携带、运输和贮存不便。

（3）水性液体制剂易霉变，需加入防腐剂。

（4）非均相液体制剂的药物分散度大，分散粒子具有很大的比表面积，易产生一系列的物理稳定性问题。

3. 液体制剂的质量要求

（1）均相液体制剂应是澄明溶液。

（2）非均匀相液体制剂的药物粒子应分散均匀，液体制剂浓度应准确。

（3）口服的液体制剂应外观好，口感适宜。

（4）外用的液体制剂应无刺激性。

（5）液体制剂应有一定的防腐能力，保存和使用过程中不应发生霉变。

（6）包装容器应适宜，便于携带和使用。

（二）液体制剂包装与贮存

液体制剂的包装关系到产品的质量、运输和贮存。液体制剂体积大，稳定性较其他制剂差。液体制剂如果包装不当，在运输和贮存过程中会发生变质。因此包装容器的材料选择、容器的种类、形状以及封闭的严密性等都极为重要。液体制剂的包装材料应符合要求，不与药物发生作用，不改变药物的理化性质及疗效，尽量减少和防止外界因素的影响，坚固耐用、体轻，外形适宜、美观，便于运输、贮存、携带和使用。

液体制剂的包装材料包括：容器（玻璃瓶、塑料瓶等）、瓶塞（软木塞、橡胶塞、塑料塞等）、瓶盖（塑料盖、金属盖等）、标签、说明书、纸盒、纸箱、木箱等。

液体制剂包装上应当按照规定印有或者贴有标签并附有说明书。标签或者说明书应当注明药品的通用名称、成分、规格、上市许可持有人及其地址、生产企业及其地址、批准文号、产品批号、生产日期、有效期、适应症或者功能主治、用法、用量、禁忌、不良反应和注意事项。标签、说明书中的文字应当清晰，生产日期、有效期等事项应当显著标注，容易辨识。

麻醉药品、精神药品、医疗用毒性药品、放射性药品、外用药品和非处方药的标签、说明书应当印有规定的标志。

液体制剂特别是以水为溶剂的液体制剂在贮存期间极易发生水解、氧化、分解等化学反应，或被微生物污染而出现腐败变质现象，因此产品出库应注意先产先出。医院液体制剂应尽量减小生产批量，缩短存放时间，有利于保证液体制剂的质量。液体制剂一般应密封避光保存，贮存于阴凉干燥处。玻璃瓶包装的液体制剂应注意轻拿轻放，避免破损。

（三）液体制剂常用溶剂

药物的分散状态与溶剂的极性密切相关。溶剂的极性大小用介电常数表示，根据介电常数的大小，液体制剂常用溶剂可分为极性溶剂、半极性溶剂和非极性溶剂。

1. 极性溶剂

（1）水 是最常用的溶剂，无药理作用，安全、无毒。水能与乙醇、甘油、丙二醇等以任意比例混合。水能溶解绝大多数的无机盐和有机药物，能溶解药材中的生物碱盐类、苷类、糖类、树胶、黏液质、鞣质、蛋白质、酸类及色素等。但水性液体制剂不稳定，易发生水解、霉变等。在使用水作溶剂时，要考虑药物的稳定性以及是否产生配伍禁忌。液体制剂用水应使用纯化水。

液体制剂的分散溶媒

(2) 甘油　为常用溶剂，特别是外用制剂应用较多。本品为无色、澄清的黏稠液体，有引湿性，味甜，毒性小；与水或乙醇能任意混溶，可内服、外用。能溶解许多不易溶于水的药物。在外用制剂中，甘油常作黏膜给药的溶剂，甘油对皮肤有保湿、滋润、延长药物局部药效等作用，且对药物的刺激性有缓解作用，含水10%以上的甘油无刺激性。在内服液体制剂中，甘油含量在12%（g/mL）以上时，能防止鞣质的析出并兼有矫味作用。含甘油30%以上时具有防腐作用。

(3) 二甲基亚砜（DMSO）　本品为无色液体，极性大，有引湿性；冰点低，有良好的防冻作用。与水、乙醇或乙醚能任意混溶，在烷烃中不溶。溶解范围广，有"万能溶剂"之称。具有促进药物在皮肤或黏膜上的渗透作用，对皮肤有轻度刺激性。

2. 半极性溶剂

(1) 乙醇　乙醇是常用溶剂。可与水、甘油、丙二醇等以任意比例混合；具有较广泛的溶解性能，可溶解大部分有机物和药材中的有效成分，如生物碱及其盐类、挥发油、树脂、鞣质、有机酸和色素等。乙醇的毒性小。含乙醇20%以上即具有防腐作用，但乙醇本身具有药理作用，易挥发、易燃烧。为防止乙醇挥发，制剂应密闭贮存。乙醇与水混合时，由于水合作用会产生热效应，使体积缩小，所以用水稀释乙醇时，应凉至室温后再调整至规定浓度。

(2) 丙二醇　药用一般为1,2-丙二醇。丙二醇的性质与甘油相近，但黏度较甘油小，可作为内服溶剂。丙二醇毒性小、无刺激性，能与水、乙醇、甘油等任意比例混合，能溶解许多有机药物，一定比例的丙二醇和水的混合溶剂能延缓许多药物的水解，增加稳定性。丙二醇的水溶液对药物在皮肤和黏膜上有一定的促渗透作用，但价格较高。

(3) 聚乙二醇（PEG）　聚乙二醇分子量在1000以下者为液体，超过1000为半固体或固体。液体制剂中常用聚乙二醇300～600，为无色澄明液体，理化性质稳定，能与水、乙醇、丙二醇、甘油等溶剂任意混合。聚乙二醇不同浓度的水溶液是良好溶剂，能溶解许多水溶性无机盐和水不溶性的有机药物。本品对一些易水解的药物有一定的稳定作用。在洗剂中，能增加皮肤的柔韧性，具有一定的保湿作用。

3. 非极性溶剂

(1) 脂肪油　脂肪油为常用非极性溶剂，如麻油、豆油、花生油、橄榄油、棉籽油等植物油。植物油不能与极性溶剂混合，而能与非极性溶剂混合。脂肪油能溶解油溶性药物如激素、挥发油、游离生物碱和许多芳香族药物。脂肪油容易酸败，也易受碱性药物的影响而发生皂化反应，影响制剂的质量。脂肪油多为外用制剂的溶剂，如洗剂、擦剂、滴鼻剂等。

(2) 液体石蜡　液体石蜡是从石油产品中分离得到的多种液状饱和烃的混合物，分为轻质和重质两种，前者相对密度为0.830～0.860，后者为0.860～0.890。液体石蜡为无色澄清的油状液体、无臭。化学性质稳定，但接触空气易氧化，产生不快臭味，可加入油性抗氧剂。本品能与非极性溶剂混合，能溶解生物碱、挥发油及一些非极性药物等。本品在肠道中不分解也不吸收，能使粪便变软，有润肠通便作用。可作口服制剂和搽剂的溶剂。

(3) 醋酸乙酯　醋酸乙酯为无色或淡黄色流动性油状液体，有挥发性和可燃性。在空气中容易氧化、变色，需加入抗氧剂。本品能溶解挥发油、甾体药物及其他油溶性药物。常作为搽剂的溶剂。

（四）液体制剂的附加剂及作用

1. 增溶剂

增溶是指难溶性药物在表面活性剂的作用下，在溶剂中增加溶解度并形成溶液的过程。具增溶能力的表面活性剂称为增溶剂，被增溶的药物称为增溶质。每1g增溶剂能增溶药物的克数为增溶量。以水为溶剂的液体制剂，增溶剂的最适HLB值为15～18，常用增溶剂为聚山梨酯类（吐温类）、聚氧乙烯脂肪酸酯类等。

在液体制剂的制备过程中，有些药物在溶剂中即使达到饱和浓度，也满足不了临床治疗所需的药物浓度，这时可加入增溶剂增加药物的溶解度。如甲酚的溶解度在水中仅3%左右，但在肥皂溶液中却能增大50%（即甲酚皂溶液），此处的肥皂即是增溶剂。

2. 助溶剂

助溶是指难溶性药物与加入的第三种物质在溶剂中形成可溶性分子间的络合物、缔合物或复盐等，以增加药物在溶剂中的溶解度。第三种物质称为助溶剂。助溶剂可溶于水，多为低分子化合物，形成的络合物多为大分子，如碘在水中的溶解度为1:1950，若加入适量碘化钾，可制成含碘量达5%的水溶液，这是由于碘化钾与碘形成可溶性络合物而增加了碘在水中的溶解度。

助溶剂分类如下。

(1) 无机化合物，如碘化钾、氯化钾等。

(2) 有机酸及其盐类，如苯甲酸钠、枸橼酸钠、水杨酸钠等。

(3) 酰胺或胺类化合物，如乌拉坦、尿素、乙酰胺、乙二胺等。

(4) 一些水溶性高分子化合物，如聚乙二醇、羧甲基纤维素钠、聚乙烯吡咯烷酮等。

3. 潜溶剂

有的药物在混合溶剂中的溶解度比在单一溶剂中的溶解度大，这种现象称为潜溶，所用的混合溶剂称为潜溶剂。能与水形成潜溶剂的有乙醇、丙二醇、甘油、聚乙二醇等。如甲硝唑在水中的溶解度为1:10，使用水-乙醇混合溶剂，则溶解度提高5倍。潜溶剂增加药物溶解度的原因可能是溶剂间发生氢键缔合或潜溶剂改变了原来溶剂的介电常数。

4. 防腐剂

液体制剂，特别是以水为溶剂的液体制剂，易被微生物污染而霉变，引起制剂的理化性质变化和质量变化，甚至会产生有害的毒素，因此在液体制剂在制备、贮存和使用过程中，常加入防腐剂抑制微生物的生长繁殖。

常用的防腐剂如下。

(1) 对羟基苯甲酸酯类　又称为尼泊金类，对羟基苯甲酸酯类有甲酯、乙酯、丙酯和丁酯，是一类优良的防腐剂，无毒、无味、无臭、不挥发、化学性质稳定。常用浓度为0.01%～0.25%；在酸性、中性溶液中均有效，但酸性溶液中作用较强，在碱性溶液中作用减弱，这是酚羟基解离所致。随着碳原子数增加，羟苯酯类的抑菌作用增加，但溶解度减小。本品对霉菌和酵母菌作用强，而对细菌作用较弱，广泛应用于内服液体制剂中。羟苯酯类遇铁易变色，可被塑料包装吸附。

(2) 苯甲酸及其盐　本品对霉菌和细菌均有抑制作用，可内服也可外用，是一种有效的防腐剂。用量一般为0.03%～0.1%；本品的防腐作用主要是未解离分子，离子几乎无作用，因此溶液的pH会影响苯甲酸的防腐作用。苯甲酸$pKa=4.2$，故在酸性溶液中抑菌效果好。

(3) 山梨酸及其盐　山梨酸在乙醇中易溶，在乙醚中溶解，在水中极微溶解，对细菌最低抑菌浓度为0.02%～0.04%，对酵母、真菌最低抑菌浓度为0.8%～1.2%。本品防腐作用是未解离的分子，因此本品在pH=4的水溶液中效果较好。

(4) 苯扎溴铵　又称新洁尔灭，为阳离子型表面活性剂。性质稳定，加热不易分解，对金属、橡胶、塑料制品无腐蚀作用，不污染衣物。作防腐剂的使用浓度为0.02%～0.2%，多外用。

(5) 醋酸氯己定　又称醋酸洗必泰，微溶于水，溶于乙醇、甘油等溶剂。用量为0.02%～0.05%，多外用。

(6) 其他防腐剂　如20%以上的乙醇或30%以上的甘油、邻苯基酚、桉叶油、桂皮油、薄荷油等。

5. 矫味剂

内服液体制剂应口感适宜，有些药物具有不良臭味，容易引起恶心、呕吐等，尤其儿童患者的依从性差。因此，为了掩盖和矫正液体制剂的不良臭味，常需要加入矫味剂。

（1）甜味剂　天然甜味剂主要有糖类、糖醇类、甜菊苷等，其中糖类最常用。合成甜味剂常用的有糖精钠、阿司帕坦等。

（2）芳香剂　在制剂中有时需要加入少量香料或香精改善制剂的气味，这些香料与香精称为芳香剂。常用芳香剂有天然挥发性芳香油（如柠檬、樱桃、薄荷挥发油）及其制剂（如薄荷水、桂皮水等）；人工合成香精是由人工香料添加一定量的溶剂调和而成的混合香料，如苹果香精、香蕉香精等。

（3）胶浆剂　胶浆剂具有黏稠缓和的性质，可以干扰味蕾的味觉而矫味，如阿拉伯胶、羧甲基纤维素钠、琼脂、明胶、甲基纤维素等的胶浆。如在胶浆剂中加入适量糖精钠或甜菊苷等甜味剂，则可增加其矫味作用。

（4）泡腾剂　泡腾剂是指有机酸与碳酸氢钠，两者混合遇水后可产生大量二氧化碳，二氧化碳能麻痹味蕾起矫味作用，对盐类的苦味、涩味、咸味有所改善。

6. 着色剂

着色剂能改善制剂的外观颜色，可用来识别制剂的浓度、区分应用方法和减少患者对服药的厌恶感，增加患者依从性。

（1）天然色素　常用的植物性色素有红色的苏木、甜菜红等，黄色的姜黄、胡萝卜素等，蓝色的松叶兰等，绿色的有叶绿酸铜钠盐，棕色的焦糖等；矿物性色素有氧化铁。

（2）合成色素　合成色素的特点是色泽鲜艳、价格低廉，多数毒性大，用量不宜过多。我国批准的内服合成色素有胭脂红、苋菜红、柠檬黄、靛蓝、日落黄、姜黄以及亮蓝，这些色素均溶于水，一般用量不超过万分之一；外用色素有伊红、品红、亚甲蓝以及苏丹黄等。

7. 其他附加剂

在液体制剂中为了增加稳定性，有时需要加入抗氧剂、pH 调节剂、金属离子络合剂等。

二、表面活性剂

（一）表面活性剂概述

表面活性剂系指具有很强的表面活性、能够显著降低界面张力（或表面张力）的物质。表面活性剂是制剂中常用的附加剂，常用于难溶性药物的增溶、油的乳化、混悬液的润湿，增加药物的稳定性，促进药物的吸收，增强药物的作用等，阳离子型表面活性剂还可用于消毒、防腐及杀菌等。有些物质如乙醇、甘油等低级醇，不具备表面活性剂分子结构特征，因此他们虽然具有一定的降低表面张力的能力，但不完全具备表面活性剂的其他作用，不属于表面活性剂。

> **知识链接**
>
> **表面张力与表面活性剂**
>
> 物体的相与相之间的交界面称为界面，其中把气体与液体或与固体之间的交界面称为表面。在界面上发生的一切物理化学现象称为界面现象（习惯也称表面现象）。表面张力又称界面张力，是由于表面层分子和液体内部分子所处的环境不同而形成的，它是一种使液体表面尽量缩小的力，也是液体分子间的一种凝聚力。表面活性剂可显著降低表面张力，如纯水的表面张力在 20℃ 时为 72.8mN/m，当加入一定浓度的十二烷基硫酸钠后，溶液表面张力可降低至 30mN/m 左右。

表面活性剂的分子结构同时含有亲水性和疏水性两种性质的基团。表面活性剂的一端为亲水基团，常为极性基团，如羧酸、磺酸、氨基或胺基及其盐，也可以是羟基、酰胺基、醚键等基

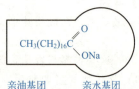

图 7-2 表面活性剂的结构
（以硬脂酸钠为例）

团，亲水基团易溶于水或易被水润湿，故称为亲水基；另一端为疏水基团，常为非极性烃链，如 8 个碳原子以上烃链，疏水基团具有亲油性，故称为亲油基。表面活性剂的亲水端和亲油端分别作用于表面上极性不同的物质，从而表现出降低表面张力的作用。如图 7-2 所示为硬脂酸钠的结构示意图，碳氢链为亲油基团，—COONa 为亲水基团。

（二）表面活性剂的分类

表面活性剂最常用的分类方法是按照解离情况分类。可分为离子型和非离子型两大类，其中离子型表面活性剂又分为阳离子型、阴离子型和两性离子型三类。常用的表面活性剂如下。

1. 阳离子型表面活性剂

本类表面活性剂起表面活性作用的是阳离子部分。分子结构中含有一个五价的氮原子，也称为季铵盐型阳离子表面活性剂，其水溶性大，在酸性与碱性溶液中均较稳定，具有良好的表面活性和杀菌作用，但对人体有害，因此本类表面活性剂主要用于杀菌和防腐。常用品种有苯扎氯铵（洁尔灭）、苯扎溴铵（新洁尔灭）等。

2. 阴离子型表面活性剂

本类表面活性剂起表面活性作用的是阴离子部分，主要包括肥皂类、硫酸化物和磺酸化物。

（1）肥皂类 为高级脂肪酸的盐，以硬脂酸、油酸、月桂酸等较常用。根据其金属离子的不同，可分为碱金属皂（一价皂，如油酸钠）、碱土金属皂（二价皂，如硬脂酸钙）和有机胺皂（三乙醇胺皂）。本类表面活性剂的共同特点是具有良好的乳化能力和分散油的能力，容易被酸所破坏，碱金属皂还可被钙、镁盐等破坏，电解质可使之盐析，具有一定的刺激性，一般用于外用制剂。

（2）硫酸化物 为硫酸化油和高级脂肪醇硫酸酯类，常用的为高级脂肪醇硫酸酯类，如十二烷基硫酸钠，其乳化能力很强，较肥皂类稳定，在低浓度时对黏膜有一定刺激作用，所以应用受到一定限制，主要用作外用乳膏的乳化剂，有时也用作增溶剂，但不宜用于注射剂。

（3）磺酸化物 主要有脂肪族磺酸化物、烷基芳基磺酸化物、烷基萘磺酸化物等，水溶性和耐钙、镁盐的能力虽比硫酸化物稍差，但在酸性介质中不易水解，特别在酸性水溶液中稳定，是优良的洗涤剂。

3. 两性离子型表面活性剂

本类表面活性剂的分子结构中同时具有正、负离子基团，在不同 pH 介质中可表现出阳离子或阴离子表面活性剂的性质。在碱性水溶液中呈现阴离子表面活性剂的性质，具有起泡性和去污力；在酸性水溶液中则呈现阳离子表面活性剂的性质，具有杀菌能力。

（1）天然的两性离子型表面活性剂 该类表面活性剂主要是指磷脂，由磷酸酯型的阴离子部分和季铵盐型的阳离子部分组成，包括卵磷脂和豆磷脂，分别来源于蛋黄和大豆。磷脂有两个疏水基团，因此不溶于水，但对油脂的乳化能力很强，可制成液滴很小的乳剂，不易被破坏。本品毒副作用小，可用于注射用乳剂及脂质体的制备，也可作为增溶剂。

（2）合成的两性离子型表面活性剂 该类表面活性剂包括氨基酸型羧酸盐和甜菜碱型羧酸盐，阴离子部分主要是羧酸盐，阳离子部分分别是铵盐或季铵盐。氨基酸型在等电点时，亲水性减弱，可能产生沉淀；甜菜碱型在酸性、碱性或中性溶液中均易溶解，在等电点时也无沉淀，适于任何 pH 环境。

4. 非离子型表面活性剂

本类分子结构中亲水基团多为甘油、聚乙二醇和山梨醇等多元醇，亲油基团多为长链脂肪酸或长链脂肪醇以及烷基、芳基等,他们通过酯键或醚键结合,品种较多。非离子型表面活性剂在水中不解离,不受电解质和溶液 pH 影响,毒性和溶血性小,能与大多数药物配伍,所以在药剂中应用广泛,可供内服或外用。

(1) 脂肪酸山梨坦类(司盘类) 为脱水山梨醇脂肪酸酯类,是山梨醇与各种不同的脂肪酸缩合形成的酯类化合物,商品名为司盘。脂肪酸山梨坦类亲油性较强,HLB 值为 1.8~8.6,一般用作 W/O 型乳剂的乳化剂或 O/W 型乳剂的辅助乳化剂。

根据结合的脂肪酸种类和数量的不同,常用品种有:月桂山梨坦(司盘 20)、棕榈酸山梨坦(司盘 40)、硬脂酸山梨坦(司盘 60)、油酸山梨坦(司盘 80)、三油酸山梨坦(司盘 85)等。

(2) 聚山梨酯类(吐温类) 为聚氧乙烯脱水山梨醇脂肪酸酯类,该类表面活性剂是在脂肪酸山梨坦类剩余羟基的基础上,再结合聚氧乙烯基而形成的酯类化合物,商品名为吐温。亲水性较强,主要用作增溶剂、O/W 型乳化剂、润湿剂和助分散剂。

根据结合的脂肪酸种类和数量的不同,常用品种有:聚山梨酯 20 系单月桂酸酯、聚山梨酯 40 系单棕榈酸酯、聚山梨酯 60 系单硬脂酸酯、聚山梨酯 80 系单油酸酯等。

(3) 聚氧乙烯脂肪酸酯类(卖泽类) 为聚乙二醇与长链脂肪酸缩合而成的酯,商品名为卖泽类。水溶性和乳化性很强,常用作 W/O 型乳剂的乳化剂。常用的有硬脂酸聚烃氧(40)酯、油酸聚氧乙烯酯等。

(4) 氧乙烯脂肪醇醚类(苄泽类) 为聚乙二醇与脂肪醇缩合而成的酯,商品名为苄泽类。具有较强的亲水性,常用作增溶剂及 O/W 型乳化剂。

(5) 聚氧乙烯-聚氧丙烯共聚物 由聚氧乙烯和聚氧丙烯聚合而成,又称泊洛沙姆,商品名普朗尼克。聚氧乙烯具有亲水性,二聚氧丙烯基随着分子量的增大亲油性增强。该类表面活性剂对皮肤无刺激性和过敏性,对黏膜刺激性极小,毒性也比其他非离子型表面活性剂小。泊洛沙姆 188 作为一种 O/W 型乳化剂,是目前静脉乳剂的首选合成乳化剂,用本品制备的乳剂能耐受热压灭菌和低温冷冻而不改变其物理稳定性。

(三)表面活性剂的基本性质

1. 胶束的形成

(1) 临界胶束浓度 将表面活性剂加入水中,低浓度时可被吸附在溶液表面,亲水基朝向水中,亲油基朝向空气中,在表面定向排列。当表面活性剂溶于水形成正吸附达到饱和后,溶液表面不能再吸附,此时继续增加表面活性剂在溶液中的浓度时,表面活性剂分子会逐步转入溶液内部,因其具备两亲性,致使表面活性剂分子亲油基之间相互吸引、缔合,从而形成亲水端朝外、亲油端朝内的聚集体,中心区域为亲油性,这样的聚集体叫作胶束或胶团。如果将表面活性剂加入油中,由于相同的作用机制,在油中会形成中心区域为亲水性的表面活性剂胶束。表面活性剂分子缔合形成胶束的最低浓度称为临界胶束浓度(CMC),单位体积内胶束数量几乎与表面活性剂的总浓度成正比。临界胶束浓度是表面活性剂的特征参数。在临界胶束浓度以下时,溶液的表面张力随表面活性剂浓度的增加而迅速降低。到达临界胶束浓度时,随着表面活性剂浓度的增加,表面张力变化甚微。分散系统由真溶液变成胶体溶液,增溶作用增强,起泡性能和去污力加大,渗透压、电导率、密度和黏度发生突变,并出现丁达尔(Tyndall)现象等理化性质的变化。不同表面活性剂的临界胶束浓度不同。

(2) 胶束的结构 当表面活性剂在一定浓度范围时,在水溶液中的胶束呈球状结构,其表面为亲水基团,亲油基团上与亲水基团相邻的一些次甲基排列整齐形成栅状层,而亲油基团则紊乱缠绕形成内核,有非极性液态性质(在油性溶液中胶束的极性与之相反)。水分子(或油分子)通过与亲水基团(或亲油基团)的相互作用可深入栅状层内。随着表面活性剂浓度的增大,胶束结构还可呈现棒状、束状、板状及层状等,如图 7-3 所示。

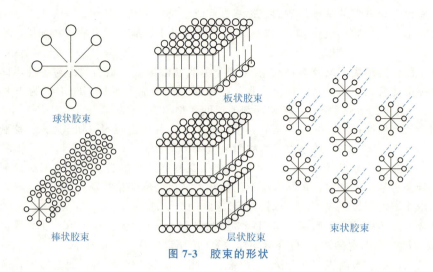

图 7-3 胶束的形状

2. 亲水亲油平衡值

表面活性剂分子中亲水和亲油基团对油或水的综合亲和力称为亲水亲油平衡值（hydrophile-lipophile balance，HLB），表示表面活性剂亲水亲油能力的强弱。根据经验，将表面活性剂的 HLB 值范围限定在 0～40，其中非离子表面活性剂的 HLB 值范围为 0～20，即完全由疏水碳氢基团组成的石蜡分子的 HLB 值为 0，完全由亲水性的氧乙烯基组成的聚氧乙烯的 HLB 值为 20，既有碳氢链又有氧乙烯链的表面活性剂的 HLB 值则介于两者之间。HLB 值越高，亲水性越强；HLB 值越低，亲油性强。亲油性或亲水性较大的表面活性剂易溶于油或水中，因此在溶液界面的正吸附量较少，故降低表面张力的作用较弱。

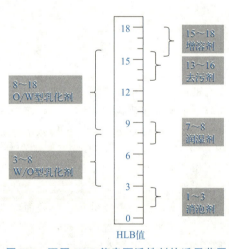

图 7-4 不同 HLB 值表面活性剂的适用范围

表面活性剂的 HLB 值与其应用有密切关系，HLB 值在 3～6 的表面活性剂适合用作 W/O 型乳化剂，HLB 值在 7～9 的表面活性剂适合用作润湿剂，HLB 值在 8～18 的表面活性剂适合用作 O/W 型乳化剂，HLB 值在 13～18 的表面活性剂适合用作增溶剂，如图 7-4 所示。

非离子表面活性剂的 HLB 值具有加和性，混合表面活性剂体系的 HLB 值计算见式(7-1)。

$$HLB = \frac{HLB_A \times W_A + HLB_B \times W_B + \cdots}{W_A + W_B + \cdots} = \frac{\sum(HLB_i \times W_i)}{\sum W_i}$$

(7-1)

式中，W 为各种非离子型表面活性剂的重量或比例量（上式不能用于混合离子型表面活性剂 HLB 值计算）。

常见表面活性剂的 HLB 值见表 7-2。

表 7-2 常见表面活性剂的 HLB 值

类型	HLB 值	类型	HLB 值	类型	HLB 值
十二烷基硫酸钠	40.0	苄泽 52	16.9	泊洛沙姆 188	16.0
油酸钾（软皂）	20.0	聚山梨酯 20	16.7	聚山梨酯 40	15.6
油酸钠	18.0	聚氧乙烯月桂醇醚	16.0	聚山梨酯 80	15.0
苄泽 35	16.9	卖泽 51	16.0	卖泽 49	15.0

类型	HLB 值	类型	HLB 值	类型	HLB 值
乳化剂 OP	15.0	聚山梨酯 81	10.0	脂肪酸山梨坦 60	4.7
聚山梨酯 60	14.9	明胶	9.8	脂肪酸山梨坦 80	4.3
聚山梨酯 21	13.3	聚山梨酯 61	9.6	单硬脂酸甘油酯	3.8
西黄蓍胶	13.0	苄泽 30	9.5	脂肪酸山梨坦 83	3.7
聚氧乙烯烷基酚	12.8	脂肪酸山梨坦 20	8.6	单硬脂酸丙二酯	3.4
油酸三乙醇胺	12.0	阿拉伯胶	8.0	卵磷脂	3.0
卖泽 45	11.1	脂肪酸山梨坦 40	6.7	脂肪酸山梨坦 65	2.1
聚山梨酯 85	11.0	单油酸二甘酯	6.1	脂肪酸山梨坦 85	1.8
聚山梨酯 65	10.5	蔗糖酯	5～13	二硬脂酸乙二酯	1.5

⇆ 课堂互动 聚山梨酯 80（HLB＝15.0）60g 和司盘 80（HLB＝4.3）40g 混合组成的表面活性剂的 HLB 值为多少？在药剂学中有何应用？

3. 克氏点与昙点

（1）克氏点 离子型表面活性剂在水中的溶解度随着温度的上升而逐渐增加，当到达某一特定温度时，溶解度陡升，该温度称为克氏点（Krafft point）。其对应的溶解度即为该离子型表面活性剂的临界胶束浓度。

（2）昙点 某些含聚氧乙烯基的非离子表面活性剂，其溶解度随温度升高而增大，当达到某一温度后，溶解度急剧下降，溶液出现浑浊，但冷却后溶液又恢复澄明，这种因加热造成聚氧乙烯型非离子表面活性剂溶液发生混浊的现象称为起昙现象，此时的温度称为昙点或浊点。

起昙现象的原因是，温度升高可导致聚氧乙烯链与水之间的氢键断裂，当温度上升到一定程度时，聚氧乙烯链可发生强烈脱水和收缩，使增溶空间减小，增溶能力下降，表面活性剂溶解度急剧下降和析出，溶液出现混浊。昙点是聚氧乙烯型非离子型表面活性剂的特征值，在使用表面活性剂时应注意这一特性。此类表面活性剂的昙点一般在 70～100℃，聚山梨酯 20 的昙点为 95℃，聚山梨酯 60 的昙点为 76℃，聚山梨酯 80 的昙点为 93℃。也有些表面活性剂在常压下观察不到昙点，如泊洛沙姆 108 与 188，极易溶于水，在沸腾时也没有起昙现象。

⇆ 课堂互动 某企业研发人员在进行新产品的研发时，发现经过配液、滤过、灌装后的澄明溶液剂，灭菌结束后出现了浑浊，待产品冷却后又恢复了澄明。请分析其中的可能原因。

4. 生物学性质

（1）表面活性剂对药物吸收的影响 表面活性剂可能增加药物的吸收，也可能降低药物的吸收，取决于多种因素的影响。如药物在胶束中的扩散、生物膜的通透性改变、对胃空速率的影响、黏度等，很难作出预测。如果药物被增溶在胶束内，药物从胶束中扩散的速度和程度及胶束与胃肠生物膜融合的难易程度对药物吸收具有重要影响。如果药物可以顺利从胶束内扩散或胶束本身可迅速与胃肠黏膜融合，则增加吸收。此外，表面活性剂溶解生物膜脂增加上皮细胞的通透性，可改善吸收。但长期的类脂质的损失可能造成肠黏膜的损害。

（2）表面活性剂与蛋白质的反应 蛋白质分子结构中氨基酸的羧基在碱性条件下发生解离带负电荷，氨基或胍基在酸性条件下解离带正电荷。因此在两种不同带电情况下，分别与阳离子表面活性剂或阴离子表面活性剂发生电性结合。此外，离子型表面活性剂还可能破坏蛋白质结构中的离子键、氢键、疏水键,使蛋白变性。

(3) 表面活性剂的毒性 通常,阳离子型表面活性剂的毒性最大,其次是阴离子型表面活性剂,非离子型表面活性剂毒性相对较小,其中供静脉注射的泊洛沙姆188毒性很低。两性离子表面活性剂的毒性小于阳离子表面活性剂。

非离子型表面活性剂口服一般认为无毒性,表面活性剂用于静脉给药的毒性大于口服。阳离子和阴离子型表面活性剂不仅毒性较大,还有较强的溶血作用,非离子型表面活性剂溶血作用较轻微。溶血作用顺序为:聚氧乙烯烷基醚＞聚氧乙烯烷芳基醚＞聚氧乙烯脂肪酸酯＞聚山梨酯类。聚山梨酯类的溶血顺序为:吐温20＞吐温60＞吐温40＞吐温80。

(4) 表面活性剂的刺激性 虽然各类表面活性剂都可以用于外用制剂,但长期应用或高浓度使用可能出现皮肤或黏膜损害。通常非离子型表面活性剂对皮肤与黏膜的刺激性最小。

(四) 表面活性剂在药物制剂中的应用

1. 增溶作用

表面活性剂可以增加难溶性药物在水中的溶解度,其主要原因是胶束的作用。胶束内部是由亲油基团排列而成的一个极小的非极性疏水空间,而外部是由亲水基团形成的极性区。由于胶束的大小属于胶体溶液范围,因此药物被胶束增溶后仍呈现为澄明溶液,溶解度增大。

药物在含有表面活性剂的水溶液中增溶的形式有:极性药物如对羟基苯甲酸等,分子两端均为极性基团,亲水性强,可全部被增溶剂的亲水基团(如聚氧乙烯基)增溶,即被吸附在胶束的栅状层中而增溶,此类增溶的增溶量较大;非极性药物如苯和甲苯等,可全部进入胶束的非极性内核而致增溶,此类增溶的增溶量随表面活性剂用量的增加而增大;半极性药物如水杨酸等,其极性部分进入胶束的栅状层和亲水基团中,非极性部分进入胶束的非极性内核而增溶,如图7-5所示。

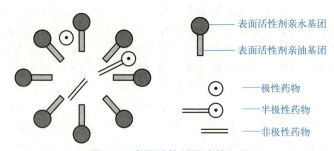

图 7-5 表面活性剂增溶的机制

影响增溶作用的因素如下。

(1) 增溶剂的性质与用量 在同系物增溶剂中,碳原子数越多,形成的胶束越大,临界胶束浓度减小,胶束聚集数增加,增溶量也随之增加。增溶剂的用量至少要在临界胶束浓度以上才能发挥增溶,在临界胶束浓度以上时,胶束数量和增溶量都随增溶剂用量的增加而增加。在增溶剂的用量固定,而增溶又达到平衡时,增溶质的饱和浓度称为最大增溶浓度(MAC)。如聚山梨酯80最多能增溶0.19g的丁香油。若此时继续增加增溶质,则溶液将析出沉淀或转变为乳浊液。临界胶束浓度越低,缔合胶束的数量越多,最大增溶浓度就越大。

(2) 增溶质的性质

① 增溶质的极性。对于极性增溶质,非离子型表面活性剂的HLB值越大,增溶效果越好,极性增溶质正好相反。

② 增溶质的结构。增溶质同系物随着烃链的增加,增溶能力降低;不饱和化合物比饱和化合物更易溶解;增溶质的环状支链增加增溶量。

③ 增溶质的解离度。极性或非极性的非解离药物一般增溶效果好,但解离药物会因其水溶

性不被增溶甚至溶解度降低，但当他们与带相反电荷的表面活性剂按一定比例混合时，可能产生增溶效果。

④ 多组分增溶质的影响。多组分制剂中，主药的增溶量往往会由于其他组分与表面活性剂的相互作用而升高或降低。某些组分可能会增加主药的增溶量，某些组分可能会降低增溶量。

(3) 增溶剂的加入顺序　一般先将增溶剂加入被增溶物质中，再加入少量溶剂使其成为较高浓度的溶液，待增溶后再将溶剂稀释至足量。

(4) 温度　离子型表面活性剂随着温度升高，分子热运动增加，使胶束产生增溶的空间增大，增溶量增大。对聚氧乙烯醚型非离子表面活性剂，温度升高，聚氧乙烯基水化作用减弱，临界胶束浓度减小，胶束聚集数增加，会使非极性有机物增溶量增加，极性有机物在昙点前增溶量增加，若继续升高温度，造成聚氧乙烯基脱水而卷缩，减小其增溶空间，则增溶减小。

表面活性剂增溶的机制

2. 乳化作用

表面活性剂的乳化作用，是将一种液体以液滴的形式分散于另一种不相混溶液体中形成乳液的过程。通常，这两种不相混溶的液体分别为水相和油相，由于表面活性剂具有两亲性，可将水相或油相包裹形成小液滴，表面活性剂在液滴表面形成较坚固的薄膜或在微滴表面形成双电层，组织液滴聚集，形成乳状液。利用表面活性剂的乳化作用可制备乳剂，如注射乳剂、外用乳剂、口服乳剂等。表面活性剂在 O/W 型或 W/O 型的软膏剂中可作为乳化剂，也可以促进药物的分散和穿透。其增强药物穿透和吸收的原因可能与提高药物的分配系数，增强皮肤的润湿度，转变皮肤屏障的性质有关。一般来说，HLB 值在 8～16 的表面活性剂可用作 O/W 型乳化剂，HLB 值在 3～8 的表面活性剂可用作 W/O 型乳化剂。阳离子型表面活性剂的毒性及刺激性较大，故不作内服乳剂的乳化剂使用；阴离子型表面活性剂一般作为外用乳剂的乳化剂使用；两性离子型表面活性剂可用作内服乳剂的乳化剂，如阿拉伯胶、西黄蓍胶、琼脂等；非离子型表面活性剂毒性低，相溶性好，不易发生配伍变化，对 pH 改变及电解质均不敏感，可用于外用或内服乳剂，泊洛沙姆 188 还用作静脉乳的乳化剂。

表面活性剂乳化作用的原理

3. 润湿作用

混悬剂在制备时常遇到的一个问题是粉末不易被润湿，漂浮于液体表面或下沉，这是由于固体粉末表面被一层气膜包围，或表面的疏水性阻碍了液体对固体的润湿，从而给制备制剂带来困难或造成制剂的不稳定。加入表面活性剂后，由于其分子能定向地吸附在固-液界面，排出了固体表面吸附的气体，降低了固-液间界面张力，使固体易被润湿而均匀分散。

促进液体在固体表面铺展或渗透的作用称润湿作用，能起润湿作用的物质称润湿剂。选择表面活性剂为润湿剂时，最适宜的 HLB 值通常为 7～9，并应有适宜的溶解度。常用的润湿剂有聚山梨酯类、聚氧乙烯脂肪醇醚类、聚氧乙烯蓖麻油类、磷脂类、泊洛沙姆等。

4. 起泡作用和消泡作用

起泡剂是指可产生泡沫和稳定泡沫的表面活性剂，其一般具有较强的亲水性和较高的 HLB 值，能降低液体的表面张力使泡沫趋于稳定。泡沫的形成易使药物在用药部位分散均匀且不易流失。起泡剂一般用于皮肤、腔道黏膜给药的剂型中。消泡剂是指用来破坏消除泡沫的表面活性剂，通常具有较强的亲油性，HLB 值为 1～3，能争夺并吸附在泡沫液膜表面上取代原有的起泡剂，但因其本身不能形成稳定的液膜而致泡沫被破坏。某些中药浸出液或含有表面活性物质的溶液在操作过程中易产生泡沫，可加入消泡剂解决。

5. 去污作用

去污剂是指可以除去污垢的表面活性剂，又称洗涤剂。HLB 值为 13～16，常用的有油酸钠及其他脂肪酸钠皂和钾皂、十二烷基硫酸钠、烷基磺酸钠等。去污过程一般包括润湿、增溶、乳化、分散、起泡等综合作用。

6. 消毒作用和杀菌作用

表面活性剂可与细菌生物膜蛋白质发生强烈作用而使之变性或失去功能。阳离子型表面活性剂，都具有极强的灭菌作用，因此常用于灭菌或防腐，如洁尔灭、新洁尔灭等。阳离子型表面活性剂在医药行业中可作为杀菌剂和消毒剂使用，这些消毒剂在水中都有比较大的溶解度，根据使用浓度，可用于手术前皮肤消毒、伤口或黏膜消毒、器械消毒和环境消毒等。

7. 助悬作用

混悬剂是热力学不稳定体系，存在着粒子聚集和沉降等问题，常需要加入助悬剂维持制剂的稳定性。表面活性剂可降低分散相和分散介质之间的界面张力，有利于疏水性药物的润湿和分散。

三、低分子溶液剂

低分子溶液剂系指小分子药物以分子或离子状态分散在溶剂中制成的均匀分散的液体制剂，可供内服或外用。低分子溶液剂是均相分散体系，在溶液中的分散度大，因而药物吸收速度比固体制剂快，甚至超过同种药物的混悬剂或乳剂。低分子溶液剂包括溶液剂、芳香水剂、糖浆剂、酊剂、醑剂、甘油剂、涂剂等。

（一）溶液剂

1. 溶液剂概述

溶液剂系指药物溶解于溶剂中所形成的澄明液体制剂，可供内服或外用。溶液剂的溶质一般为非挥发性的低分子化学药物。溶剂多为水，也可以是乙醇、植物油等。根据需要可加入助溶剂、抗氧剂、矫味剂、着色剂等附加剂。药物制成溶液剂后，以量取替代了称取，服用更准确，特别是对小剂量药物或毒性较大的药物更适宜；服用方便；但是以水为溶剂的溶液剂稳定性差，易分解、霉变，不宜长期储存，常需要根据药物的性质和临床需要采取适当措施保证产品质量。

2. 溶液剂制法

溶液剂的制备有三种方法，即溶解法、稀释法和化学反应法。

（1）溶解法 该法是将药物直接溶于溶剂中的制备方法，适用于较稳定的化学药物。实验室一般操作过程是：取处方总量1/2～3/4的溶剂，依次称取药物并加入其中，搅拌使其溶解，滤过，自滤器上添加溶剂至足量，最后搅匀即得。若处方制备过程需要进行分份分别制备，则根据实际情况可以在滤过前混合，也可以在滤过后混合。溶解法制备溶液剂的工艺流程如图7-6所示。

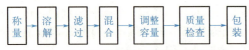

图7-6 溶解法制备溶液剂的工艺流程图

溶解法制备溶液剂时，处方中如有溶解度较小的药物，应先将其溶解在溶剂中，再加入其他药物使溶解；滤过可用普通滤器、垂熔玻璃滤器及砂滤棒等；某些药物虽然易溶，但溶解缓慢，药物在溶解过程中应采用粉碎、搅拌、加热等措施；易氧化的药物溶解时，宜将溶剂加热放冷后再溶解药物，同时应加适量抗氧剂，以减少药物氧化损失；对易挥发性药物应在最后加入，以免因制备过程而损失；滤过后的药液应进行可见异物检查，不符合要求时要反复滤过至合格；如处方中含有糖浆、甘油等黏稠液体时，用少量水稀释后加入溶液剂中；如使用非水溶剂，容器应干燥；制得的口服溶液剂应及时分装、密封、贴标签及包外包装。

在工业化生产中，配液罐多以不锈钢为材料，为保证溶解和混合均匀完全，配液罐配有磁力搅拌或搅拌桨，必要时可采用密闭液体循环方法。

(2) 稀释法 稀释法是将浓溶液用溶剂稀释成所需浓度溶液的制备方法，即先将药物制成高浓度溶液或将易溶性药物制成储备液，临用前再用溶剂稀释至所需的浓度。例如，工业生产的浓氨溶液一般含氨（NH_3）为 25.0%～28.0%（g/g），而药典规定的稀氨溶液的浓度为 9.5%～10.5%（g/mL），因而只能用稀释法制备稀溶液。根据稀释前后溶液中所含溶质的量不变，稀释计算公式见式(7-2)。

$$C_1V_1 = C_2V_2 \tag{7-2}$$

式中　C_1——稀释前溶液的浓度，mol/L；

　　　V_1——稀释前溶液的体积，L；

　　　C_2——稀释后溶液的浓度，mol/L；

　　　V_2——稀释后溶液的体积，L。

⟳ 课堂互动　某企业员工欲配制 75% 乙醇 500mL，请计算需要 95% 的乙醇多少毫升，水多少毫升。

(3) 化学反应法　该法是将两种或两种以上的药物，通过化学反应制成新的药物溶液的方法，待化学反应完成后，滤过，自滤器上添加溶剂至足量即得。适用于原料药物缺乏或质量不符合要求的情况，如复方硼砂溶液等。

（二）芳香水剂

芳香水剂系指芳香挥发性药物（多为挥发油）的饱和或近饱和水溶液。用乙醇和水混合溶剂制成的含大量挥发油的溶液，称为浓芳香水剂。露剂系指含挥发性成分的饮片用水蒸气蒸馏法制成的芳香水剂。

芳香水剂应澄明，与原有药物具有相同的气味，不得有异臭、沉淀和杂质；芳香水剂多数易分解、变质甚至霉变，所以不宜大量配制和久贮；芳香水剂浓度一般都很低，可矫味、矫臭并作为分散剂使用。

芳香水剂的制备方法有溶解法、稀释法和水蒸气蒸馏法。如果以挥发油和化学药物作原料多采用溶解法和稀释法。采用溶解法制备芳香水剂时，应使挥发性药物与水的接触面积增大，以促进其溶解。稀释法是将浓芳香水剂加溶剂稀释成规定浓度的芳香水剂。含挥发性成分的药材常用水蒸气蒸馏法。

（三）糖浆剂

1. 糖浆剂概述

糖浆剂系指含有原料药物的浓蔗糖水溶液，供口服用。糖浆剂中的药物可以是化学药物，也可以是药材提取物。糖浆剂的含蔗糖量应不低于 45%（g/mL）。根据需要可加入适宜的附加剂。糖浆剂应澄清，在贮存期间不得有发霉、酸败、产生气体或其他变质现象，允许有少量摇之易散的沉淀。糖浆剂由于渗透压较高不易霉败，能掩盖药物的苦、咸等不适气味，改善口感，利于服用，特别适合儿童患者。

制备糖浆剂的蔗糖应符合《中国药典》规定，蔗糖应是精制的无色或白色干燥的结晶，极易溶于水，水溶液较稳定。但加热时，特别是在酸性条件下蔗糖易水解转化为葡萄糖和果糖（称作转化糖），甜度比蔗糖高，具还原性，可以延缓易氧化药物的变质。较高浓度的转化糖在糖浆中还能防止在低温中析出蔗糖结晶。果糖易使制剂的颜色变深暗，微生物在单糖中也比在双糖中容易生长，制备时应控制好加热的温度和时间。

糖浆剂根据其组成和用途的不同可分为以下几类。

(1) 单糖浆　不含任何药物，为单纯的蔗糖近饱和水溶液，含糖量为 85%（g/mL）或 64.7%（g/g）。除供制备含药糖浆剂外，一般供矫味或作为混悬剂的助悬剂及片剂、丸剂等生产过程中的黏合剂使用。

(2) 药用糖浆 又称含药糖浆,主要用于治疗疾病,如急支糖浆、灵芝糖浆、小儿止咳糖浆等。

(3) 芳香糖浆 为含芳香性物质或果汁的浓蔗糖水溶液。主要用作液体制剂的矫味剂,如橙皮糖浆等。

2. 糖浆剂制法

糖浆剂制备方法有热溶法、冷溶法和混合法。

(1) 热溶法 将蔗糖加入沸纯化水中,加热溶解后,再加可溶性药物,混合、溶解、滤过,从滤器上加适量纯化水至规定容量,混合均匀即得,工艺流程如图 7-7 所示。其优点是蔗糖容易溶解,趁热容易滤过,所含高分子杂质如蛋白质加热凝固被滤除,制得的糖浆剂易于滤清,同时在加热过程中杀灭微生物,使糖浆易于保存。但加热过久或超过 100℃ 时,会使转化糖含量增加,糖浆剂颜色容易变深。此法适用于制备对热稳定的药物糖浆和有色糖浆。

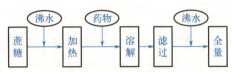

图 7-7 热熔法制备糖浆剂的工艺流程图

(2) 冷溶法 是在室温下将蔗糖溶于纯化水中制成糖浆剂的方法。冷溶法的优点是制成的糖浆剂颜色较浅,较适用于对热不稳定的药物和挥发性药物的糖浆剂制备,但生产周期长,制备过程易被微生物污染。

(3) 混合法 是将药物与单糖浆均匀混合而制成糖浆剂的方法。混合法操作简便,质量稳定,应用广泛,但制成的含药糖浆含糖量低,应特别注意防腐。

糖浆剂中药物的加入方法:①水溶性固体药物可先用少量纯化水使其溶解再与单糖浆混合,水中溶解度较小的药物可酌加少量其他适宜的溶剂使之溶解,再加入单糖浆中混匀;②药物的液体制剂和可溶性液体药物可直接加入单糖浆中搅匀,必要时滤过;③药物的醇性制剂与单糖浆混合时易发生混浊,可加入适量甘油助溶或加滑石粉助滤,滤至澄清;④药物如为水性浸出药剂,应将其纯化除去杂质后再加入单糖浆中。

3. 糖浆剂易出现的问题

糖浆剂在制备与贮存过程中,容易出现下述质量问题。

(1) 霉败问题 糖浆剂特别是低浓度的糖浆剂,容易被微生物污染,使糖浆长霉和发酵导致酸败、药物变质。对于低浓度的糖浆剂应添加适宜防腐剂。

(2) 沉淀问题 糖浆剂在储存过程中产生沉淀,多是由于蔗糖质量差,含有大量可溶性高分子杂质,由于这些杂质的逐渐聚集而出现混浊或沉淀,可在单糖浆滤过前加入蛋清溶液(加蛋清溶液的糖浆剂要在滤过前加热至沸)、滑石粉等,吸附高分子和其他杂质,使糖浆剂澄清。含有浸出药剂的糖浆剂,亦可因浸出药剂中含有不同程度高分子杂质而在储存中产生沉淀,可将其滤除。另外,高浓度的糖浆剂在储存中会因温度下降而析出蔗糖的结晶,加入适量甘油、山梨醇等多元醇可改善。

(3) 变色问题 糖浆剂制备时加热温度高、时间长,特别是在酸性条件下加热,可促使生成转化糖而使颜色变深。含着色剂的糖浆剂,在还原性物质、光线的作用下可逐渐褪色。

> **知识链接**
>
> **糖浆剂质量要求和检查**
>
> (1) 外观形状 除另有规定外,糖浆剂应澄清。在贮存期间不得有发霉、酸败、产生气体或其他变质现象,允许有少量摇之易散的沉淀。

（2）含蔗糖量应不低于45%（g/mL）。

（3）根据需要可加入适宜的附加剂。如需加入抑菌剂，除另有规定外，在制剂确定处方时，该处方的抑菌效力应符合《中国药典》抑菌效力检查法的规定。山梨酸和苯甲酸的用量不得过0.3%（其钾盐、钠盐的用量分别按酸计），羟苯酯类的用量不得过0.05%。如需加入其他附加剂，其品种与用量应符合国家标准的有关规定，且不应影响成品的稳定性，并应避免对检验产生干扰。必要时可加入适量的乙醇、甘油或其他多元醇。

（4）一般应检查相对密度、pH值等。

（5）装量　单剂量灌装的糖浆剂，取供试品5支，将内容物分别倒入经标化的量入式量筒内，尽量倾净。在室温下检视，每支装量与标示装量相比较，少于标示装量的不得多于1支，并不得少于标示装量的95%。多剂量灌装的糖浆剂，照最低装量检查法检查，应符合规定。

（6）除另有规定外，照非无菌产品微生物限度检查，应符合规定。

（四）醑剂

醑剂系指挥发性药物的浓乙醇溶液，可供内服或外用。凡用于制备芳香水剂的药物一般都可制成醑剂，其有效成分可以是固体、液体或气体。因挥发性药物在乙醇中的溶解度一般都比在水中大，所以醑剂中挥发性成分的浓度比在芳香水剂中的浓度大得多。醑剂中的药物浓度一般为5%～10%，乙醇浓度一般为60%～90%。醑剂还可用于芳香水剂制备或其他需要特殊香味的制剂。醑剂中的挥发油容易氧化、挥发，长期储存会变色等。醑剂应贮存于密闭容器中，但不宜长期储存。

醑剂可用溶解法和蒸馏法制备。

（五）甘油剂

甘油剂系指药物溶于甘油中制成的专供外用的溶液剂。常用于口腔、耳鼻喉科疾病。甘油具有黏稠性和吸湿性，有滋润皮肤、延长药效的作用，且能降低药物的刺激性。因甘油吸湿性较大，应密闭保存。

甘油剂的制备方法有溶解法和化学反应法。

四、高分子溶液剂

（一）高分子溶液剂概述

高分子溶液剂系指高分子化合物溶解于溶剂中制成的均匀分散的液体制剂，属于热力学稳定系统。以水为溶剂制备的高分子溶液称为亲水性高分子溶液剂或称胶浆剂；以非水溶剂制备的高分子溶液称为非水性高分子溶液剂。

（二）高分子溶液的性质

1. 高分子溶液的荷电性

溶液中高分子化合物结构中的某些基团会因解离而带电，有的带正电，如琼脂、明胶、血红蛋白、血浆蛋白等；有的带负电，如淀粉、阿拉伯胶、西黄蓍胶、磷脂、海藻酸钠、树脂、鞣酸等。一些高分子化合物所带电荷受pH溶液的影响，如蛋白质分子中含有羧基和氨基，在水溶液中随pH不同可带正电或负电。当溶液的pH大于等电点时带负电荷，pH小于等电点时带正电，在等电点时不带电。等电点时高分子溶液的许多性质会发生变化，如黏度、渗透压、溶解度、电导率等都变为最小值。利用高分子溶液的带电性，可采用电泳法测得高分子溶液所带电荷的种类。

2. 渗透压

亲水性高分子溶液有较高的渗透压，渗透压的大小与高分子溶液的浓度有关。浓度越大，渗透压越高。

3. 高分子溶液的黏度

高分子溶液是黏稠性流体，黏稠性大小用黏度表示，通过测定高分子溶液的黏度，可以确定高分子化合物的分子量。

4. 高分子溶液的聚结特性

高分子溶液剂是属于热力学稳定体系，其稳定性主要是高分子化合物的水化现象和荷电性决定的。高分子化合物含有大量亲水基，能与水形成牢固的水化膜，可阻止高分子化合物分子之间的相互凝聚，这是高分子溶液处于稳定状态的主要原因。高分子化合物带有同种电荷，相互排斥，可以阻止分子聚集，这是高分子溶液稳定性的次要原因。

但高分子的水化膜被破坏或荷电发生变化时易出现聚结沉淀。如：①向溶液中加入大量的电解质，由于电解质的强烈水化作用，破坏高分子的水化膜，使高分子凝结而沉淀，这一过程称为盐析；②向溶液中加入脱水剂，如乙醇、丙酮等也能破坏水化膜而发生聚结；③其他原因如受盐类、pH、絮凝剂、射线等的影响，高分子化合物凝结沉淀，称为絮凝现象；④带相反电荷的两种高分子溶液混合时，由于相反电荷中和而产生凝结沉淀等；⑤高分子溶液在放置过程中，自发聚集而沉淀的现象称为陈化现象，这是光线、空气、盐类、pH、絮凝剂、射线等共同作用的结果。

5. 胶凝性

一些亲水性高分子溶液，如明胶水溶液、琼脂水溶液，在温热条件下为黏稠性流动液体，当温度降低时，高分子溶液就会形成网状结构，分散介质会被全部包含在网状结构中，形成了不流动的半固体物质，称为凝胶，如软胶囊的囊壳就是这种凝胶。形成凝胶的过程称为胶凝。凝胶失去网状结构中的水分，体积缩小，形成干燥固体，称为干胶。

（三）高分子溶液的临床应用与注意事项

临床常用的含药高分子溶液主要是一些胶浆剂，如盐酸利多卡因胶浆、甲硝唑胶浆、盐酸丁卡因胶浆等；一些血浆代用品如羟乙基淀粉注射液、聚明胶肽注射液也是高分子溶液。高分子溶液在药剂学中应用较多，尤其是亲水性高分子溶液，如混悬剂中的助悬剂、乳剂中的乳化剂、片剂的包衣材料、血浆代用品、微囊、缓释制剂等都使用到高分子溶液。

（四）高分子溶液的制备

高分子溶液的制备方法主要是溶解法。溶解首先要经过溶胀过程，包括有限溶胀和无限溶胀。水分子渗入高分子化合物分子间的空隙中，与高分子中的亲水基团发生水化作用而使其体积膨胀，这一过程称为有限溶胀。由于高分子空隙间存在水分子，降低了高分子分子间的作用力（范德瓦耳斯力），溶胀过程继续进行，最后高分子化合物完全分散在水中形成高分子溶液，这一过程称为无限溶胀。无限溶胀的过程也就是高分子化合物逐渐溶解的过程。无限溶胀常需加以搅拌或加热才能完成。形成高分子溶液的这一过程称为胶溶。胶溶过程的快慢取决于高分子的性质以及工艺条件。

高分子化合物的种类甚多，有的溶于水而有的溶于有机溶剂，且其溶解的速度快慢不同。根据经验，总结出一些高分子化合物的制备方法：明胶、琼脂溶液的制备，是先将明胶或琼脂碎成小块或粉末，加部分水放置，使其充分吸水膨胀，然后加足量的水并加热使其溶解。胃蛋白酶、汞红溴、蛋白银等溶液的制备，需将高分子药物撒于水面，待其自然溶胀后再搅拌形成溶液。如果撒于水面后立即搅拌则形成团块，这时在团块周围形成了水化层，使溶胀过程变得相当缓慢。淀粉遇水立即膨胀，但无限溶胀过程必须加热至60~70℃才能完成。甲基纤维素的有限溶胀和无限溶胀过程需在冷水中完成。

（五）典型高分子溶液剂实例分析

例：羧甲基纤维素钠胶浆

［处方］ 羧甲基纤维素钠　2.5g　　95％乙醇　　　　　　10mL
　　　　 甘油　　　　　　30mL　　5％羟苯乙酯乙醇溶液　2mL
　　　　 香精　　　　　　适量　　纯化水加至　　　　　100mL

［制法］ 取95％乙醇10mL于100mL量杯中，加入羧甲基纤维素钠搅拌均匀，在不断搅拌下加纯化水50mL，待羧甲基纤维素钠充分溶胀后加入甘油、5％羟苯乙酯乙醇溶液、香精，加纯化水至足量，搅匀即得。

［注解］

(1) 羧甲基纤维素钠可用乙醇润湿，加速其溶解，也可将羧甲基纤维素钠在适量冷水中充分溶胀，然后再稍加热促进溶解。

(2) 羧甲基纤维素钠可以加热促进其溶解，于60℃以下加热稳定，超过80℃长时间加热，黏度降低。

(3) 甘油起到保湿、增稠和润滑作用。

［临床适应症］ 本品为润滑剂。用于腔道、器械检查或查肛时起润滑作用。在药剂生产中常用作乳化剂、黏合剂、助悬剂等附加剂。

五、溶胶剂

（一）溶胶剂概述

溶胶剂系指固体药物的微细粒子分散在水中形成的非均相分散体系，又称疏水胶体溶液。溶胶剂外观为透明液体，分散的微细粒子在1~100nm之间，胶粒是多分子聚集体，有很大的分散度，属于热力学不稳定体系。

（二）溶胶剂的构造和性质

1. 溶胶剂的构造

溶胶剂中固体微粒由于本身的解离或吸附溶液中某种离子而带有电荷，带电的微粒表面必然吸引带相反电荷的离子，称为反离子。吸附的带电离子和反离子构成了吸附层。少部分反离子扩散到溶液中，形成扩散层。吸附层和扩散层分别是带相反电荷的带电层，称为双电层，也称扩散双电层。如图7-8所示为碘化银溶胶剂中胶粒的结构。由于双电层的存在，在电场中胶粒与扩散层之间发生相对移动，表现出电位差，双电层之间的电位差称为ζ电位。ζ电位的高低可以表示胶粒与胶粒之间的斥力，ζ电位愈高，斥力愈大。由于胶粒电荷之间的排斥作用和在胶粒周围形成的水化膜，可阻止胶粒因碰撞而发生聚集。ζ电位可以作为评估溶胶剂稳定性的指标，当ζ电位降至25mV以下时，溶胶产生聚结不稳定性。

2. 溶胶剂的性质

(1) 光学性质　当强光线通过溶胶剂时，从侧面可观察到圆锥形光束，称为丁达尔效应。这是由于溶胶剂的胶粒粒度小于自然光波长引起光散射所致。溶胶剂的混浊程度用浊度表示，浊度

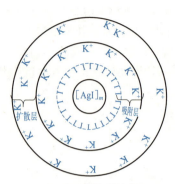

图 7-8 胶粒的结构
（以碘化银为例）

愈大表明散射光愈强。溶胶剂的颜色与光线的吸收和散射有密切关系。

（2）电学性质 溶胶剂由于双电层结构而荷电，可以荷正电，也可以荷负电。在电场的作用下胶粒或分散介质产生移动，在移动过程中产生电位差，这种现象称为界面动电现象。溶胶的电泳现象就是界面动电现象引起的。

（3）动力学性质 溶胶剂中的胶粒受溶剂水分子不规则地撞击产生的不规则运动称为布朗运动。剧烈的布朗运动使得溶胶剂中的胶粒能克服重力作用而不下沉，因而溶胶剂具有动力学稳定性。溶胶粒子的扩散速度、沉降速度及分散介质的黏度等都与溶胶的动力学性质有关。

（4）稳定性 溶胶剂属热力学不稳定系统，主要表现为聚结不稳定性。但由于胶粒表面电荷产生静电斥力以及胶粒荷电所形成的水化膜，都增加了溶胶剂的聚结稳定性。

溶胶剂具有动力学稳定性，但由于系统内粒子界面能大，促使胶粒聚集变大，以降低界面能，当聚集粒子的大小超出了胶体分散体系的范围时，胶粒本身的布朗运动不足以克服重力作用，而从分散介质中析出沉淀，这种现象称为聚沉，溶胶聚沉后往往不能恢复原态。

影响溶胶剂稳定性的因素如下。

① 电解质的作用。电解质的加入对 ζ 电位的影响很大，电解质中的反离子可以压缩胶粒周围的扩散层，使之变薄，较多的离子进入吸附层，使吸附层有较多的电荷被中和，胶粒的电荷变少，ζ 电位降低；同时水化膜也变薄，因而胶粒易合并聚集。

② 高分子化合物的作用。保护作用：当溶胶剂中加入高分子溶液达到一定浓度时，能显著提高溶胶剂的稳定性，使其不易发生聚集，这种现象称为保护作用，形成的液体称为保护胶体。敏化作用：在溶胶中如果大分子化合物的加入量很少，不足以将胶粒表面完全覆盖，则不仅起不到保护作用，反而会降低溶胶的稳定性，甚至发生聚沉，这种现象称为敏化作用。

③ 溶胶剂的相互作用。两种带有相反电荷的溶胶互相混合，也会发生沉淀。聚沉的程度与两胶体的比例有关，两种溶胶的用量在所带的电荷等电点时，才会完全沉淀，否则可能不完全沉淀或不沉淀。

（三）溶胶剂的临床应用与注意事项

将药物分散成溶胶状态，药效会出现显著的变化，如胶粒易发生聚沉，故溶胶剂在药物制剂中的直接应用较少，通常是经亲水胶体保护的溶胶制剂，如氧化银溶胶，用作眼、鼻收敛杀菌药。虽然溶胶剂的临床制剂很少，但溶胶剂的性质对药剂学却有着重要意义。将药物制成溶胶分散体系，可改善药物的吸收，使药效增大或异常，对药物的刺激性也会产生影响。如粉末状的硫不被肠道吸收，制成胶体则极易吸收，可产生毒性反应。具有特殊刺激性的银盐制成具有杀菌作用的胶体蛋白银、氧化银、碘化银，则刺激性降低。

（四）溶胶剂的制备

溶胶剂的制备方法包括分散法和凝聚法。

1. 分散法

分散法是将药物的粗粒子分散达到溶胶粒子分散范围的方法。

（1）机械分散法 常采用胶体磨进行制备。将分散药物、分散介质以及稳定剂加入胶体磨中，胶体磨以 10000r/min 转速高速旋转将药物粉碎成胶体粒子范围，可以制成质量很好的溶胶剂。

(2) 胶溶法 又称为解胶法,是将新生的粗分散粒子重新分散的方法。

(3) 超声分散法 用20000Hz以上超声波所产生的能量使粗分散粒子分散成溶胶剂的方法。

2. 凝聚法

药物在真溶液中可因物理条件的改变或化学反应而形成沉淀,条件控制得当,使溶液有一个适当的过饱和度,就可以使形成的质点大小符合溶胶分散体系的要求。

(1) 物理凝聚法 通过改变分散介质的性质,使溶解的药物凝聚成为溶胶的方法。

(2) 化学凝聚法 借助于氧化、还原、水解、复分解等化学反应制备溶胶的方法。

(五) 典型溶胶剂实例分析

例：纳米银溶胶

[处方]　$1×10^{-3}$mol/L　$AgNO_3$　溶液　500mL

　　　　1%柠檬酸钠溶液　　　　　　13mL

[制法]　将配制好的硝酸银溶液置于烧杯中,用恒温加热磁力搅拌器加热至沸腾,在沸腾条件下,迅速加入1%柠檬酸钠溶液,用激光笔检测有明亮光路即停止加热,可得纳米银溶胶。

[注解]

(1) 通过溶胶剂的丁达尔效应,可判断溶胶剂的生成。

(2) 柠檬酸钠具有还原硝酸银或者起催化剂的作用,还具有稳定银胶束的作用。

[临床适应症]　一般用于消毒,为广谱抗菌剂。

六、混悬剂

混悬剂

(一) 混悬剂概述

混悬剂系指难溶性固体药物以微粒状态分散于分散介质中形成的非均相的液体制剂。混悬剂中药物微粒一般在0.5~10μm之间,小者可为0.1μm,大者可达50μm或更大,属于热力学不稳定的粗分散体系,所用分散介质大多数为水,也可用植物油。分散相可达到50%,也可制成干粉形式,临用前加水振摇分散,这就是干混悬剂。液体的混悬剂稳定性较差,容易沉淀或发生降解,干混悬剂有助于解决混悬剂的稳定性问题。

1. 制备混悬剂的条件

凡难溶性药物需制成液体制剂供临床应用时；药物的剂量超过了度不能以溶液剂形式应用时；两种溶液混合使药物的溶解度降低而析出固体药物时；为了使药物产生缓释作用等条件下,都可以考虑制成混悬剂。但为了安全起见,毒剧药或剂量小的药物不应制成混悬剂使用。

2. 混悬剂的物理稳定性

混悬剂中药物微粒的分散度大、具有较高的表面自由能,处于不稳定状态。疏水性的混悬剂比亲水性药物存在更大的物理稳定性问题。

(1) 混悬粒子的沉降速度　混悬剂中的微粒受重力作用产生沉降时,其沉降速度服从Stoke's定律,即式(7-3)。

$$V=\frac{2r^2(\rho_1-\rho_2)g}{9\eta} \tag{7-3}$$

式中　V——沉降速度,m/s；

　　　r——微粒半径,m；

　　　ρ_1——微粒的密度,kg/m³；

　　　ρ_2——介质的密度,kg/m³；

　　　g——重力加速度,m/s²；

η——分散介质的黏度，kg/（m·s）。

由 Stoke's 公式可见，微粒沉降速度与微粒半径平方、微粒与分散介质的密度差成正比，与分散介质的黏度成反比。混悬剂微粒沉降速度愈大，动力稳定性就愈小。

增加混悬剂稳定性的主要方法有：①减小微粒半径，以减小沉降速度；②增加分散介质的黏度，还可以减小固体微粒与分散介质间的密度差，通常可向混悬剂中加入高分子助悬剂，在增加介质黏度的同时，也减小了微粒与分散介质之间的密度差，同时微粒吸附助悬剂分子而增加亲水性。

课堂互动 通过减小微粒半径和增加分散介质黏度都可以降低混悬剂的沉降速度，最有效的方法是哪个？为什么？

（2）微粒的荷电与水化 混悬剂中微粒可因本身离解或吸附分散介质中的离子而荷电，具有双电层结构，即有ζ电势。由于微粒表面荷电，水分子可在微粒周围形成水化膜，这种水化作用的强弱随双电层厚度而改变。微粒荷电使微粒间产生排斥作用，加之有水化膜的存在，阻止了微粒间的相互聚结，使混悬剂更加稳定。向混悬剂中加入少量电解质，可以改变双电层的构造和厚度，影响混悬剂的聚结稳定性并产生絮凝。疏水性药物制成的混悬剂药物微粒水化作用很弱，对电解质更敏感。亲水性药物的混悬剂微粒除荷电外，本身还具有水化作用，受电解质的影响较小。

（3）絮凝与反絮凝 混悬剂中的微粒因分散度大而具有很高的表面自由能，这种高能状态的微粒就有降低表面自由能的趋势。这就意味着微粒间要有一定的聚集。但由于微粒荷电，电荷的排斥力阻碍了微粒产生聚集。因此只有加入适当的电解质，使ζ电位降低，以减小微粒间电荷的排斥力。ζ电势降低一定程度后，混悬剂中的微粒形成疏松的絮状聚集体，使混悬剂处于稳定状态。混悬微粒形成疏松聚集体的过程称为絮凝，加入的电解质称为絮凝剂。为了得到稳定的混悬剂，一般应控制ζ电势在 20~25mV 范围内，使其恰好能产生絮凝作用。絮凝剂主要是具有不同价数的电解质，其中阴离子絮凝作用大于阳离子。电解质的絮凝效果与离子价数有关，离子价数越大，絮凝效果越好。絮凝状态下的混悬剂虽沉降速度快，但沉降体积大，沉降物不结块，经振摇能迅速恢复均匀的混悬状态。

向絮凝状态的混悬剂中加入电解质，使絮凝状态变为非絮凝状态这一过程称为反絮凝。加入的电解质称为反絮凝剂。反絮凝剂可增加混悬剂的流动性，使之易于倾倒，方便取用。同一电解质因用量不同，可以是絮凝剂，也可以是反絮凝剂。

（4）结晶增长与转型 混悬剂中药物微粒大小不可能完全一致，混悬剂在放置过程中，微粒的大小与数量在不断变化，即小的微粒数目不断减少，大的微粒不断增大，使微粒的沉降速度加快。因此，在制备混悬剂时，不仅要考虑到微粒大小，还应考虑粒子大小的一致性。

结晶性药物可能有几种晶型，称为同质多晶型。同一药物的多种晶型中只有一种最稳定，其他晶型都会在一定条件下，经过一定时间后转变为稳定型。晶型转变的速度存在较大的差异，有的时间很快，有的则需要很长时间。

（5）分散相的浓度和温度 在同一分散介质中分散相的浓度增加，混悬剂的稳定性降低。温度对混悬剂的影响更大，温度变化不仅改变药物的溶解度和溶解速度，还能改变微粒的沉降速度、絮凝速度、沉降容积，从而改变混悬剂的稳定性。冷冻可破坏混悬剂的网状结构，也会使稳定性降低。

（二）混悬剂的临床应用与注意事项

1. 混悬剂的临床应用

混悬剂在药物制剂中应用较多。在药剂学中，注射剂、洗剂、滴眼剂、软膏剂等都有混悬型制剂。

2. 混悬剂的注意事项

混悬剂的药物微粒的分散度大，易发生沉降，因此应注意用前摇匀。干混悬剂应按规定的比例加水振摇，均匀分散后再服用，不能直接吞服，以免误入气管引起呛咳。

（三）混悬剂的稳定剂

混悬剂属于不稳定的分散体系，为保持一定的稳定性，需加入不同稳定剂。稳定剂主要有助悬剂、润湿剂、絮凝剂与反絮凝剂。

1. 助悬剂

助悬剂是指能增加分散介质的黏度，降低药物微粒的沉降速度，或增加微粒亲水性的附加剂。助悬剂的作用是增加混悬剂中分散介质的黏度，从而降低微粒的沉降速度；助悬剂可被吸附在微粒表面，形成机械性或电性的保护膜，增加微粒的亲水性，防止微粒间互相聚集或结晶的转型，从而增加混悬液的稳定性。理想的助悬剂应助悬效果好，不粘壁，容易重分散，絮凝颗粒细腻，无药理作用。可根据混悬剂中药物微粒的性质与含量，选择不同的助悬剂。助悬剂种类很多，如低分子化合物、高分子化合物，某些表面活性剂也有助悬作用。常用的助悬剂如下。

(1) 低分子助悬剂 如甘油、糖浆、山梨醇等低分子溶液，可增加分散介质的黏度，也可增加微粒的亲水性。内服混悬剂应使用糖浆等，兼有矫味作用；外用制剂常常加入甘油。亲水性物质宜少加，疏水性物质要多加。

(2) 高分子助悬剂 ①天然的高分子助悬剂，如阿拉伯胶、西黄蓍胶、桃胶、海藻酸钠、琼脂、淀粉浆等多糖类。阿拉伯胶和西黄蓍胶可用粉末或胶浆，用量分别为5%～15%和0.5%～1%。这类高分子助悬剂在使用时常需加入防腐剂。②合成或半合成高分子助悬剂，如甲基纤维素、羧甲基纤维素钠、羟丙基纤维素、卡波姆、聚维酮、葡聚糖等。他们的水溶液透明，一般用量为0.1%～1%，性质稳定，受pH影响小，但有些助悬剂与药物或其他附加剂有配伍变化。③硅藻土是天然的含水硅酸铝，不溶于水或酸，但在水中膨胀，体积增加约10倍，形成高黏度并具触变性和假塑性的凝胶，在pH＞7时，膨胀性更大，黏度更高，助悬效果更好。常用量为2%，但由于硅藻土有泥土味道，一般用于外用制剂。④触变胶，利用触变胶的触变性，即凝胶与溶胶恒温转变的性质，静置时形成凝胶防止微粒沉降，振摇时变为溶胶有利于倒出。使用触变性助悬剂有利于混悬剂稳定。单硬脂酸铝溶解于植物油中可形成典型的触变胶。一些具有塑性流动和假塑性流动的高分子化合物的水溶液常具有触变性，可选择使用。

2. 润湿剂

润湿剂是指能增加疏水性药物微粒被水湿润能力的附加剂。许多疏水性药物，如硫黄、甾醇类、阿司匹林等不易被水润湿，加之微粒表面吸附有空气，给制备混悬剂带来困难，这时应加入润湿剂，润湿剂可被吸附于微粒表面，增加其亲水性，产生较好的分散效果。甘油、乙醇等润湿剂的润湿效果不强。最常用的润湿剂是HLB值在7～9之间的表面活性剂，如聚山梨酯类、肥皂类、十二烷基硫酸钠、硫酸化蓖麻油等。

3. 絮凝剂与反絮凝剂

使混悬剂产生絮凝作用的附加剂称为絮凝剂，而产生反絮凝作用的附加剂称为反絮凝剂。同种电解质，因用量不同，可以是絮凝剂，也可以是反絮凝剂。如酒石酸盐、酸式酒石酸盐、枸橼酸盐、酸式枸橼酸盐和磷酸盐等。絮凝剂和反絮凝剂的种类、性能、用量、混悬剂所带电荷以及其他附加剂等均对絮凝剂和反絮凝剂的使用有很大影响，应在试验的基础上加以选择。

（四）混悬剂的制备

混悬剂的制备原则是，先将药物粉粒润湿，在液体分散介质中均匀分散，保持一定条件使其尽量不聚集，或即使沉降，也容易再分散。混悬剂的制备方法分为分散法和凝聚法。

1. 分散法

分散法是将粗颗粒的药物粉碎成符合混悬剂微粒要求的分散程度，再分散于分散介质中制备混悬剂的方法。

亲水性药物（如炉甘石、氧化锌等）制备时，一般先将药物在干燥状态下粉碎至一定程度，再加入适量水或与水极性相近的分散介质，加液研磨至适宜分散度，最后加入处方中的剩余液体至足量。

疏水性药物（如硫黄）制备时，通常先将药物加润湿剂研磨，再加入其他液体研磨，将药物表面的空气驱逐出，最后加液体稀释至足量。

小量制备可用乳钵，大量生产可用乳匀机、胶体磨等机械。

对于质重、硬度大的药物，可采用水飞法，可使药物粉碎到极细的程度。

 知识链接

水飞法

水飞法是制取药材极细粉末的方法，利用粗细粉末在水中悬浮性不同，将不溶于水的药材（矿物、贝壳类等药物）与水共研，经反复研磨制备成极细腻粉末。水飞法适用于不溶于水的矿物药，如朱砂、雄黄、炉甘石及珍珠。操作步骤如下：将药物适当破碎，置乳钵中或其他容器中，加入适量清水，研磨成糊状，再加多量水搅拌，粗粒即下沉，立即倾出混悬液，下沉的粗粒再研磨，如此反复操作，至研细为止。最后将不能混悬的杂质弃去。将前后倾出的混悬液合并静置，待沉淀后，倾去上面的清水，将干燥沉淀物研磨成极细粉末。

2. 凝聚法

物理凝聚法是将分子或离子分散状态分散的药物溶液加入另一分散介质中凝聚成混悬液的方法。化学凝聚法是用化学反应使两种药物生成难溶性的药物微粒，再混悬于分散介质中制备混悬剂的方法。为使微粒细小均匀，化学反应在稀溶液中进行并应急速搅拌。

 知识链接

评价混悬剂质量的方法

1. 微粒大小

混悬剂中微粒的大小不仅关系到混悬剂的质量和稳定性，也会影响混悬剂的药效和生物利用度。所以测定混悬剂中微粒大小及其分布，是评定混悬剂质量的重要指标。显微镜法、库尔特计数法、浊度法、光散射法、漫反射法等很多方法都可测定混悬剂粒子大小。

2. 沉降体积比

混悬剂的沉降体积比可比较两种混悬剂的稳定性，用来评价稳定剂的效果以及比较处方的优劣。沉降体积比是指沉降物的体积与沉降前混悬剂的体积之比。《中国药典》（2020年版）规定的口服混悬剂沉降体积比检查法是：用具塞量筒量取供试品50mL，密塞，用力振摇1分钟，记下混悬物的开始高度 H_0，静置3小时，记下混悬物的最终高度 H，按式(7-4)计算：

$$F = H/H_0 \qquad (7-4)$$

F 值在0～1之间，F 值越大，混悬剂越稳定。以 F 为纵坐标，时间为横坐标可得沉降曲线。如果沉降曲线比较缓慢地降低，可认为处方优良。口服混悬剂的沉降体积比应不低于0.9。

3. 絮凝度

絮凝度是评价混悬剂的稳定性。按式(7-5)计算：
$$\beta = F/F_\infty \tag{7-5}$$

式中，F 为加入絮凝剂后混悬剂的沉降体积比；F_∞ 为去絮凝剂后混悬剂的沉降体积比。絮凝度 β 表示由絮凝所引起的沉降物容积增加的倍数，例如，去絮凝混悬剂的 F_∞ 值为 0.15，絮凝混悬剂的 F 值为 0.75，则 $\beta=5.0$，说明絮凝混悬剂沉降容积比是去絮凝混悬剂降容积比的 5 倍。β 值愈大，絮凝效果愈好。用絮凝度评价絮凝剂的效果、预测混悬剂的稳定性，有重要价值。

4. 重新分散试验

优良的混悬剂经过贮存后再振摇，沉降物应能很快重新分散，才能保证服用时的均匀性和分剂量的准确性。试验方法：将混悬剂置于带塞的 100mL 量筒内，密塞，放置沉淀，然后以 20r/min 的速度转动，经过一定时间的旋转，量筒底部的沉降物应重新均匀分散，说明混悬剂再分散性良好。

5. ζ 电位测定

混悬剂中微粒具有双电层，即 ζ 电位。ζ 电位的大小可表示混悬剂存在状态。一般 ζ 电位在 25mV 以下，混悬剂呈絮凝状态；ζ 电位在 50~60mV 时，混悬剂呈反絮凝状态。可用电泳法测定混悬剂的 ζ 电位，ζ 电位与微粒电泳速度的关系可用式(7-6)表示。

$$\zeta = 4\pi \frac{\eta v}{\varepsilon E} \tag{7-6}$$

式中，η 为混悬剂的黏度；v 为微粒电泳速度；ε 为介电常数；E 为外加电强度。测出微粒的电泳速度，即能计算出 ζ 电位。

6. 流变学测定

主要是用旋转黏度计测定混悬液的流动曲线，由流动曲线的形状，确定混悬液的流动类型，以评价混悬液的流变学性质。若为触变流动、塑性触变流动和假塑性触变流动，能有效地减缓混悬剂微粒的沉降速度。

（五）典型混悬剂实例分析

例：磺胺嘧啶混悬剂

[处方]
磺胺嘧啶	100g	氢氧化钠	16g
枸橼酸钠	50g	枸橼酸	29g
单糖浆	400mL	4%羟苯乙酯乙醇溶液	10mL
纯化水加至	1000mL		

[制法] 将磺胺嘧啶混悬于 200mL 纯化水中，将氢氧化钠加适量纯化水溶解后缓缓加入磺胺嘧啶混悬液中，边加边搅拌，使磺胺嘧啶与氢氧化钠反应生成磺胺嘧啶钠溶解；将枸橼酸与枸橼酸钠加适量纯化水溶解，过滤，缓缓加入磺胺嘧啶钠溶液中，不断搅拌，析出磺胺嘧啶；最后加入单糖浆与羟苯乙酯乙醇溶液，加纯化水至足量，搅匀即得。

[注解]

(1) 枸橼酸钠与枸橼酸组成缓冲液，调节混悬液的 pH。

(2) 单糖浆为矫味剂，并起助悬作用。

(3) 羟苯乙酯为防腐剂，应在搅拌下缓慢加入，避免因溶剂变化析出结晶。

[临床适应症] 本品为磺胺类抗菌药,用于溶血性链球菌、脑膜炎球菌、肺炎球菌等感染。口服,一次10mL,一日2次;治疗脑膜炎一次10mL,一日4次;服时摇匀。

七、乳剂

乳剂

(一)乳剂概述

乳剂系指互不相溶的两种液体混合,其中一种液体以细小液滴状态分散于另一种液体中形成的非均相液体分散体系。形成液滴的液体称为分散相、内相或非连续相,另一种液体则称为分散介质、外相或连续相,分散相的粒径一般在 0.1~100μm 范围内。乳剂中的液滴具有很大的分散度,其总表面积大,表面自由能很高,属热力学不稳定体系。

1. 乳剂的基本组成

乳剂中两种不相混溶的液体,其中一种液体往往是水或水溶液,称为水相,用 W 表示,另一种则是与水不相混溶的有机液体,称为油相,用 O 表示。乳剂由水相、油相和乳化剂组成,三者缺一不可。

2. 乳剂的类型

(1) 根据内外相组成不同分类 当油为分散相,分散在水中,称为水包油(O/W)型乳剂;当水为分散相,分散在油中,称为油包水(W/O)型乳剂;也可制成复乳,如 W/O/W 型或 O/W/O 型。O/W 型或 W/O 型乳剂的主要区别方法见表 7-3。

表 7-3 O/W 型或 W/O 型乳剂的区别方法

项目	O/W 型乳剂	W/O 型乳剂
外观	通常为乳白色	接近油的颜色
稀释性	可被水稀释	可被油稀释
导电性	导电	不导电或几乎不导电
水溶性染料	外相染色	内向染色
油溶性染料	内向染色	外相染色

(2) 根据乳滴的大小分类 将乳剂分为普通乳、亚微乳、纳米乳。

① 普通乳:普通乳液滴大小一般在 1~100μm 之间,这时乳剂形成乳白色不透明的液体。

② 亚微乳:粒径大小一般在 0.1~1.0μm 之间,亚微乳常作为胃肠外给药的载体。静脉注射乳剂应为亚微乳,粒径可控制在 0.25~0.4μm 范围内。

③ 纳米乳:当乳滴粒子小于 0.1μm 时,乳剂处于胶体分散范围,这时光线通过乳剂时不产生折射而是透过乳剂,肉眼可见乳剂为透明液体,这种乳剂称为纳米乳或微乳或胶束乳,纳米乳粒径在 0.01~0.10μm 范围。

> **知识链接**
>
> **纳米乳**
>
> 纳米乳作为一种新型纳米载药系统,由于粒径小,黏度低,可提高难溶性药物的溶解度及生物利用度而显示出优越的载药效果,可改变难溶性药物临床应用剂型较少的现状。纳米乳在透皮给药、口服给药、黏膜给药、注射给药等多个给药途径中较普通乳剂有明显的优势,还具有明显的缓释作用、靶向性及较高的生物利用度等优点,在药剂学领域有广阔的应用前景。

3. 乳剂的特点

（1）乳剂中液滴的分散度很大，药物吸收和药效的发挥很快，生物利用度高。

（2）油性药物制成乳剂能保证剂量准确，而且使用方便。

（3）水包油型乳剂可掩盖药物的不良臭味，口服乳剂可加入矫味剂。

（4）外用乳剂能改善对皮肤、黏膜的渗透性，减少刺激性。

（5）静脉注射乳剂注射后分布较快、药效高、有靶向性，静脉营养乳剂，是高能营养输液的重要组成部分。

（二）乳化剂

1. 乳化剂的分类

乳化剂是形成乳剂的不可缺少的组成部分，对乳剂的稳定性起重要作用。

> **知识链接**
>
> **乳化剂应具备的条件**
>
> （1）乳化能力强，能显著降低界面张力，迅速吸附在分散相液滴周围形成牢固的界面膜，并能用较低浓度的乳化剂就能发挥乳化作用。
>
> （2）性质稳定，受各种因素的影响小。乳剂中除药物外，常需添加其他附加剂，乳化剂应不受这些成分的影响，目前尚没有一种乳化剂能全部符合上述条件，这项条件可作为选择或评价乳化剂的标准。
>
> （3）有一定的生理适应能力，无毒、无刺激性，安全性高，对人体无害，价廉易得。

常用的乳化剂根据性质不同，可分为天然乳化剂、合成乳化剂、固体粉末乳化剂和辅助乳化剂。

(1) 天然乳化剂 这类乳化剂亲水性较强，组成复杂，多为高分子有机化合物，能形成 O/W 型乳剂，多数有较大的黏度，能增加乳剂的稳定性，可作增稠剂。但是天然乳化剂易受微生物的污染，使用时需添加适当的防腐剂。

常用的品种如下。

① 阿拉伯胶：是天然的 O/W 型乳化剂，因其黏度较低，单独用作乳化剂制成的乳剂易分层，因此常与西黄蓍胶、果胶、琼脂、海藻酸钠等合用，主要用作内服乳剂的乳化剂，常用量为 5%～15%。

② 西黄蓍胶：可形成 O/W 型乳剂，其水溶液具有较高黏度，乳化能力较差，很少单独使用，常与阿拉伯胶合用以增加制剂的黏度和稳定性，常用量为 1%～2%。

③ 明胶：可形成 O/W 型乳剂，明胶为两性化合物，易受溶液 pH 值及电解质的影响产生凝聚作用，常与阿拉伯胶合用。常用量为油相的 1%～2%。

④ 磷脂：能显著降低油水间界面张力，乳化作用强，可供内服或外用，常用量为 1%～3%。

(2) 合成乳化剂 主要是指表面活性剂，乳化能力强，性质比较稳定，容易在乳滴周围形成单分子乳化膜。常用的有以下几种。

① 阴离子型乳化剂：如硬脂酸钠（O/W 型）、硬脂酸钾（O/W 型）、硬脂酸钙（W/O 型）、有机胺皂（O/W 型）、十二烷基硫酸钠（O/W 型）等，常用作外用乳剂的乳化剂。

② 非离子型乳化剂：常用的有脂肪酸山梨坦类（W/O 型）、聚山梨酯类（O/W 型）、卖泽（O/W 型）、苄泽（O/W 型）、泊洛沙姆（O/W 型）等。这类乳化剂混合使用效果更高。非离子型表面活性剂口服一般认为无毒性，用于静脉给药有一定的毒性，其中泊洛沙姆 188 的毒性很低，可用作静脉乳剂的乳化剂。

(3) 固体粉末乳化剂 不溶性的固体粉末可用作水油两相的乳化剂，在两相之间形成固体微粒乳化膜，防止分散相液滴合并，且不受电解质的影响。硅藻土、氢氧化镁、氢氧化铝、二氧化硅、白陶土等能被水更多润湿，可用于制备 O/W 型乳剂；氢氧化钙、氢氧化锌、硬脂酸镁等能被油更多润湿，可用于制备 W/O 型乳剂。

(4) 辅助乳化剂 是指与乳化剂合并使用能增加乳剂稳定性的乳化剂。辅助乳化剂的乳化能力一般很弱或无乳化能力，但能提高乳剂的黏度，并能增强乳化膜的强度，防止乳滴合并。常用的有：增加水相黏度的辅助乳化剂，如甲基纤维素、羧甲基纤维素钠、羟丙基纤维素、海藻酸钠等；增加油相黏度的辅助乳化剂，如鲸蜡醇、蜂蜡、硬脂酸、硬脂醇等。

2. 乳化剂的选择

乳化剂种类很多，应根据乳剂的使用目的、药物的性质、处方的组成、欲制备乳剂的类型、乳化方法等综合考虑，适当选择。

(1) 根据乳剂的类型选择 O/W 型乳剂应选择 O/W 型乳化剂，W/O 型乳剂应选择 W/O 型乳化剂。乳化剂的 HLB 值为这种选择提供了重要的依据。

(2) 根据乳剂给药途径选择 口服乳剂应选择无毒的天然乳化剂或某些亲水性高分子乳化剂等；外用乳化剂应选择对局部无刺激性，长期使用无毒性的乳化剂；注射用乳剂应选磷脂、泊洛沙姆等乳化剂。

(3) 根据乳化剂性能选择 应选择乳化性能强、性质稳定、受外界因素（如酸、碱、盐、pH 等）影响小、无毒无刺激的乳化剂。

(4) 混合乳化剂的选择 乳化剂混合使用有很多优点，通过调节乳化剂的 HLB 值可使其有更好的适应性，增加乳化膜的牢固性，并增加乳剂的黏度，提高乳剂的稳定性。非离子型乳化剂可以混合使用，如聚山梨酯和脂肪酸山梨坦等，也可与离子型乳化剂混合使用，但阴、阳离子型乳化剂不能混合使用。

（三）乳剂的稳定性

1. 乳剂的不稳定现象

乳剂为热力学不稳定的非均相分散体系，乳剂常发生下列变化。

(1) 分层 乳剂的分层是指乳剂放置后出现分散相粒子上浮或下沉的现象，又称乳析。分层的主要原因是分散相和分散介质之间的密度差造成的。乳剂的分层也与分散相的相容积有关，通常分层速度与相容积成反比，相容积比低于 25% 乳剂很快分层，达 50% 时就能明显减小分层速度。分层的乳剂经振摇后仍能恢复成均匀的乳剂，但乳剂发生这种现象是不符合质量要求的。

(2) 絮凝 乳剂中分散相的乳滴发生可逆的聚集现象称为絮凝。发生絮凝的条件是：乳滴的电荷减少，使 ζ 电位降低，乳滴发生聚集而絮凝。乳剂中的电解质和离子型乳化剂的存在是产生絮凝的主要原因。絮凝与乳滴的合并是不同的，但絮凝现象的出现说明乳剂的稳定性已经降低，絮凝状态进一步变化也会引起乳滴的合并或转相。

(3) 转相 由于某些条件的变化而改变乳剂类型的现象称为转相，即由 O/W 型转变为 W/O 型或由 W/O 型转变为 O/W 型。转相主要是由于乳化剂的性质改变而引起的。向乳剂中加入相反类型的乳化剂也可使乳剂转相，特别是两种乳化剂的量接近相等时，更容易转相。例如钠肥皂可形成 O/W 型乳剂，但向该乳剂中加入氯化钙溶液后，生成的钙肥皂可使其转变成 W/O 型。

(4) 合并与破裂 乳化膜破裂导致乳滴变大称为合并。合并进一步发展使乳剂分为油、水两相称为破裂。破裂是不可逆的，经振摇不能恢复到原来的分散状态。乳剂的稳定性与乳滴的大小有密切关系，乳滴愈小乳剂就愈稳定，乳剂中乳滴大小是不均匀的，小乳滴通常填充于大乳滴之间，使乳滴的聚集性增加，容易引起乳滴的合并。此外，分散介质的黏度增加，可使乳滴合并速度降低。单一或混合使用的乳化剂形成的乳化膜愈牢固，就愈能防止乳滴的合并和破裂。

乳剂的不稳定现象

(5) 酸败 乳剂受微生物及外界因素（如光、热、空气等）的影响，使油相或乳化剂等发生变化而引起变质的现象称为酸败。所以乳剂中通常需加入抗氧剂和防腐剂，防止氧化或酸败。

2. 影响乳剂稳定性的因素

（1）乳化剂的性质与用量 选择乳化剂时，应使用能显著降低界面张力的乳化剂，或能形成牢固的界面膜的乳化剂，以利于乳剂的稳定。适宜 HLB 值的乳化剂是乳剂形成的关键，任何改变原乳剂中乳化剂 HLB 值的因素均影响乳剂的稳定性。乳化剂的用量与分散相的量及乳滴粒径有关，用量不足则乳化不完全，乳滴界面上的膜密度过小甚至不足以包裹乳滴；用量过大，乳化剂不能完全溶解，则形成的乳剂黏稠，不易倾倒。乳化剂的用量一般应控制在 0.5%～10%。

（2）分散相的浓度 由于油水两相存在密度差，通常乳剂不稳定的第一个现象就是分层，分层的速度与分散相的浓度有关。通常最稳定的分散相浓度在 50% 左右，过低（25% 以下）或过高（74% 以上）均不利于乳剂的稳定。

（3）分散介质的黏度 乳剂黏度越大，性质越稳定，可适当增加分散介质的黏度以提高乳剂的稳定性。但乳剂黏度越大，所需要的乳化功也越大，因此应结合其他因素综合选择。

（4）乳化的温度与时间 升高温度可降低乳剂的黏度，有利于剪切力的传递和乳剂的形成，但升高温度界面膜会膨胀，同时增加了乳滴的动能，因而乳滴易聚集合并，乳剂的稳定性会降低。通常最适宜的乳化温度为 50～70℃，若使用非离子型表面活性剂时，不宜超过昙点。在乳剂贮藏期间，过冷或过热均不利于乳剂的稳定，一般以室温最佳。

（5）乳化时间 在乳化开始阶段，搅拌可使液滴分散，但乳剂形成后继续搅拌则增加乳滴间的碰撞机会，促使乳滴聚集合并，因此应避免乳化时间过长。

（6）制备方法及乳化器械 油相、水相及乳化剂的混合次序及药物的加入方法影响乳剂的形成及稳定性，乳化器械所产生的机械能在制备过程中转化成乳剂形成所必需的乳化功，且决定了乳滴的大小。乳滴越小，形成的乳剂越稳定，同时尽可能保持乳滴大小均匀。

（四）乳剂的临床应用与注意事项

1. 乳剂的临床应用

乳剂在临床应用较多，很多外用、口服以及注射剂中均有乳剂类型：口服乳剂如鱼肝油、鸦胆子油口服乳液、胆维丁乳、肠内营养乳剂等；注射剂也有乳剂类型，如静脉脂肪乳，包括营养脂肪乳（如鱼油脂肪乳）和载药脂肪乳（如丙泊酚、前列地尔等）。

2. 乳剂的注意事项

在使用过程中，要确保乳剂的稳定性。一旦乳剂的稳定性遭到破坏，可能会影响治疗效果甚至产生不良反应。有些口服乳剂可稀释服用。静脉脂肪乳不宜加入电解质混合滴注，以免发生分层、絮凝、转相、合并与破裂等不稳定现象；一次性普通聚氯乙烯（PVC）输液器不宜用于静脉脂肪乳等脂溶性液体；静脉脂肪乳的输注时间应符合相应标准，不宜过快；脂肪乳注射液不能使用孔径为 $0.2\mu m$ 的精密输液器。

> **知识链接**
>
> **静脉脂肪乳**
>
> 静脉脂肪乳根据是否载药可分为营养型脂肪乳和载药脂肪乳。营养型脂肪乳作为能源为患者提供必需的氨基酸和维生素。自 20 世纪 70 年代开始，多种营养型脂肪乳开始上市，目前已发展至第四代。载药脂肪乳是以乳剂为载体的静脉给药制剂，是在营养脂肪乳的基础上发展而来的给药系统。随着营养型脂肪乳商业化的成功，众多载药脂肪乳开始上市，如前列地尔载药脂肪乳、丙泊酚脂肪乳注射液。国外市场上的脂肪乳多采用蛋黄卵磷脂作乳化剂。载药

脂肪乳可以降低血管刺激性和炎性反应，具有一定的被动靶向性，甚至可以增加药物的治疗效果，具有广泛应用。

（五）乳剂的制备

根据所需乳剂的要求及乳化剂的性质，乳剂的制备方法如下。

(1) 干胶法 又称油中乳化剂法。本法是先将乳化剂（胶）分散于油相中研匀后，再加水相制备成初乳，然后稀释至全量。在初乳中，油、水、胶有一定的比例，植物油为 4∶2∶1；挥发油为 2∶2∶1，液状石蜡为 3∶2∶1。本法适用于阿拉伯胶或阿拉伯胶与西黄蓍胶的混合胶作乳化剂时的乳剂制备。干胶法制备乳剂的工艺流程如图 7-9 所示。

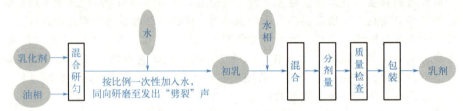

图 7-9　干胶法制备乳剂的工艺流程图

液体石蜡乳的制备（干胶法）

(2) 湿胶法 又称水中乳化剂法。本法是先将乳化剂分散于水中研匀，再将油相分次加入，用力搅拌使成初乳，最后加水将初乳稀释至全量，混匀即得。初乳中油水胶的比例与干胶法相同。湿胶法适于制备比较黏稠的树脂类药物的乳剂，但湿胶法不如干胶法易于形成乳剂。湿胶法制备乳剂的工艺流程如图 7-10 所示。

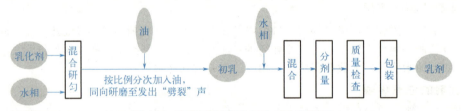

图 7-10　湿胶法制备乳剂的工艺流程图

(3) 新生皂法 新生皂法是将油水两相混合时，两相界面上生成的新生皂类产生乳化的方法。植物油中含有硬脂酸、油酸等有机酸，加入氢氧化钠、氢氧化钙、三乙醇胺等，在高温下（70℃以上）或振摇会发生皂化反应，生成的新生皂为乳化剂，经搅拌即形成乳剂。若生成一价皂则为 O/W 型乳化剂，若生成二价皂则为 W/O 型乳化剂。本法适用于乳膏剂的制备。新生皂法制备乳剂的工艺流程如图 7-11 所示。

液体石蜡乳的制备（湿胶法）

(4) 两相交替加入法 向乳化剂中每次少量交替地加入水或油，边加边搅拌，即可形成乳剂。天然胶类、固体微粒作乳化剂等可用本法制备乳剂。当乳化剂用量较多时，本法是一个很好的方法。

(5) 机械法 机械法是将油相、水相、乳化剂混合后用乳化机械制备乳剂的方法。机械法制备乳剂时可不用考虑混合顺序，借助于机械提供的强大能量，很容易制成乳剂。机械法制备乳剂的工艺流程如图 7-12 所示。

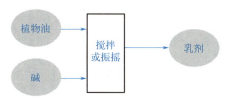

图 7-11　新生皂法制备乳剂的工艺流程图

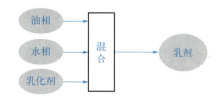

图 7-12　机械法制备乳剂的工艺流程图

> **知识链接**
>
> **乳剂中药物的加入方法**
>
> 　　乳剂是药物很好的载体，可加入各种药物使其具有治疗作用。乳剂中添加其他的药物，需要根据药物的溶解性能采用不同的方法添加。
> 　　（1）若药物溶于油相，可先将药物溶于油相再制成乳剂。
> 　　（2）若药物溶于水相，可先将药物溶于水后再制成乳剂。
> 　　（3）若药物不溶于油相也不溶于水相时，可用亲和性大的液相研磨药物，再将其制成乳剂，也可将药物先用已制成的少量乳剂研磨至细，再与乳剂混合均匀。
> 　　（4）大量生产时，药物能溶于油的先溶于油相，可溶于水的先溶于水相，然后将乳化剂以及油水两相混合进行乳化。

（六）典型乳剂实例分析

例1：石灰搽剂

［处方］　氢氧化钙溶液　4mL　　　　花生油　4mL
　　　　　共制成　　　　8mL

［制法］　将氢氧化钙溶液与花生油置于具塞试管中，加盖用力振摇至乳剂形成。

［注解］

（1）石灰搽剂是指氢氧化钙溶液与花生油所含的少数游离脂肪酸经皂化反应形成皂钙，再乳化花生油而生成的W/O型乳剂。实验中可用菜籽油、芝麻油、大豆油等代替花生油。

（2）上下振摇具塞试管至内部液体稠厚。乳剂形成的判断标志：振摇时较响的水声变成较闷的响声。

［临床适应症］　本品具有收敛、保护、润滑、止痛作用，用于轻度烫伤。

例2：鱼肝油乳

［处方］　鱼肝油　　　　368mL　　　聚山梨酯80　12.5g
　　　　　西黄蓍胶　　　9g　　　　　甘油　　　　19g
　　　　　苯甲酸　　　　1.5g　　　　糖精　　　　0.3g
　　　　　杏仁油香精　　2.8g　　　　香蕉油香精　0.9g
　　　　　纯化水共制　　1000mL

［制法］　将糖精溶解于水，加甘油混合，加入粗乳机内，搅拌5分钟，用少量鱼肝油将苯甲酸、西黄蓍胶润匀后加入粗乳机内，搅拌5分钟，加入聚山梨酯80，搅拌20分钟，缓慢均匀地加入鱼肝油，搅拌80分钟，加入香蕉油香精、杏仁油香精，搅拌10分钟后粗乳液即成。将粗乳液缓慢均匀地加入胶体磨中，重复研磨2～3次，制得细腻的乳液，用两层纱布过滤，并静置脱泡，即得。

［注解］

（1）处方中鱼肝油为主药、油相，聚山梨酯80为乳化剂，西黄蓍胶为辅助乳化剂，且增加连续相黏度作为稳定剂,甘油为稳定剂,苯甲酸为防腐剂,糖精为甜味剂,杏仁油香精和香蕉油香精为芳香矫味剂。

(2) 本品也可用阿拉伯胶和西黄蓍胶为乳化剂制备。

[临床适应症] 本品用于预防和治疗成人维生素 A 和维生素 D 缺乏症。

【项目小结】

教学提纲		主要内容简述
一级	二级	
一、基础知识	(一)液体制剂的概述	液体制剂的概念、分类方法、特点、质量要求
	(二)液体制剂包装与贮存	液体制剂的包装、贮存
	(三)液体制剂常用溶剂	极性溶剂、半极性溶剂、非极性溶剂
	(四)液体制剂的附加剂及作用	增溶剂、助溶剂、潜溶剂、防腐剂、矫味剂、着色剂、其他附加剂
二、表面活性剂	(一)表面活性剂概述	表面活性剂的概念、特点和结构
	(二)表面活性剂的分类	离子型表面活性剂(阳离子型表面活性剂、阴离子型表面活性剂和两性离子型表面活性剂)和非离子型表面活性剂
	(三)表面活性剂的基本性质	胶束的形成、亲水亲油平衡值、克氏点与昙点、生物学性质
	(四)表面活性剂在药物制剂中的应用	增溶作用、乳化作用、润湿作用、起泡作用和消泡作用、去污作用、消毒作用与杀菌作用、助悬作用
三、低分子溶液剂	(一)溶液剂	溶液剂的概述和制法
	(二)芳香水剂	芳香水剂的概述和制法
	(三)糖浆剂	糖浆剂的概述、制法、易出现的质量问题
	(四)醑剂	醑剂的概述和制法
	(五)甘油剂	甘油剂的概述和制法
四、高分子溶液剂	(一)高分子溶液剂概述	高分子溶液剂的概念和分类
	(二)高分子溶液的性质	高分子溶液的荷电性、渗透压、黏性、聚结特性、胶凝性
	(三)高分子溶液的临床应用与注意事项	高分子溶液的临床应用与注意事项
	(四)高分子溶液的制备	高分子溶液采用溶解法(有限溶胀和无限溶胀)
	(五)典型高分子溶液剂实例分析	羧甲基纤维素钠胶浆实例分析
五、溶胶剂	(一)溶胶剂概述	溶胶剂的概念
	(二)溶胶剂的构造和性质	溶胶剂的构造、溶胶剂的性质(光学性质、电学性质、动力学性质与稳定性)
	(三)溶胶剂的临床应用与注意事项	溶胶剂的临床应用与注意事项
	(四)溶胶剂的制备	分散法和凝聚法
	(五)典型溶胶剂实例分析	纳米银溶胶实例分析

教学提纲		主要内容简述
一级	二级	
六、混悬剂	(一)混悬剂概述	混悬剂的概念、制备混悬剂的条件、混悬剂的稳定性
	(二)混悬剂的临床应用与注意事项	混悬剂的临床应用与注意事项
	(三)混悬剂的稳定剂	助悬剂、润湿剂、絮凝剂和反絮凝剂
	(四)混悬剂的制备	分散法、凝聚法
	(五)典型混悬剂实例分析	磺胺嘧啶混悬剂实例分析
七、乳剂	(一)乳剂概述	乳剂的概念、分类、鉴别和特点
	(二)乳化剂	乳化剂的分类(天然乳化剂、合成乳化剂、固体粉末乳化剂、辅助乳化剂)、乳化剂的选择(根据乳剂的类型选择、根据乳剂给药途径选择、根据乳化剂性能选择、混合乳化剂的选择)
	(三)乳剂的稳定性	乳剂的不稳定线性(分层、絮凝、转相、合并与破裂、酸败)、影响乳剂稳定性的因素(乳化剂的性质与用量、分散相的浓度、分散介质的黏度、乳化的温度和时间、乳化时间、制备方法及乳化器械)
	(四)乳剂的临床应用与注意事项	乳剂的临床应用与注意事项
	(五)乳剂的制备	干胶法、湿胶法、两相交替加入法、新生皂法、机械法
	(六)典型乳剂实例分析	石灰搽剂、鱼肝油乳实例分析

【达标检测题】

一、单项选择题

1. 关于液体制剂的质量要求,正确的是(　　)。
   A. 不能以乙醇或液体石蜡为溶剂　　B. 可适当加入着色剂和防腐剂
   C. 口服液体制剂应不含热原　　D. 液体制剂应是澄明溶液
   E. pH 应与人体血浆等渗

2. 液体药剂生产最常用的极性溶剂是(　　)。
   A. 甘油　　B. 乙醇　　C. 水
   D. 丙酮　　E. 丙二醇

3. 外用制剂中具有保湿、滋润作用的溶剂是(　　)。
   A. 乙醇　　B. 水　　C. 甘油
   D. 液体石蜡　　E. 乙酸乙酯

4. 苯扎溴铵在液体制剂中的作用是(　　)。
   A. 着色剂　　B. 矫味剂　　C. 防腐剂
   D. 增溶剂　　E. 抗氧剂

5. 关于表面活性剂的说法,不正确的是(　　)。
   A. 可增强物质的表面活性
   B. 能使液体表面张力降低的物质不一定是表面活性剂
   C. 乙醇、甘油等低级醇,不属于表面活性剂
   D. 表面张力与润湿、乳化等过程有关
   E. 界面上所发生的物理现象称为界面现象

6. 关于溶解法制备溶液剂的说法，错误的是（ ）。
   A. 取全部溶剂溶解固体药物　　　　B. 溶解度小的药物先溶
   C. 附加剂应先加入　　　　　　　　D. 溶液剂一般应过滤
   E. 挥发性药物应后加入

7. 除另有规定外，糖浆剂含蔗糖量不低于（ ）。
   A. 10%　　　　　B. 20%　　　　　C. 45%
   D. 60%　　　　　E. 80%

8. 高分子溶液的药物分散状态是（ ）。
   A. 分子或离子　　B. 固体微粒　　　C. 高分子
   D. 液滴　　　　　E. 微细粒子

9. 高分子溶液剂的制备多采用（ ）。
   A. 溶解法　　　　B. 分散法　　　　C. 凝聚法
   D. 机械法　　　　E. 稀释法

10. 下列不属于溶胶剂性质的是（ ）。
    A. 光学性质　　　B. 电学性质　　　C. 动力学性质
    D. 动力学稳定体系　E. 热力学稳定体系

11. 混悬剂的药物分散状态是（ ）。
    A. 分子或离子　　B. 固体微粒　　　C. 高分子
    D. 液滴　　　　　E. 微细粒子

12. 标签上应注明"用前摇匀"的液体药剂是（ ）。
    A. 低分子溶液剂　B. 高分子溶液剂　C. 溶胶剂
    D. 混悬剂　　　　E. 乳剂

13. 混悬剂的微粒形成絮状聚集体的过程称为（ ）。
    A. 絮凝　　　　　B. 反絮凝　　　　C. 乳化
    D. 合并　　　　　E. 酸败

14. 根据《中国药典》规定，口服混悬剂的沉降体积比不低于（ ）。
    A. 0.30　　　　　B. 0.60　　　　　C. 0.80
    D. 0.90　　　　　E. 0.95

15. 分散相粒径为≥100nm，以液体微粒分散的剂型是（ ）。
    A. 低分子溶液剂　B. 高分子溶液剂　C. 溶胶剂
    D. 乳剂　　　　　E. 混悬剂

16. 关于乳剂的特点，表述错误的是（ ）。
    A. 乳剂液滴的分散度大　　　　　　B. 乳剂中药物吸收快
    C. 乳剂的生物利用度比较低　　　　D. 一般O/W型乳剂专供静脉注射用
    E. 静脉注射乳剂注射后分布较快，有靶向性

17. 向用硬脂酸钠为乳化剂制备的O/W型乳剂中加入大量氯化钙，乳剂可出现（ ）。
    A. 分层　　　　　B. 絮凝　　　　　C. 转相
    D. 酸败　　　　　E. 破裂

18. 一般来说，乳剂分散相最稳定的浓度为（ ）。
    A. 20%　　　　　B. 30%　　　　　C. 40%
    D. 50%　　　　　E. 60%

19. 关于干胶法制备乳剂，叙述正确的是（ ）。
    A. 乳钵应先用水润湿
    B. 分次加入所需水

C. 胶粉应先与水研磨成胶浆
D. 油水胶按比例称取并沿同一方向研磨至初乳形成
E. 干胶法比湿胶法难以成功

20. 关于湿胶法制备乳剂，叙述错误的是（　　）。
A. 制备初乳时，应将油相加至含乳化剂的水相中
B. 制备初乳时，应将油相分次加到水相中，研磨制成初乳
C. 油相、水相和胶的比例与干胶法相同
D. 湿胶法不需制备初乳
E. 没有干胶法易于形成乳剂

二、配伍选择题

[题1—3]
A. 临界相对湿度　　B. 临界胶束浓度　　C. 最大增溶浓度
D. 亲水亲油平衡值　E. 最低增溶浓度

1. HLB值表示（　　）。
2. CMC表示（　　）。
3. MAC表示（　　）。

[题4—6]
A. 助悬剂　　　　B. 稳定剂　　　　C. 润湿剂
D. 反絮凝剂　　　E. 絮凝剂

4. 在混悬剂中，使微粒表面由固-气二相结合转为固-液二相结合状态的附加剂为（　　）。
5. 在混悬剂中，使微粒ζ电位增加的电解质为（　　）。
6. 在混悬剂中，增加分散介质黏度的附加剂为（　　）。

[题7—10]
A. 转相　　　　　B. 分层　　　　　C. 絮凝
D. 破裂　　　　　E. 酸败

7. O/W型转成W/O型乳剂或者相反的变化称为（　　）。
8. 乳剂在放置过程中，体系中的分散相会逐渐上浮或下沉，这一现象为（　　）。
9. 乳剂中分散相液滴发生可逆的聚集成团的现象称为（　　）。
10. 乳剂中分散相液滴合并，进而分成油水两相的现象为（　　）。

[题11—13]
A. 1∶1∶1　　　B. 2∶2∶1　　　C. 3∶2∶1
D. 4∶2∶1　　　E. 5∶2∶1

11. 在初乳中，油、水、胶有一定的比例，若用植物油，其比例为（　　）。
12. 在初乳中，油、水、胶有一定的比例，若用挥发油，其比例为（　　）。
13. 在初乳中，油、水、胶有一定的比例，若用液状石蜡，其比例为（　　）。

三、多项选择题

1. 可用作W/O乳化剂的是（　　）。
A. 硬脂酸钠　　　B. 硬脂酸钙　　　C. 吐温
D. 有机胺皂　　　E. 司盘

2. 低分子溶液剂包括（　　）。
A. 芳香水剂　　　B. 混悬剂　　　　C. 糖浆剂
D. 酊剂　　　　　E. 醑剂

3. 溶液剂的制法有（　　）。

A. 溶解法　　　　B. 稀释法　　　　C. 化学反应法
D. 热溶法　　　　E. 混合法

4. 高分子溶液稳定性的决定因素有（　　）。
A. 水化作用　　　B. 电荷　　　　　C. pH
D. 电解质　　　　E. 絮凝剂

5. 下列情况可考虑制成口服混悬剂的是（　　）。
A. 超过药物溶解度的固体药物需制成液体剂型时
B. 药物的用量超过了溶解度而不能制成溶液
C. 两种药物混合时溶解度降低析出固体药物
D. 剧毒药
E. 剂量小的药物

6. 根据 Stoke's 公式，可延缓微粒沉降，提高口服混悬剂的稳定性的是（　　）。
A. 减小微粒半径　　B. 加入矫味剂　　C. 增加介质黏度
D. 减小介质黏度　　E. 增大微粒半径

7. 乳剂是由（　　）组成的。
A. 油相　　　　　B. 水相　　　　　C. 乳化剂
D. 絮凝剂　　　　E. 稳定剂

8. 乳剂的不稳定现象中，可逆的是（　　）。
A. 转相　　　　　B. 分层　　　　　C. 絮凝
D. 破裂　　　　　E. 酸败

项目八　灭菌制剂与无菌制剂

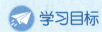 学习目标

▶ **知识目标**

掌握：溶解度和溶出速度影响因素；增加溶解度和溶出速度的方法；注射剂的概念、分类、特点、一般质量要求、临床应用与注意事项、典型处方分析、制备方法。

熟悉：其他无菌制剂的概念、分类、特点、一般质量要求、临床应用与注意事项、典型处方分析、制备方法；注射剂、滴眼剂常用溶剂、附加剂的种类和作用；热原的组成与性质、污染途径与除去方法；洁净室的管理和空气净化技术。

了解：灭菌制剂与无菌制剂的质量检查方法；注射剂的等渗与等张调节。

▶ **能力目标**

能进行灭菌制剂与无菌制剂典型处方分析。

能根据各类无菌制剂特点、临床应用与注意事项合理指导用药。

能进行典型注射剂的小试制备和可见异物检查（灯检）操作。

会设计注射剂、输液、粉针剂、滴眼剂的生产工艺流程。

▶ **素质目标**

能够在进行制剂工作时，树立安全、节约、环保意识；营造规范、整洁、有序的工作环境；养成实事求是、一丝不苟的工作习惯。

【操作任务】

注射剂的制备和质量检查

一、操作目的

（1）能进行注射剂的处方分析和小试制备。

（2）会可见异物检查（灯检）操作。

（3）能正确使用熔封器、澄明度检测仪等设备。

二、操作准备

熔封器、安瓿瓶、微孔滤膜、澄明度检测仪；维生素C、碳酸氢钠、EDTA-2Na、焦亚硫酸钠。

三、操作内容

（一）制备维生素C注射液（抗坏血酸）

维生素C注射液临床上用于预防及治疗坏血病，并用于出血性素质，鼻、肺、肾、子宫及其他器官的出血。肌注或静脉注射，一次0.1～0.25g，一日0.25～0.5g。

［处方］　维生素C　　　　5.2g　　　　碳酸氢钠　　　2.42g
　　　　　EDTA-2Na　　　0.05g　　　　焦亚硫酸钠　　0.2g
　　　　　注射用水加至　　100mL

[制法] 取维生素C加注射用水约80mL，溶解后分次缓缓加入碳酸氢钠，搅拌使完全溶解，另将焦亚硫酸钠和依地酸二钠溶于适量注射用水中；将两液合并，搅匀，调pH 6.0～6.2，加注射用水到100mL。用膜滤器过滤澄明，灌注于10mL安瓿中，熔封，100℃，30min灭菌，检漏，灯检。

[注解]

（1）维生素C分子中有烯二醇式结构，显强酸性，注射时刺激性大，产生疼痛，故加入碳酸氢钠（或碳酸钠）调节pH，以避免疼痛，并增强本品的稳定性。

（2）本品易氧化水解，原辅料的质量，特别是维生素C原料和碳酸氢钠，是影响维生素C注射液的关键。空气中的氧气、溶液pH和金属离子（特别是铜离子）对其稳定性影响较大。因此处方中加入抗氧剂（亚硫酸氢钠）、金属离子络合剂及pH调节剂，工艺中采用充惰性气体等措施，以提高产品稳定性。但实验表明，抗氧剂只能改善本品色泽，对制剂的含量变化几乎无作用，亚硫酸盐和半胱氨酸对改善本品色泽作用显著。

（3）本品稳定性与温度有关。实验表明，用100℃流通蒸汽30min灭菌，含量降低3%；而100℃流通蒸汽15min灭菌，含量仅降低2%，故以100℃流通蒸汽15min灭菌为宜。

（二）检查可见异物

将检漏合格的安瓿或输液瓶冲洗干净后用干布擦净，放在检测仪下，按照《中国药典》（2020年版）附录中可见异物检查法目视检查，不得有易见到的玻璃屑、纤维、白点等。结果记录于表8-1中。

表8-1 可见异物检查结果记录

总检支数	废品支数							合格成品支数	成品率
	漏气	玻屑	纤维	白点	白块	焦头	其他		

四、思考题

（1）用NaHCO$_3$调节维生素C注射液的pH，应注意什么问题？为什么？

（2）影响药物氧化的因素有哪些？如何防止？

（3）分析维生素C注射液处方，说明其临床应用与注意事项。

一、基础知识

（一）灭菌与无菌制剂概述

灭菌与无菌制剂主要是指直接注入体内或直接接触创伤面、黏膜等的一类制剂。根据人体对环境微生物的耐受程度，《中国药典》（2020年版）对不同给药途径的药物制剂大体分为：无菌制剂和非无菌制剂（限菌制剂）。限菌制剂是指允许一定限量的微生物存在，但不得有规定控制菌存在的药物制剂，如口服制剂不含大肠杆菌、金黄色葡萄球菌等有害菌。

根据药物制剂除去活微生物的制备工艺，将无菌制剂分为灭菌制剂与无菌制剂。灭菌制剂系指采用某一物理、化学方法杀灭或除去所有活的微生物繁殖体和芽孢的一类药物制剂。无菌制剂系指采用某一无菌操作方法或技术制备的不含任何活的微生物繁殖体和芽孢的一类药物制剂。

> 知识链接
>
> **灭菌与无菌技术**
>
> 采用灭菌与无菌技术的主要目的是:杀灭或除去所有微生物繁殖体和芽孢,最大限度地提高制剂的安全性,保护制剂的稳定性,保证制剂的临床疗效。因此,研究、选择有效的灭菌方法,对保证产品质量具有重要意义。灭菌法可分为三大类:物理灭菌法、化学灭菌法、无菌操作法。最常用的灭菌与无菌技术为物理灭菌法。
>
> 不论无菌和非无菌制剂都规定有染菌的限度,前者要求不得检出活菌,后者限制染菌的种类与数量。
>
> **物理灭菌技术**
>
> 利用蛋白质与核酸具有遇热、射线不稳定的特性,采用加热、射线和过滤方法,杀灭或除去微生物的技术称为物理灭菌法,亦称物理灭菌技术。该技术包括干热灭菌、湿热灭菌、过滤灭菌和射线灭菌。

药物制剂中规定的无菌制剂包括:①注射用制剂,如注射剂、输液、注射粉针等;②眼用制剂,如滴眼剂、眼用洗剂、眼用注射剂、眼用膜剂、软膏剂和凝胶剂等;③植入型制剂,如植入片等;④创面用制剂,如溃疡、烧伤及外伤用溶液、软膏剂和气雾剂等;⑤手术用制剂,如止血海绵剂等。这里主要介绍注射用制剂(包括注射剂、输液、注射粉针)和眼用液体制剂(以滴眼剂为主)。

由于这类制剂直接作用于人体血液系统,在使用前必须保证处于无菌状态,因此,生产和贮存该类制剂时,对设备、人员及环境有特殊要求。下面介绍与无菌制剂生产密切相关的洁净室设计、管理与空气净化技术相关知识。

(二)医药工业洁净室与空气净化技术

1. 洁净室的洁净度等级

医药工业洁净厂房的空气洁净度等级见 GMP(2010),规定为 A、B、C、D 四个等级。药厂洁净区分为 A、B、C、D 四个等级。

A 级区:高风险操作区,如灌装区,放置胶塞桶、敞口安瓿、敞口西林瓶的区域及无菌装配线或连接操作的区域。通常用层流操作台(罩)来维持该区的环境状态。层流系统在其工作区域必须均匀送风,风速为 0.36~0.54m/s(指导值)。应有数据证明层流的状态并需要验证。在密闭的隔离操作区或手套箱内,可使用单向流或较低的风速。

B 级区:无菌配制和灌装等高风险操作 A 级区所处的背景区域。

C 级区和 D 级区:生产无菌药品过程中重要程度较低的洁净操作区。

洁净室的洁净度等级及净化标准见表 8-2。

表 8-2 洁净室的洁净度等级及净化标准

洁净度级别[①]	悬浮粒子最大允许数/m³			
	静态		动态	
	≥0.5μm	≥5.0μm	≥0.5μm	≥5.0μm
A 级	3520	20	3520	20
B 级	3520	29	352000	2900
C 级	352000	2900	3520000	29000
D 级	3520000	29000	不作规定	不作规定

① A 级、B 级相当于百级,A 级的背景环境要高一些,要求更严一些,C 级相当于万级,D 级相当于十万级。

为确认 A 级洁净区的级别，每个采样点的采样量不得少于 $1m^3$。A 级洁净区空气悬浮粒子的级别为 ISO 4.8，以 $\geqslant 5.0\mu m$ 的悬浮粒子为限度标准。B 级洁净区（静态）的空气悬浮粒子的级别为 ISO 5，同时包括表中两种粒径的悬浮粒子。对于 C 级洁净区（静态和动态）而言，空气悬浮粒子的级别分别为 ISO 7 和 ISO 8。对于 D 级洁净区（静态）空气悬浮粒子的级别为 ISO 8。测试方法可参照 ISO 14644-1 洁净室及相关控制环境国际标准。

医药工业 A、B、C、D 洁净区工作环境要求见表 8-3。

表 8-3 医药工业 A、B、C、D 洁净区工作环境要求

项目	A 级洁净区	B 级洁净区	C 级洁净区	D 级洁净区
空气温度/℃	20～24	20～24	20～24	18～26
房间换气/(次/h)	—	≥25	≥25	≥15
相对室外压差/Pa	—	≥10	≥10	≥10
空气相对湿度	45%～60%	45%～60%	45%～60%	45%～60%
水平风速/(m/s)	≥0.54	≥0.54	≥0.54	≥0.54
垂直风速/(m/s)	≥0.36	≥0.36	≥0.36	≥0.36
高效过滤器的检漏	>99.97%	>99.97%	>99.97%	>99.97%
照度/lx	>300～600	>300～600	>300～600	>300～600
噪声（动态测试）/db	≤75	≤75	≤75	≤75

2. 洁净室的净化管理

(1) 人员净化管理

① 基本要求。操作人员进入洁净室前必须洗手、洗脸、沐浴、更衣、帽、鞋，空气吹淋（风淋）等；着专用工作服，并尽量盖罩全身。

② 人员净化程序。人员进出一般生产区更衣操作程序见图 8-1。

人员进出非无菌洁净室（区）的净化操作程序见图 8-2。

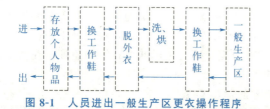

图 8-1 人员进出一般生产区更衣操作程序　　图 8-2 人员进出非无菌洁净室（区）的净化操作程序

人员进出无菌洁净室（区）的净化操作程序见图 8-3。

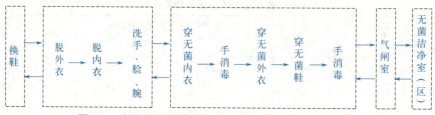

图 8-3 人员进出无菌洁净室（区）的净化操作程序图

(2) 物的净化管理　凡在洁净室使用的原料、仪器、设备等在进入洁净室前均需清洁处理，按一次通过方式，边灭菌边利用各种传递带、传递窗或灭菌柜将物料送入洁净室内。

3. 空气净化技术

空气净化系指以创造洁净空气为目的的空气调节措施。空气净化技术系指为达到某种净化要求所采用的净化方法。空气净化技术是创造空气洁净环境，保证和提高产品质量的一项综合性技术。主要是应用粗效、中效和高效滤过器三次滤过，将空气中的微粒滤除，得到洁净空气，再以均匀速度平行或垂直地沿着同一个方向流动，并将其周围带有微粒的空气冲走，从而达到空气洁净的目的。

> **知识链接**
>
> **空气净化技术分类**
>
> 根据不同行业的要求和洁净标准，可分为工业净化和生物净化。
>
> 工业净化系指除去空气中悬浮的尘埃粒子，以创造洁净的空气环境，如电子工业等。
>
> 生物净化系指不仅除去空气中悬浮的尘埃粒子，而且要求除去微生物等以创造洁净的空气环境。如制药工业、生物学实验室、医院手术室等均需要生物净化。

(1) 室内空气净化方法 常见的可分为三大类。

① 一般净化 以温度、湿度为主要指标的空气调节，可采用初效过滤器。

② 中等净化 除对温度、湿度有要求外，对含尘量和尘埃粒子也有一定指标（如允许含尘量为 $0.15\sim0.25mg/m^3$，尘埃粒子不得$\geqslant 1.0\mu m$）。可采用初、中效二级过滤。

③ 超净净化 除对温、湿度有要求外，对含尘量和尘埃粒子有严格要求，含尘量采用计数浓度。该类空气净化必须经过初、中、高效过滤器才能满足要求。

(2) 净化技术的空气处理流程 见图 8-4。

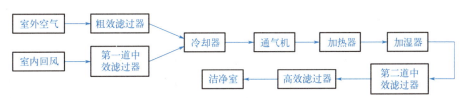

图 8-4 净化技术的空气处理流程图

二、小容量注射剂

（一）小容量注射剂概述

注射剂系指原料药物或与适宜的辅料制成的供注入体内的无菌制剂。注射剂可以呈现溶液、乳浊液或混悬液，及供临用前配制或稀释成溶液或混悬液的粉末或浓溶液。注射剂俗称针剂，是临床应用最广泛的剂型之一，可分为注射液、注射用无菌粉末与注射用浓溶液等。注射给药是一种不可替代的临床给药途径，对抢救用药尤为重要。

近年来，注射制剂技术的研究取得了较大的突破，脂质体、微球、微囊等新型注射给药系统已实现商品化，无针注射剂亦已上市。

1. 注射剂的分类

(1) 注射液 是指药物制成的供注入体内的无菌溶液型注射液、乳状液型注射液或混悬液型注射液。溶液型包括水溶液和油溶液，如安乃近注射液、二巯丙醇注射液等；混悬型包括水或油的混悬液，如醋酸可的松注射液、鱼精蛋白胰岛素注射液、喜树碱静脉注射液等；乳剂型由水相、油相和乳化剂组成，如静脉营养脂肪乳注射液等。

（2）注射用无菌粉末　是指采用无菌操作法或冻干技术制成的注射用无菌粉末或块状制剂，如青霉素、阿奇霉素、蛋白酶类粉针剂等。

（3）注射用浓溶液　是指药物制成的在临用前稀释供静脉滴注用的无菌浓溶液。

> **知识链接**
>
> 注射剂的给药途径
>
> （1）**皮内注射**［intradermal (ID) route］　注射于表皮与真皮之间，一次剂量在0.2mL以下，常用于过敏性试验或疾病诊断，如青霉素皮试液、白喉诊断毒素等。
>
> （2）**皮下注射**［subcutaneous (SC) route］　皮下注射剂主要是水溶液，药物吸收速度稍慢。注射于真皮与肌肉之间的松软组织内，一般用量为1～2mL。由于人体皮下感觉比肌肉敏感，故具有刺激性的药物混悬液，一般不宜作皮下注射。
>
> （3）**肌内注射**［intramuscular (IM) route］　注射油溶液、混悬液及乳浊液具有一定的延效作用，且乳浊液有一定的淋巴靶向性。注射于肌肉组织中，一次剂量为1～5mL。
>
> （4）**静脉注射**［intravenous (IV) route］　油溶液和混悬液或乳浊液易引起毛细血管栓塞，一般不宜静脉注射，但平均直径<1μm的乳浊液，可作静脉注射。注入静脉内，一次剂量自几毫升至几千毫升，且多为水溶液。凡能导致红细胞溶解或使蛋白质沉淀的药液，均不宜静脉给药。
>
> （5）**脊椎腔注射**（vertebra caval route）　由于神经组织比较敏感，且脊椎液缓冲容量小、循环慢，故脊椎腔注射剂必须等渗，pH为5.0～8.0，注入时应缓慢。注入脊椎四周蛛网膜下腔内，一次剂量一般不得超过10mL。
>
> （6）**动脉内注射**（intra-arterial route）　注入靶区动脉末端，如诊断用动脉造影剂、肝动脉栓塞剂等。
>
> （7）**其他**　包括心内注射、关节内注射、滑膜腔内注射、穴位注射以及鞘内注射等。

2. 注射剂的特点

（1）药效迅速、作用可靠　注射剂在临床应用时均以液体状态直接注射入人体组织、血管或器官内，因此吸收快或无吸收过程，作用迅速。特别是静脉注射，药液可直接进入血液循环，更适于抢救危重病症之用。且因注射剂不经胃肠道，不受消化系统及食物的影响，因此剂量准确，作用可靠。

（2）适用于不能口服给药的患者　在临床上常遇到昏迷、抽搐、惊厥等状态的患者，或消化系统障碍的患者均不能口服给药，通过注射给药，提供营养或治疗，可达到治疗和维持患者生命的作用。因此，注射给药成为这些患者有效的给药途径。

（3）适用于不宜口服的药物　某些药物由于本身的性质不易被胃肠道吸收，或具有刺激性，或易被消化液破坏，制成注射剂可解决这类问题。如链霉素口服不易吸收；青霉素、酶及蛋白质类等药物可被消化液破坏，常制成注射剂。

（4）局部定位作用　如局部麻醉药、注射封闭疗法、穴位注射药物均可产生局部特殊疗效。有些注射剂具有延长药效的作用，还有些可用于疾病诊断等。

注射剂亦存在一些缺点：①使用不便且产生较强的疼痛感；②生产环境净化级别、原辅料质量要求高，制造过程复杂，生产费用较高，价格较高；③质量要求比其他剂型更严格，使用不当更易发生危险，不如其他剂型安全；④所以使用注射剂时，应根据医嘱由技术熟练的医务人员注射，以保证安全。

3. 注射剂的质量要求

（1）无菌　注射剂成品中不得含有任何活的微生物。

（2）无热原　无热原是注射剂的重要质量指标，特别是供静脉及脊椎注射的制剂，均需进行热原检查，合格后方能使用。

(3) 可见异物检查 是检查存在于注射剂和滴眼剂中，在规定条件下目视可以观察到的不溶性物质，这些物质粒径或长度通常大于 50μm。

(4) 安全性 注射剂不能引起对组织的刺激性或发生毒性反应，特别是一些非水溶剂及一些附加剂，必须经过必要的动物实验，以确保安全。

(5) 渗透压 其渗透压要求与血浆的渗透压相等或接近。供静脉注射的大剂量注射剂还要求具有等张性。

(6) pH 注射剂的pH要求尽量与血液pH（约7.4）相等或接近，但一般情况下根据药物性质可以控制在4～9的范围。

(7) 稳定性 注射剂多系水溶液，稳定性问题比较突出，故要求注射剂具有必要的物理稳定性和化学稳定性，以确保产品在贮存期内安全、有效。

(8) 其他 注射剂中降压物质、有效成分含量、最低装量及装量差异等，均应符合药品标准要求。

在注射剂的生产过程中常常遇到的问题是可见异物、化学稳定性、无菌及无热原等问题，在生产过程中应注意产生上述问题的原因及解决办法。

（二）注射剂的常用溶剂

制备注射剂必须采用注射用原料，且必须符合药典或国家药品标准。获得注射用原料后，为防止批号间的质量差异，生产前需做小样试制，各项检验合格后方可使用。注射剂的处方组成除注射用原料，还包括注射用溶剂、注射用附加剂。

注射用溶剂包括注射用水、注射用油、其他注射用非水溶剂。

1. 注射用水

《药品生产质量管理规范》确定的工艺用水包括饮用水、纯化水、注射用水及灭菌注射用水。《中国药典》规定：①注射用水为纯化水经蒸馏所得的蒸馏水；②灭菌注射用水为经灭菌后的注射用水；③纯化水为原水经蒸馏法、离子交换法、反渗透法或其他适宜的方法制得的供药用的水。

只有注射用水才可配制注射剂，注射用水可作为配制注射剂的溶剂或稀释剂及直接接触药品的设备、容器具的最后清洗，也可作为配制滴眼剂的溶剂，还用于无菌原料药的精制。灭菌注射用水主要用作注射用无菌粉末的溶剂或注射液的稀释剂。纯化水不得用于注射剂的配制，可作为配制普通药剂的溶剂或试验用水。

2. 注射用油

注射用油有麻油、大豆油、茶油等植物油，主要使用的是供注射用的大豆油。《中国药典》规定注射用油的质量要求为：无异臭，无酸败味；色泽不得深于黄色6号标准比色液；在10℃时应保持澄明；碘值为126～140；皂化值为188～200；酸值不得大于0.2。碘值、皂化值、酸值是评价注射用油质量的重要指标。矿物油和碳水化合物因不能被机体代谢吸收，故不能供注射用。油性注射剂只能供肌内注射。

 知识链接

注射用油的碘值、皂化值和酸值

碘值就是在油脂上加成的卤素的质量（以碘计），又作碘价，即每100g油脂所能吸收碘的质量（以克计）。植物油脂中所包含的脂肪酸有不饱和脂肪酸与饱和脂肪酸之分，而其中的不饱和脂肪酸无论在游离状态或与甘油结合成甘油酯时，都能在双键处与卤素起加成反应，因而可以吸收一定数量的卤素。碘价的大小在一定范围内反映了油脂的不饱和程度，碘值过高，则不饱和键多,油易氧化酸败,不适合注射用。

皂化值的高低表示油脂中脂肪酸分子量的大小(即脂肪酸碳原子的多少)。皂化值愈高,说明脂肪酸分子量愈小,亲水性较强,易失去油脂的特性;皂化值愈低,则脂肪酸分子量愈大或含有较多的不皂化物,油脂接近固体,难以注射和吸收。

酸值又叫酸价,是指中和1g脂肪中的游离脂肪酸所需的氢氧化钾的毫克数。酸值是脂肪中游离脂肪酸含量的标志,脂肪在长期保藏过程中,由于微生物、酶和热的作用发生缓慢水解,产生游离脂肪酸。而脂肪的质量与其中游离脂肪酸的含量有关。一般常用酸价作为衡量标准之一。酸值高表明油脂酸败严重,不仅影响药物稳定性,且有刺激性。

3. 其他注射用非水溶剂

其他注射用非水溶剂包括丙二醇、聚乙二醇、二甲基乙酰胺、乙醇、甘油、苯甲醇等,由于能与水混溶,一般可与水混合使用,以增加药物的溶解度或稳定性。

(三)注射剂的常用附加剂

为确保注射剂的安全、有效和稳定,除主药和溶剂外还可加入其他物质,这些物质统称为"附加剂"。附加剂在注射剂中的主要作用是:①增加药物的理化稳定性;②抑制微生物生长,尤其对多剂量注射剂更要注意;③减轻疼痛或对组织的刺激性等;④增加主药的溶解度。注射剂常用附加剂主要有:缓冲剂、增溶剂、抑菌剂、等渗调节剂、局麻剂、抗氧剂、渗透压调节剂、pH调节剂、增溶剂与助悬剂。

1. 渗透压调节剂

(1) 注射剂的等渗调节 等渗溶液属于物理化学概念,临床上的等渗溶液是指与血浆泪液等体液渗透压相等的溶液。如0.9%的氯化钠溶液、5%的葡萄糖溶液与血浆具有相同的渗透压,为等渗溶液。高于或低于血浆渗透压的溶液则称为高渗溶液或低渗溶液。如20%~25%的甘露醇溶液为高渗溶液。

常用的渗透压调节剂有氯化钠、葡萄糖等。调节渗透压的方法有冰点降低数据法、氯化钠等渗当量法等。

渗透压的测定与调节:两种不同浓度的溶液被一理想的半透膜隔开,由于溶剂分子可通过半透膜,而溶质分子不能通过半透膜,溶剂从低浓度一侧向高浓度一侧转移,此动力即为渗透压,溶液中质点数相等者为等渗。0.9%的氯化钠溶液、5%的葡萄糖溶液与血浆具有相同的渗透压,为等渗溶液。除甘露醇等临床特殊要求具有较高渗透压的输液外,一般输液都要求具有等渗性。

人体可耐受的渗透压,肌内注射为0.45%~2.7%的氯化钠溶液的渗透压,相当于0.5~3倍等渗浓度的溶液。静脉滴注的大输液,若大量输入低渗溶液,水分子可迅速进入红细胞内,使红细胞破裂而溶血;若输入大量高渗溶液,红细胞可皱缩而形成血栓;若输入高渗溶液缓慢且量不大时,机体可自行调节,不致产生不良反应。按我国相关规定,对静脉输液、营养液、电解质或渗透利尿药(如甘露醇注射液),应在标签上注明溶液的渗透压摩尔浓度,以供临床医生参考。一些药物水溶液的冰点降低值与氯化钠等渗当量见表8-4。

表8-4 一些药物水溶液的冰点降低值与氯化钠等渗当量

名称	1%水溶液(kg/L)冰点降低值/℃	1g药物氯化钠等渗当量(E)	等渗浓度溶液的溶血情况		
			浓度/%	溶血/%	pH
硼酸	0.28	0.47	1.9	100	4.6

续表

名称	1%水溶液(kg/L)冰点降低值/℃	1g药物氯化钠等渗当量(E)	等渗浓度溶液的溶血情况		
			浓度/%	溶血/%	pH
盐酸乙基吗啡	0.19	0.15	6.18	38	4.7
硫酸阿托品	0.08	0.1	8.85	0	5.0
盐酸可卡因	0.09	0.14	6.33	47	4.4
氯霉素	0.06	—	—	—	—
依地酸钙钠	0.12	0.21	4.50	0	6.1
盐酸麻黄碱	0.16	0.28	3.2	96	5.9
无水葡萄糖	0.10	0.18	5.05	0	6.0
葡萄糖(含H_2O)	0.091	0.16	5.51	0	5.9
氢溴酸后马托品	0.097	0.17	5.67	92	5.0
盐酸吗啡	0.086	0.15	—	—	—
碳酸氢钠	0.381	0.65	1.39	0	8.3
氯化钠	0.58		0.9		6.7
青霉素G钾	—	0.16	5.48	0	6.2
硝酸毛果芸香碱	0.133	0.22	—	—	—
吐温80	0.01	0.02	—	—	—
盐酸普鲁卡因	0.12	0.18	5.05	91	5.6
盐酸地卡因	0.109	0.18	—	—	—

(2) 等渗调节计算方法

① 冰点降低数据法。人的血浆与泪液的冰点均为-0.52℃，根据物理化学原理，任何溶液其冰点降至-0.52℃，即与血浆等渗，计算公式见(8-1)。

$$W(g/100mL) = \frac{(0.52-a)}{b} \tag{8-1}$$

式中，W 为配制 100mL 等渗溶液需加等渗调节剂的量，g；a 为未调节的药物溶液的冰点下降度数，℃，若溶液中含有两种或两种以上的物质时，则 a 为各物质冰点降低值的总和；b 为 1%（g/mL）等渗调节剂的冰点降低度数，℃。

> **实例解析**
>
> **等渗调节计算（冰点降低数据法）**
>
> 例1：1%氯化钠的冰点下降度为0.58℃，血浆的冰点下降度为0.52℃，求等渗氯化钠溶液的浓度。
>
> 已知 $b=0.58$，纯水 $a=0$，按式计算得 $W=0.9\%$，即：0.9%氯化钠为等渗溶液，配制100mL氯化钠溶液需用0.9g氯化钠。
>
> 例2：配制2%盐酸普鲁卡因溶液100mL，用氯化钠调节等渗，求所需氯化钠的加入量。
>
> 由表8-4可知：2%盐酸普鲁卡因溶液的冰点下降度（a）为 $0.12 \times 2 = 0.24$℃，1%氯化钠溶液的冰点下降度（b）为0.58℃，代入式(8-1)得：
>
> $W = (0.52-0.24)/0.58 = 0.48\%$，即配制2%盐酸普鲁卡因溶液100mL需加入氯化钠0.48g。

项目八 灭菌制剂与无菌制剂

② 氯化钠等渗当量法。与1g药物呈等渗效应的氯化钠量称为氯化钠等渗当量，用E表示，可按式(8-2)计算：

$$X = 0.009V - EW \tag{8-2}$$

式中，X为配成V毫升的等渗溶液需加的氯化钠量，g；V为欲配制溶液的体积，mL；E为药物的氯化钠等渗当量（可查表或测定）；W为配液用药物的重量，g。

> **实例解析**
>
> **等渗调节计算（氯化钠等渗当量法）**
>
> 例1：配制1000mL葡萄糖等渗溶液，需加无水葡萄糖多少克（W）。
>
> 查表8-4可知，1g无水葡萄糖的氯化钠等渗当量为0.18，根据0.9%氯化钠为等渗溶液，因此：
>
> $W = (0.9/0.18) \times 1000/100 = 50g$，即5%无水葡萄糖溶液为等渗溶液。
>
> 例2：配制2%盐酸麻黄碱溶液200mL，欲使其等渗，需加入多少克氯化钠或无水葡萄糖。
>
> 由表8-4可知，1g盐酸麻黄碱的氯化钠等渗当量为0.28，无水葡萄糖的氯化钠等渗当量为0.18。
>
> 设所需加入的氯化钠和葡萄糖量分别为X和Y。
>
> $X = (0.9 - 0.28 \times 2) \times 200/100 = 0.68g$
>
> $Y = 0.68/0.18 = 3.78g$ 或 $Y = (5\%/0.9\%) \times 0.68 = 3.78g$

（3）等张溶液 等张溶液属于生物学概念，临床上等张溶液系指渗透压与红细胞膜张力相等的溶液。

（4）等张调节 有一些药物如盐酸普鲁卡因、甘油、丙二醇等，即使根据等渗浓度计算出来而配制的等渗溶液注入体内，还会发生不同程度的溶血现象。因为等渗概念是从物理化学的依数性出发考虑的，即半透膜两边的粒子数相等，则渗透压相等，但对生物体的细胞膜来说，尚应考虑生物因素。红细胞对它们来说并不是一理想的半透膜，它们能迅速自由地通过细胞膜，同时促使膜外的水分进入细胞，从而使得红细胞胀大破裂而溶血。这类溶液虽是等渗溶液但不是等张溶液。一般需加入氯化钠、葡萄糖等等渗调节剂，常可得到等张溶液。如2.6%的甘油与0.9%的氯化钠具有相同渗透压，但它100%溶血，如果制成10%甘油、4.6%木糖醇、0.9%氯化钠的复方甘油注射液，实验表明不产生溶血现象，红细胞也不胀大变形。

由于等渗和等张溶液定义不同，等渗溶液不一定等张，等张溶液亦不一定等渗。因此在新产品的试制中，即使所配制的溶液为等渗溶液，为安全用药，亦应进行溶血试验，必要时加入葡萄糖、氯化钠等等渗调节剂调节成等张溶液。

2. pH调节剂

注射剂均应有适宜的pH，在注射剂处方设计时，考虑到产品在储存期内的稳定性、对机体的安全性等因素。一般注射液的pH通常调节在4～9范围内，大剂量的静脉注射液pH应近中性。常用的pH调节剂有盐酸、枸橼酸、碳酸氢钠、磷酸氢二钠与磷酸二氢钠等。

3. 助溶剂与增溶剂

有些药物在水中的溶解度很小，即使配成饱和浓度也不能满足治疗需要，所以，在配制这些药物的注射液时，就要设法增加其溶解度。在注射剂中，增加主药溶解度的方法有增溶、助溶、选用非水溶剂或复合溶剂、形成复盐或加入酸碱形成可溶性盐类、制成药物前体等。用这些方法增加药物溶解度的同时，往往也会影响到主药的吸收、生理活性、刺激性、毒性和药物的稳定性。

(1) 助溶剂 助溶是指难溶性药物与加入的第三种物质在溶剂中形成可溶性络合物、复盐或缔合物等,以增加药物在溶剂中的溶解度的现象,加入的第三种物质称为助溶剂。如苯甲酸钠增加咖啡因的溶解度(咖啡因在水中溶解度为1:46),可制成安钠咖注射液(水中溶解度为1:3);水杨酸钠增加可可豆碱(水中溶解度为1:2000)的溶解度,可制成水杨酸钠可可豆碱注射液(水中溶解度为1:1);水杨酸钠增加安得诺新的溶解度、乙二胺增加茶碱的溶解度等均为注射剂中常用的助溶方法。

(2) 增溶剂 注射剂中常用的增溶剂多为非离子型表面活性剂,常用的有吐温80。非离子型表面活性剂的毒性虽然比较小,但对化学合成的高分子化合物仍应力求避免大量进入体内,因此,增溶剂一般仅用于小剂量注射剂或中药注射剂。加有吐温80的注射液,灭菌后会出现混浊(即"起昙"现象),振摇可使澄清。吐温80的加入也会使注射液中所含抑菌剂苯甲醇、三氯叔丁醇等抑菌效果减弱。因此,注射液中是否加吐温80或其用量多少,应对注射液的质量做全面考虑后决定。

4. 抗氧剂、金属离子络合剂和通惰性气体

有些药物配成注射液后,由于注射液中主药被氧化,会出现药液颜色逐渐变深,析出沉淀,甚至药效消失或产生毒性物质等现象。如含酚羟基药物(肾上腺素、水杨酸钠等)、芳胺类药物(磺胺类钠盐、盐酸普鲁卡因胺等)及吡唑酮类药物(安乃近、氨基比林等),在氧、金属离子、光线与温度的影响下均易氧化变质。在注射剂处方中常采用加抗氧剂、金属离子络合剂及通惰性气体等方法解决。

(1) 抗氧剂 抗氧剂为一类易氧化的还原剂。当抗氧剂与药物同时存在时,空气中的氧首先与抗氧剂发生作用而保持了主药的稳定性。注射液中抗氧剂的选用应根据主药的理化性质和药液的pH等,经过实验观察决定。常用的抗氧剂有水溶性抗氧剂和油溶性抗氧剂两类。

① 水溶性抗氧剂。常用的水溶性抗氧剂见表8-5。选用抗氧剂要注意药液的pH,以免因加入抗氧剂而改变药液的pH。

表8-5 水溶性抗氧剂

名称	常用量	适用情况
亚硫酸钠	0.1%~0.3%	水溶液偏酸性,常用于偏碱性的药液
亚硫酸氢钠	0.05%~0.2%	水溶液呈微酸性,常用于偏酸性的药液
焦亚硫酸钠	0.05%~0.5%	水溶液呈微酸性,常用于偏酸性的药液
硫代硫酸钠	0.1%~0.3%	水溶液呈中性或微碱性,遇酸可产生硫沉淀,适用于偏碱性药液
硫脲	0.05%~0.1%	水溶液呈中性,常用于中性或偏酸性药液
维生素C	0.2%	水溶液呈酸性,常用于偏酸性或偏碱性药液

② 油溶性抗氧剂。油溶性抗氧剂有叔丁基对羟基茴香醚(BHA),常用浓度0.005%~0.02%;二丁基苯酚(BHT),常用浓度0.005%~0.02%;没食子酸丙酯,常用浓度0.05%~0.1%。其他还有α-生育酚、抗坏血酸棕榈酸酯等。

(2) 惰性气体 常用的惰性气体有氮气和二氧化碳两种。某些不稳定的产品,在灌装时要通氮气和二氧化碳置换注射液及安瓿空间中的氧。常用的惰性气体必须是经过纯化处理的。

① 氮气的纯化方法:含量在99.9%以上的氮气,通过纯化水洗气即可;含量为99.5%的氮气,常含有氧、二氧化碳、水分及细菌等杂质,其洗气过程为:缓冲瓶→浓硫酸→碱式焦性没食子酸→1%高锰酸钾溶液→注射用水。

② 二氧化碳的纯化方法:二氧化碳中常含硫化物、水分、氧、细菌及热原等,其洗气过程

为：缓冲瓶→浓硫酸→硫酸铜溶液→1%高锰酸钾溶液→注射用水。

(3) 金属离子络合剂 有些注射剂，常因药液中有微量金属离子的存在，而加速主药的氧化、变质，可加入能与金属离子络合的络合剂，使与金属离子生成稳定的水溶性络合物，延缓主药氧化。常用的金属离子络合剂有乙二胺四乙酸（EDTA）、乙二胺四乙酸二钠（EDTA-2Na）等，常用量为 0.03%～0.05%。必要时，采用加抗氧剂、金属离子络合剂、充惰性气体的综合方法，抗氧效果更好。

5. 抑菌剂

加抑菌剂的注射液一般都是肌内或皮下注射剂，对一次剂量超过 5mL 的注射液添加抑菌剂应慎重。用于静脉、脊髓、脑池内、硬膜外，以及注射量超过 15mL 的注射液一律不得加抑菌剂。常用的抑菌剂见表 8-6。加有抑菌剂的注射剂，仍应采取适宜的方法灭菌，并在说明书或标签上注明抑菌剂的用量和名称。

表 8-6 注射剂中常用的抑菌剂

名称	常用量	适用情况
苯酚	0.5%	适用于偏酸性药液。在低温及碱性液中或与甘油、油类或醇类共存时，抑菌效能减低，需增加用量
甲酚	0.25%～0.3%	其作用比苯酚强三倍，但不易溶于水而易溶于油脂中，对铁及生物碱有配伍禁忌
三氯叔丁醇	0.25%～0.5%	一般用于微酸性注射液，因在高温或碱性溶液中易分解而降低抑菌效能，有局部止疼作用
苯甲醇	1%～3%	对热稳定，配伍禁忌少，有局部止疼作用，有溶血现象
尼泊金类	尼泊金甲酯 0.1%～0.2% 尼泊金丙酯 0.2% 尼泊金丁酯 0.015%	水溶液呈中性及 pH 值 3～6 时较稳定，pH 值 8 以上时易水解，不宜同荧光素钠、吐温类配伍。应用范围较广，以两种酯混合应用效果更好

6. 其他附加剂

(1) 局部止痛剂 有些注射剂，由于药物本身或其他原因，在皮下或肌内注射时，对组织产生刺激而引起疼痛，除找出原因采取相应措施外，必要时可加入局部止痛剂。常用的有以下几种。

① 苯甲醇。常用量为 0.5%～2.0%。本品连续注射可产生局部硬结，影响注射液吸收；储存过程中有可能产生苯甲酸、苯甲醛等不溶物而影响注射液的澄明度。

② 盐酸普鲁卡因。常用量为 0.5%～2.0%。本品止痛时间较短，一般维持 1～2h，个别注射者可出现过敏反应。在碱性溶液中易析出沉淀。

③ 三氯叔丁醇。常用量为 0.3%～0.5%。

必须指出，加入止痛剂容易掩盖注射剂本身的内在质量问题，必须慎用。出现痛病问题，应从注射剂组方、工艺，特别是主药的理化性质等方面分析，找出合适的解决方法。

(2) 助悬剂与乳化剂 这类附加剂主要是指助悬剂和乳化剂。注射用助悬剂有：羧甲基纤维素钠、聚乙烯吡咯烷酮、明胶（无抗原性的）及甲基纤维素等。注射用乳化剂有：普流罗尼（phuronic）、吐温 80、司盘 80、卵磷脂及豆磷脂等。

(3) 延效剂 注射剂中使用延效剂主要是为了药物缓慢释放和吸收，而延长其作用，常用的有聚维酮（PVP）。

（四）热原

1. 热原的含义与性质

热原是注射后能引起人体特殊致热反应的物质。它是微生物的一种内毒素，是磷脂、脂多糖和蛋白质的复合物，存在于细菌的细胞膜和固体膜之间。脂多糖是内毒素的主要成分，因而大致可认为热原＝内毒素＝脂多糖。脂多糖组成因菌种不同而不同，热原的分子量一般为 $1×10^6$ 左右。大多数细菌都能产生热原，霉菌甚至病毒也能产生热原，致热能力最强的是革兰阴性杆菌。含热原的注射液注入体内后，半小时左右就能产生发冷、寒战、体温升高、恶心呕吐等不良反应，严重者出现昏迷、虚脱，甚至有生命危险。

热原主要有如下性质。

(1) 耐热性 热原在60℃加热1h不受影响，100℃加热也不降解，但在250℃、30～45min；200℃、60min或180℃、3～4h可使热原彻底破坏。一般热压灭菌法不易破坏注射剂的热原。

(2) 过滤性 热原体积小，约为1～5nm，一般的滤器均可通过，微孔滤膜也不能截留，但能被活性炭吸附。

(3) 水溶性 因磷脂结构上连接有多糖，所以热原能溶于水。

(4) 不挥发性 热原本身不挥发，但蒸馏时可随水蒸气中的雾滴带入蒸馏水，故应设法防止。

(5) 其他 热原能被强酸强碱破坏，也能被强氧化剂（如高锰酸钾或过氧化氢等）破坏，超声波及某些表面活性剂（如去氧胆酸钠）也能使之失活。

> **知识链接**
>
> **热原的主要污染途径**
>
> **1. 生产过程中的污染**
>
> (1) 从溶剂中带入。
>
> (2) 从原辅料中带入。
>
> (3) 从容器、用具、管道与设备等带入。
>
> (4) 制备过程中的污染。
>
> **2. 使用过程中的污染**
>
> 临床使用的输液器具（污染会带入热原，而引起热原反应。配药室或临床科室配药过程中，由于环境、操作、用品、混入的其他药品等的污染也可能带入热原。因此尽量使用全套或一次性输液器，包括插管、导管、调速、加药装置、末端滤过、排除气泡及针头等，并在输液器出厂前进行灭菌。

2. 热原的去除方法

(1) 高温法 能经受高温加热处理的容器与用具，如针头、针筒或其他玻璃器皿，在洗净后，一般于250℃加热30min以上，可破坏热原。

(2) 酸碱法 玻璃容器、用具（如配液用玻璃、搪瓷器皿等），可用重铬酸钾硫酸清洗液或稀氢氧化钠液处理，可将热原破坏，热原亦能被强氧化剂破坏。

(3) 吸附法 活性炭性质稳定、吸附性强，兼具助滤和脱色作用，活性炭可以吸附部分热原，故广泛用于注射剂生产过程，常用量为0.1%～0.5%，将0.2%活性炭与0.2%硅藻土合用于处理20%甘露醇注射液，除热原效果较好。应注意吸附可能造成的主药的损失。

(4) 离子交换法 国内有用301型弱碱性阴离子交换树脂10%与122型弱酸性阳离子交换树脂8%，成功地除去丙种胎盘球蛋白注射液中的热原。临床使用的一次性注射器、输液器都普遍使用该方法，效果可靠，产品具有较长的有效期。

(5) 凝胶过滤法 热原分子量为 $1×10^6$ 左右，采用二乙氨基乙基葡聚糖凝胶（分子筛）可除去部分热原，从而制备无热原去离子水。

(6) 反渗透法 用反渗透法通过三醋酸纤维膜除去热原，这是近几年发展起来的有使用价值的新方法。

(7) 超滤法 一般用 3.0nm～15nm 孔径的超滤膜除去部分热原。如超滤膜过滤 10%～15% 的葡萄糖注射液可除去热原。Sulliven 等采用超滤法除去 β-内酰胺类抗生素中内毒素等。

(8) 其他方法 如采用离子交换法、反渗透法、微波法等也可破坏热原，也可通过吸附或滤过作用除去部分热原。

（五）注射剂的临床应用与注意事项

(1) 因药物配成溶液后的稳定性受到很多因素影响，所以注射剂一般要临用前配制以保证疗效和减少不良反应，且应注意 pH 对注射剂稳定性的影响。

(2) 当其他给药途径能够达到治疗效果时就尽量不使用注射给药。

(3) 应尽量减少注射次数，应积极采取序贯疗法（即急性或禁忌情况下先用注射剂，病情控制后马上改为口服给药）。

(4) 应尽量减少注射剂联合使用的种类，以避免不良反应和配伍禁忌的出现。

(5) 在不同注射途径的选择上，能够肌内注射的就不静脉注射给药。

(6) 应严格掌握注射剂量和疗程。

（六）注射用水及注射剂的制备

水针剂的制备

1. 注射用水的制备

注射用水的质量必须符合《中国药典》规定，应为无色的澄明溶液，除氯化物、硫酸盐、钙盐、硝酸盐、亚硝酸盐、二氧化碳、易氧化物、不挥发物与重金属及微生物限度检查均应符合规定外，还规定 pH 应为 5.0～7.0，氨含量不超过 0.00002%，热原检查应符合规定，并规定应于制备后 12h 内使用。

(1) 原水处理（纯化水的制备）

① 离子交换法。我国医药生产中，常用的树脂有两种，一种是 762 型苯乙烯强酸性阳离子交换树脂，另一种是 717 型苯乙烯强碱性阴离子交换树脂。

阳、阴树脂在水中是解离的，当原水通过阳树脂时，水中阳离子被树脂所吸附，树脂上的阳离子 H^+ 被置换到水中，并和水中的阴离子组成相应的无机酸；含无机酸的水再通过阴树脂时，水中阴离子被树脂所吸附，树脂上的阴离子 OH^- 被置换到水中，并和水中的 H^+ 结合成水。如此原水不断地通过阳、阴树脂进行交换，得到纯化水。离子交换法制备纯化水的工艺流程如图 8-5 所示。

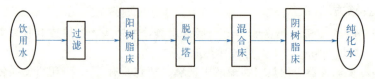

图 8-5　离子交换法制备纯化水的工艺流程图

② 反渗透法。用一个半透膜将 U 型管内的纯水与盐水隔开，则纯水就透过半透膜扩散到盐溶液一侧，这就是渗透过程。两侧液柱产生的高度差，即表示此盐溶液所具有的渗透压。但若在渗透开始时就在盐溶液一侧施加一个大于此盐溶液渗透压的力，则盐溶液中的水将向纯水一侧渗透，结果水就从盐溶液中分离出来，这一过程就称作反渗透。实践证明，一级反渗透装置除去氯离子的能力达不到药典的要求，只有二级反渗透装置才能较彻底地除去氯离子。分子量大于 300 的有机物几乎全部除去。热原的分子量在 1000 以上，故可除去。

反渗透法制备纯化水的流程如图 8-6，进入渗透器的原水可用离子交换、过滤等方法处理。只要原水质量较好，此种装置可较长期地使用，必要时可定期消毒。

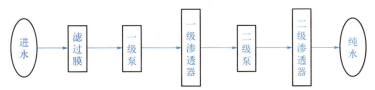

图 8-6 反渗透法制备纯化水的工艺流程

③ 电渗析法。当原水含盐量高达 3000mg/L 时，离子交换法不宜制纯化水，但可采用电渗析法处理。本法原理如图 8-7，阳离子交换膜装在阴极端，显示负电场；阴离子交换膜装在阳极端，显示正电场。在电场作用下，负离子向阳极迁移，正离子向阴极迁移，从而去除水中的电解质而得纯化水。

离子交换法制得的去离子水可能存在热原、乳光等问题，主要供蒸馏法制备注射用水使用，也可用于洗瓶，但不得用来配制注射液。电渗析法与反渗透法广泛用于原水预处理，供离子交换法使用，以减轻离子交换树脂的负担。

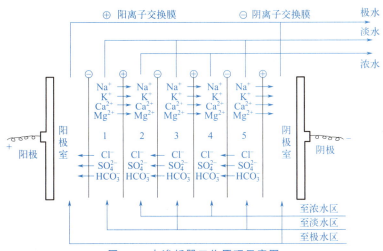

图 8-7 电渗析器工作原理示意图

（2）注射用水的制备方法

① 蒸馏法。蒸馏法是我国药典法定的制备注射用水的方法，供制备注射用水的原水必须是纯化水。

制备注射用水的蒸馏水器，其原理是利用热交换管中的高压蒸汽在热交换中作为蒸发进料原水的能源，而本身同时冷凝成为一次蒸馏水，将此一次蒸馏水导入蒸发锅中作为进料原水，然后又被热交换管中的高压蒸汽加热汽化再冷凝成二次蒸馏水。因此，实际所出之水已是二次蒸馏水。生产上制备注射用水的设备主要包括塔式蒸馏水器、多效蒸馏水器、气压式蒸馏水器。塔式蒸馏水器因耗能多，效率低，出水质量不稳定，故已停止生产。气压式蒸馏水器是利用离心泵将蒸汽加压，以提高蒸汽的利用率，且无需冷却水，但耗能大，现已较少用。目前多采用多效蒸馏水器。

多效蒸馏水器是最近发展的起来制备注射用水的主要设备，其特点是耗能低，产量高，质量优。多效蒸馏水器可视为将多个单效蒸馏水器（由圆柱形蒸馏塔、冷凝器及一些控制元件组成蒸发锅与冷凝器）相互串联，目的是提高生产能力，充分利用热能。多效蒸馏水器的性能取决于加热蒸汽的压力和级数，压力越大，则产量越高，效数越多，热利用率愈高。以三效塔（见图 8-8）为例，去离子水先进入冷凝器预热后再进入各效塔内，一效塔内去离子水经高压蒸汽加热（130℃）而蒸发，蒸汽经隔沫装置进入二效塔内的加热室作为热源加热塔内蒸馏水，塔内的蒸馏水经过加热产生的蒸汽再进入三效塔作为三效塔的加热蒸汽加热塔内蒸馏水产生水。二效塔、三效塔的加热蒸汽冷凝和三效塔内的蒸汽冷凝后汇集于蒸馏水收集器而成为蒸馏水。效数更多的蒸馏水器的原理相同。

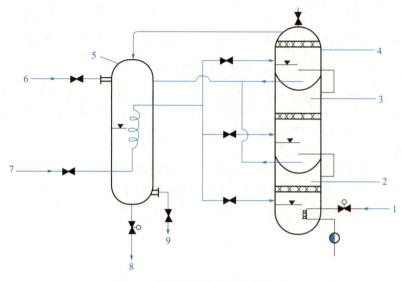

图 8-8　三效蒸馏水器生产示意图

1—蒸汽；2—第一节蒸发器；3—第二节蒸发器；4—第三节蒸发器；5—冷凝器；
6—冷却水进口；7—预滤无盐水；8—蒸馏水出口；9—冷却水出口

② 反渗透法。《美国药典》已收载本法为制备注射用水的法定方法，但《中国药典》仍没收载。

课堂互动　何谓注射用水？制备时主要采用哪些方法和设备？

2. 注射剂的制备

注射剂为无菌制剂，不仅要按照生产工艺流程进行生产，还要严格按照 GMP 进行生产管理，以保证注射剂的质量和用药安全。小容量注射剂的一般生产工艺流程见图 8-9。

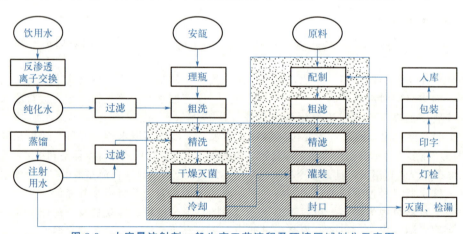

图 8-9　小容量注射剂一般生产工艺流程及环境区域划分示意图

A级区　　C级区

（1）原辅料的准备

供注射剂生产所用原料必须符合《中国药典》及国家有关对注射剂原料质量标准的要求。辅料也应符合《中国药典》或国家其他有关质量标准，若有注射用规格，应选用注射用规格。在医疗上确实需要，但专供注射用的原料有时不易获得，而必须用化学试剂时，应严格控制质量，加强检验，特别是水溶性有毒物质，还应进行安全试验，证明无害并经有关部门批准后方可使用。某些品种，可另行制定内控标准。在大生产前，均应作小样试制，检验合格后方能使用。

（2）常用注射剂容器的处理 注射剂容器一般是指由硬质中性玻璃制成的安瓿或西林小瓶，亦有塑料容器。

① 安瓿。安瓿的式样包括曲颈安瓿和粉末安瓿两种，其容积通常为1mL、2mL、5mL、10mL、20mL等几种规格。粉末安瓿用于分装注射用固体粉末或结晶性药物，现已基本淘汰。国家药品监督管理局已强行推行使用曲颈易折安瓿。曲颈易折安瓿有点刻痕易折安瓿和色环易折安瓿两种，安瓿多为无色，有利于检查药液的可见异物。对需要遮光的药物，可采用琥珀色玻璃安瓿。

安瓿的处理过程如下。

a. 安瓿的洗涤。安瓿属于二类药包材，除去外包装后经洗涤后使用，粗洗用水应是纯化水，精洗用水应是新鲜注射用水。安瓿一般使用离子交换水灌瓶蒸煮，质量较差的安瓿须用0.5%的醋酸水溶液，灌瓶蒸煮（100℃、30min）热处理。一方面是为了洗涤干净，同时也是一种化学处理，让玻璃表面的硅酸盐水解，微量的游离碱和金属盐溶解，提高安瓿的化学稳定性。目前国内使用的安瓿洗涤方法常用的有：甩水洗涤法、加压气水喷射洗涤法和超声洗涤法。

目前常用的洗涤设备有喷淋式安瓿洗瓶机、加压气水喷射式洗瓶机（见图8-10）、超声波安瓿洗瓶机三种，洗涤方法有甩水洗涤法和加压气水喷射洗涤法，其中超声洗涤法是采用超声波洗涤与气水喷射式洗涤相结合的方法，具清洗洁净度高、速度快等特点。甩水洗涤法是将安瓿灌满经滤过可见异物符合要求的纯化水，再将水甩出，反复3次，最后一次用可见异物合格的注射用水。此法适用于5mL以下安瓿。加压气水喷射洗涤法适用于10mL以上安瓿。所用洗涤用水和压缩空气均应事先精滤合格，由针头交替喷进颠倒的安瓿内进行洗涤，反复4～8次，最后一次应是滤过空气。本法的关键是气，一是应有足够的压力，二是一定要将气滤纯净。洗涤用水应是新鲜注射用水，但比配制用水要求可略低。

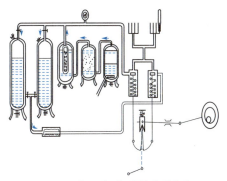

图8-10 加压气水喷射式洗瓶机

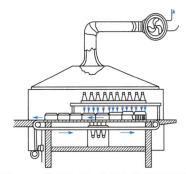

图8-11 隧道式红外线加热灭菌烘箱

b. 安瓿的干燥和灭菌。一般安瓿洗净后要在烘箱内120～140℃温度下进行干燥，以避免存放时滋长微生物。若用于无菌操作或低温灭菌的安瓿还需180℃干热灭菌1.5h。安瓿的干燥与灭菌常用的设备有两大类：一类是间歇式干热灭菌设备，即烘箱；另一类是连续式干热灭菌设备，即隧道式烘箱。大生产中多采用后者。隧道式烘箱的整个输送隧道在密封系统内，可避免空气中微粒的污染，设有100级层流净化空气以保持空气的洁净。它们前端可与洗瓶机相连，后端可设在A级洁净区与灌封机相连，组成联动生产线。隧道式烘箱有电热层流干热灭菌烘箱和红外线加热灭菌烘箱（如图8-11）两种，干燥和灭菌后的安瓿存放时间不应超过24h。

c. 安瓿的检查。为了保证注射剂的质量，安瓿必须按药典要求进行检查，包括物理、化学和装药试验检查。物理检查内容主要包括有安瓿外观、尺寸、应力、清洁度、热稳定性检查等；化学检查内容主要有容器的耐酸、碱性和中性检查等。装药试验检查主要是检查安瓿与药液的相容性，无影响方能使用。

② 西林小瓶。包括管制瓶与模制瓶两种。管制瓶的瓶壁较薄，厚薄比较均匀，而模制瓶正好相反，西林小瓶常见容积为10mL和20mL，应用时都需配有橡胶塞，外面有铝盖压紧，有时铝盖上再外加一个塑料盖，这种小瓶主要用于分装注射用无菌粉末，如青霉素等抗生素类粉针剂多采用此容器包装。

注射剂玻璃容器应达到以下质量要求：a. 应无色透明，以利于检查药液的澄明度、杂质以及变质情况；b. 应具有低的膨胀系数、优良的耐热性，使之不易冷爆破裂；c. 熔点低，易于熔封；d. 不得有气泡、麻点及砂粒；e. 应有足够的物理强度，能耐受热压灭菌时产生的较高压力差，并避免在生产、装运和保存过程中所造成的破损；f. 应具有高度的化学稳定性，不与注射液发生物质交换。

(3) 注射液的配制与过滤

① 注射液的配制

 知识链接

注射液配制投料量计算

投料量可按下式计算：

$$原料（附加剂）实际用量 = \frac{原料（附加剂）理论用量 \times 成品标示量百分数}{原料（附加剂）实际含量}$$

$$原料（附加剂）理论用量 = 实际配液量 \times 成品含量\%$$

$$实际配液量 = 实际灌注量 + 实际灌注时损耗量$$

成品标示量百分数通常为100%，有些产品因灭菌或储藏期间含量会有所下降，可适当增加投料量（即提高成品标示量的百分数）。

a. 配制用具的选择与处理：大量生产时常用不锈钢夹层配液罐，既可通蒸汽加热，又可通冷水冷却。配液用具和容器的材料宜采用玻璃、不锈钢、搪瓷、耐酸耐碱陶瓷和无毒聚氯乙烯、聚乙烯塑料等，不宜采用铝、铁、铜质器具。配制浓的盐溶液不宜选用不锈钢容器；需加热的药液不宜选用塑料容器。配液的所有用具和容器在使用前均应用硫酸重铬酸钾清洗液或其他适宜洗涤剂清洗，然后用纯化水反复冲洗，最后用新鲜的注射用水荡洗或灭菌后使用。操作完毕后立即刷洗干净所有用具。

配制油性注射液时，其器具必须干燥，注射用油在应用前需经150～160℃、1～2h干热灭菌，冷却后使用。

b. 配制方法：分为浓配法和稀配法两种。将全部药物加入部分溶剂中配成浓溶液，加热或冷藏后过滤，然后稀释至所需浓度，此谓浓配法，此法可将溶解度小的杂质滤过除去。将全部药物加入所需溶剂中，一次配成所需浓度，再进行过滤，此谓稀配法，可用于优质原料。配制的药液，需经过pH、含量等项检查，合格后进入下一工序。

知识链接

注射液配制注意事项

（1）配制注射液时应在洁净的环境中进行，不要求无菌，但所用器具及原料附加剂尽可能无菌，以减少污染。

(2) 配制剧毒药品注射液时，应严格称量与校核，谨防交叉污染。

(3) 对不稳定的药物更应注意调配的顺序（先加稳定剂或通惰性气体等），有时要控制温度与避光操作。

(4) 对于不易滤清的药液可加 0.1%～0.3% 活性炭处理，活性炭常选用一级针用炭或"767"型针用炭，以确保注射液质量。使用活性炭时应注意其对药物（如生物碱盐等）的吸附，应通过加炭前后药物含量的变化，确定能否使用。活性炭最好在酸性条件下使用，因活性炭在酸性溶液中吸附作用较强，在碱性溶液中有时出现"胶溶"或脱吸附，反而使溶液中杂质增加。

② 注射液的过滤。影响过滤速度的因素：a. 操作压力越大，滤速越快；b. 孔隙越窄，阻力越大，滤速越慢；c. 在过滤初期，过滤速度与滤器的表面积成正比；d. 黏度愈大，滤速愈慢；e. 滤速与毛细管长度成反比，因此沉积的滤饼量愈多，滤速愈慢。

增加滤速的方法：a. 加压或减压以提高压力差；b. 升高滤液温度以降低黏度；c. 先进行预滤，以减少滤饼厚度；d. 设法使颗粒变粗以减少滤饼阻力等。

注射液生产中常用的滤器有以下几种。

a. 垂熔玻璃滤器　有垂熔玻璃滤球、垂熔玻璃滤棒和垂熔玻璃漏斗三种滤器。在注射液生产中主要用于精滤或膜滤前的预滤。垂熔玻璃滤器不同厂家规格、型号不同，3号和G2号多用于常压过滤，4号和G3号多用于减压或加压过滤，6号以及G5、G6号作无菌过滤用。

垂熔玻璃滤器的优点是化学性质稳定，吸附性低，一般不影响药液的pH，不易出现裂漏、碎屑脱落等现象，且易洗净。缺点是价格高，脆而易破。这种滤器，操作压力不得超过 98.06kPa（1kg/cm²），可热压灭菌。垂熔漏斗使用后要用纯化水抽洗，并以 1%～2% 硝酸钠硫酸液浸泡 12～24h。

b. 微孔滤膜过滤器　微孔滤膜是用高分子材料制成的薄膜过滤介质，常用的有圆盘形和圆筒形两种，其孔径为 0.025～$14\mu m$，常用于注射液的精滤和过滤除菌（$0.22\mu m$）。常用的微孔滤膜材质有硝酸纤维膜、醋酸纤维膜、醋酸纤维和硝酸纤维混合酯膜、聚四氟乙烯膜、聚酰胺膜、聚砜膜和聚氯乙烯膜等。使用前应进行膜与药物溶液的配伍试验，证实无相互影响才能选用。

微孔滤膜孔径小，孔隙率高，截留能力强，滤速快，不滞留药液，不影响药液的pH，有利于提高注射液的澄清度。其缺点是易于堵塞。

目前使用微孔滤膜生产的品种有葡萄糖大输液、右旋糖酐注射液、维生素（维生素C、维生素B、维生素K等）、肾上腺素、硫（盐）酸阿托品、盐酸异丙嗪等。对不耐热的产品，可用 $0.3\mu m$ 或 $0.22\mu m$ 的滤膜作无菌过滤，如胰岛素。

c. 板框式压滤机　由多个滤框和滤板交替排列在支架上组成，是一种在加压下间歇操作的过滤设备。此种滤器的过滤面积大，截留固体多，适于大生产，常用于滤过黏性大、滤饼可压缩的各种物料的过滤，也可用于注射液的粗滤。

d. 砂滤棒　国产的主要有两种，一种是硅藻土滤棒，另一种是多孔素瓷滤棒。砂滤棒价廉易得，滤速快，适用于大生产中粗滤。但砂滤棒易于脱砂，对药液吸附性强，难清洗，且有改变药液pH现象，砂滤棒用后要进行处理。

e. 其他　另外还有超钛滤器、滤装置、多孔聚乙烯烧结管过滤器等。

在注射液生产中，一般采用二级过滤，即先将药液用常规的滤器如砂滤棒、垂熔玻璃漏斗、板框压滤器或加预滤膜等办法进行粗滤后才能使用滤膜过滤，即可将膜滤器串联在常规滤器后作精滤之用。但还不能达到除菌的目的，过滤后还需灭菌。

> 知识链接

过滤介质与助滤剂

1. 过滤介质

过滤介质亦称滤材，为滤渣的支持物。过滤介质应由惰性材料制成，耐酸、耐碱、耐热，适用于过滤各种溶液；过滤阻力小、滤速快、反复应用易清洗；应具有足够的机械强度；价廉、易得。常用的过滤介质有：①滤纸；②脱脂棉；③织物介质；④烧结金属过滤介质；⑤多孔塑料过滤介质；⑥垂熔玻璃过滤介质；⑦多孔陶瓷；⑧微孔滤膜。

2. 常用的助滤剂

①硅藻土；②活性炭；③滑石粉；④纸浆。

(4) 注射液的灌封 滤液经检查合格后进行灌封，即灌装和封口。封口有拉封与顶封两种，拉封对药液的影响偏小，故目前都主张拉封。粉针用安瓿或具有广口的其他容器均采用拉封。

灌封操作分为手工灌封和机械灌封两种。手工灌封主要用于小试，生产上多采用全自动灌封机，我国已有洗、灌、封联动机和割、洗、灌、封联动机，生产效率有很大提高。但灭菌包装还没有联动化。安瓿自动灌封机因封口方式不同而异，但它们灌注药液均按下列动作协调进行：安瓿传送至轨道，灌注针头上升，药液灌装并充气，封口，然后由轨道送出产品。灌液部分装有自动止灌装置，当灌注针头降下而无安瓿时，药液不再输出，以避免污染机器和浪费药液。

> 知识链接

灌装注射液注意事项

（1）灌装时为保证注射用量不少于标示量，可按《中国药典》附录要求适当增加药液量。根据药液的黏稠程度不同，在灌装前，应用精确的小量筒校正注射器的吸液量，试装若干支，经检查合格后再行灌装。

（2）为防止灌注器针头"挂水"，活塞中心有毛细孔，可使针头挂的水滴缩回并调节灌装速度，以避免速度过快时药液溅至瓶壁而沾瓶。

（3）通惰性气体时一般采用空安瓿先充惰性气体，灌装药液后再充一次，这样既可以避免药液溅至瓶颈，又使安瓿空间空气除尽。可在通气管路上装有报警器以检查充气效果，也可用CY-2型测氧仪检测残余氧气。

（4）在安瓿灌封过程中出现焦头，主要因安瓿颈部沾有药液，熔封时炭化而致，产生原因有：①灌药室给药太急，溅起药液在安瓿瓶壁上；②针头往安瓿里灌药时不能立即回缩或针头安装不正；③压药与针头打药的行程配合不当等。应逐一分析原因，然后予以解决。

（5）充CO_2时应调整好充气量和充气速度，避免发生瘪头、爆头。

(5) 注射液的灭菌与检漏

① 灭菌。注射液的灭菌是杀灭微生物，以保证用药安全；避免药物的降解，以防影响药效。除采用无菌操作生产的注射液外，一般注射液在灌封后必须在规定时间内进行灭菌，以保证产品的无菌。选择适宜的灭菌法对保证产品质量非常重要。在避菌条件较好的情况下生产一般采用流通蒸汽灭菌，1～5mL安瓿常用流通蒸汽100℃、30min灭菌；10～20mL安瓿常用100℃、45min灭菌。

② 检漏。若安瓿未严密熔合，有毛细孔或微小裂缝存在，为避免药液被微生物与污物污染或药物泄漏，污损包装，应予以剔除。灭菌后的安瓿应立即进行漏气检查。一种方法是在灭菌

后,趁热立即放色水于灭菌锅内,安瓿遇冷内部压力收缩,色水即从漏气的毛细孔进入而被检出。另一种方法是采用灭菌和检漏两用灭菌器,灭菌后稍开锅门,同时放进冷水淋洗安瓿使温度降低,再关紧锅门并抽气,漏气安瓿内气体亦被抽出,当真空度为640~680mmHg(85326~90657Pa)时,停止抽气,开色水阀,至有色溶液(0.05％曙红或亚甲蓝)盖没安瓿时止,开放气阀,再将色液抽回贮器中,开启锅门、用热水淋洗安瓿后,剔除带色的漏气安瓿。深色注射液的检漏,可将安瓿倒置后再进行热压灭菌,灭菌时安瓿内气体膨胀,将药液从漏气的细孔挤出,从而使药液减少或成空安瓿而被剔除。除上述方法外还可用仪器检查安瓿隙裂。

(6) 注射剂的印字与包装 注射剂的印字可避免生产多品种时产生混药或临床使用时发生差错,对保证用药安全是非常重要的。注射剂的印字内容包括注射剂名称、规格及批号等。目前广泛使用的印字包装机为印字、装盒、贴签及包装等联成一体的半自动生产线,提高了安瓿的印包效率。完成灭菌的产品,经质量检查合格后,每支安瓿或每瓶注射液均需及时印字或贴签,包装盒内应放入说明书,盒外应贴标签。说明书和标签上必须注明药品的名称、规格、生产企业、批准文号、生产批号、生产日期、有效期、主要成分、适应症、用法、用量、禁忌、不良反应和注意事项等。

知识链接

注射剂的质量检查

每种注射剂均有具体规定的质量检查,包括含量、pH以及特定的检查项目。除此之外,尚需符合《中国药典》(2020年版)注射剂项下的各项规定,包括装量、可见异物、热原或内毒素检查等。

1. 装量

按《中国药典》(2020年版)规定,注射液及注射用浓溶液需进行装量检查。

检查方法:标示装量不大于2mL者取供试品5支,2mL以上至50mL者取3支,将内容物分别用相应体积的干燥注射器及注射针头抽尽,然后注入经标化的量具内(量具的大小应使待测体积至少占额定体积的40％),在室温下检视,每支装量均不得少于其标示量。

测定油溶液和混悬液的装量时,应先加温摇匀,再同前法操作,放冷检视。

标示装量为50mL以上的注射液及注射用浓溶液,照《中国药典》(2020年版)中最低装量检查法检查,应符合规定。

2. 可见异物

注射剂在出厂前,均应采用适宜的方法逐一检查,并剔除不合格产品。可见异物检查,不仅可保证用药安全,而且可以发现生产中的问题。

我国药典对可见异物检查规定,所用装置、人员条件、检查数量、检查方法、时限与判断标准等均有详细规定。目前仍为目力检查。国内外正在研究全自动检查机。可见异物检查法有灯检法和光散射法。一般常用灯检法,检测条件要求与检查方法如下。

(1) 光照度 灯检法应在暗室中于规定的检查装置下进行,光照度可在1000~4000lx范围内调节。无色注射液光照度应为1000~1500lx;透明塑料容器或有色溶液注射液的检查光照度应为2000~3000lx;混悬型注射液的光照度为4000lx,仅检查色块、纤毛等可见异物。

(2) 检查人员条件 远距离和近距离视力测验,均为4.9或4.9以上(矫正视力应为5.0或5.0以上),无色盲。

(3) 检查法 取供试品20支(瓶),除去标签,擦净容器外壁,手持供试品颈部轻轻旋转和翻转使药液中存在的可见性异物悬浮,注意不使药液产生气泡,置供试品于检查装置的遮光板边缘处,分别在黑色背景和白色背景下在明视距离(指供试品至人眼的距离,通常为25cm),用目检视。

(4) 结果判定 20支（瓶）供试品中均不得检出可见异物，如检出可见性异物的供试品不超过1支，应另取20支（瓶）同法检查，均不得检出。

混悬型注射液均不得检出色块、纤毛等可见异物。

3. 热原检查

(1) 家兔法 由于家兔对热原的反应与人基本相似，试验成本相对比较低，试验结果比较可靠，所以目前家兔法仍为各国药典规定的检查热原的法定方法之一。

家兔法系将一定剂量的供试品，静脉注入家兔体内，在规定时间内，观察家兔体温升高的情况，以判定供试品中所含热原的限度是否符合规定。检查结果的准确性和一致性取决于试验动物的状况、试验室条件和操作的规范性。供试验用家兔应按药典要求进行选择，以免影响结果。家兔法检测内毒素的灵敏度约为 $0.001\mu g/mL$，试验结果接近人体真实情况，但操作烦琐费时，不能用于注射剂生产过程中的质量监控，且不适用于放射性药物、肿瘤抑制剂等细胞毒性药物制剂。

(2) 细菌内毒素检查法（鲎试剂法）

细菌内毒素检查法系利用鲎试剂来检测或量化由革兰阴性菌产生的细菌内毒素，以判断供试品中细菌内毒素的限量是否符合规定的一种方法。细菌内毒素的量用内毒素单位（EU）表示。此法检查内毒素的灵敏度约为 $0.0001\mu g/mL$，比家兔法灵敏10倍，操作简单易行，实验费用低，结果迅速可靠，适用于注射剂生产过程中的热原控制和家兔法不能检测的某些细胞毒性药物制剂，但其对革兰阴性菌以外的内毒素不灵敏，目前尚不能完全代替家兔法。细菌内毒素检查包括凝胶法和光度测定法两种方法，前者系利用鲎试剂与细菌内毒素产生凝集反应的原理来检测或半定量内毒素，后者包括浊度法和显色基质法，系分别利用鲎试剂与内毒素反应过程中的浊度变化及产生的凝固酶使特定底物释放出呈色团的多少来测定内毒素。供试品检测时可使用其中任何一种方法进行试验，当测定结果有争议时，除另有规定外，以凝胶法结果为准。

4. 无菌检查

任何注射剂在灭菌操作完成后，必须抽出一定数量的样品进行无菌检查，以确保制品的灭菌质量。采用无菌生产工业制备的注射剂更应注意无菌检查的结果。具体检查照《中国药典》（2020年版）1101，无菌检查法检查，应符合规定。

5. 其他检查

除以上检查外，有的尚需进行有关物质检查、降压物质检查、异常毒性检查、pH测定、刺激性试验、过敏试验及抽针试验等。

（七）典型注射剂实例分析

例1：板蓝根注射液

[处方] 板蓝根　　　　500g　　　苯甲醇　　　　　10mL
　　　　聚山梨酯-80　10mL　　　注射用水加至　1000mL

[制法] 将板蓝根饮片加6～7倍量水煎煮1h过滤，药渣再加5倍量水煎煮1h过滤，合并煎煮液浓缩至600～700mL，加95%乙醇使含醇量达60%，放置48h，过滤，回收乙醇，使体积为500mL，药液冷藏24h，过滤，滤液在搅拌下加浓氨溶液调整pH至7.0～8.0，冷藏24h，过滤，使pH至5.8～6.0，冷藏、过滤，用10%碳酸钠溶液调pH至7.0～7.5，冷藏、过滤，加聚山梨酯80、苯甲醇及注射用水制成1000mL，精滤至澄明，灌封，100℃流通蒸汽灭菌30min，

即得。

[注解]

（1）板蓝根主要成分为菘蓝苷、B-古甾醇靛红、芥子苷、木多糖及多种氨基酸等，本品以水提醇沉法提取有效成分。

（2）加氨处理主要除去鞣质、蛋白质、无机盐等，其沉淀初步分析有钾、钠、钙、镁等。

（3）用碳酸钠调节 pH 至弱酸性，是使菘蓝苷分子中的酮基葡萄糖酸成盐，增加其在水中的溶解度。

（4）药液中含有聚山梨酯 80，灭菌后应注意及时振摇，防止产生浑浊现象而影响注射剂澄明。

课堂互动 板蓝根注射剂在纯化时，各步操作的目的是什么？

[临床适应症] 本品清热解毒，凉血利咽，消肿。用于扁桃腺炎，咽喉肿痛；防治传染性肝炎等。肌注，一次 2mL，一日 1 次。

例 2：醋酸可的松注射剂

[处方]　醋酸可的松微晶　　25g　　　硫柳汞　　　　　0.01g
　　　　氯化钠　　　　　　9g　　　 聚山梨酯 80　　　3.5g
　　　　羧甲基纤维素钠　　5g　　　 注射用水加至　　 1000mL

[制法] 取总量 50% 的注射用水，加硫柳汞、羧甲基纤维素钠溶解，用 200 目尼龙筛滤过，密闭备用；另取适量注射用水加氯化钠溶解，用 G_3 垂熔漏斗滤过，密闭备用；取上述溶液置水浴中加热，依次加入聚山梨酯 80、醋酸可的松微晶，搅匀，继续加热 30min；冷却至室温，加注射用水调至总体积，用 200 目尼龙筛滤过两次，于搅拌下分装于 5mL 模制瓶内，盖塞扎口密封；用 100℃、30min 流通蒸汽灭菌。

[注解]

（1）本品为混悬型注射剂，质量检查除按溶液型注射剂的项目检查外，另应增加刺激性试验、过敏试验等项目。原料在配制前进行异物和细度检查。

（2）本处方中硫柳汞为抑菌剂，聚山梨酯 80 为润湿剂，羧甲基纤维素钠为助悬剂。

（3）为防止药物微晶结块，混悬型注射剂灭菌过程中必须振摇。灭菌前后均应检查有无结块现象。

[临床适应症] 本品为肾上腺皮质激素类药，具有抗炎、抗过敏、抗风湿、免疫抑制作用。用于治疗原发性或继发性肾上腺皮质功能减退症，合成糖皮质激素所需酶系缺陷所致的各型先天性肾上腺增生症，以及利用其药理作用治疗多种疾病。

例 3：柴胡注射液

[处方]　北柴胡　　　1000g　　　氯化钠　　　　　8.5g
　　　　聚山梨酯 80　10mL　　　注射用水加至　　1000mL

[制法] 取柴胡（饮片或粗粉）1000g 加 10 倍的水，加热回流 6h 后蒸馏，收集初蒸馏液 6000mL 后，重蒸馏至 1000mL。含量测定（276nm 处光密度为 0.8）后，加氯化钠和聚山梨酯 80，使全部溶解，过滤、灌封，100℃ 灭菌 30min 即得。

[注解]

（1）本品所用原料为伞形科柴胡属植物。

（2）柴胡根及果实中含微量挥发油而含脂肪酸约 2%，挥发油为柴胡醇。

（3）柴胡中挥发油用一般蒸馏法很难提尽，故先加热回流 6h 后二次蒸馏，使得组织细胞中的挥发油在沸腾状态下溶于水中，提高了含量。重蒸馏后的残液还可套用于下批药材。

（4）吐温 80 为非离子型表面活性剂，对挥发油的增溶效果并不强，可用丙二醇代替。

（5）也可以将柴胡重蒸馏后的蒸馏液用乙醚抽提，乙醚液经无水硫酸钠脱水后，回收乙醚，得到柴胡油，将柴胡油溶于注射用油重配成 4％的柴胡油注射液。

[临床适应症] 本品为柴胡挥发油的灭菌溶液，清热解表。用于治疗感冒、流行性感冒及疟疾等的解热止痛。肌注，一次 2～4mL，一日 1～2 次。

三、大容量注射剂

（一）大容量注射剂概述

输液剂的制备

大容量注射剂通常称为大输液（简称输液），是由静脉滴注输入体内的大剂量注射液。通常包装于玻璃或塑料的输液瓶或袋中，不含防腐剂或抑菌剂。使用时通过输液器调整滴速，持续而稳定地进入静脉，用以补充体液、电解质或提供营养物质。

输液分为如下类型。

(1) 电解质输液 主要用以补充体内水分、电解质，纠正体内酸碱平衡。如氯化钠注射液、乳酸钠注射液等。

(2) 营养输液 主要用于不能口服吸收营养的患者。分为糖类输液、氨基酸输液、脂肪乳输液等，糖类输液中最常见的是葡萄糖注射液。

(3) 胶体输液 主要用于调节体内渗透压。胶体输液有多糖类、明胶类、高分子聚合物类等，如右旋糖酐、淀粉衍生物、明胶、聚乙烯吡咯烷酮（PVP）等输液。

(4) 含药输液 含有药物的输液，可用于临床治疗，如替硝唑、苦参碱等输液。

输液的质量要求与注射剂基本一致，但由于注射剂量较大，特别强调的是：①对无菌、无热原及可见异物检查，应更加注意；②含量、色泽、pH 也应符合要求，pH 应在保证疗效和制品稳定的基础上，力求接近人体血液的 pH，过高或过低都会引起酸碱中毒；③渗透压应调为等渗或偏高渗，不能引起血常规的任何异常变化；④不得含有引起过敏反应的异性蛋白及降压物质，输入人体后不会引起血常规的异常变化，不损害肝、肾；⑤不得添加任何抑菌剂，在贮存过程中质量稳定。

（二）大容量注射剂的临床应用、注意事项

1. 临床应用

静脉输液速度随临床需求而改变，如静滴氧氟沙星注射液速度宜慢，24～30 滴/min，否则易发生低血压；复方氨基酸滴注过快可致恶心呕吐；林可霉素类滴注时间要维持 1h 以上等。

2. 注意事项

(1) 由于药物配成溶液后稳定性受很多因素影响，所以一般要临用前配制以保证疗效和减少不良反应。

(2) 规范临床合理科学配伍用药，以降低患者和护理人员在多药"配伍试验"中的风险。

(3) 规范和加强治疗室输液配制和病房输液过程中的管理。

(4) 加强输液器具管理，避免使用包装破损、密闭不严、漏气污染和超过使用期的输液器。

（三）大容量注射剂的制备

因其用量大且直接进入血液，故质量要求高，生产工艺等也与小剂量注射剂有一定差异。大容量注射剂虽有玻璃容器与塑料容器两种包装，但其制备工艺流程大致相同。见图 8-12。

1. 输液容器及其他包装材料的处理

玻璃输液瓶，物理化学性质稳定，其质量要求应符合国家标准，在贮存期间，应避免污染长菌。输液瓶口内径必须符合要求，光滑圆整，大小合适，否则将影响密封程度。注射剂用丁基胶塞的各项技术要求均应符合国家颁布的一系列注射剂用丁基胶塞的相关标准规定。涤纶隔离膜，

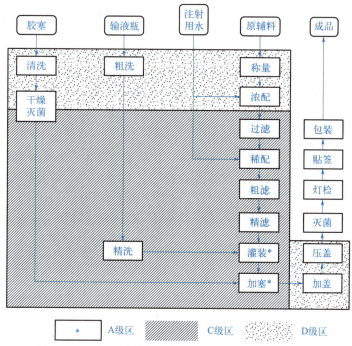

图 8-12　大容量注射剂生产流程及洁净区域划分示意图

应理化性质稳定、耐酸、耐热性好，有一定机械强度。

(1) 输液瓶处理　输液瓶洗涤工艺的设计应与容器的洁净程度有关。一般有直接水洗、酸洗、碱洗等方法。一般洗瓶是水洗与碱洗法相结合，碱洗法是用2%氢氧化钠溶液（50～60℃）冲洗，也可用1%～3%的碳酸钠溶液，碱洗法操作方便，易组织流水线生产，也能消除细菌与热原。目前，采用滚动式洗瓶机和箱式洗瓶机，提高了洗涤效率和洗涤质量。在药液灌装前，必须用微孔滤膜滤过的注射用水倒置冲洗。如果生产输液瓶的车间达到规定净化级别要求，瓶子出炉后，立即密封，使用时只要用滤过注射用水冲洗即可。塑料袋采用无菌材料直接压制，不必洗涤。

(2) 胶塞、隔离膜处理　输液剂使用的丁基胶塞，采用全自动胶塞清洗机，将原来胶塞的洗涤、硅化、烘干等人工独立操作的多道工序，改在全封闭清洗箱中，从进料到出料，分工序连续一机操作完成。同时整个操作过程由可编程序控制，全自动操作，也可用手动操作。胶塞的洗涤、灭菌及出料，由于在一机内连续完成，无中间转序环节，避免了交叉污染，洗涤时又采用了先进的超声技术，清洗质量十分可靠，可直接用于生产。

药用丁基胶塞在使用时应注意：应在洁净区域打开包装。药品生产企业应在B级洁净区打开外包装，在A级洁净区打开内包装。采用注射用水进行清洗，清洗次数不宜超过两遍，最好采用超声波清洗，清洗过程中切忌搅拌，应尽可能地减少胶塞间的摩擦。干燥灭菌最好采用湿热灭菌法，121℃、30min即可。如果条件不允许湿热灭菌，只能干热灭菌，则时间最好不要超过2h。在胶塞干燥灭菌的过程中，应尽量设法减少胶塞间的摩擦。

涤纶膜使用前用乙醇浸泡或置纯化水中于112～115℃热处理30min，临用前用滤清的注射用水动态漂洗。

2. 大容量注射剂的配制和滤过

大容量注射剂配液多用浓配法，即先配成浓溶液，滤过后再加新鲜注射用水稀释至所需浓度。输液配制时，通常加入针用活性炭，活性炭有吸附热原、杂质和色素的作用，并在过滤时作为助滤剂。大容量注射剂配液具体操作方法和工艺要求与小容量注射剂基本相同。为确保无热原，输液配液过程应尽量缩短，一般从配液到灌装结束不宜超过4h。配制用容器、滤过装置及输送管道，必须认真清洗。使用后应立即清洗干净，并定时进行灭菌。

输液剂的滤过装置常采用加压三级滤过，即按照板框式过滤器、垂熔玻璃滤器、微孔滤膜滤器的顺序进行粗滤、精滤和终端过滤。加压滤过既可以提高滤过速度，又可以防止滤过过程中产生的杂质或碎屑污染滤液，对高黏度药液可采用较高温度滤过。

3. 大容量注射剂的灌封和灭菌

输液灌封灌注设备有多种形式，常用的有量杯式负压灌装机、计量泵注射式灌装机、恒压式灌装机等。玻璃瓶输液的灌封包括灌注、塞胶塞、轧铝盖等操作。灌封要按照操作规程连续完成，即药液灌装至符合装量要求后，立即塞入丁基胶塞，轧紧铝盖。灌封要求装量准确，铝盖封紧。滤过和灌装均应在持续保温（50℃）条件下进行，防止细菌粉尘的污染。目前多采用自动灌封、放塞、落盖轧口联动机组机械化生产。灌封完成后，应进行检查，剔出轧口不严的输液剂，以免灭菌时冒塞或贮存时变质。

灭菌要及时，输液从配制到灭菌的时间，一般不超过4h。输液灭菌开始应逐渐升温，一般预热20～30min，否则温度骤升，易引起输液瓶爆炸，待达到灭菌温度115℃、68.64kPa（0.7kg/cm^2）维持30min，然后停止升温，待柜内压力降到零，放出柜内蒸汽，至柜内压力与大气相等后，温度降至80℃以下才可缓慢打开灭菌柜门，严禁带压操作，以避免造成严重的人身安全事故，对于塑料袋装输液，灭菌条件为109℃热压灭菌45min。

（四）大容量注射剂主要存在的问题及解决办法

1. 染菌的问题及解决办法

(1) 染菌 由于输液生产过程中严重污染、灭菌不彻底、瓶塞松动、漏气等原因，致使输液剂出现染菌现象。

(2) 解决办法 关于热原的污染途径和防止办法见"二、小容量注射剂中的（四）热原"部分。

2. 可见异物与微粒的问题解决办法

（1）按照输液用的原辅料质量标准，严格控制原辅料的质量。

（2）提高丁基胶塞及输液容器质量。

（3）尽量减少制备生产过程中的污染，严格灭菌条件，严密包装。

（4）合理安排工序，加强工艺过程管理，采取多种措施，及时除去制备过程中产生的污染微粒。

（5）在输液器中安置终端过滤器（0.8μm孔径的薄膜），可解决使用过程中微粒污染。

知识链接

输液的质量检查

按照《中国药典》规定需进行以下项目检查。

(1) 可见异物及不溶性微粒检查 按《中国药典》通则规定进行检查，应符合规定。

(2) 热原及无菌检查 按《中国药典》通则规定进行检查，应符合规定。

(3) 最低装量 标示装量为50mL以上的注射液及注射用浓溶液，照《中国药典》通则中最低装量检查法检查，应符合规定。

(4) 其他 如pH、含量测定及其他特定的检查项目，应按各品种项下规定进行检查。

（五）大容量注射剂的包装与贮存

输液瓶一般为玻璃瓶和塑料瓶。玻璃瓶由无色透明的硬质中性玻璃制成，需配有胶塞（含隔离膜者）、铝盖或外层塑料盖，其耐热、耐腐蚀，物理化学性质稳定，阻隔性好；塑料瓶由聚丙烯制成，其质轻、无毒、耐热、耐腐蚀、化学稳定性高、机械强度高，并且可热压灭菌，抗碎性更是玻璃瓶无法比拟的，但其透明度及阻隔性较玻璃瓶差。软包装输液剂包装采用的无毒聚氯乙烯（PVC）塑料软袋和非PVC复合膜软袋，特别是非PVC复合膜软袋，现已广泛取代玻璃瓶和塑料瓶。

胶塞（及含隔离膜者）主要用于粉针剂、输液剂等制剂瓶包装封口，胶塞可分为天然橡胶塞和合成橡胶塞。合成的丁基胶塞以其优良的气密性和化学稳定性被广泛使用。为避免与药液接触后，影响药物制剂质量，故有生产企业在胶塞与药液间加衬垫隔离膜。目前国内使用的隔离膜主要是涤纶膜，某些碱性药液，可使用聚丙烯薄膜。

玻璃输液瓶铝盖有多种型式，现常用铝塑组合盖，系在铝盖之上再加一塑料盖。

输液剂经质量检验合格后，应立即贴上标签，标签上应印有品名、规格、批号、日期、使用事项、制造单位等项目，以免发生差错，并供使用者随时备查。贴好标签后装箱，封妥，送入仓库。包装箱上亦应印上品名、规格、生产厂家等项目。装箱时应注意装严装紧，便于运输。

（六）典型输液剂实例分析

例1：葡萄糖输液

5%、10%葡萄糖注射液，具有补充体液、补充营养、强心、利尿、解毒作用，用于大量失水、血糖过低、高热、中毒等症；25%、50%的溶液，因其渗透压高，能将组织内体液引出循环系统并由肾脏排出，而用于急性中毒、虚脱、尿闭症、肾脏性或心脏性浮肿以及需要降低颅内压的患者。高浓度的葡萄糖还可与氨基酸输液混合输注，用作高能营养。

[处方]　　葡萄糖　　　　50g　　　　100g　　　　250g　　　　500g
　　　　　盐酸　　　　　适量　　　　适量　　　　适量　　　　适量
　　　　　注射用水加至　1000mL

[制法]　取处方量葡萄糖投入煮沸的注射用水中，使其成50%～70%浓溶液，用盐酸调节pH至3.8～4.0，同时加0.1%（g/mL）的活性炭混匀，煮沸约20min，趁热过滤脱炭，滤液加注射用水至所需量。测pH及含量，合格后滤至澄明，即可灌装封口，115℃、30min热压灭菌。

[注解]

(1) 葡萄糖输液有时出现云雾状沉淀，造成可见异物不合格。通常是由于原料不纯或过滤操作不当所致。故一般采用浓配法，微孔滤膜滤过，并加入适量盐酸，中和胶粒上的电荷，加热使糊精水解、蛋白质凝聚，用活性炭吸附滤除。原料较纯净时活性炭用量为0.1%～0.8%，若杂质较多，则需提高用量至1%～2%。

(2) 颜色变黄、pH下降：葡萄糖在酸性液中的降解反应如下：

$$CH_2OH(CHOH)_4CHO \longrightarrow \begin{cases} \longleftarrow \text{可逆产物} \\ \longrightarrow \underset{\text{5-羟甲基呋喃甲醛}}{\underset{HOH_2COCHO}{HC=CH}} \end{cases} \longrightarrow \begin{matrix} \text{有色物质} \\ CH_3CO(CH_2)_2COOH + HCOOH \\ \text{乙酰丙酸}\text{甲酸} \end{matrix}$$

由于生成酸性产物，所以pH下降。灭菌温度和时间、溶液的pH是影响本品稳定性的主要因素，应从严把关。因此，一方面要严格控制灭菌温度和时间，同时要调节溶液的pH在3.8～4.0为宜。

> **课堂互动** 葡萄糖注射液有时产生云雾状沉淀的原因是什么？如何解决？

例2：静脉注射用脂肪乳

静脉注射用脂肪乳是一种浓缩的高能量肠外营养液，可供静脉注射，能完全被机体吸收，它具有体积小、能量高、对静脉无刺激等优点。因此本品可供不能口服食物和严重缺乏营养的（如外科手术后或大面积烧伤或肿瘤等患者）患者使用。

[处方] 精制大豆油　150g　　精制大豆磷脂　15g
　　　　注射用甘油　25g　　　注射用水加至　1000mL

[制法] 称取豆磷脂15g，于高速组织捣碎机内捣碎后，加甘油25g及注射用水400mL，在氮气流下搅拌至形成半透明状的磷脂分散体系；放入高压匀化机，加入精制豆油与注射用水，在氮气流下匀化多次后经出口流入乳剂收集器内；乳剂冷却后，于氮气流下经垂熔滤器过滤，分装于玻璃瓶内，充氮气，瓶口中加盖涤纶薄膜、橡胶塞密封后，加轧铝盖；水浴预热90℃左右，于121℃灭菌15min，浸入热水中，缓慢冲入冷水，逐渐冷却，置于4～10℃下贮存。

[注解]

(1) 制备此乳剂的关键是选用高纯度的原料及毒性低、乳化能力强的乳化剂，采用合理的处方，严格的制备技术，制得油滴大小适当、粒度均匀、稳定的乳状液，还需要适当设备。原料一般选用植物油，如麻油、棉籽油、豆油等，所用油必须精制，提高纯度，减少副作用，并应有质量控制标准，例如碘价、酸价、皂化值、过氧化值、黏度、折光率等。静脉用脂肪乳常用的乳化剂有蛋黄磷脂、豆磷脂、普朗尼克F-68等。国内多选用豆磷脂，是由豆油中分离出的全豆磷脂经提取精制而得，主要成分为卵磷脂，比其他磷脂稳定而且毒性小，但易被氧化。

(2) 注射用乳剂除应符合注射剂项下各规定外，还应符合以下条件：①乳滴直径<1μm，大小均匀，也允许有少量粒径达5μm；②成品能耐受高压灭菌，在贮存期内乳剂稳定，成分不变；③无副作用，无抗原性，无降压作用和溶血反应。因此成品需经过显微镜检查，测定油滴分散度，并进行溶血试验、降压试验、热原试验，并检查油及甘油含量，以及过氧化值、酸价、pH等项的检查。

(3) 静脉注射用脂肪乳临床应用时，会出现恶心、呕吐、胃肠痛、发热等急性反应，以及轻度贫血、肝脾肿大、胃肠障碍等慢性反应。输注时应缓慢，冬季时应预先温热本品。慢性反应往往是由于长期给药致血脂过高而引起。所以，在连续使用时须经常进行生物学检查。

例3：右旋糖酐输液（血浆代用品）

中分子右旋糖酐与血浆具有相同的胶体特性，可以提高血浆渗透压，增加血浆容量，维持血压。用于治疗血容性休克，如外伤性出血性休克。低分子右旋糖酐有扩容作用，但作用时间短。本品还能改变红细胞电荷，可避免血管内红细胞凝聚，减少血栓形成，增加毛细血管的流量，改善微循环。

[处方]　右旋糖酐（中分子）　60g　　氯化钠　9g
　　　　注射用水加至　　　　1000mL

[制法] 将注射用水加热至沸，加入处方量的右旋糖酐，搅拌使溶解，配制成12%～15%的溶液，加入1.5%的活性炭，保持微沸1～2h，加压过滤脱碳，加注射用水稀释成6%的浓度，然后加入氯化钠使溶解，冷却至室温，测定含量和pH，pH应控制在4.4～4.9，再加活性炭0.5%，加热至70～80℃，过滤至药液澄明后灌装，115℃、30min灭菌即得。

[注解]

(1) 血浆代用液在有机体内有代替血浆的作用，但不能代替全血，对于血浆代用液的质量，除应符合注射剂有关规定外，代血浆应不妨碍血型试验，不得在脏器中蓄积。右旋糖酐是用蔗糖经过特定细菌发酵后产生的葡萄糖聚合物。

(2) 因右旋糖酐经生物合成，易夹杂热原，故活性炭用量较大。同时因本品黏度较大，需在高温下过滤,本品灭菌一次,其分子量下降 3000～5000,受热时间不能过长,以免产品变黄。本品在贮存过程中易析出片状结晶,主要与贮存温度和分子量有关。

四、注射用无菌粉末

(一)注射用无菌粉末概述

注射用无菌粉末又称粉针剂,临用前用灭菌注射用水溶解后注射,是一种较常用的注射剂型。依据生产工艺不同,可分为注射用无菌分装产品和注射用冷冻干燥制品。注射用无菌分装产品是将已经用灭菌溶剂法或喷雾干燥法精制而得的无菌药物粉末在无菌操作条件下直接分装于洁净灭菌的小瓶或安瓿中密封而成,常见于抗生素药品,如青霉素;注射用冷冻干燥制品是将灌装了药液的安瓿进行冷冻干燥后封口而得,常见于生物制品,如辅酶类。

注射用无菌粉末的质量除应符合《中国药典》对注射用原料药物的各项规定外,还应符合下列要求:①粉末无异物,配成溶液或混悬液后可见异物检查合格;②粉末细度或结晶度应适宜,便于分装;③无菌、无热原。

(二)注射用无菌粉末临床应用与注意事项

1. 临床应用

适用于在水中不稳定的药物,特别是对湿热敏感的抗生素(如青霉素 G、先锋霉素类)及酶(如胰蛋白酶、辅酶 A 等)或血浆等生物制品。采用一般制剂稳定化技术较难得到满意的注射剂产品时,可考虑制成固体形态的注射剂。

2. 注意事项

注射用无菌粉末生产必须在无菌环境中进行,尤其是一些关键工序,如灌封等需采用较高的层流洁净措施来确保环境的洁净度。另外需严格控制原料质量、处理方法和环境。为了防止其吸潮变质,需要检查橡胶塞的密封率,若是铝盖则在压紧后进行烫蜡。

(三)注射用无菌粉末的制备

由于多数情况下,制成粉针的药物稳定性较差,因此,粉针的制备一般没有灭菌的过程,因而对无菌操作有较严格的要求,特别在灌封等关键工序,最好采用层流洁净措施,以保证操作环境的洁净度。

1. 注射用无菌分装产品的制备

无菌分装粉针剂的生产工艺常采用直接分装法。系将精制的无菌粉末,在无菌条件下直接进行分装,目前多采用容量分装法。生产工艺流程见图 8-13。

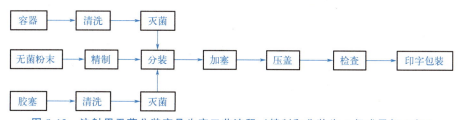

图 8-13 注射用无菌分装产品生产工艺流程(精制和分装为 A 级或局部 A 级)

(1)药物的准备 为制订合理的生产工艺,需要掌握药物的物理化学性质。主要测定:①物料的热稳定性,以确定产品最后能否进行灭菌处理;②物料的临界相对湿度,用以设计生产中分装室的相对湿度;③物料的粉末晶型与松密度,从而选择适宜的分装容器和分装机械。

无菌原料可用灭菌结晶法或喷雾干燥法制备,必要时需进行粉碎、过筛等操作,在无菌条件下制得符合注射用的无菌粉末。安瓿或玻璃瓶及胶塞的处理按注射剂的要求进行,但均需进行灭菌处理。

(2) 分装 药物的分装及安瓿的封口必须在高度洁净的无菌室中按无菌操作法进行。分装后小瓶应立即加塞并用铝盖密封。分装的机械设备有插管分装机、螺旋自动分装机、真空吸粉分装机等。此外,青霉素与其他抗生素不得轮换进行分装,以防交叉污染。

(3) 灭菌及异物检查 对于不耐热品种,必须严格无菌操作。对于耐热的品种,如青霉素,为确保安全,一般可按照前述条件进行补充灭菌。异物检查一般在传送带上用目检视。应从流水线上将不合格品剔除。

(4) 贴签与包装。

2. 注射用冻干无菌粉末制品的制备

制备冻干无菌粉末冷冻干燥前药液的配制基本与水性注射剂相同,根据冷冻干燥过程最终产品的成型方式不同,可将冻干粉针剂的工艺分为托盘冻结干燥和西林瓶冻结干燥两种。托盘冻结干燥工艺是将药物经溶解、无菌过滤后注入广口托盘内冷冻干燥,干燥品按无菌分装粉针剂的生产工艺制备。西林瓶冷冻干燥的工艺流程如图8-14。

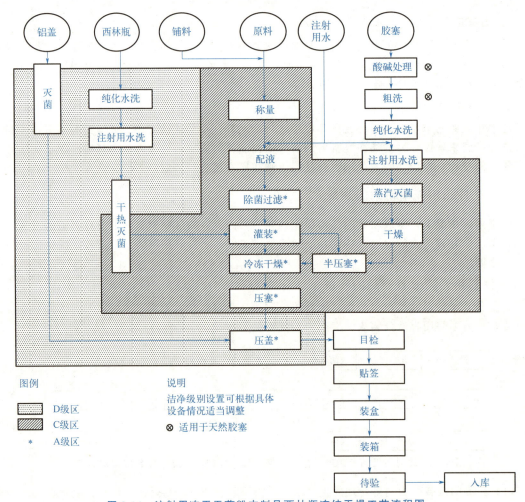

图8-14 注射用冻干无菌粉末制品西林瓶冻结干燥工艺流程图

冻干粉末的制备(以西林瓶冻结干燥工艺为例)分为药液配制、过滤、灌装、预冻、减压、升华、干燥、封口、轧盖等处理过程。

(1) 配液、过滤和灌装 将主药和辅料溶解在适当的溶剂中，先按用不同孔径的滤器对药液分级过滤，最后通过 $0.22\mu m$ 级微孔膜滤器进行除菌过滤。将已经除菌的药液灌注到容器中，并用无菌胶塞半压塞。

(2) 冷冻干燥 在无菌环境中把半压塞容器转移至冻干箱内进行预冻。预冻是恒压降温过程，首先运行冻干机，药液随温度的下降冻结成固体。然后是在真空条件下，恒压升温，使固态水升华逸去。通常采用反复冷冻升华法，通过反复升温降温处理，制品晶体的结构被改变，由致密变为疏松，有利于水分的升华。升华完成后，是再干燥过程，使温度继续升高，具体温度根据制品的性质确定，如0℃或25℃，并保持一段时间，可使已升华的水蒸气或残留的水分被进一步抽尽。可保证冻干制品含水量低于1%，并有防止回潮作用。

(3) 封口 冷冻干燥完毕，通过安装在冻干箱内的液压或螺杆升降装置全压塞。为此还有专门设计的橡皮塞，在分装液体后，橡皮塞被放置瓶口上，因橡皮塞下部分有一些缺口，可使水分升华逸出。

(4) 轧盖 将已全压塞的制品容器移出冻干箱，用铝盖轧口密封。

（四）冻干制剂常见问题与解决方法

1. 无菌分装工艺中存在的问题及解决办法

(1) **装量差异** 主要原因是物料流动性差，应根据具体情况分别采取措施。
(2) **可见异物问题** 应严格控制原料质量和生产环境，防止污染。
(3) **无菌度问题** 为解决此问题，一般都采用层流净化装置。
(4) **吸潮变质问题** 进行胶塞密封性能的测定，选择性能好的胶塞，且压紧铝盖后瓶口要烫蜡，以防水汽透入。

2. 冷冻干燥中存在的问题及处理方法

(1) **含水量偏高** 容器内装入药液过厚，升华干燥过程中供热不足，冷凝器温度偏高或者真空度不够，都可能导致含水量偏高。可采用旋转冷冻机进行冷冻干燥，或针对以上影响因素采取相对应的方法解决。

(2) **喷瓶** 若供热太快，受热不匀或预冻不完全，则易在升华过程中使制品部分液化，在真空减压条件下产生喷瓶。为防止喷瓶，必须控制预冻温度在共熔点以下10～20℃以确保冷冻完全，同时加热升华，注意温度不宜超过共熔点。

(3) **产品外形不饱满或萎缩** 一些黏稠的药液由于结构过于致密，在冻干过程中内部水蒸气逸出不完全，冻干结束后，制品会因潮解而萎缩，遇这种情况通常可在处方中加入适量甘露醇、氯化钠等填充剂，并采取反复预冻法，以改善制品的通气性，产品外观即可得到改善。

(4) **出现可见异物** 注射用冷冻干燥制品生产在无菌室内进行，应加强人流、物流与工艺的管理。严格控制环境污染，有的产品重新溶解时出现可见异物，主要是原料的质量及冻干前处理工作上有问题，可采取控制粉末温度不超过产品共熔点等措施解决。

（五）典型冻干无菌粉末实例分析

例1：注射用苯巴比妥钠（注射用无菌分装制品）

[处方] 　苯巴比妥　1000g　　氢氧化钠　172g
　　　　　80%乙醇　26000mL

[制法] ①开口工段　向反应釜中加入处方量的80%乙醇，在不断搅拌下加入氢氧化钠使全溶；反应釜夹层通冷却水保持温度45～50℃，继续分次加入苯巴比妥使全溶，加活性炭恒温搅拌20min，粗滤脱炭、精滤，滤液输入无菌室备用。②无菌工段　精滤液输至洁净反应釜中，

加热回流（78℃）1~2h，析出结晶，冷却至室温，出料甩滤，结晶用无水乙醇洗涤，母液回收乙醇，结晶经干燥后过筛，即可供分装用。

[注解]

（1）苯巴比妥为主药，氢氧化钠为附加剂，80%乙醇为溶剂。

（2）苯巴比妥钠的水溶液放置后，易发生水解，析出苯乙基醋酰脲沉淀，即失去疗效。在游离碳酸存在时，析出沉淀的速度更快，故多制成针粉使用。

例2：注射用辅酶A（辅酶A的无菌冻干制剂）

本品为体内乙酰化反应的辅酶，有利于糖、脂肪以及蛋白质的代谢。用于白细胞减少症，原发性血小板减少性紫癜及功能性低热。

[处方]　辅酶A　　50单位　　　水解明胶　　5mg
　　　　甘露醇　　10mg　　　　葡萄糖酸钙　1mg
　　　　半胱氨酸　0.5mg

[制法]　将上述各成分用适量注射水溶解后，无菌过滤，分装于安瓿中，每支0.5mL，冷冻干燥后封口，漏气检查即得。

[注解]

（1）水解明胶、甘露醇和葡萄糖酸钙为填充剂，半胱氨酸为稳定剂。

（2）本品为静脉滴注，一次50单位，一日50~100单位，临用前用5%葡萄糖注射液500mL溶解后滴注。肌内注射，一次50单位，一日50~100单位，临用前用生理盐水2mL溶解后注射。

（3）辅酶A为白色或微黄色粉末，有吸湿性，易溶于水，不溶于丙酮、乙醚、乙醇，易被空气、过氧化氢、碘、高锰酸盐等氧化成无活性二硫化物，故在制剂中加入半胱氨酸等，用甘露醇、水解明胶等作为赋形剂。

（4）辅酶A在冻干工艺中易丢失效价，故投料量应酌情增加。

五、眼用液体制剂

（一）眼用液体制剂概述

1. 眼用液体制剂概念与分类

眼用液体制剂系指供洗眼、滴眼或眼内注射用以治疗或诊断眼部疾病的液体制剂。以水溶液为主，少数为混悬液或油溶液。

作用于眼的药物多采用局部给药，药物溶液滴入结膜囊内后主要经过角膜和结膜两条途径吸收。一般认为，常用的滴入方法，使大部分药物在下穹隆结膜中，借助毛细血管、扩散或眨眼等进入角膜前的薄膜层，渗入角膜。当滴入给药吸收太慢时，可将其注射入结膜下或眼角后的眼球囊（特农氏囊），药物可通过巩膜进入眼内，对睫状体、脉络膜和视网膜起作用。若将药物注射于球后，则药物进入眼后段，对球后神经及其他结构起作用。

眼用液体药剂按用法不同可分为滴眼剂、洗眼剂和眼用注射剂三类。本书以滴眼剂为主进行介绍。

（1）滴眼剂　滴眼剂系指将药物制成供滴眼用的水性、油性澄明溶液和水性混悬液。滴眼剂主要发挥局部治疗作用，有的也可发挥全身治疗作用。如氯霉素滴眼液、醋酸氢化可的松滴眼液等。

（2）洗眼剂　指供冲洗眼部异物或分泌液、中和外来化学物质的眼用灭菌液体制剂。如2%硼酸溶液、生理氯化钠溶液等。

（3）眼用注射剂　指供眼周围组织或眼内注射用的无菌液体制剂。可用于球结膜下、筋膜下、球后、前房、玻璃体内注射等局部给药，以提高眼内的药物浓度，增加疗效。

2. 滴眼剂的质量要求

滴眼剂的质量要求类似注射剂。《中国药典》规定，滴眼剂应符合下列要求。

(1) 无菌 供角膜创伤或手术用的滴眼剂，必须无菌，以无菌操作法制成单剂量制剂，且不得加抑菌剂；其他用的滴眼剂，为多剂量滴眼剂必须加抑菌剂，不得检出铜绿假单胞菌和金黄色葡萄球菌。

(2) 可见异物 滴眼剂应为澄明的溶液，要求比注射剂稍低；肉眼观察应无玻璃屑、较大纤维和其他不溶性异物。混悬液型滴眼剂不得有超过 $50\mu m$ 直径的粒子，$15\mu m$ 以下的颗粒不得少于90%。

(3) pH pH不当可引起刺激性，增加泪液的分泌，导致药物流失，甚至损伤角膜。应控制在 5.0~9.0 之间。

(4) 渗透压 应尽量与泪液相近，但一般能适应相当于浓度为 0.5%~1.6% 的氯化钠溶液。

(5) 稳定性 应具有一定的稳定性，可加入适宜的稳定剂以保证在使用期限内的稳定。

(6) 黏度 以 4.0~5.0Pa·s 为宜，适当大的黏度使滴眼液在眼内停留时间延长，并减少刺激性。

3. 滴眼剂的原辅料

滴眼剂的原辅料包括原料、溶剂和附加剂。

(1) 滴眼剂的原料 无杂质、纯度高，最好用注射用原料，或在使用前进行精制，使所用原料符合注射用标准。

(2) 滴眼剂的溶剂 注射用水必须符合中国药典对注射用水的质量要求；注射用非水溶剂必须符合注射用标准，一般用花生油、芝麻油、橄榄油、蓖麻油等。

(3) 滴眼剂的附加剂 设计滴眼剂处方时，在考虑发挥滴眼剂的最佳疗效时，也要考虑减少滴眼剂的刺激性，因此必要时可添加附加剂，但选用的附加剂的品种与用量应符合《中国药典》标准，常用的附加剂见表8-7，根据需要，滴眼剂还可以添加抗氧剂、增溶剂、助溶剂等附加剂。

表 8-7 常用滴眼剂的附加剂

pH 调整剂	渗透压调节剂
巴氏硼酸盐缓冲溶液	氯化钠
硼酸缓冲溶液	葡萄糖
沙氏磷酸盐缓冲溶液	硼酸
抑菌剂	助悬剂与增稠剂
硝酸苯汞、硫柳汞	甲基纤维素
苯扎氯铵、苯扎溴铵、氯己定(洗必泰)	羟丙基甲基纤维素(HPMC)
对羟基苯甲酸甲酯、对羟基苯甲酸乙酯、对羟基苯甲酸丙酯	羧甲基纤维素
山梨酸	聚乙烯醇(PVA)
三氯叔丁醇	

(二) 滴眼剂临床应用与注意事项

1. 临床应用

(1) 尽量单独使用一种滴眼剂，若有需要间隔 10min 以上再使用另一种滴眼剂。若同时使用眼膏剂和滴眼剂，需先使用滴眼剂。

(2) 滴眼剂主要用于治疗眼部疾病，如氯霉素滴眼液主要用于结膜炎、沙眼、角膜炎等眼部感染；人工泪液主要用于干燥综合征患者，起滋润眼睛的作用。

（3）眼用制剂应一人一用。

2. 注意事项

（1）使用滴眼剂前后需要清洁双手，并将眼内分泌物和部分泪液用已消毒棉签拭去，从而避免降低药物浓度。

（2）眼用半固体制剂涂布之后需按摩眼球以便药物扩散。

（3）使用滴眼剂时需轻压泪囊区，以减少药物引发的全身效应。

（4）使用混悬滴眼剂前需充分混匀。

（5）制剂性状发生改变时禁止使用。

（6）建议滴眼剂打开后在四周内使用。

（三）滴眼剂的制备

滴眼剂生产工艺流程如图 8-15 所示。

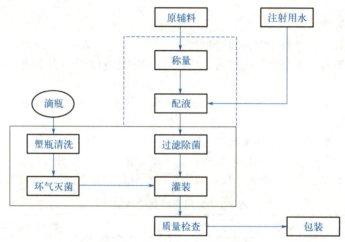

图 8-15 滴眼剂生产工艺流程

滴眼剂的制备与注射剂基本相同。药物性质稳定者一般在无菌环境中配制、分装，可加抑菌剂。包装容器为可直接滴药的塑料瓶，最终产品根据主药的热耐受性决定是否采用热压灭菌法补充灭菌；用于眼部手术或眼外伤的滴眼剂按小容量注射剂生产工艺进行操作，单剂量包装，保证完全无菌，不加抑菌剂或缓冲剂。洗眼液用输液瓶包装，按输液工艺制备。滴眼剂的具体制备过程如下。

1. 容器的处理

滴眼剂有塑料瓶和玻璃瓶两种包装形式，洗涤和灭菌方法亦不同。

大多数滴眼剂采用塑料瓶包装。塑料滴眼瓶系用聚烯烃塑料经吹塑制成，当时封口，不易污染。塑料瓶的洗涤可按下法进行：切开封口，按安瓿洗涤法处理，然后用环氧乙烷气体灭菌，避菌保存备用。有些药厂在同一洁净度环境中自己生产塑料瓶，以减轻容器清洗、干燥、灭菌等处理工序的负担。玻璃滴眼瓶一般用于易氧化药物的滴眼剂，一般为中性玻璃瓶，以橡胶帽塞、铝盖密封，并配有滴管。玻璃滴眼瓶、塞的洗涤灭菌方法与小容量注射剂容器的洗涤灭菌方法相同，用前再用纯化水及新鲜的注射用水洗净。

2. 配制

眼用溶液的配制可采用稀配法，即将药物与附加剂加入所需要的溶剂中，一次配成所需要的浓度。现多采用浓配法，即将药物、附加剂依次加入适量溶剂中溶解，配成浓溶液，必要时可加0.05%～0.3%药用活性炭加热过滤，加溶剂至全量，此法适用于需加热助溶的滴眼剂。

眼用混悬液的配制，可先将药物微粉化处理后灭菌，另取表面活性剂、助悬剂与适量注射用水配成黏稠液，再与主药用乳匀机搅匀，添加注射用水至全量。

配制完成后，要进行半成品检验，包括pH、含量等，合格后才能过滤、灭菌、分装。

3. 过滤

滴眼剂的过滤与注射剂过滤操作几乎相同，经滤棒、垂熔玻璃滤球与膜滤器三级过滤至澄明。如需除菌过滤，滤膜宜选用0.22～0.45μm孔径，如工艺仅要求单纯除去异物时，滤膜可选用0.8μm孔径。

4. 无菌灌装

滴眼剂生产中药液的灌装方法大多采用减压灌装。将已洗净灭菌的滴眼空瓶，瓶口向下，排列在一平底盘中，将盘放入真空箱内，由管道将药液从储液瓶定量地放入盘中（稍多于实际灌装量），密闭箱门，抽气并调节真空度，即可调节灌装量，瓶中空气从液面下的小口逸出，然后通入洁净空气，恢复常压，药液即灌入滴眼瓶中，取出盘子，立刻封口即可。一般滴眼剂，每一容器的装量，除另有规定外应为5～8mL，不应超过10mL。

5. 质量检查

检查可见异物、粒度、沉降体积比、无菌、微生物限度等。

（四）典型眼用制剂实例分析

例1：醋酸可的松滴眼液（混悬液）

本品用于治疗急性和亚急性虹膜炎、交感性眼炎、小泡性角膜炎、角膜炎等。

[处方]　醋酸可的松（微晶）　5.0g　　聚山梨酯80　　0.8g
　　　　硝酸苯汞　　　　　　0.02g　　硼酸　　　　　20.0g
　　　　羧甲基纤维素钠　　　2.0g　　 注射用水加至　1000mL

[制法]　取硝酸苯汞溶于处方量50%的注射用水中，加热至40～50℃，加入硼酸、吐温80使溶解，用3号垂熔玻璃滤器滤过备用；另将羧甲基纤维素钠溶于处方量30%的注射用水中，用垫有200目尼龙布的布氏漏斗滤过，加热至80～90℃，加醋酸可的松微晶搅匀，保温30min，冷至40～50℃，再与硝酸苯汞溶液合并，加注射用水至全量，200目尼龙筛滤过两次，在搅拌下分装，封口，100℃流通蒸汽灭菌30min即得。

[注解]

（1）醋酸可的松微晶的粒径应在5～20μm之间，过粗易产生刺激性，降低疗效，损伤角膜。

（2）羧甲基纤维素钠为助悬剂，配液前需精制；硝酸苯汞为抑菌剂；硼酸为等渗调节剂，因氯化钠能使羧甲基纤维素钠黏度显著下降，促使结块沉降，故不能使用。使用2%的硼酸即能克服降低黏度的缺点，又能减轻药液对眼黏膜的刺激性，本品pH为4.5～7.0。

（3）灭菌过程中应振摇，以防止结块，或采用旋转灭菌设备，灭菌前后均应检查有无结块。

例2：氯霉素滴眼液

本品用于治疗砂眼、急慢性结膜炎、眼睑缘炎、角膜溃烂、睑腺炎、角膜炎等。

[处方]　氯霉素　　　0.25g　　氯化钠　　　0.9g
　　　　尼泊金甲酯　0.023g　 尼泊金丙酯　0.011g
　　　　蒸馏水加至　100mL

[制法]　取尼泊金甲酯、尼泊金丙酯，加沸蒸馏水溶解，于60℃时溶入氯霉素和氯化钠，过滤，加蒸馏水至足量，灌装，100℃、30min灭菌。

[注解]

(1) 氯霉素对热稳定，配液时加热以加速溶解，用100℃流通蒸汽灭菌。

(2) 处方中可加硼砂、硼酸作缓冲剂，亦可调节渗透压，同时还可增加氯霉素的溶解度，但此处不如用生理盐水为溶剂者更稳定及刺激性小。

例3：人工泪液

本品能代替或补充泪液、湿润眼球。用于治疗无泪液患者及干燥性角膜炎、结膜炎。

[处方]
羟丙基甲基纤维素	3.0g	氯化钾	3.7g
氯化苯甲烃铵溶液	0.2mL	氯化钠	4.5g
硼酸	1.9g	硼砂	1.9g
蒸馏水加至	1000mL		

[制法] 称取羟丙基甲基纤维素溶于适量蒸馏水中，依次加入硼砂、硼酸、氯化钾、氯化钠、氯化苯甲烃铵溶液，再添加蒸馏水至全量，搅匀，过滤，滤液灌装于滴眼瓶中，密封，于100℃流通蒸汽灭菌30min即得。

[注解]

(1) 研究表明，羟丙基甲基纤维素溶液澄明度好，用于眼药水较甲基纤维素等更理想。

(2) 羟丙基甲基纤维素宜用2%溶液，在20℃时黏度为3750～5250Pa·s者。

(3) 处方中的氯化苯甲烃铵溶液系氯化苯甲烃铵的50%水溶液。

例4：依地酸二钠洗眼液

本品含依地酸二钠（乙二胺四乙酸二钠）应为0.38%～0.42%（g/mL）。本品能络合多种金属离子，用于治疗石灰烧伤，角膜钙质沉着及角膜变性等。

[处方] 依地酸二钠 4g 注射用水加至 1000mL

[制法] 取依地酸二钠溶于适量注射用水中，用氢氧化钠液（0.1mol/L）或0.1%碳酸氢钠溶液将pH调节至7～8，加注射用水至1000mL，搅匀，过滤，灌封，115℃灭菌30min，即得无色澄明液体。

[注解]

(1) 依地酸二钠为一种氨羧络合剂，性质稳定，能与多种金属离子络合，生成稳定的可溶性络合物。眼科局部作用治疗因石灰烧伤而引起的钙质沉着的角膜混浊。用本品冲洗，15min后可显示出溶解钙质的作用。但可引起暂时轻度角膜和结膜水肿及虹膜充血。当碱性烧伤或角膜溃疡时，组织产生胶原质酶，溶解角膜实质层的胶原组织，而使组织破坏或使溃疡扩展。依地酸二钠有抑制胶原质酶作用，从而可控制病情发展。碳酸氢钠起调节pH的作用。

(2) 依地酸二钠的水溶液显酸性，pH为5.3，须加碱调节至规定pH。

(3) 本品在配制和贮存过程中禁止与金属器皿接触。

【项目小结】

教学提纲		主要内容简述
一级	二级	
一、基础知识	（一）灭菌与无菌制剂概述	空气净化的标准；含尘浓度测定方；无菌检查法
	（二）医药工业洁净室与空气净化技术	洁净室的洁净度等级；洁净室的净化管理；空气净化技术
二、小容量注射剂	（一）小容量注射剂概述	注射剂的概念、分类、特点、质量要求
	（二）注射剂的常用溶剂	注射用原料；注射用溶剂（注射用水、注射用油、其他注射用非水溶剂）

续表

教学提纲		主要内容简述
一级	二级	
二、小容量注射剂	（三）注射剂的常用附加剂	注射剂的主要附加剂（缓冲剂、增溶剂、抑菌剂、等渗调节剂、局麻剂、抗氧剂等）；等渗与等张的含义
	（四）热原	热原的组成与性质、污染途径与除去方法
	（五）注射剂的临床应用与注意事项	注射剂的临床应用；注射剂的临床应用注意事项
	（六）注射用水及注射剂的制备	原水处理（纯化水的制备：离子交换法、反渗透法、电渗析法）；注射用水的制备（蒸馏法、反渗透法）；注射剂的生产工艺流程（原辅料的准备；常用注射剂容器的处理；注射液的配制与滤过；注射剂的灌封注射剂的灭菌、检漏；装量、可见异物、热原、无菌等检查）
	（七）典型注射剂实例分析	维生素C注射液、维生素B_2注射液、板蓝根注射液、醋酸可的松注射液、柴胡注射液
三、大容量注射剂	（一）大容量注射剂概述	输液剂概念、分类、质量要求
	（二）大容量注射剂的临床应用、注意事项	临床应用、注意事项
	（三）大容量注射剂的制备	输液的生产工艺流程；输液容器及其他包装材料的处理；输液的配制和滤过；输液的灌封和灭菌
	（四）大容量注射剂主要存在的问题及解决方法	输液生产中存在的问题及解决办法、可见异物及不溶性微粒问题及解决办法
	（五）大容量注射剂的包装与贮存	包装容器、贴签、装箱
	（六）典型输液剂实例分析	葡萄糖注射液、右旋糖酐注射液、静脉注射脂肪乳
四、注射用无菌粉末	（一）注射用无菌粉末概述	概念、分类、质量要求
	（二）注射用无菌粉末临床应用与注意事项	临床应用、注意事项
	（三）注射用无菌粉末的制备	注射用无菌分装产品的制备（药物的准备，分装，灭菌及异物检查，灭菌及异物检查，贴签与包装）；注射用冻干制品的制备（配液、过滤和灌装，冷冻干燥，封口，轧盖）
	（四）冻干制剂常见问题与解决方法	无菌分装工艺中存在的问题及解决办法；冷冻干燥工艺中存在的问题及解决办法
	（五）典型冻干无菌粉末实例分析	注射用苯巴比妥钠；注射用辅酶A
五、眼用液体制剂	（一）眼用液体制剂概述	概念、分类、质量要求；原料、溶剂和附加剂
	（二）滴眼剂临床应用与注意事项	临床应用、注意事项
	（三）滴眼剂的制备	滴眼剂的生产工艺流程；容器的处理；配制；过滤；无菌灌装；质量检查
	（四）典型眼用制剂实例分析	氯霉素滴眼液；醋酸可的松滴眼液；人工泪液

【达标检测题】

一、单项选择题

1. 下列有关注射剂的叙述错误的是（　　）。
   A. 注射剂均为澄明液体，必须热压灭菌　　B. 适用于不宜口服的药物
   C. 适用于不能口服药物的患者　　D. 疗效确切可靠，起效迅速

2. 下列关于注射用水的叙述错误的是（　　）。
   A. 应为无色的澄明溶液，不含热原
   B. 经过灭菌处理的纯化水
   C. 本品应采用带有无菌滤过装置的密闭系统收集，制备后12h内使用
   D. 采用80℃以上保温、65℃保温循环或4℃以下无菌状态下存放

3. 将青霉素钾制为粉针剂的目的是（　　）。
   A. 免除微生物污染　　B. 防止水解　　C. 防止氧化分解　　D. 易于保存

4. 热原的主要成分是（　　）。
   A. 蛋白质　　B. 胆固醇　　C. 脂多糖　　D. 磷脂

5. 配制注射剂的环境区域划分正确的是（　　）。
   A. 精滤、灌装、封口、灭菌为洁净区
   B. 配液、粗滤、蒸馏、注射用水为控制区
   C. 配液、粗滤、灭菌、灯检为控制区
   D. 精滤、灌封、封口、灭菌为洁净区

6. 垂熔玻璃滤器使用后用水抽洗，然后所用的浸泡洗液为（　　）。
   A. 重铬酸钾-浓硫酸液　　B. 硝酸钠-浓硫酸液
   C. 硝酸钾-浓硫酸液　　D. 浓硫酸液

7. 下列给药途径中存在吸收过程的是（　　）。
   A. 肌内注射　　B. 静脉滴注
   C. 静脉注射　　D. 先静脉注射，后静脉滴注

8. 为配制注射剂用的溶剂是（　　）。
   A. 灭菌蒸馏水　　B. 注射用水　　C. 纯化水　　D. 灭菌注射用水

9. 对热原性质的叙述正确的是（　　）。
   A. 溶于水，不耐热　　B. 溶于水，有挥发性
   C. 耐热、不挥发　　D. 可耐受强酸、强碱

10. 不属于注射剂附加剂的是（　　）。
    A. 矫味剂　　B. 乳化剂　　C. 助悬剂　　D. 抑菌剂

11. 注射液中加入焦亚硫酸钠的作用是（　　）。
    A. 抑菌剂　　B. 抗氧剂　　C. 止痛剂　　D. 乳化剂

12. 滴眼剂的质量要求中，与注射剂不同的是（　　）。
    A. 无菌　　B. 有一定的pH　　C. 与泪液等渗　　D. 无热原

13. 某含钙注射剂中为防止氧化通入的气体应该是（　　）。
    A. O_2　　B. H_2　　C. CO_2　　D. N_2

14. 滴眼剂允许的pH范围为（　　）。
    A. 6～8　　B. 5～9　　C. 4～9　　D. 5～10

15. 一般注射剂的pH应为（　　）。
    A. 3～8　　B. 3～10　　C. 4～9　　D. 5～9

16. 活性炭吸附力最强时，所需pH为（　　）。
A. 4～6　　　　　B. 3～5　　　　　C. 5～5.5　　　　　D. 5～6
17. 注射剂灭菌后应立即检查（　　）。
A. 热原　　　　　B. 漏气　　　　　C. 可见异物　　　　　D. pH
18. 灭菌后的安瓿存放柜应有净化空气保护，安瓿存放时间不应超过（　　）。
A. 4h　　　　　B. 8h　　　　　C. 12h　　　　　D. 24h

二、配伍选择题

[题1—5]
A. 皮下注射剂　　B. 皮内注射剂　　C. 肌内注射剂
D. 静脉注射剂　　E. 脊椎腔注射剂
1. 注射于真皮和肌肉之间的软组织内，剂量为1～2mL的是（　　）。
2. 多为水溶液，剂量可达几百毫升的是（　　）。
3. 主要用于皮试，剂量在0.2mL以下的是（　　）。
4. 可为水溶液、油溶液、混悬液，剂量为1～5mL的是（　　）。
5. 等渗水溶液，不得加抑菌剂，注射量不得超过10mL的是（　　）。

[题6—10]
处方分析：
A. 维生素C　104g　　　　　　　B. $NaHCO_3$　49g
C. $NaHSO_3$　3g　　　　　　　D. EDTA-2Na　0.05g
E. 注射用水加至　1000mL
6. 属于注射剂的溶剂的是（　　）。
7. 属于pH调节剂的是（　　）。
8. 属于抗氧剂的是（　　）。
9. 属于主药的是（　　）。
10. 属于金属螯合剂的是（　　）。

[题11—13]
A. 纯化水　　　B. 灭菌蒸馏水　　　C. 注射用水
D. 灭菌注射用水　　E. 制药用水
11. 用于配制普通药物制剂的溶剂或试验用水的是（　　）。
12. 为配制注射剂用的溶剂，经蒸馏所得的无热原水是（　　）。
13. 用于注射用灭菌粉末的溶剂或注射液的稀释剂（　　）。

[题14—17]
A. 采用棕色瓶密封包装　　　　　B. 制备过程中充入氮气
C. 产品冷藏保存　　　　　　　　D. 处方中加入EDTA钠盐
E. 调节溶液的pH
14. 所制备的药物溶液对热极为敏感时（　　）。
15. 为避免氧气的存在而加速药物的降解时（　　）。
16. 光照射可加速药物的氧化时（　　）。
17. 金属离子可加速药物的氧化时（　　）。

[题18—22]
A. 醋酸氢化可的松微晶　25g　　　B. 氯化钠　3g
C. 羧甲基纤维素钠　5g　　　　　D. 硫柳汞　0.01g
E. 聚山梨酯80　1.5g　注射用水加至　1000mL
18. 属于药物的是（　　）。

项目八　灭菌制剂与无菌制剂

19. 属于抑菌剂的是（   ）。
20. 属于助悬剂的是（   ）。
21. 属于润湿剂的是（   ）。
22. 属于等渗调节剂的是（   ）。

三、多项选择题

1. 热原污染途径是（   ）。
   A. 从溶剂中带入
   B. 从原料中带入
   C. 从容器、用具、管道和装置等带入
   D. 制备过程中的污染
   E. 从输液器具带入

2. 注射剂的玻璃容器的质量要求为（   ）。
   A. 无色、透明、洁净，不得有气泡、麻点及沙砾等
   B. 优良的耐热性
   C. 足够的物理强度
   D. 高度的化学稳定性
   E. 熔点较低，易于溶封

3. 《中国药典》规定的无菌检查法有（   ）。
   A. 直接接种法   B. 薄膜滤过法   C. 堂试验法
   D. 家兔法   E. 显微镜法

4. 关于滴眼剂的叙述，正确的是（   ）。
   A. 滴眼剂是指药物制成供滴眼用的澄明溶液、混悬液或乳剂
   B. 滴眼剂一般应在无菌环境下配制
   C. 滴眼剂如为混悬液，混悬的颗粒应易于摇匀，其最大颗粒不得超过$100\mu m$
   D. 供角膜创伤或外科手术用的滴眼剂应以无菌制剂操作配制，分装于单剂量灭菌容器内严封
   E. 每一容器的装量，一般不超过10mL

5. 适用于除去药液中热原的方法是（   ）。
   A. 高温法   B. 酸碱法   C. 活性炭吸附法
   D. 微孔薄膜滤过法   E. 蒸馏法

6. 下列有关冷冻干燥制品的叙述正确的是（   ）。
   A. 适合对热不稳定的药物
   B. 适合在水溶液中不稳定的药物
   C. 杂质微粒少
   D. 产品质地疏松，溶解性好
   E. 利用水在低温低压下具有的升华性制备而成

7. 下列药品既能作抑菌剂又能作止痛剂的是（   ）。
   A. 苯甲醇   B. 苯乙醇   C. 苯氧乙醇
   D. 三氯叔丁醇   E. 乙醇

8. 注射液机械灌封中可能出现的问题是（   ）。
   A. 药液蒸发   B. 出现鼓泡   C. 安瓿长短不一
   D. 焦头   E. 剂量不正确

项目九 散剂、颗粒剂与胶囊剂

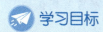 学习目标

▶ 知识目标

掌握：散剂、颗粒剂与胶囊剂的概念、特点、分类；散剂、颗粒剂与胶囊剂的生产工艺流程；湿法制粒、干法制粒的分类及特点；干燥的方法及特点；全自动胶囊填充机的结构。

熟悉：散剂、颗粒剂与胶囊剂的质量要求；散剂、颗粒剂与胶囊剂的质量检查；制粒设备及特点；干燥设备及特点；硬胶囊剂的组成；软胶囊剂的制备方法。

了解：散剂、颗粒剂与胶囊剂的包装与贮存；空心胶囊的质量要求；胶囊的封口、抛光。

▶ 能力目标

能进行散剂、颗粒剂与胶囊剂典型处方分析。

能根据散剂、颗粒剂与胶囊剂特点、临床应用与注意事项合理指导用药。

能进行散剂、颗粒剂与胶囊剂的小试制备和质量检查操作。

会设计散剂、颗粒剂与胶囊剂的生产工艺流程。

▶ 素质目标

能够在进行散剂、颗粒剂与胶囊剂工作时，逐步培养学生严谨认真的工作态度和精益求精的工匠精神；逐步培养良好的职业道德和职业素养，提升质量安全意识。

【操作任务】

任务一 散剂的制备

一、操作目的

（1）能进行散剂的处方分析和小试制备。

（2）会进行散剂的质量检查操作。

（3）能正确使用研钵、药筛等设备。

二、操作准备

分析天平、研钵、搪瓷盘、药筛等；薄荷脑、樟脑、麝香草酚、薄荷油、水杨酸、硼酸、升华硫、氧化锌、淀粉、滑石粉等。

三、操作内容

（一）痱子粉

痱子粉临床上用于散风祛湿、清凉止痒；用于汗疹、痒毒，湿疮瘙痒。将本品适量外用，扑擦患处。

[处方]　薄荷脑　　0.12g　　　樟脑　　　0.12g
　　　　麝香草酚　0.12g　　　薄荷油　　0.12mL（4滴）
　　　　水杨酸　　0.22g　　　硼酸　　　1.7g

升华硫　0.8g　　　氧化锌　　1.2g
　　淀粉　　2.0g　　　滑石粉加至　20.0g

[制法]

(1) 取薄荷脑、樟脑、麝香草酚放入大号瓷乳钵中，研磨至全部液化；薄荷油4滴滴入低共熔物中混匀，然后用少量滑石粉吸收。

(2) 硼酸研磨后过筛。氧化锌、淀粉在瓷乳钵中研磨，升华硫、水杨酸研磨后与氧化锌、淀粉一同过筛。滑石粉比较细腻不用研磨，与上述各药物混合均匀。

(3) 将共熔混合物与混合的细粉用配研法研磨均匀，过2次筛。

[注解]

(1) 薄荷脑、樟脑、麝香草酚为低共熔物，会有低共熔现象。

(2) 处方中成分较多，应按照处方药品顺序将药品称好。

(3) 硼酸、水杨酸为结晶性物料，注意先研细，再与其他物料混合。

(4) 加滑石粉至总量20g，不是一次加入20g，所以要先把滑石粉的实际加入量计算出来，是13.6g。

(二) 质量检查与评价

外观均匀度　取本品适量，置光滑纸上平铺约 $5cm^2$，将其表面压平在光亮处观察，判断是否色泽均匀。

四、思考题

(1) 痱子粉的制备中为什么先形成低共熔混合物？

(2) 影响药物混合的因素有哪些？如何防止？

任务二　颗粒剂的制备

一、操作目的

(1) 能进行颗粒剂的处方分析和小试制备。

(2) 会进行颗粒剂的质量检查操作。

(3) 能正确使用研钵、药筛等设备。

二、操作准备

药筛、研钵、烧杯、分析天平等；头孢拉定、蔗糖、羧甲基纤维素钠、柠檬黄、菠萝香精等。

三、操作内容

(一) 头孢拉定颗粒

临床上用于敏感菌所致的急性咽炎、扁桃体炎、中耳炎、支气管炎和肺炎等呼吸道感染、泌尿生殖道感染及皮肤软组织感染等。口服给药，成人常用量：一次0.25～0.5g，每6小时1次。感染较严重者一次可增至1g，但一日总量不超过4g。儿童常用量：按体重一次6.25～12.5mg/kg，每6小时1次。

[处方]　头孢拉定　　　62.5g　　　蔗糖　　937g
　　　　羧甲基纤维素钠　10g　　　　柠檬黄　0.025g
　　　　菠萝香精　　　　1.8mL

[制法]

(1) 将头孢拉定、蔗糖、柠檬黄置器皿中混匀，放置于白瓷盘中。

(2) 加入菠萝香精混合均匀后，用适量的2%羧甲基纤维素钠调节物料稠度，制成软材，使握之成团，触之即散。

（3）将软材用挤压方式过12目筛制成颗粒，80℃以下烘干。

（4）过12目筛颗粒筛整粒，将聚结成大块的颗粒放入乳钵中用杵棒轻轻砸碎后再过颗粒筛，称量总重量，以每包10g的规格分包。

[注解]

（1）操作过程中注意双手、台面的洁净，尽量避免粉末的飞扬。

（2）软材要求握之成团，触之即散。

（3）颗粒剂含浸膏与糖粉极易吸潮溶化，故应密封包装和干燥保存。

（二）质量检查与评价

（1）粒度　除另有规定外，照粒度和粒度分布测定法的第二法中手动筛分法的双筛分法测定，不能通过一号筛与能通过五号筛的总和不得超过供试量的15%。

（2）干燥失重或水分　化学药品和生物制品颗粒剂照干燥失重测定法测定，于105℃干燥（含糖颗粒应在80℃减压干燥）至恒重，减失重量不得过2.0%。

四、思考题

（1）制备颗粒时应注意哪些问题？

（2）颗粒剂的质量检查项目有哪些？

任务三　硬胶囊剂的制备

一、操作目的

（1）能进行胶囊剂的处方分析和小试制备。

（2）会进行胶囊剂的质量检查操作。

（3）能正确使用研钵、药筛、胶囊填充板等设备。

二、操作准备

药筛、研钵、烧杯、分析天平、胶囊填充板等；对乙酰氨基酚、淀粉、滑石粉、明胶空心胶囊等。

三、操作内容

（一）对乙酰氨基酚胶囊

临床上用于普通感冒或流行性感冒引起的发热，也用于缓解轻中度疼痛如关节痛、偏头痛、头痛、肌肉痛、牙痛、神经痛。口服给药，成人一次1粒，若持续高热或疼痛，间隔4～6小时可重复用药一次，24小时内不得超过4粒。

[处方]　对乙酰氨基酚　30g　　　淀粉　5g

　　　　滑石粉　　　　5g

[制法]

（1）将淀粉于105℃干燥至含水量约8%，滑石粉过100目筛。

（2）将淀粉、滑石粉置器皿中混匀，再加入对乙酰氨基酚混合均匀。

（3）选择适宜规格的明胶空心胶囊备用，准备配套的有机玻璃胶囊板。将囊帽与囊体分开，通过排列板使囊体、囊帽分别填入体板、帽板。

（4）在体板上倒上适量混合均匀的粉末，并用刮板来回刮动使粉末均匀进入胶囊；轻轻震动胶囊板，使粉末充填均匀；再刮净多余粉末。

（5）将重叠的帽板和中间板翻转盖在已装好粉末的体板上，双手下压，使体囊锁合。取出中间板、翻转使填充好的胶囊落入容器中。

(6) 取出胶囊，用洁净的毛巾去除胶囊壳表面的粉末即得。

[注解]

(1) 注意检查囊体、囊帽填入体板、帽板的方向是否正确。

(2) 把中间板孔径大的一面盖在帽板上，使胶囊帽的口部进入中间板的套合孔中。将重叠的帽板和中间板翻转盖在已装好粉末的体板上并对齐。双手轻轻地摇晃着下压，使胶囊呈预锁合状态，用力下压使体囊锁合。

(3) 操作过程中注意双手、台面的洁净，尽量避免粉末的飞扬。

(二) 质量检查与评价

(1) **外观** 观察是否整洁、无黏结、变形、渗漏或囊壳破裂等现象。

(2) **装量差异** 去供试品20粒，分别精密称定重量后，倾出内容物（不得损失囊壳），硬胶囊用小刷或其他适宜的用具拭净，再分别精密称定囊壳重量，求出每粒内容物的装量与平均装量。每粒的装量与平均装量相比较，超出装量差异限度的不得多于2粒，并不得有1粒超出限度1倍。判断该产品是否合格。

四、思考题

(1) 分析影响胶囊剂装量差异的因素有哪些？

(2) 胶囊内容物有哪些形式？制成各种形式的依据是什么？

一、散剂

（一）散剂概述

1. 散剂的概念与特点

散剂系指原料药物或与适宜的辅料经粉碎、均匀混合制成的干燥粉末状制剂，可供内服和外用。

散剂是我国中药传统剂型之一，早在古书《五十二病方》中即有散剂的记载，至今散剂仍是中医常用剂型。由于颗粒剂、胶囊剂、片剂的发展，化学药散剂的品种已日趋减少。散剂除作为剂型直接使用外，也可经进一步加工成胶囊剂、片剂、丸剂等，其制备技术也是制备其他剂型的基础操作。因此，制备散剂的操作技术与要求在制剂生产上具有普遍意义。

散剂中药物的分散程度较大，药物粒径小，比表面积大。主要优点有：①与其他固体制剂相比，散剂易分散、溶出快、吸收快、起效快；②制法工艺简单，生产成本较低，携带方便；③便于分剂量和服用，剂量易于控制，适用于老人、儿童或有吞咽困难的人群使用；④外用覆盖面大，对溃疡、外伤流血等可起到保护黏膜、吸收分泌物、促进凝血和愈合的作用。

散剂的主要缺点：由于散剂中药物的表面积大，其臭味、刺激性及化学活性也相应增加，因而某些挥发性、腐蚀性强、易吸湿或风化的药物一般不宜制成散剂。剂量较大的散剂不如片剂、丸剂等容易服用。

2. 散剂的分类

散剂通常按以下四种方法分类。

(1) 按用途分类 《中国药典》将散剂分为口服散剂和局部用散剂。

(2) 按组成分类 可分为单散剂和复方散剂。单散剂系由一种药物组成，如蒙脱石散等；复方散剂系由两种或两种以上药物组成，如复方口腔散等。

(3) 按剂量分类 可分为分剂量散剂和不分剂量散剂。分剂量散剂系按一次剂量包装，由患者按包服用；不分剂量散剂系以多次使用的总剂量包装，由患者服用或使用时按医嘱自取。一般情况下，外用散剂多为不分剂量散剂，内服散剂则两者均采用，但剧毒药散剂必须分剂量。

(4) 按组成成分性质分类 有中药散剂、浸膏散剂、低共融组分散剂、泡腾散剂以及剧毒药散剂等。

3. 散剂的质量要求

散剂在生产和贮藏期间，应符合下列有关规定。

（1）供制散剂的原料药物均应粉碎。除另有规定外，口服用散剂应为细粉，儿科用和局部用散剂应为最细粉。

（2）散剂应干燥、疏松、混合均匀、色泽一致。制备含毒性药、贵重药或药物剂量小的散剂时，应采用配研法混匀并过筛。

（3）散剂可单剂量包（分）装，多剂量包装者应附分剂量的用具。含有毒性药的口服散剂应单剂量包装。

（4）除另有规定外，散剂应密封贮存，含挥发性原料药物或易吸潮原料药物的散剂应密封贮存。生物制品应采用防潮材料包装。

（5）用于烧伤［除程度较轻的烧伤（Ⅰ°或浅Ⅱ°外）］、严重创伤或临床必需无菌的局部用散剂应符合无菌要求。

> **知识链接**
>
> **散剂的应用方法**
>
> 口服散剂：一般溶于或分散于水、稀释液或其他液体中服用，也可直接用温水送服，服用剂量过大时应分次服用以免引起呛咳。服药后不宜过多饮水，服药后半小时内不可进食，以免药物过度稀释导致药效降低。服用不便的中药散剂可加蜂蜜调和送服或装入胶囊吞服。对于温胃止痛的散剂不需用水送服，应直接吞服以利于延长药物在胃内的滞留时间。
>
> 局部用散剂：可供皮肤、口腔、咽喉、腔道等处应用，专供治疗、预防和润滑皮肤散剂也可称为撒布剂或撒粉。局部用散剂的使用方法主要有撒敷法和调敷法。撒敷法是将散剂直接撒布于患处，调敷法则需用茶、黄酒、香油等液体将散剂调成糊状敷于患处。

（二）散剂的制备

散剂的制备工艺流程如图 9-1 所示。

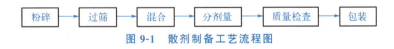

图 9-1 散剂制备工艺流程图

1. 物料的前处理

一般情况下，粉碎前将固体物料进行处理，如果是化学药品，将原料进行充分干燥；如果是中药，则根据药材的性质进行适当的处理，如洗净、干燥、切割或初步粉碎后等供粉碎之用。

2. 粉碎

通过粉碎，可以大大降低固体药物的粒度，有利于各组分混合均匀，并且可改善难溶性药物的溶出度。药物粉碎的粒度应根据药物的性质、作用及给药途径而定。在口服散剂中，药物应粉碎成细粉，如果药物是难溶性的，为加速其溶解和吸收，应粉碎成极细粉或微粉；用于治疗胃溃疡的不溶性药物，应粉碎成最细粉，以利于发挥其保护作用及药效；用于皮肤、腔道等的局部用散剂，应粉碎成最细粉，以利于发挥药效及减轻对黏膜的机械刺激。

粉碎操作对药物制剂的质量和药效等也会产生影响，如药物的晶型转变或热降解、固体颗粒的黏附与团聚以及润湿性的变化等，故应给予足够重视。粉碎设备有研钵、球磨机、冲击式粉碎机和流能磨等，应根据物料的性质适当地选择粉碎设备。

3. 筛分

筛分对提高物料的流动性和均匀混合具有重要影响。当物料的粒径差异较大时，会造成流动性下降，并且难以混合均匀。常用的筛分设备有振荡筛分仪和旋振动筛。旋振动筛设备的分离效率高，常用于规模化生产中的筛分操作。

4. 混合

混合操作以含量的均匀一致为目的。在固体混合中，粒子是分散单元，不可能得到分子水平的完全混合。因此应尽量减小各成分的粒度，以满足固体混合物的相对均匀。并根据组分的特性、粉末的用量和实际的设备条件，选择适合的方法。影响混合的因素很多，物料中各组分的粒度大小、外形、密度、含水量、黏附性和团聚性都会影响混合过程。

规模化生产时多采用容器固定型和容器旋转型混合机。容器固定型混合机中，物料在固定容器内叶片或螺旋推进器的搅拌作用下进行混合。容器旋转型混合机依靠容器本身的旋转作用带动物料产生多维运动而使物料混合。

当各组分的混合比例较大时，应采用等量递加混合法，即先称取小剂量的药粉，然后加入等体积的其他成分混匀，依次倍量增加，直至全部混匀，再过筛混合即可。毒性、贵重药物等一般剂量小，称取、使用不方便，并且容易损耗。为了方便称取和使用，常添加一定比例量的稀释剂制成稀释散（又称倍散、贮备散）。稀释倍数由药物的剂量而定，见表 9-1。制备倍散时，必须采用等量递加混合法。倍散中常用的稀释剂有乳糖、淀粉、糊精、蔗糖粉、葡萄糖粉、碳酸钙、沉降磷酸钙、碳酸镁等。有时为了便于观察倍散是否混合均匀，常加入一定量的着色剂如胭脂红、亚甲蓝等着色，十倍散着色应深一些，百倍散稍浅些，这样可以根据倍散颜色的深浅判别倍散的浓度。

表 9-1　倍散的剂量与稀释倍数

倍散名称	剂量/g	稀释剂：药粉
10 倍散	0.1～0.01	9：1
100 倍散	0.01～0.001	99：1
1000 倍散	0.001 以下	999：1

各组分的粒径差异或密度差异较大时，往往不易混匀或混匀后再发生离析，这种情况应尽量避免。中药粉末在混合时常采取打底套色法，是指将量少的、质轻的、色深的药粉先放入乳钵中（混合之前应首先用其他色浅的、量多的药粉饱和乳钵），即为"打底"，然后将量大的、质重的、色浅的药粉逐渐地、分次地加入乳钵中轻研，使之混合均匀，即为"套色"。

当药物具有黏附性或带电时，物料容易对混合壁产生黏附，不仅影响混合均匀程度，而且造成损失以致剂量不足。一般将量大或不易吸附的药粉或辅料垫底，量少或容易吸附的成分后加入。对混合时摩擦起电的粉末，通常加少量表面活性剂或润滑剂加以克服，如具有抗静电作用的硬脂酸镁、十二烷基硫酸钠等。

含液体或易吸湿成分时，先用处方中的其他固体成分或吸收剂来吸附液体成分。常用的吸收剂有磷酸钙、白陶土、蔗糖和葡萄糖等。近年来新开发的多孔性微粉硅胶具有非常大的比表面积，吸油量非常高，可应用于油性药物的固体化制剂或用作防潮剂。

若含形成低共熔混合物的组分时，是否需直接混合共熔，应根据共熔后对药理作用的影响及处方中含有其他固体组分的数量而定。若药物共熔后,药理作用较单独混合有利,则宜采用共熔法,例如氯霉素与尿素,灰黄霉素与聚乙二醇6000等。若共熔后影响溶解度和疗效,则禁用共熔法,如阿司匹林与对乙酰氨基酚、咖啡因共熔后影响疗效,则应分别处理。若药物共熔后,药理作用几无变化,但处方中固体组分较多时,可先将共熔组分进行共熔处理,再用其他组分吸收混合,使其分散均匀,如痱子粉中的薄荷脑、樟脑、麝香草酚的共熔。

> **知识链接**
>
> **共熔**
>
> 当两种或两种以上药物按一定比例混合后,产生熔点降低而出现湿润或液化的现象称为共熔,此混合物称为共熔混合物。易发生共熔现象的药物有樟脑与苯酚、薄荷脑、麝香草酚等。共熔现象在研磨混合时通常出现较快,其他方式的混合一般需较久时间后才能出现。

5. 分剂量与包装

分剂量是将混合均匀的药粉按需要的剂量分成等重份数的过程。分剂量后装入合适的内包装材料中,常用的分剂量方法有以下几种。

(1) 容量法 系用固定容量的容器进行分剂量的方法。此法效率较高,但准确性不如重量法,在操作过程中,要注意保持操作条件的一致性,以减少误差。目前药厂大量生产散剂使用的散剂定量分包机和医院制剂室大量配制散剂所用的散剂分量器均采用容量法分剂量。

(2) 重量法 系用衡器逐份称重的方法。此法分剂量准确,但操作较麻烦,效率低,难以机械化。主要用于含毒性药物、贵重药物、药物剂量小的散剂。

(3) 目测法 又称估分法,系指先称取总量的散剂,以目测分成若干等分的方法。此法操作简便,但准确性差,误差较大,适于药房临时调配少量普通药物散剂。

课堂互动

冰硼散

[处方] 冰片 5g 硼砂(炒) 50g
朱砂 6g 玄明粉 50g

[制法] 以上四味,朱砂水飞成极细粉,硼砂粉碎成细粉;将冰片研细,与硼砂、玄明粉配研,混合均匀。将朱砂与上述混合粉末按打底套色、等量递加的混合原则研磨混合均匀,过120目筛,即得。

(1) 朱砂为什么需采用水飞法粉碎?

(2) 为什么需依照打底套色、等量递加的原则混合?

(三)散剂的质量检查、包装与贮存

1. 散剂的质量检查

《中国药典》(2020年版)四部通则0115收载了散剂的质量检查项目,主要有以下几项。

(1) 粒度 除另有规定外,化学药局部用散剂和用于烧伤或严重创伤的中药局部用散剂及儿科用散剂,按照下述方法检查,粒度应符合规定。

取供试品10g,精密称定,化学药散剂置七号筛(中药散剂置六号筛),筛上加盖,并在筛下配有密合的接收容器。按水平方向旋转振摇至少3分钟,并不时在垂直方向轻叩筛。取筛下的粉末,精密称定重量,计算其所占总重的比例,化学药散剂通过七号筛(中药散剂通过六号筛)的粉末重量,不得少于95%。

(2) 外观均匀度 取供试品适量,置光滑纸上,平铺约5cm²,将其表面压平,在明亮处观

察，应色泽均匀，无花纹与色斑。

（3）干燥失重或水分　化学药和生物制品散剂照干燥失重测定法［《中国药典》（2020年版）四部通则0831］检查，在105℃干燥至恒重，减失重量不得过2.0%。中药散剂照水分测定法［《中国药典》（2020年版）四部通则0832］检查，不得超过9.0%。

（4）装量差异　单剂量包装的散剂照下述方法检查，应符合规定。

取供试品10袋（瓶），除去包装，分别精密称定每袋（瓶）内容物的重量，求出内容物的装量与平均装量。每袋（瓶）装量与平均装量比较（凡有标示装量的散剂，每袋（瓶）装量应与标示装量比较），按表9-2规定，超出装量差异限度的散剂不得多于2袋（瓶），并不得有1袋（瓶）超出装量差异限度的1倍。

表 9-2　单剂量包装散剂装量差异限度

平均装量或标示装量	装量差异限度（中药、化学药）	装量差异限度（生物制品）
0.1g 及 0.1g 以下	±15%	±15%
0.1g 以上至 0.5g	±10%	±10%
0.5g 以上至 1.5g	±8%	±7.5%
1.5g 以上至 6.0g	±7%	±5%
6.0g 以上	±5%	±3%

凡规定检查含量均匀度的化学药和生物制品散剂，一般不再进行装量差异的检查。

（5）装量　多剂量包装的散剂，照最低装量检查法［《中国药典》（2020年版）四部通则0942］检查，应符合规定。

（6）无菌　用于烧伤［除程度较轻的烧伤（Ⅰ°或浅Ⅱ°外）］、严重创伤或临床必须无菌的局部用散剂，照无菌检查法［《中国药典》（2020年版）四部通则1101］检查，应符合规定。

（7）微生物限度　照非无菌产品微生物限度检查法［《中国药典》（2020年版）四部通则1107］检查，应符合规定。

2. 散剂的包装与贮存

（1）包装　由于散剂的表面积较大，容易吸湿、风化及挥发，若包装不当而吸湿，则极易发生潮解、结块、变色、分解、霉变等现象，严重影响散剂的质量及患者用药的安全性。故散剂在包装与贮存中主要应解决好防潮问题，包装时应选择适宜的包装材料和包装方法。

包装材料：主要有塑料薄膜袋、铝塑复合膜袋、玻璃瓶（管）、塑料瓶（管）等。其中铝塑复合膜袋防气、防湿性能较好，硬度较大，密封性、避光性好，目前应用广泛。

包装方法：分剂量散剂一般用袋包装，包装后需严密热封。不分剂量散剂多用瓶（管）包装，应将药物填满压紧，避免在运输过程中因组分密度不同而分层，以致破坏了散剂的均匀性。

散剂用于烧伤治疗如为非无菌制剂的应在标签上标明"非无菌制剂"，产品说明书中应注明"本品为非无菌制剂"，同时在适应症下应明确"用于程度较轻的烧伤"（Ⅰ°或浅Ⅱ°），注意事项下规定"应遵医嘱使用"。

（2）贮存　散剂的贮存主要由运输和放置两部分组成，在运输过程中，由于不可避免的振动，散剂常发生均匀性变化，对多剂量散剂是有害的，瓶装散剂应装满压实，尽量避免粒子的相互流动而变化；袋装散剂封口应牢固，以防外力作用而散口。在放置场所应考虑温度、湿度、微生物以及光线等条件对散剂质量的影响，其中防潮是关键，根据药物性质、包装材料等因素选择适宜的存放条件。

> **课堂互动**　散剂的质量检查项目有哪些？

（四）典型散剂实例分析

例1：口服补液盐散Ⅰ

[处方]　氯化钠　1750g　　　碳酸氢钠　1250g
　　　　氯化钾　750g　　　　葡萄糖　　11000g
　　　　制成　　1000 包

[制法]　取葡萄糖、氯化钠粉碎成细粉，混匀，分装于大袋中；另将氯化钾、碳酸氢钠粉碎成细粉，混匀，分装于小袋中；将大小袋同装于一包，即得。

[注解]
(1) 本品将氯化钠、葡萄糖和氯化钾、碳酸氢钠分开包装，是因氯化钠、葡萄糖易吸湿，若混合包装，易造成碳酸氢钠水解，碱性增大。
(2) 心力衰竭、高钾血症、急慢性肾衰竭少尿患者禁用。
(3) 本品易吸潮，应密封贮存于干燥处。

[临床适应症]　本品为内服散剂，用于补充体内电解质和水分，用于腹泻、呕吐等引起的轻度和中度脱水。

例2：硫酸阿托品百倍散
[处方]　硫酸阿托品　10.0g　　1％胭脂红乳糖　10g
　　　　乳糖加至　　1000g

[制法]　取少量乳糖置乳钵中研磨，使乳钵内壁饱和后倾出，将硫酸阿托品与胭脂红乳糖置乳钵中研匀，按配研法逐渐加入所需量的乳糖，充分研合，待全部色泽均匀即得。

[注解]
(1) 处方中乳糖为稀释剂，胭脂红为着色剂。
(2) 1％胭脂红乳糖的制备方法：取胭脂红置于乳钵中，先加90％乙醇适量，研匀，加入少量乳糖研匀吸收，再按配研法加入全部乳糖混匀，于50～60℃干燥，过筛即得。

[临床适应症]　本品为内服散剂，常用于胃肠痉挛疼痛等。

例3：蛇胆川贝散
[处方]　蛇胆汁　100g　　　川贝母　600g

[制法]　取干燥川贝母粉碎成细粉，与蛇胆汁混匀，干燥粉碎，过筛，分剂量，密封包装即得。

[注解]
(1) 蛇胆汁为液体，其中含有大量的水分，在制备过程中采用川贝母细粉吸附后干燥，有利于胆汁中有效成分的均匀分布，比用蛇胆汁干细粉与川贝母细粉更易混匀，且工艺简单易行。
(2) 若原料为蛇胆汁干粉，可采用加适量水溶解后按上述方法制备工艺操作。

[临床适应症]　本品为内服散剂，具有清肺、止咳、祛痰作用。用于肺热咳嗽、痰多。

二、颗粒剂

（一）颗粒剂概述

1. 颗粒剂的概念与特点

颗粒剂

颗粒剂系指原料药物与适宜的辅料混合制成具有一定粒度的干燥颗粒状制剂。颗粒剂可分散或溶解在水中或其他适宜的液体中服用，有的也可直接吞服。

颗粒剂的分散程度小于散剂，大于其他固体剂型，因此，颗粒剂具有以下优点：①与散剂比较，颗粒剂飞散性、附着性、聚集性、吸湿性等均相对较低，其流动性好，有利于分剂量；②避免了散剂中各成分的离析现象；③与片剂、胶囊剂比较，溶出和吸收速度较快，生物利用度较好；④可通过包衣使颗粒具有防潮性、缓释、控释性或肠溶性；⑤性质稳定，运输、携带、贮存比较方便，服用方便；⑥可加入附加剂制成色香味俱全的颗粒剂，提高患者（尤其是小儿）的依从性。

2. 颗粒剂的分类

颗粒剂可分为可溶颗粒（通称为颗粒）、混悬颗粒、泡腾颗粒、肠溶颗粒、缓释颗粒和控释颗粒等。

(1) 可溶颗粒 绝大多数为水溶性颗粒，用水冲服，如头孢氨苄颗粒、板蓝根颗粒等。另外还有酒溶性颗粒，加一定量的饮用酒溶解颗粒后服用，如木瓜颗粒等。

(2) 混悬颗粒 系指难溶性原料药物与适宜辅料混合制成的颗粒剂。临用前加水或其他适宜的液体振摇即可分散成混悬液，如阿奇霉素颗粒、小儿感冒颗粒等。

(3) 泡腾颗粒 系指含有碳酸氢钠和有机酸，遇水可放出大量气体而呈泡腾状的颗粒剂。泡腾颗粒中的药物应是易溶性的，加水产生气泡后应能溶解。有机酸一般用枸橼酸、酒石酸等。泡腾颗粒应溶解于温水或冷水中，待不再发泡后服用，如维生素C泡腾颗粒等。

(4) 肠溶颗粒 系指采用肠溶材料包裹颗粒或其他适宜方法制成的颗粒剂。肠溶颗粒耐胃酸而在肠液中释放活性成分或控制药物在肠道内定位释放，可防止药物在胃内分解失效，避免对胃的刺激。

(5) 缓释颗粒 系指在规定的释放介质中缓慢地非恒速释放药物的颗粒剂。

(6) 控释颗粒 系指在规定的释放介质中缓慢地恒速释放药物的颗粒剂。

3. 颗粒剂的质量要求

颗粒剂在生产与贮藏期间应符合下列规定。

(1) 根据需要颗粒剂可加入适宜的辅料，如稀释剂、黏合剂、着色剂和矫味剂等。原料药物与辅料应均匀混合。含药量小或含毒剧药的颗粒剂，应根据原料药物的性质采用适宜方法使其分散均匀。

(2) 颗粒剂应干燥，颗粒均匀，色泽一致，无吸潮、软化、结块、潮解等现象。

(3) 颗粒剂的溶出度、释放度、含量均匀度、微生物限度等应符合要求。

(4) 除另有规定外，颗粒剂应密封，置干燥处贮存，防止受潮。

（二）制粒技术

制粒是把粉末经加工制成具有一定形状与大小粒状物的操作。制粒可以保证产品质量和生产的顺利进行。在颗粒剂中颗粒是最终产品，通过制粒不仅可改善物料的流动性、飞散性、黏附性，还可以保证颗粒形状、大小、外观及分剂量准确，保护生产环境。在片剂中颗粒是中间体，通过制粒改善流动性，以减少片重差异，保证颗粒的压缩成型性。

1. 制粒目的

(1) 增加流动性 粉末制成颗粒后，粒径增大，降低了粒子间的黏附性和聚集性，大大增加粒子的流动性，从而满足制剂生产的需要。

(2) 防止各成分的分层 混合物各成分的粒度、密度存在差异时，容易出现分层现象，制成颗粒后，有效地防止各成分的分层，使药物含量均匀。

(3) 减少粉尘飞扬 粉末的飞散性较大，制成颗粒后，可有效地减少粉尘飞扬，减少环境污染与物料损失，达到GMP的要求。

2. 制粒方法

制粒通常分为湿法制粒和干法制粒两种。

(1) 湿法制粒 是在粉末物料中加入黏合剂，粉末靠黏合剂的架桥作用或黏结作用聚结在一起而制备颗粒的方法。湿法制粒可分为挤压制粒、高速搅拌制粒、流化床制粒、喷雾制粒等。

① 挤压制粒：指药物粉末与适宜的黏合剂或润湿剂制成松紧适宜的湿料（即软材）后，再通过挤压方式使其通过筛网而制成颗粒的方法。

挤压制粒的方式较多，如螺旋挤压式、旋转挤压式、摇摆挤压式等，其操作原理相似，即软材在外力的作用下通过筛网或辊子。挤压制粒得到的颗粒形状以圆柱状、角状为主，经过继续加工可制成球状、不定形等，颗粒的大小取决于筛子的孔径或挤压轮上的孔的大小。

制软材是挤压制粒的关键工序，指将处方中的原辅料细粉加入混合机中，待混合均匀后，再加入适量的润湿剂或黏合剂，搅拌混合均匀即成软材。软材松紧程度应适宜，一般传统的参考标准以"握之成团，轻按即散"为度。该法可靠性和重现性虽较差，但方法简单，使用历史悠久。近年来，随着生产技术的提高，通过仪表可测出混合机中颗粒的动量扭矩，这样就能自动地控制软材的松密程度，从而保证了软材的质量可控。

软材质量直接影响颗粒质量，若软材太黏则制成的颗粒太硬或不能制粒，影响药物溶出或正常生产；若软材太松则颗粒不能成型。润湿剂或黏合剂的用量及混合条件等对所制颗粒的密度和硬度也有一定影响。一般润湿剂或黏合剂的用量多，混合强度大，干燥时间长，制得的颗粒硬度大。润湿剂或黏合剂的用量应根据物料的性质而定，如粉末较细，质地疏松、干燥及黏性较差的粉末，应酌量多加，反之用量应减少。若用乙醇溶液作润湿剂，则乙醇浓度大时颗粒较松，多用不同浓度的乙醇控制颗粒松密，进一步调节颗粒粒度和药物溶出速度。

② 高速搅拌制粒：指将药物粉末、辅料和黏合剂加入一个容器内，靠高速旋转的搅拌器的搅拌作用和切割刀的切割作用，迅速完成混合并制成颗粒的方法。其制粒原理是在搅拌桨的作用下使物料混合、翻动、分散而甩向器壁后向上运动，形成较大颗粒，在切割刀的作用下将大块颗粒绞碎、切割，并和搅拌桨的搅拌作用相呼应，使颗粒得到强大的挤压、滚动而形成致密且均匀的颗粒。也可通过改变搅拌桨的结构，调节切割刀位置和黏合剂用量制得大小和致密性不同的颗粒。此法的特点为在同一密闭容器内完成混合、制粒过程，避免了粉尘飞扬和交叉污染，混合制粒时间短，生产效率高，制得的颗粒大小均匀，质地结实，细粉少，流动性好，烘干后即可直接压片。此法的不足是在制湿颗粒时，混合搅拌桨及其传动部件所受扭力太大，所以不宜将混合筒容积做大，因此导致生产批次增加。

③ 流化床制粒：又称为沸腾干燥制粒。将物料装入容器中，物料粉末在自下而上的气流作用下保持悬浮的流化状态，黏合剂向流化层喷入使粉末聚结成颗粒的方法。此法由于在一台设备内完成混合、制粒、干燥过程，又称一步制粒。该法的特点是简化了工序和设备，节省了厂房和人力，制得的颗粒大小均匀，外观圆整，流动性好，生产周期短。但动力消耗较大，另外处方中含有密度差别较大的多种组分时，可能会造成含量的不均匀。

④ 喷雾制粒：是将药物溶液或混悬液用雾化器喷雾于干燥室内的热气流中，使水分迅速蒸发以直接制成球状干燥细颗粒的方法。该法具有以下特点：a. 在数秒内即完成药液的浓缩与干燥，原料液含水量可达70%～80%以上；b. 由液体直接得到粉状固体颗粒；c. 干燥速度快，适合于热敏性物料的颗粒；d. 颗粒具有良好的溶解性、分散性和流动性；e. 设备成本高，能耗大；f. 黏性较大的料液易黏壁。

⑤ 转动制粒：是指在药物粉末中加入一定量的黏合剂，在转动、摇动、搅拌等作用下使粉末结聚成具有一定强度的球形粒子的方法。经典的容器转动制粒机是在倾斜锅内加入适量粉状物料，在转动时带动物料上下运动，适量的黏合剂均匀喷洒在物料层斜表面，使粉状物料黏结形成颗粒，颗粒受到重力作用沿着倾斜面往下滑落而滚圆，反复喷洒黏合剂和药粉，使颗粒长大成所需大小的小丸，转动制粒制得的颗粒圆整，但生产效率低。

(2) 干法制粒 是将药物与辅料的粉末混合均匀后，通过特殊的设备压缩成大片或板状后，再将其粉碎成大小合适颗粒的方法。该法省工省时，特别适用于对湿热敏感药物的制粒，但应注意由于高压引起晶型转变及活性降低等问题。干法制粒法可分为滚压法和大片法两种。

① 滚压法：是利用转速相同的两个滚动圆筒之间的缝隙，将药物与辅料的混合物压成硬度

适宜的薄片，再碾碎、整粒。用本法压块时，粉体中的空气易于排出，产量较高，但压制的颗粒有时不均匀。目前国内已有滚压、碾碎、整粒的整体设备。

② 大片法（又称重压法）：指将药物与辅料的混合物在较大压力的压片机上用较大的冲模预先加压，得到大片，然后破碎制成适宜的颗粒。本法能使处方中的少量有效成分获得均匀分布，但生产效率较低。

> **课堂互动** 制粒的目的是什么？制粒的方法有哪些？

3. 制粒设备

(1) 挤压制粒设备

① 摇摆式颗粒机。该设备主要由电机、传动装置、滚轮、筛网、加料斗、底座等组成，如图9-2、图9-3所示。制粒时将软材置于料斗中，其下部装有六条绕轴往复转动的六角形棱柱，棱柱之下有筛网，筛网由固定器固定并紧靠棱柱，当棱柱往复转动时软材挤压通过筛网而成湿颗粒。

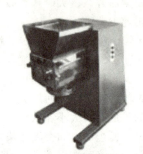

图9-2 摇摆式颗粒机设备图

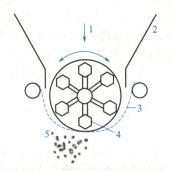

图9-3 摇摆式颗粒机原理图

1—软材；2—加料斗；3—筛网；4—六角滚轮；5—颗粒

② 螺旋挤出制粒机。该设备分单螺杆和双螺杆两种，挤出形式有前出料和侧出料两种。主要由饲料斗、螺旋杆、制粒板、齿轮箱、动力系统、冷却加热套管等组成，如图9-4、图9-5所示。制粒时将软材置于饲料斗中，在螺杆输送、挤压作用下，从制粒板挤出，得到湿颗粒。

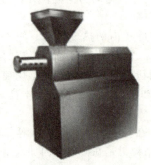

图9-4 螺旋挤出制粒机设备图

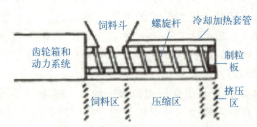

图9-5 螺旋挤出制粒机原理图

(2) 高速搅拌制粒机 又称高效混合制粒机、高效湿法制粒机等。该设备由容器、搅拌桨、切割刀、出料装置等组成，如图9-6、图9-7所示。制粒时将物料加入容器中，用搅拌桨搅拌物料混匀后，加入黏合剂（直接由加料斗流入或喷枪喷入），搅拌桨使物料在短时间内翻滚混合成软材，再由切割刀切割使其成颗粒，改变搅拌桨和切割刀的转速，可获得20～80目之间大小不同的颗粒。

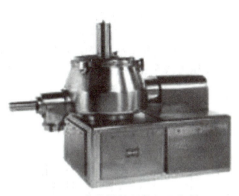

图 9-6　高速搅拌制粒机设备图

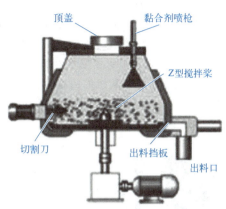

图 9-7　高速搅拌制粒机原理图

(3) 流化床制粒机　该设备结构主要由引风装置、加热器、流化床、流化室、温度传感器、清灰装置、顶升汽缸、进风装置、喷雾装置、蠕动泵等组成，如图 9-8 所示。该设备以沸腾、流化的形式使混合、造粒、干燥在同一设备内一步完成，故又称为沸腾制粒机或一步制粒机。除用于制粒外，还可进行湿颗粒干燥、颗粒包衣等。

引风机使流化室内部形成负压，外界空气通过进风口，经过过滤和加热，由流化床底部的孔板进入塔体，将物料向上吹起，呈沸腾（流化）状，使物料在流化状态下混合均匀；然后将制粒的黏合剂由蠕动泵输送，在压缩空气的作用下雾化成液滴，通过喷枪喷至沸腾的物料上，使物料润湿，集结成颗粒，如图 9-9 所示。通过合理控制喷浆量的大小和喷浆时间，以及引风的大小、温度等参数，可以得到大小均匀的颗粒。制粒完成后，关闭蠕动泵，在热风的作用下可以将颗粒干燥，得到干颗粒。若需包衣，可以通过喷枪将包衣液喷至沸腾的颗粒上，使颗粒表面均匀地涂上包衣液，再干燥即可。

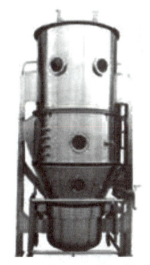

图 9-8　流化床制粒机设备图

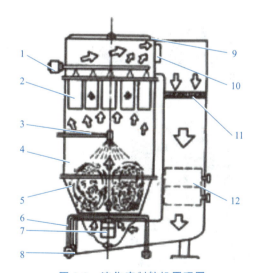

图 9-9　流化床制粒机原理图

1—反冲装置；2—袋滤器；3—喷嘴；4—流化室；5—盛料器；
6—台车；7—顶升气缸；8—排水口；9—安全盖（泄爆作用）；
10—排气口；11—空气过滤器；12—加热器

(4) 喷雾干燥制粒机　主要由干燥室、雾化器、加热器、分离器等组成（图 9-10）。原料液由料液槽进入雾化器喷成液滴分散于热气流中,空气经蒸汽加热器或电加热器进入干燥室与液滴接触,液滴中的水分迅速蒸发,液滴经干燥后形成固体细粒落于器底,干品可连续或间歇出料,废气由干燥室下方的出口流入旋风分离器,进一步分离出固体粉末,然后经风机和袋滤器后排出,如图 9-11 所示。喷雾干燥造粒时,原料液在干燥室内喷雾成微小液滴是靠雾化器完成,因此雾化器是喷雾干燥制粒机的关键零件。常用的雾化器有压力式雾化器、气流式雾化器、离心式雾化器。

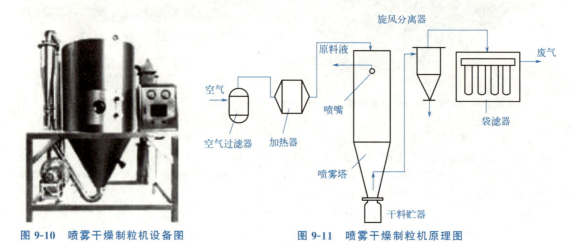

图 9-10 喷雾干燥制粒机设备图　　　　图 9-11 喷雾干燥制粒机原理图

(5) 滚压制粒机　主要由加料斗、送料器、压轮、粉碎锤等组成,如图 9-12、图 9-13 所示。制粒时,混合好的干粉物料从顶部加入,经预压缩进入轧片机内,在轧片机的双辊压轮挤压下变成片状,片状物料经过破碎、整粒、筛分等过程,得到需要的粒状产品。此设备使物料经机械压缩成型,不破坏物料的化学性能,不降低产品的有效含量,一些热敏性药物适合用此法制粒。

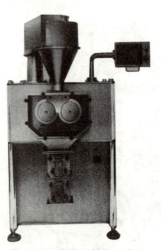 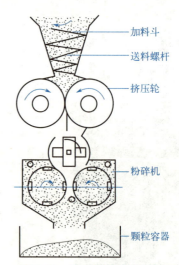

图 9-12 滚压制粒机设备图　　　　图 9-13 滚压制粒机原理图

(三) 干燥技术

干燥系指利用热能或其他适宜的方法除去湿料中所含的水分或其他溶剂获得干燥物品的操作过程。干燥是制剂生产中不可缺少的单元操作,常用于原辅料除湿,新鲜药材除水,浸膏剂、颗粒剂、片剂、丸剂等剂型的制备。干燥的目的是除去溶剂,继而提高物品的稳定性,使成品或半成品具有一定规格标准,保证药品质量,同时为进一步加工、运输、储存和使用奠定基础。

1. 影响干燥的因素

(1) **物料性质** 是决定干燥速率的主要因素,包括物料本身结构、形状大小、料层厚薄及水分结合方式等。一般呈结晶状、颗粒状、料层薄的物料较粉末状及膏状、料层厚的物料干燥速率快,故实际生产中应将物料摊平、摊薄。

(2) **干燥介质温度** 温度越高,干燥介质与湿料间温度差越大,传热速率越高,干燥速率越快。应根据物料的性质选择适宜的干燥温度以防止热敏性成分破坏。静态干燥时干燥温度宜由低至高缓缓升温,动态干燥时则需以较高温度达到迅速干燥的目的。

(3) **干燥介质的湿度与流速** 干燥介质的相对湿度越低,干燥速率越快。在生产中为降低干燥空间的相对湿度,提高干燥效率,可采用生石灰、硅胶等吸湿剂吸除空间水蒸气或采用除湿机除湿。干燥介质流速提高,可降低水汽化时气膜的厚度,减小物料表面水汽化的阻力,从而提高干燥效率。生产中常采用排风、鼓风装置等加大空气流动与更新,加快干燥进程。但空气流速对物料内部水分的扩散影响极小。

(4) **干燥速率** 干燥过程是被汽化的水分连续进行内部扩散和表面汽化的过程。物料的干燥过程分为恒速干燥和降速干燥两个阶段。在恒速干燥阶段,凡能影响表面汽化速率的因素,如干燥介质的温度、湿度、流动情况等均可影响本阶段的干燥。在降速干燥阶段,介质的温度、湿度已不再是主要影响因素,干燥速率主要与溶剂分子内部扩散有关,与物料的厚度、干燥的温度有关。如果干燥速度过快,物料表面水分迅速蒸发,内部水分未能及时扩散至物料表面形成外干内湿的状态,待物料放置一段时间后,水分又传导到物料表面,致使表面物料彼此黏结形成假干燥现象。假干燥现象对药品的生产和储存会产生较大的不良影响,如使用假干颗粒制备的糖衣片可造成"花片"。

(5) **干燥方式** 静态干燥(如使用烘箱、烘柜、烘房等)时,气流掠过物料层表面,干燥面积暴露少,干燥效率低。动态干燥(如沸腾干燥、喷雾干燥等)时,物料处于跳动或悬浮于气流中,粉体彼此分开,大大增加了暴露面积,干燥效率高。

> **知识链接**
>
> **湿物料中水分的存在状态**
>
> 按去除水分的难易程度可将湿物料中的水分分为平衡水分和自由水分。平衡水分系指在一定温度和湿度下,物料中仍存在的水分。自由水分系指物料所含有的超过平衡水分的那部分水分。还可将自由水分按与物料结合的程度分为:①结合水分,指存在于细小毛细管中的水分和渗透到物料孔隙中的水分。由于结合水分与物料的结合紧密,将其从物料中去除比较困难。②非结合水分,与物料的结合能力弱,易于去除。
>
> 在干燥过程中可以去除的水分,只能是自由水分(包括全部非结合水和部分结合水),不能去除平衡水分。

2. 干燥方法与设备

(1) **常压干燥** 是在通常大气压下进行干燥的方法。常压干燥的具体方法有以下几种。

① 烘干干燥:又称箱式干燥,是在常压下将湿物料摊放在烘盘内,利用热的干燥气流使湿料中水分汽化分离进行干燥的方法。此法简单易行,但干燥时间长,温度较高。烘干干燥适用于对热稳定的药物。常用设备有烘箱等。

② 鼓式干燥:又称滚筒式干燥,是将蒸发到一定程度的料液涂于加热面上使呈薄膜,使料液中水分蒸发达到干燥目的的方法。此法由于增大了蒸发面及受热面,所以具有干燥快、受热时间短、干燥产品容易粉碎及可以连续生产等特点。滚筒式干燥常用于中药浸膏的干燥及膜剂的制

备。常用设备是鼓式薄膜干燥器。

③ 带式干燥：是利用干热空气流、红外线、微波等方式使平铺在传送带上的物料得以干燥的方法。其特点是物料受热均匀，省工省力，当物料运至卸料口时即完成干燥。带式干燥适用于中药饮片、茶剂、颗粒剂等物料的干燥。

(2) 减压干燥 又称真空干燥，是在密闭容器中通过抽气减压而进行干燥的方法。本法干燥温度低，速度快，被干燥的成品呈疏松海绵状易于粉碎。整个干燥过程密闭操作，可防止药物被污染或氧化。减压干燥适用于稠膏、热敏性物料。

(3) 沸腾干燥 又称流化床干燥，是利用热空气流使湿颗粒悬浮呈流态化，似"沸腾状"，热空气在湿颗粒间通过，在动态下进行热交换带走水汽而达到干燥目的的一种方法。本法干燥速度快，效率高，干燥均匀，产量大，干燥时不需要翻料，且能自动出料，设备占地面积小，适用于大规模生产。但热能消耗大，清洁设备较麻烦。沸腾干燥适用于湿粒性物料，如片剂与颗粒剂的湿颗粒干燥、水丸的干燥。常用设备有单室立式流化床干燥器、卧式多室流化床干燥器。

(4) 喷雾干燥 是将浓缩至一定相对密度的药液通过喷雾器，喷射成雾状液滴，与一定流速的干燥热气流进行快速热交换，料液中的水分迅速蒸发得以干燥的方法。本法的特点是瞬间干燥（数秒到数十秒），特别适用于热敏性物料。成品为疏松的细粉，溶解性好。

(5) 冷冻干燥 是将被干燥的液体物料冷冻成固体，在低温减压条件下利用冰的升华性质，使物料能够在低温下脱水干燥的方法。其特点是物料在高真空和超低温条件下干燥，尤其适用于热敏性物料，如抗生素、血浆、疫苗等生物制品及中药粉针剂和止血海绵剂等的干燥。干燥后的成品多孔疏松，溶解快，含水量低，可久贮。但冷冻干燥耗能高，设备投资大，冻干生产周期长，每批生产量比较小，生产成本较高。

(6) 红外线干燥 是利用红外线辐射器产生的电磁波被物料吸收后直接转变为热能，使物料中水分受热汽化而干燥的一种方法。由于一般物料对红外线的吸收光谱大多位于远红外区域，故常用远红外线干燥。例如注射剂生产中，安瓿洗涤后既是利用远红外隧道烘箱进行干燥的。红外线干燥的特点是物料受热均匀，干燥速度快，成品质量好，但电能消耗大。

(7) 微波干燥 微波是一种高频（300MHz～300GHz）的电磁波。湿物料中的水分子在微波电场的作用下，反复转动并产生剧烈的碰撞和摩擦，产生大量热能，使水分子迅速汽化并蒸发，从而使物料干燥。其特点是：干燥速率快，加热均匀，产品质量好。由于微波干燥速度快，控制有一定困难。再者在干燥时间控制方面要求采用短时多次的方法，否则操作过程中物料易变质。常用的微波加热干燥的频率为 915MHz 和 2450MHz 两种，后者在一定条件下兼有灭菌作用。

课堂互动 影响干燥的因素有哪些？常用的干燥方法有哪些？

（四）颗粒剂的制备

颗粒剂的制粒方法主要有湿法制粒和干法制粒。干法制粒可避免引入水分，尤其适合对湿热不稳定药物的颗粒剂的制备。湿法制粒是目前制备颗粒剂常用的方法。湿法制粒工艺流程见图9-14。

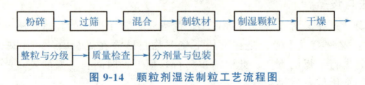

图 9-14 颗粒剂湿法制粒工艺流程图

1. 物料准备

将药物进行粉碎、过筛、混合，一般取用80～100目的粉末。根据需要颗粒剂可加入适宜的辅料，如稀释剂、黏合剂、分散剂、着色剂和矫味剂等。常用的稀释剂有淀粉、蔗糖、糊精、乳糖等。常用的黏合剂有淀粉浆、纤维素衍生物等。有时根据需要也可加入崩解剂。药物与辅料应均匀混合。凡属挥发性药物或遇热不稳定的药物在制备过程中应注意控制适宜的温度条件，凡遇光不稳定的药物应遮光操作。

 知识链接

中药颗粒剂辅料的用量

中药颗粒剂，除另有规定外，中药饮片应按各品种项下规定的方法进行提取、纯化、浓缩成规定的清膏，采用适宜的方法干燥并制成细粉，加适量辅料（不超过干膏量的2倍）或饮片细粉，混匀并制成颗粒；也可将清膏加适宜辅料（不超过清膏量的5倍）或饮片细粉，混匀并制成颗粒。

2. 制颗粒

制颗粒的方法有湿法制粒法和干法制粒法，湿法制粒法又包括挤压制粒法、高速搅拌制粒法和流化制粒法、喷雾制粒法、转动制粒法等。湿法制粒法是目前制备颗粒剂的主要方法。

3. 干燥

湿颗粒制成后均应立即用适宜方法进行干燥，防止颗粒结块或受压变形。干燥温度由物料性质决定，一般以50～80℃为宜，对热稳定的药物可适当调整到80～100℃。颗粒的干燥程度也因药物而异，一般含水控制在3%左右。颗粒剂常用的干燥方法有箱式干燥法、流化床（沸腾）干燥法等。

4. 整粒与分级

湿颗粒在干燥过程中，由于某些颗粒可能发生粘连甚至结块，所以必须对干燥后的颗粒给予整理，使结块、粘连的颗粒分散开，获得具有一定粒度范围的均匀颗粒。干燥的颗粒一般用摇摆式制粒机整粒，筛网可用14～20目，若细粉太多，可过振荡筛筛去细粉，以符合颗粒剂对粒度的要求。筛出的细粉可用于下批生产中调节软材的松紧。

5. 总混

为保证颗粒的均匀性，将制得的颗粒置于混合筒中进行混合，从而得到一批均匀的颗粒。若制剂中含有挥发油，可直接加入颗粒分级筛出的细粉中，再与全部干颗粒混匀；若挥发性药物为固体，一般先溶于适量95%乙醇中，雾化喷洒在干颗粒中，混匀后，密闭数小时，使挥发性药物渗入颗粒中。为了防潮、掩盖药物的不良气味等需要，也可对颗粒进行包薄膜衣。必要时，包衣颗粒剂应检查残留溶剂。

6. 分剂量与包装

将制得的颗粒进行含量、粒度等检查，合格后按剂量分装入适宜的袋中，密封包装。

（五）颗粒剂的质量检查、包装与贮存

1. 颗粒剂的质量检查

《中国药典》（2020年版）四部通则0104收载了颗粒剂的质量检查项目，主要有以下几项。

（1）粒度 除另有规定外，照粒度和粒度分布测定法的第二法中手动筛分法的双筛分法［《中国药典》（2020年版）四部通则0982］测定，不能通过一号筛与能通过五号筛的总和不得超过供试量的15%。

（2）干燥失重或水分 化学药品和生物制品颗粒剂照干燥失重测定法［《中国药典》（2020

年版）四部通则0831]测定，于105℃干燥（含糖颗粒应在80℃减压干燥）至恒重，减失重量不得过2.0%；中药颗粒剂照水分测定法［《中国药典》（2020年版）四部通则0832]测定，水分不得超过8.0%。

（3）溶化性　除另有规定外，颗粒剂照下述方法检查，溶化性应符合规定。

可溶颗粒检查法：取供试品10g（中药单剂量包装取1袋），加热水200mL，搅拌5分钟，立即观察，应全部溶化或轻微混浊。

泡腾颗粒检查法：取供试品3袋，将内容物分别转移至盛有200mL水的烧杯中，水温为15～25℃，应迅速产生气体而呈泡腾状，5分钟内颗粒均应全部分散或溶解在水中。

混悬颗粒以及已规定检查溶出度或释放度的颗粒剂，可不进行溶化性检查。

（4）装量差异　单剂量包装颗粒剂检查方法同散剂，装量差异限度应符合规定，见表9-3。凡规定检查含量均匀度的颗粒剂，一般不再进行装量差异检查。

表 9-3　颗粒剂装量差异限度

平均装量或标示装量	装量差异限度（中药、化学药）
1.0g 或 1.0g 以下	±10%
1.0g 以上至 1.5g	±8%
1.5g 以上至 6.0g	±7%
6.0g 以上	±5%

（5）装量　多剂量包装的颗粒剂，照最低装量检查法［《中国药典》（2020年版）四部通则0942]检查，应符合规定。

（6）微生物限度　以动物、植物、矿物质来源的非单体成分制成的颗粒剂，生物制品颗粒剂，照非无菌产品微生物限度检查法［《中国药典》（2020年版）四部通则1105—1107]检查，应符合规定。规定检查杂菌的生物制品颗粒剂，可不进行微生物限度检查。

2. 颗粒剂的包装与贮存

颗粒剂的包装、贮存与散剂基本相同，关键是防潮，尤其是泡腾颗粒。除另有规定外，颗粒剂应密封，置干燥处贮存，防止受潮。

> **课堂互动**　颗粒剂的质量检查项目有哪些？

（六）典型颗粒剂实例分析

例1：复方维生素B颗粒

［处方］
维生素 B_1	1.2g	维生素 B_2	0.24g
维生素 B_6	0.36g	烟酰胺	1.2g
混旋泛酸钙	0.24g	苯甲酸钠	4g
枸橼酸	2g	橙皮酊	2000mL
蔗糖粉	986g		

［制法］将维生素 B_2 加蔗糖粉混合粉碎，过80目筛；将维生素 B_6、混旋泛酸钙、橙皮酊、枸橼酸、苯甲酸钠溶于纯化水中作润湿剂；另将维生素 B_1、烟酰胺与上述稀释的维生素 B_2 混合均匀，制粒，在60～65℃干燥，整粒，即得。

［注解］

（1）枸橼酸使颗粒呈弱酸性，以增加主药的稳定性；橙皮酊为矫味剂；蔗糖粉为稀释剂。

（2）维生素 B_2 带有黄色，必须与辅料充分混匀；维生素 B_2 等药物对光敏感，操作时应尽量避光。

[临床适应症] 本品用于营养不良、厌食、脚气病及因缺乏维生素 B 所致的各种疾患的辅助治疗。

例 2：暑湿感冒颗粒

[处方]
广藿香　194g　　防风　　130g
紫苏叶　194g　　佩兰　　194g
白芷　　130g　　苦杏仁　130g
大腹皮　130g　　香薷　　130g
陈皮　　130g　　生半夏　194g
茯苓　　194g

[制法] 以上十一味，广藿香、紫苏叶、白芷、佩兰提取挥发油，药渣与其余苦杏仁等七味，加水煎煮三次，第一次 3 小时、第二次 2 小时、第三次 1 小时，合并煎液与蒸馏后药液，滤过，滤液浓缩至相对密度为 1.15～1.25（50℃）的清膏，喷雾干燥，加蔗糖 550g、糊精适量，混匀，用 70%乙醇制粒，干燥，喷入挥发油，混匀，制成 1000g。或以上十一味，加工成 2～3mm 的颗粒或薄片加水于 95℃±3℃动态提取 2 小时，同时收集挥发油，挥发油用 β-环糊精包结；提取液高速离心，减压浓缩至相对密度 1.10 左右（60℃），喷雾干燥，加入辅料适量，和挥发油 β-环糊精包合物混匀，干压制粒，制成 400g（无蔗糖），即得。

[注解]

（1）本品的原料药为中药饮片，除提取了挥发油，还用水进行了其他有效成分的提取，之后对提取液进行了浓缩。

（2）所得清膏干燥后既可采用湿法制粒，也可加入辅料干压制粒。

（3）挥发油可喷入湿法制粒所得干燥颗粒中，也可用 β-环糊精包结后与其他原辅料混匀后干压制粒。

[临床适应症] 用于外感风寒引起的感冒，胸闷呕吐，腹泻便溏，发热不畅。

三、胶囊剂

（一）胶囊剂概述

1. 胶囊剂的概念与特点

胶囊剂系指原料药物或与适宜辅料充填于空心胶囊或密封于软质囊材中制成的固体制剂，主要供口服用，也可用于其他部位，如直肠、阴道、植入等。构成上述硬质空心胶囊或软质胶囊壳的材料称为囊材，其填充内容物称为囊心物。

胶囊剂是临床常用的剂型之一，其品种数仅次于片剂和注射剂。胶囊剂具有以下主要特点。

(1) 可掩盖药物的不良臭味，提高患者的依从性　如奎宁、氯霉素、鱼肝油等有不良臭味，制成胶囊剂可得到有效的掩盖。

(2) 可提高药物的稳定性　对光敏感或遇湿、热不稳定的药物如维生素、抗生素等，可装入不透光的胶囊中，保护药物不受湿气、氧气、光线的影响，提高其稳定性。

(3) 药物的生物利用度较高　相对于片剂，胶囊剂的内容物为粉末或颗粒，在胃肠道中溶出快、吸收好，生物利用度较高。

(4) 可弥补其他固体剂型的不足　油性药物如维生素 A、维生素 E、牡荆油等难以制成片剂等固体制剂时，可制成软胶囊剂；服用剂量小、难溶于水、胃肠道内不易吸收的药物，可将其溶于适宜的油中，再制成软胶囊剂，以利吸收，如尼莫地平软胶囊。

(5) 可定时定位释放药物　可先将药物制成颗粒，然后用不同释药速度和不同溶解性能的材料包衣，按需要的比例混匀后装入空心胶囊中，可制成缓释、控释、肠溶等多种类型的胶囊剂，如复方盐酸伪麻黄碱缓释胶囊等。

(6) 整洁、美观、容易吞服 胶囊壳上可以印字或制成各种颜色，整洁美观，易于区别，服用方便。

胶囊剂的内容物无论是药物还是辅料，均不应造成胶囊壳的变质。因此下列药物不宜制成胶囊剂：①药物水溶液和稀乙醇溶液，可使胶囊壁溶胀或溶解；②易溶性药物和小剂量的刺激性药物，如溴化物、碘化物等，由于胶囊壳溶解后，迅速释药，药物局部浓度过高而加剧对胃黏膜的刺激；③易风化的药物，可使胶囊壁软化；④吸湿性强的药物，可使胶囊壁脆裂。

知识链接

胶囊的发展历史

公元前1500年，第一粒胶囊在埃及诞生。1730年，维也纳的药剂师开始用淀粉制造胶囊。1834年，胶囊制造技术在巴黎获得专利（F. Mothes）。1846年，两节式硬胶囊制造技术在法国获得专利（J. Lehuby）。1872年，在法国诞生了第一台胶囊制造充填机（Limousin）。1874年，在底特律开始了硬胶囊的工业化制造（Hubel），同时推出了各种型号。1888年，Parke-Davis公司在底特律获得制造硬胶囊的专利（J. B. Russell）。1931年，Parke-Davis的胶囊制造速度达到了每小时10000粒（A. Colton）。1931年，帕克戴维斯公司制造了空心胶囊的自动生产设备，明胶胶囊进入工业化生产。

2. 胶囊剂的分类

胶囊剂按硬度可分为硬胶囊与软胶囊，按溶解与释放特性可分为肠溶胶囊、缓释胶囊与控释胶囊。

(1) 硬胶囊 通称为胶囊，系指采用适宜的制剂技术，将原料药物或加适宜辅料制成的均匀粉末、颗粒、小片、小丸、半固体或液体等，充填于空心胶囊中的胶囊剂。如头孢氨苄胶囊、地奥心血康胶囊等。

(2) 软胶囊 又称胶丸，系指将一定量的液体原料药物直接包封，或将固体原料药物溶解或分散在适宜的辅料中制备成溶液、混悬液、乳状液或半固体，密封于软质囊材中的胶囊剂。如维生素E胶丸、藿香正气软胶囊等。

(3) 肠溶胶囊 系指用经肠溶材料包衣的颗粒或小丸充填胶囊而制成的硬胶囊，或用适宜的肠溶材料制备而得的硬胶囊或软胶囊。如奥美拉唑肠溶胶囊、双氯芬酸钠肠溶胶囊、阿司匹林肠溶胶囊等。

(4) 缓释胶囊 系指在规定的释放介质中缓慢地非恒速释放药物的胶囊剂。如布洛芬缓释胶囊、盐酸氨溴索缓释胶囊等。

(5) 控释胶囊 系指在规定的释放介质中缓慢地恒速释放药物的胶囊剂。如盐酸地尔硫䓬控释胶囊、盐酸沙丁胺醇控释胶囊等。

课堂互动 (1) 对吞服胶囊有困难的老人或儿童患者，能否将胶囊壳打开，倾出内容物服用呢？

(2) 胶囊剂主要供口服用，还有其他给药途径吗？

3. 胶囊剂的质量要求

胶囊剂在生产与贮藏期间应符合下列有关规定。

(1) 胶囊剂应整洁，不得有黏结、变形、渗漏或囊壳破裂等现象，并应无异臭。

(2) 胶囊剂的内容物不论是原料药物还是辅料，均不应造成囊壳的变质。

(3) 小剂量原料药物应用适宜的稀释剂稀释，并混合均匀。

（4）胶囊剂的溶出度、释放度、含量均匀度、微生物限度等应符合要求。

（5）除另有规定外，胶囊剂应密封贮存，其存放环境温度不高于30℃，湿度应适宜，防止受潮、发霉、变质。

（二）硬胶囊剂的组成

1. 空心胶囊

（1）空心胶囊的组成　明胶空心胶囊是由明胶加辅料制成的空心硬胶囊。其主要成分为胶囊用明胶，其由动物的皮、骨、腱与韧带中胶原蛋白经不完全酸水解、碱水解或酶降解后纯化得到的制品，或为上述三种不同明胶制品的混合物。由于明胶的性质并不完全符合空心胶囊的要求，为了改善空心胶囊的性能，可加入下列物质：①增加空胶囊韧性与可塑性的增塑剂，如甘油、山梨醇等；②增加美观和便于识别的着色剂，如柠檬黄、胭脂红等；③增加对光敏感药物稳定性而制成不透光空心胶囊的遮光剂，如二氧化钛等；④防止胶囊在储存中霉变的防腐剂，如羟苯酯类等；⑤调整胶囊口感的芳香矫味剂，如乙基香草醛、香精等；⑥减小蘸胶后流动性、增加胶液胶冻力的增稠剂，如琼脂等；⑦使空心胶囊厚薄均匀、增加光洁度的表面活性剂，如十二烷基硫酸钠等。

当然，不是任何一种空心胶囊都必须加入以上物质，而应根据目的要求选择。胶囊用明胶和明胶空心胶囊均应符合《中国药典》（2020年版）四部药用辅料该品种项下各项规定。

> **知识链接**
>
> **明胶空心胶囊**
>
> 明胶空心胶囊在我国实行许可管理制。明胶空心胶囊生产企业必须取得药品生产许可证，采购的明胶应符合药用要求，经检验合格后方可入库和使用。生产的产品应由企业质量管理部门检验合格后才能出厂销售。药品生产企业必须从具有药品生产许可证的企业采购明胶空心胶囊，经检验合格后方可入库和使用。
>
> 毒胶囊是指用工业皮革废料做成的药用胶囊。违规企业用生石灰处理皮革废料，熬制成工业明胶，卖给其他企业制成药用胶囊，最终流入药品生产企业，进入患者腹中。由于皮革在工业加工时，要使用含铬的鞣制剂，因此，制成的胶囊重金属铬超标。
>
> 根据《中国药典》2020年版的标准，明胶空心胶囊中铬含量不得过百万分之二，此标准可以灵敏地反映是否采用工业明胶生产药用空心胶囊。

（2）空心胶囊的种类与规格　空心胶囊呈圆筒状，质硬且有弹性，由可套合和锁合的囊帽和囊体两节组成，分为透明（两节均不含遮光剂）、半透明（仅一节含遮光剂）及不透明（两节均含遮光剂）三种。囊帽和囊体有闭合用槽圈，套合后不易松开，以保证硬胶囊剂在生产、运输和贮存过程中不易漏粉。

空心胶囊共有八种规格，即000、00、0、1、2、3、4、5号，其中000号容积最大，5号最小，常用0~5号空心胶囊（表9-4）。由于药物充填多用容积控制剂量，而各种药物的密度、晶型、粒度以及剂量不同，所占的容积也不同，故必须选用适宜大小的空心胶囊。一般凭经验或试装后选用适当规格的空心胶囊。

表9-4　空心胶囊的型号与容积

空胶囊的型号/号	000	00	0	1	2	3	4	5
容积/mL	1.40	0.95	0.68	0.50	0.37	0.30	0.21	0.13

(3) 空心胶囊的制备 明胶空心胶囊的生产企业必须取得药品生产许可证,一般由专门企业生产,制剂生产厂家只需按需购买即可。生产用空心胶囊都是由自动化生产线完成,主要制备流程为:溶胶→配液→蘸胶(制坯)→干燥→拔壳→切割→整理。空心胶囊除用各种颜色区别外,还可用油墨在空胶囊上印上药品名称、规格、标识等。

(4) 空心胶囊的质量要求 国家质量标准对空心胶囊的质量要求,除规定了明胶等原料的质量外,还规定了应检查外观、长度、厚度、臭味、水分、脆碎度、溶化时限、炽灼残渣、微生物等。空胶囊应贮存于密闭容器中,避光,环境温度在15~25℃最佳,相对湿度30%~40%。

2. 内容物

可根据药物性质和临床需要,通过制剂技术制成不同形式和功能的内容物,主要有以下几种。

(1) 粉末 若单纯药物粉末能满足填充要求,一般将药物粉碎至适宜细度,加适宜辅料如稀释剂、助流剂等混合均匀后直接填充。粉末是最常见的胶囊内容物。

(2) 颗粒 将一定量的药物加适宜的辅料如稀释剂、崩解剂等制成颗粒。粒度比一般颗粒剂细,一般为小于40目的颗粒,颗粒也是较常见的胶囊内容物。

> **知识链接**
>
> **颗粒剂的颗粒与胶囊剂的内容物颗粒的粒度大小不同**
>
> (1) 颗粒剂一般含有较多的辅料,如蔗糖粉等,辅料的比例多于主药,颗粒较粗,单包装的颗粒剂主药剂量较小,冲泡后味甜易服,能掩盖药物的不良臭味,一般适合儿童服用。
>
> (2) 胶囊剂所含辅料比例较小,内容物以原料药物为主,颗粒较细,胶囊剂含药量、剂量较大,适合成年人服用。

(3) 小丸 将药物制成普通小丸、速释小丸、缓释小丸、控释小丸或肠溶小丸单独填充或混合后填充,必要时加入适量空白小丸作填充剂。

(4) 其他 将原料药物制成包合物、固体分散体、微囊或微球填充;或将药物制成溶液、混悬液、乳状液等采用特制灌囊机填充于空心胶囊中,必要时密封。

> **知识链接**
>
> **小丸**
>
> 小丸是指药物与辅料制成的直径小于2.5mm的实心球状制剂。可根据不同需要将其制成速释、缓释、控释或肠溶小丸。速释小丸可使药物迅速释放。缓释、控释小丸是由药物与阻滞剂混合制成或先制成普通丸芯后再包缓控释膜衣而成。小丸可压制成片,也可装于空心胶囊中制成缓控释胶囊剂。
>
> 小丸有许多其他口服制剂无法相比的优点:①可通过包衣制成缓控释制剂;②在胃肠道分布面积大,生物利用度高,刺激性小;③控释小丸可迅速达到有效血药浓度,并维持平稳、长时间的有效浓度;④小丸的流动性好,大小均匀,易于处理(如包衣、分剂量);⑤改善药物稳定性,掩盖不良臭味。

(三) 硬胶囊剂的制备

硬胶囊剂的生产过程包括物料的领取、囊心物的制备、填充、封口及打光等,硬胶囊剂的生产工艺流程如图9-15所示。

硬胶囊剂的制备

胶囊的填充

硬胶囊的填充方法有手工填充和机械填充。其填充操作间应保持温度18～26℃，相对湿度、温湿度过高可使胶囊软化、变形，影响产品质量。

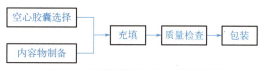

图9-15 硬胶囊剂生产工艺流程图

(1) 手工填充 小量制备硬胶囊时可采用模具进行手工填充药物，用有机玻璃制成胶囊分装器（图9-16），由体板、帽板、导向排列盘、中间板组成。充填时将导向排列盘轮回放置于帽板或体板上，使定位锁定位于定位孔中，放上适量胶囊来回倾斜轻轻筛动，待胶囊基本落满后，倒出多余胶囊，补上空缺胶囊，将适量所需填充的囊心物倒在装满胶囊的体板上，用刮板来回刮动，使囊心物装满胶囊，刮净多余囊心物，将中间板扣在装满胶囊的帽板上，再将扣在一起的帽板和中间板反过来扣在体板上，对准位置轻轻地边摆动边下压使

手工灌装胶囊

胶囊在预锁合状态，将整套板翻面（使帽板在下）用力下压到底，使体板与帽板压实至胶囊锁合成合格长度的产品，拿掉帽板端出中间板（可再把胶囊帽向上的中间板放在其他平面的地方下压一下中间板可使胶囊一次倒完）把胶囊倒入容器中即可。充填好的胶囊可用洁净的纱布包起，轻轻错滚，以拭去胶囊外面黏附的药粉。如在纱布上喷少量液体石蜡，搓滚后可使胶囊光亮。此法主要缺点是药尘飞扬严重，装量差异大，返工率高，生产效率低。

(2) 机械填充 目前，国内外应用最为广泛的硬胶囊填充设备为全自动胶囊填充机（图9-17）。其特点是全自动密闭式操作，可防止污染，装量准确，机内有检测装置及自动排除废胶囊装置。

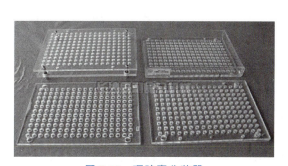

图9-16 硬胶囊分装器

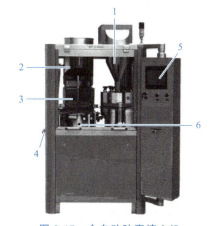

图9-17 全自动胶囊填充机
1—填充物料斗；2—空胶囊料；3—送囊板；4—成品出口；5—人机界面；6—充填转盘

全自动胶囊填充机的工作台面上设有可绕轴旋转的工作盘，工作盘可带动胶囊板作周向旋转。围绕工作盘设有空胶囊排序与定向、拔囊、剔除废囊、闭合胶囊、出囊和清洁等结构，如图9-18所示。工作台下的机壳内设有传动系统，将运动传递给各机构，以完成以下工序操作。

① 空胶囊排序与定向：由排序装置排出的空胶囊有的胶囊帽在上，有的胶囊帽在下。为便于空胶囊的体帽分离及药物的充填，经过排序与定向装置后，均被排列成胶囊帽向上的状态，并逐个落入回转台的囊板孔中。

② 拔囊：在真空吸力的作用下，胶囊体落入下囊板孔中，而胶囊帽则留在上胶囊孔中。

③ 体帽错位：上囊板连同胶囊帽一起移开，胶囊体的上口置于定量填充装置的下方。

④ 药物填充：药物由药物定量填充装置填充进胶囊体中。

⑤ 废囊剔除：个别空胶囊可能会因某种原因而使体、帽未能分开，这些空胶囊一直滞留于

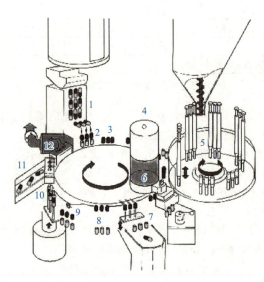

图 9-18 全自动胶囊填充机工作示意图
1—胶囊排序入模；2—囊体、囊帽分离；3—囊体、囊帽水平分离；4—料斗；5，6—计量与装填；7—剔除未分离胶囊；8—模具安装工位；9—帽体重合；10—帽体锁合；11—成品顶出；12—清洁

上囊孔中，但并未填充药物。为防止这些空胶囊混入成品中，应在胶囊闭合前将其剔除出去。

⑥**胶囊闭合**：上、下囊板孔的轴线对正，并通过外加压力使胶囊帽与胶囊体闭合。

⑦**出囊**：闭合胶囊被出囊装置顶出囊板孔，并经过囊滑道进入胶囊收集装置。

⑧**清洁**：清洁装置将上、下囊板孔中的药粉、胶囊皮等污染物清除。

(3) 封口、抛光、质检、包装 现用的空心胶囊囊体和囊帽的套合方式多为锁口式，不必封口；若充填液体状态的内容物，则需封口，封口材料常用与制备空胶囊相同浓度的胶液。充填好的胶囊可使用胶囊抛光机，清除吸附在胶囊外壁上的细粉使胶囊光洁。充填完毕，取样进行含量测定、崩解时限、装量差异等检查，合格后包装。

（四）软胶囊剂的制备

1. 囊材和内容物的要求

软胶囊剂的制备

(1) 囊材 软胶囊的囊壳主要由明胶、增塑剂、水三者所构成，常用的增塑剂有甘油、山梨醇或两者的混合物，其他辅料如防腐剂（可用尼泊金类，用量为明胶量的0.2%~0.3%）、遮光剂、色素等。囊壳的弹性与干明胶、增塑剂和水所占的比例有关，通常干明胶、增塑剂、水三者的重量比为1：（0.4~0.6）：1，若增塑剂用量过低（或过高），则囊壁会过硬（或过软）。增塑剂的用量可根据产品主要销售地的气温和相对湿度进行适当调节，比如我国南方的气温和相对湿度一般较高，因此增塑剂用量应少一些，而在北方增塑剂用量应多一些。

(2) 内容物 软胶囊剂中可以填充各种油类液体药物或对明胶无溶解作用的药物溶液、混悬液，也可填充半固体药物。软胶囊剂的囊心除少数液体药物（如鱼肝油等）外，药物均需用植物油、PEG400、芳香烃酯类、有机酸、甘油、异丙醇以及表面活性剂等适宜的油脂或非油性辅料溶解或制成混悬剂，可提高有效成分的生物利用度，同时也增加药物稳定性。

液体药物中若含水量在5%以上或为水溶性，挥发性，以及小分子有机物如乙醇、丙酮、酸、酯类等，能使软胶囊壳软化或溶解。醛类药物可使明胶变性，以上种类的药物一般均不宜制成软胶囊剂。制备中药软胶囊时，应注意除去提取物中的鞣质，因鞣质可与蛋白质结合为鞣性蛋白质，使软胶囊的崩解度受到影响。

在填充液体药物时pH应控制在2.5~7.5，否则易使明胶水解或变性，导致泄漏或影响崩解和溶出，可选用磷酸盐、乳酸盐等缓冲液调整。

2. 制备方法

软胶囊剂的制备方法主要有滴制法与压制法两种。其中，由滴制法生产出来的软胶囊剂呈球形，且无缝，称为无缝胶丸。压制法生产出来的软胶囊剂中间有压缝，可根据模具的形状来确定软胶囊的外形，如椭圆形、橄榄形、鱼形等，称为有缝胶丸。

(1) 压制法 系将明胶、甘油、水等混合溶解为明胶液，并制成厚薄均匀的胶片，再将药物置于两块胶片之间，用钢模压制而成软胶囊的一种方法。压制法可分为平板模式和滚模式两种，目前生产上主要使用滚模式。

工作时，明胶桶中的明胶液经两根输胶管分别通过两侧预热的涂胶机箱将明胶液涂布于温度约16～20℃的鼓轮上。随着鼓轮的转动，并在冷风的冷却作用下，明胶液在鼓轮上定型为具有一定厚度的均匀的明胶带。两边所形成的明胶带分别由胶带导杆和送料轴送入两滚模之间。同时，药液由贮液槽经导管进入温度为37～40℃的楔形注入器中，并被注入旋转滚模的明胶带内，注入的药液体积由计量泵的活塞控制。当明胶带经过楔形注入器时，其内表面被加热至37～40℃而软化，已接近于熔融状态，因此，受药液压力作用和轮状模子连续转动，将胶带与药液压入两模的凹槽中，胶带全部轧压结合，使胶带将药液包裹成一个球形或椭圆形或其他形状的囊状物，多余的胶带被切割分离，如图9-19所示。制出的胶丸铺摊于浅盘内，用石油醚洗涤后，送入干燥隧道中，在相对湿度20%～30%，温度21～24℃鼓风条件下进行干燥，即得。

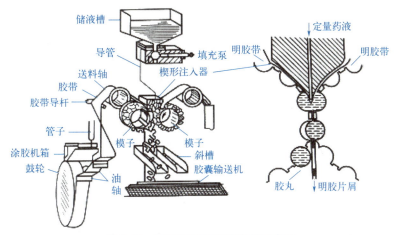

图 9-19 压制法制备软胶囊剂示意图

（2）滴制法 滴制法由具有双层喷头的滴丸机完成，滴丸机由贮液槽、计量泵、喷嘴、冷却器等部分组成，如图9-20所示。制备时，将配制好的明胶液和药液分别盛装于明胶液槽和药液槽内，经柱塞泵吸入并计量后，明胶液从外层、药液从内层喷嘴喷出，两者必须在严格同心条件下以有序同步喷出，定量的胶液将定量的药液包裹，然后滴入与胶液不相溶的冷却液（常为液体石蜡）中，由于表面张力作用形成球形，经冷却后凝固成球形的软胶囊。将制得的胶丸在室温下冷风干燥，经石油醚洗涤两次，再经过乙醇洗涤后，除净胶丸表面的液体石蜡，于25～35℃烘干即得。

影响软胶囊质量的因素有药液与胶液的温度、喷头的大小、滴制速度、冷却液的温度等，应通过试验考查适宜的工艺技术条件。

（五）胶囊剂的质量检查、包装与贮存

1. 胶囊剂的质量检查

胶囊剂的质量检查项目包括外观检查、装量差异、崩解时限、溶出度、释放度、含量均匀度、微生物限度检查等。

（1）外观 胶囊剂应整洁，不得有黏结、变形、渗漏或囊壳破裂等现象，并应无异臭。

（2）水分 中药硬胶囊剂应进行水分检查。取供试品内容物，照《中国药典》（2020年版）通则0832中水分测定法测定，除另有规定外，不得过9.0%。

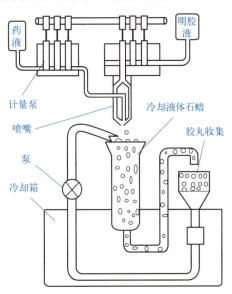

图 9-20 滴制法制备软胶囊剂示意图

硬胶囊剂内容物为液体或半固体不检查水分。

(3) 装量差异 除另有规定外，取供试品 20 粒（中药取 10 粒），分别精密称定重量，倾出内容物（不得损失囊壳），硬胶囊囊壳用小刷或其他适宜的用具拭净，软胶囊或内容物为半固体或液体的硬胶囊囊壳用乙醚等易挥发性溶剂洗净，置通风处使溶剂挥尽，再分别精密称定囊壳重量，求出每粒内容物的装量与平均装量，每粒装量与平均装量相比较（有标示装量的胶囊剂，每粒装量应与标示装量比较），超出装量差异限度的不得多于 2 粒，并不得有 1 粒超出限度的 1 倍（表 9-5）。凡规定检查含量均匀度的胶囊剂，一般不再进行装量差异的检查。

表 9-5 胶囊剂装量差异限度

平均装量或标示装量	装量差异限度
0.30g 以下	±10%
0.30g 及 0.30g 以上	±7.5%（中药±10%）

(4) 崩解时限 硬胶囊剂或软胶囊剂的崩解时限，除另有规定外，照《中国药典》（2020 年版）通则 0921 崩解时限检查法检查，均应符合规定。取供试品 6 粒，硬胶囊应在 30 分钟内全部崩解，软胶囊应在 1 小时内全部崩解。如有 1 粒不能完全崩解，应另取 6 粒复试，均应符合规定。

肠溶胶囊剂，除另有规定外，取供试品 6 粒，按片剂崩解时限检查装置与方法，先在盐酸溶液（9→1000）中不加挡板检查 2 小时，每粒的囊壳均不得有裂缝或崩解现象；继将吊篮取出，用少量水洗涤后，每管加入挡板，再按上述方法，改在人工肠液中进行检查，1 小时内应全部崩解。如有 1 粒不能完全崩解，应另取 6 粒复试，均应符合规定。

结肠溶胶囊剂，除另有规定外，取供试品 6 粒，按片剂崩解时限检查装置与方法，先在盐酸溶液（9→1000）中不加挡板检查 2 小时，每粒的囊壳均不得有裂缝或崩解现象；将吊篮取出，用少量水洗涤后，再按上述方法，在磷酸盐缓冲液（pH 6.8）中不加挡板检查 3 小时，每粒的囊壳均不得有裂缝或崩解现象；续将吊篮取出，用少量水洗涤后，每管加入挡板，再按上述方法，改在磷酸盐缓冲液（pH 7.8）中检查，1 小时内应全部崩解。如有 1 粒不能完全崩解，应另取 6 粒复试，均应符合规定。

凡规定检查溶出度或释放度的胶囊剂，可不进行崩解时限的检查。

(5) 溶出度与释放度 溶出度系指活性药物从片剂、胶囊剂或颗粒剂等制剂在规定条件下溶出的速度或程度。除另有规定外，胶囊剂的溶出度照《中国药典》（2020 年版）通则 0931 溶出度测定法进行测定。

释放度系指药物从缓释制剂、控释制剂、肠溶制剂及透皮贴剂等在规定条件下释放的速度和程度。除另有规定外，胶囊剂的释放度照《中国药典》（2020 年版）通则 0931 释放度测定法进行测定。

(6) 含量均匀度 除另有规定外，硬胶囊剂每粒标示量不大于 25mg 或主药含量不大于每粒重量 25%。内容物非均一溶液的软胶囊，均应检查含量均匀度。

(7) 微生物限度检查 微生物限度检查项目包括细菌数、霉菌数、酵母菌数及控制菌（口服给药制剂为大肠埃希菌）检查。

2. 胶囊剂的包装与贮存

由胶囊剂的囊材性质所决定，包装材料与储存环境对胶囊剂的质量有明显的影响，因此，必须选择适当的包装容器与贮存条件。通常采用密闭性良好的玻璃瓶、塑料瓶、泡罩式或窄条式包装。除另有规定外，胶囊剂应密封贮存，其存放环境温度不高于 30℃，相对湿度＜60%，防止受潮、发霉、变质。

> **课堂互动** 胶囊剂的质量检查项目有哪些?

(六)典型胶囊剂实例分析

例1:氨咖黄敏胶囊

[处方] 对乙酰氨基酚   250g   咖啡因   15g
        马来酸氯苯那敏 3g   人工牛黄   10g
        10%淀粉浆   适量   食用色素   适量

[制法] 取上述各药分别粉碎,过80目筛。将10%淀粉浆分成三份,一份加胭脂红少许制成红糊;另一份加柠檬黄少许制成黄糊,第三份不加色素制成空白糊。将对乙酰氨基酚分为三份,一份与马来酸氯苯那敏混匀加红糊,一份与人工牛黄混匀加黄糊,一份与咖啡因混匀加空白糊,分别制成软材,过14目尼龙筛制粒,于70℃干燥至水分在3%以下。将上述三种颗粒混匀后,填充于双色透明空心胶囊中,即得。

[注解]

(1) 本品为复方制剂,所含成分的性质、数量各不相同,为防止混合不均匀和填充不均匀,采取制粒的方法制成流动性良好的颗粒,均匀混合后再进行填充。

(2) 加入食用色素可使颗粒呈现不同的颜色,三种不同颜色的颗粒混合,便于肉眼直接观察混合是否均匀。

[临床适应症] 本品用于感冒引起的鼻塞、头痛、咽喉痛、发热等。

例2:维生素AD胶丸

[处方] 维生素A   300万单位   维生素D   30万单位
        鱼肝油(或精炼食用植物油) 50g   明胶   50g
        甘油   22g   纯化水   50g

[制法] 将维生素A与维生素D加鱼肝油或精炼食用植物油(在0℃左右脱去固体脂肪)溶解,作为药液待用;另取甘油与水加热至70~80℃,加入明胶搅拌溶化,保温1~2小时,驱除气泡,滤过;以液体石蜡为冷却液,用滴制法制备,收集冷凝的胶丸,用纱布拭去胶丸黏附的冷却液,室温下冷风吹4小时后,于25~35℃干燥4小时,再经石油醚洗2次(每次3~5分钟),除去胶丸外层液体石蜡,再用乙醇洗1次,最后经30~35℃干燥约2小时,筛选,质检,包装即得。

[注解]

(1) 该软胶囊内容物为药物的油溶液(维生素溶解于油中),囊壳由甘油、明胶、水组成,采用滴制法制备而成。

(2) 在制备胶液的保温过程中,可采取适当的抽真空的方法,以便尽快除去胶液中的气泡以及泡沫。

[临床适应症] 本品主要用于防治夜盲、角膜软化、眼干燥、表皮角化及佝偻病和软骨病等。

【拓展知识】

胶囊剂的原料

尽管用甲基纤维素作原料制备胶囊的开发研究工作已达到生产水平,但是明胶仍是胶囊剂的囊壳或囊材的首选原料。

一、明胶

明胶是生产胶囊剂的主要原料,是由猪、牛、驴等大型哺乳动物的皮、骨或腱经加工分离出胶原，水解而得的一种蛋白质。按胶原的来源不同，明胶可有骨胶和皮胶之分；按水解胶原制备明胶方法的不同，明胶可分为碱法水解明胶（B型）和酸法水解明胶（A型）。

（一）明胶的制法

制备明胶的方法，有碱法和酸法两种，即将动物皮或骨的胶原用稀碱液或稀酸液浸渍后，再用热水提取其胶质。其简要流程如下。

干骨粉→5％HCl 10～15天→10％石灰4～8周→调整pH→过滤→真空浓缩→冷却固化→干燥→粉碎

小牛皮→10％石灰6～12周→水洗10～30小时→热水浸提→过滤→真空浓缩→冷却固化→干燥→粉碎

猪皮→1％～5％HCl 10～30小时→去酸→热水浸提→过滤→真空浓缩→冷却固化→干燥→粉碎

在明胶生产中，所用粗原料质量和工艺过程是影响明胶质量和理化性质的两大要素。

（二）明胶的理论性质

1. 形状和溶解度

明胶应为淡黄至黄色，半透明，微带光泽的粉粒或薄片，无臭；在干燥空气中较稳定。但在潮湿时，易为细菌分解而变质。一般商品明胶中含水量不得超过16％。明胶在冷水中不溶解，久浸后吸水膨胀软化，其重量可增至5～10倍。在热水（40℃）中胶溶成溶液，呈胶体状态且具有较大的黏度，适宜浓度溶液在冷却后即冷凝成凝胶。

2. 分子量

明胶的平均分子量约为17500～450000。其平均分子量和分子量分布对明胶的物理性质有重要的影响。当明胶分子肽链受热或酶水解时，其分子量降低，黏度、冻力也随之降低。

3. 荷电性

明胶是一种分子中既有酸性基团（如羧基）又有碱性基团（如胺基）的两性化合物，其荷电性取决于溶液的pH。明胶在酸性溶液中以阳离子形式存在；在碱性溶液中则以阴离子存在；在等电点时，带数量相等的正负电荷。碱法明胶的等电点pH为4.7～5.3；而酸法明胶的等电点pH为6～9。

4. 黏度

明胶的黏度系明胶的重要物理性质，它直接影响胶囊壳的厚薄，明胶溶液之所以具有高黏度，是由于分散相质点的网状结构引起的，在溶液中它的长分子链容易形成网状结构，阻断流动层的进路而破坏正常的流动，因而黏度增加。明胶的量愈大，分子的链愈长，则愈有利于形成网状结构而黏度亦愈大。

5. 胶凝和凝胶强度（冻力）

明胶的胶凝系指明胶的热溶液（溶胶）逐渐冷却最终形成半固体胶冻（凝胶）的过程。溶胶与凝胶可随温度变化而互相转变。明胶胶凝是明胶线性分子链形成三维网状结构，且分散媒水分子全部包嵌在其网孔中的结构。明胶的冻力（又称胶冻强度）系指明胶溶液冷凝成胶冻后的硬度，此冻力可间接地代表胶的坚固度或拉力。明胶胶冻非常坚韧和富有弹性，能承受很大的力。胶冻力愈大，其黏度也愈高，所制成的胶囊亦具有较强的拉力和弹性，其厚薄均匀，且不易变形。

6. 凝冻点和时间

凝冻点为开始发生胶凝的温度；凝冻时间为一定条件下开始发生胶凝的所需时间。凝冻时间短，说明凝冻速度快。它们在硬胶囊制备等许多方面有着重要的实用价值。凝冻速度与明胶分子量有关，与明胶的种类、浓度、pH等也有关。

（三）质量要求

胶囊用明胶必须是清洁、半透明、无臭的淡黄色或黄色微带光泽的粉粒或薄片，而且不含有毒杂质并符合《中国药典》中各项规定质量要求，此外应具有一定的冻力、黏度、pH、颗粒大小、澄明度、溶解度和水分等物理性质。

二、明胶代用品

明胶的应用已具有悠久的历史。随着明胶的用途越来越广，以致来源越来越紧张。为了扩大原料来源，国内外曾先后利用其他原料代替明胶，试制空心胶囊。现简介几种明胶代用品。

（一）甲基纤维素

将甲基纤维素配成15%～20%胶液，该胶液的凝冻点为65℃，将囊膜加热至65℃以上，蘸胶，冷却，制成空胶囊，空胶囊的含水量为2.5%。可用标准空胶囊生产机械进行生产。此胶囊英国药典已收载，但此空胶囊在体内难以崩解，甚至有时完整通过胃肠道，未释放药物，胶液中加入聚乙二醇和柠檬酸三乙酯可改善胶囊在体内的释放行为。

（二）羟烷基淀粉

有报道可用2～15MPa·s羟烷基淀粉制成10%～45%胶浆，制备空胶囊。

（三）褐藻胶

文献报道在从海带中制备药用褐藻胶生产空心胶囊的研究过程中发现，褐藻胶胶囊在人工胃液中有崩解而不溶的特点，故进一步试制成肠溶胶囊。试验证明该胶囊在肠中崩解速度比肠溶片剂快，出现血药浓度的时间也较早，而且韧性好，有利于机械填充药物，成本降低。但褐藻胶胶囊外观不及明胶胶囊。

（四）海洋生物胶

另有报道曾用绿鳍马面鲀及短吻舌鳎的鱼皮、鱼鳞为原料制成鱼皮胶，用于制备空心胶囊。试验证明这种胶囊无毒性，且具透明、抗湿性好、弹性强、脆性低的特点，经初步试用可以代替明胶制备空心胶囊。

（五）淀粉

淀粉胶囊是用注入模塑法来制备的，它是将淀粉在注塑机中加热熔融后，在高压下注入模型中成型，冷却，脱模即可。与蘸胶法制备明胶胶囊相比，淀粉胶囊具有重现性好、省时、经济和减少细菌污染机会等优点。

【项目小结】

教学提纲		主要内容简述
一级	二级	
一、散剂	（一）散剂概述	散剂的概念与特点；散剂的分类；散剂的质量要求
	（二）散剂的制备	散剂的制备工艺流程；物料的前处理；粉碎；筛分；混合；分剂量与包装
	（三）散剂的质量检查、包装与贮存	散剂的质量检查（粒度、外观均匀度、干燥失重或水分、装量差异、装量、无菌、微生物限度）；散剂的包装与贮存
	（四）典型散剂实例分析	口服补液盐散Ⅰ；硫酸阿托品百倍散；蛇胆川贝散
二、颗粒剂	（一）颗粒剂概述	颗粒剂的概念与特点；颗粒剂的分类；颗粒剂的质量要求
	（二）制粒技术	制粒目的；制粒方法（湿法制粒、干法制粒）；湿法制粒（挤压制粒、高速搅拌制粒、流化床制粒、喷雾制粒、转动制粒）；干法制粒（滚压法、大片法）；制粒设备（摇摆式制粒机、螺旋挤出制粒机、高速搅拌制粒机、流化床制粒机、喷雾干燥制粒机、滚压制粒机）
	（三）干燥技术	影响干燥的因素；干燥方法与设备（常压干燥、减压干燥、沸腾干燥、喷雾干燥、冷冻干燥、红外线干燥、微波干燥）

续表

教学提纲		主要内容简述
一级	二级	
二、颗粒剂	（四）颗粒剂的制备	颗粒剂的制备工艺流程；物料准备；制颗粒；干燥；整粒与分级；总混；分剂量与包装
	（五）颗粒剂的质量检查、包装与贮存	颗粒剂的质量检查（粒度、干燥失重或水分、溶化性、装量差异、装量、微生物限度）；颗粒剂的包装与贮存
	（六）典型颗粒剂实例分析	复方维生素B颗粒；暑湿感冒颗粒
三、胶囊剂	（一）胶囊剂概述	胶囊剂的概念与特点；胶囊剂的分类；胶囊剂的质量要求
	（二）硬胶囊剂的组成	空心胶囊的组成；空心胶囊的种类与规格；空心胶囊的制备；空心胶囊的质量要求；内容物（粉末、颗粒、小丸等）
	（三）硬胶囊剂的制备	硬胶囊剂的制备工艺流程；胶囊的填充（手工填充、机械填充）；全自动胶囊填充机的结构；封口、抛光、质检、包装
	（四）软胶囊剂的制备	囊材和内容物的要求；制备方法；滴制法；压制法
	（五）胶囊剂的质量检查、包装与贮存	胶囊剂的质量检查；胶囊剂的包装与贮存
	（六）典型胶囊剂实例分析	速效感冒胶囊；维生素AD胶丸

【达标检测题】

一、单项选择题

1. 原料药物或与适宜的辅料经粉碎、均匀混合制成的干燥粉末状制剂称为（　　）。
   A. 粉体　　　　B. 散剂　　　　C. 颗粒剂　　　　D. 片剂
2. 关于散剂的表述正确的是（　　）。
   A. 颗粒剂的比表面积和分散度大于散剂　　B. 不便于婴幼儿服用
   C. 可避免首过效应　　D. 比表面积大，容易分散，起效快
3. 散剂按用途可分为（　　）。
   A. 内服散剂与外用散剂　　B. 分剂量与不分剂量散剂
   C. 单散剂与复方散剂　　D. 倍散与普通散剂
4. 散剂制备的一般工艺流程是（　　）。
   A. 混合—粉碎—过筛—质检—分剂量—包装
   B. 粉碎—过筛—混合—质检—分剂量—包装
   C. 粉碎—混合—过筛—质检—分剂量—包装
   D. 分剂量—粉碎—混合—过筛—质检—包装
5. 以下属于散剂质量检查项目的是（　　）。
   A. 粒度　　　　B. 硬度　　　　C. 释放度　　　　D. 溶化性
6. 关于颗粒剂特点的叙述，正确的是（　　）。
   A. 吸湿性比散剂大　　B. 不便于婴幼儿服用
   C. 飞散性比散剂大　　D. 贮存、携带、运输方便
7. 不属于颗粒剂质量要求的是（　　）。

A. 干燥 B. 颗粒均匀 C. 无吸潮现象 D. 有适宜的硬度
8. 目前制备颗粒剂最主要的方法是（　　）。
A. 干法制粒法 B. 湿法制粒法 C. 滚压法 D. 大片法
9. 湿法制粒技术中，可直接制得干颗粒的方法是（　　）。
A. 挤压制粒法 B. 转动制粒法 C. 流化制粒法 D. 高速搅拌制粒法
10. 湿法制粒过程中，整粒的目的是（　　）。
A. 避免受潮 B. 除去水分
C. 使结块、粘连的颗粒分开 D. 增加药物的稳定性
11. 以下药物不宜填充于胶囊中的是（　　）。
A. 副反应较多的 B. 吸湿性强的 C. 分子量大的 D. 脂溶性强的
12. 空胶囊共有8种规格，容积最大的是（　　）。
A. 000号 B. 00号 C. 0号 D. 1号
13. 制备空胶囊时，加入山梨醇的作用是（　　）。
A. 保湿剂 B. 增溶剂 C. 遮光剂 D. 增塑剂
14. 下列不宜制成软胶囊的药物是（　　）。
A. 维生素A油溶液 B. 维生素E油溶液
C. 鱼肝油 D. 维生素C水溶液
15. 制备软胶囊时，干明胶∶干增塑剂∶水比例是（　　）。
A. 1∶1∶(0.4～0.6) B. (0.4～0.6)∶1∶1
C. 1∶(0.4～0.6)∶1 D. 8∶1∶1

二、配伍选择题

[题1—5]
A. 高速搅拌制粒机 B. 摇摆式制粒机
C. 流化床制粒机 D. 喷雾干燥制粒机
E. 干法滚压制粒机
1. 不属于常见湿法制粒设备的是（　　）。
2. 挤压制粒法常用的生产设备是（　　）。
3. 一步制粒法常用设备是（　　）。
4. 高速搅拌制粒法常用生产设备是（　　）。
5. 喷雾制粒法对应设备为（　　）。

[题6—10]
A. 硬胶囊 B. 软胶囊 C. 肠溶胶囊
D. 缓释胶囊 E. 控释胶囊
6. 将微丸充填于胶囊壳中制成的胶囊应称为（　　）。
7. 可称为胶丸的是（　　）。
8. 为减少阿司匹林对胃肠道的刺激，其通常制成（　　）。
9. 在规定的释放介质中缓慢地恒速释放药物的胶囊剂是（　　）。
10. 在规定的释放介质中缓慢地非恒速释放药物的胶囊剂是（　　）。

三、多项选择题

1. 以下属于散剂主要特点的是（　　）。
A. 比表面积大，药物溶出快，生物利用度高
B. 制法简单，生产成本低
C. 分剂量准确，适合于小儿服用

D. 对外伤流血能起到促进凝血和愈合的作用
E. 化学稳定性较其他固体制剂差

2. 以下属于散剂质量检查项目的是（   ）。
   A. 粒度　　　　　B. 干燥失重　　　　C. 外观均匀度
   D. 溶化性　　　　E. 无菌

3. 以下属于散剂制备工序的是（   ）。
   A. 粉碎　　　　　B. 过筛　　　　　　C. 混合
   D. 分剂量　　　　E. 配制黏合剂

4. 泡腾颗粒溶于水后之所以能够产生大量气体，主要是因为它在制备过程中可能加入了（   ）。
   A. 酒石酸　　　　B. 枸橼酸　　　　　C. 稀盐酸
   D. 碳酸钙　　　　E. 碳酸氢钠

5. 将药物制成颗粒的主要目的包括（   ）。
   A. 减少粉尘飞扬　B. 增加流动性　　　C. 减少吸潮现象
   D. 改善外观　　　E. 防止各成分分层

6. 下列设备中，能够直接制得干颗粒的是（   ）。
   A. 高速搅拌制粒机　B. 摇摆式制粒机　　C. 流化床制粒机
   D. 喷雾干燥制粒机　E. 干法滚压制粒机

7. 湿法制粒过程中，影响软材质量的因素有（   ）。
   A. 黏合剂的用量　B. 黏合剂的浓度　　C. 混合时间
   D. 辅料的黏性　　E. 投料量的多少

8. 硬胶囊通常由两部分组成，即（   ）。
   A. 胶囊体　　　　B. 胶囊帽　　　　　C. 空心胶囊壳
   D. 内容物　　　　E. 囊泡

9. 硬胶囊的内容物可以为（   ）。
   A. 药物粉末　　　B. 颗粒　　　　　　C. 小丸
   D. 半固体　　　　E. 药物的稀乙醇溶液

10. 胶囊剂与颗粒剂共同的质量检查项目有（   ）。
    A. 装量　　　　　B. 微生物限度　　　C. 装量差异
    D. 崩解时限　　　E. 溶化性

项目十　片剂

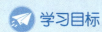学习目标

▶ 知识目标

掌握：片剂的概念与特点，片剂分类与质量要求，片剂常用辅料种类及作用；片剂的制备方法。

熟悉：片剂包衣的目的、类型、包衣方法及包衣材料；片剂生产过程常出现的问题及解决方法；常用的压片设备。

了解：干法制粒压片、直接压片法和空白颗粒压片法；常用的包衣设备。

▶ 能力目标

能进行片剂典型处方分析。

能根据各类片剂特点、临床应用与注意事项合理指导用药。

能进行典型片剂的小试制备和质量检查操作。

会设计片剂的生产工艺流程。

▶ 素质目标

能够在进行片剂制备工作时，树立安全、节约、环保意识；营造规范、整洁、有序的工作环境；养成实事求是、一丝不苟的工作习惯。

【操作任务】

空白片的制备和质量检查

一、操作目的

（1）能进行片剂的处方分析和小试制备。

（2）会片剂重量差异、硬度、脆碎度检查的操作。

（3）能正确使用分析天平、硬度仪和脆碎度仪等设备。

二、操作准备

ZP-35B旋转式压片机、冲模、加料器、加料斗、分析天平、硬度仪、脆碎度仪；空白颗粒、75%乙醇、防锈油、机油、塑料扎带、塑料袋、标签等。

三、操作内容

（一）空白片的制备

［处方］　微晶纤维素　　　2kg　　　　乳糖　　　　0.4kg
　　　　羧甲基淀粉钠　0.2kg　　　聚维酮 K30　0.08kg
　　　　硬脂酸镁　　　颗粒重量1%　成品≥1500片（0.3～0.35g/片）

［制法］　将内加辅料倒进高速混合制粒机混合，设定搅拌转速100r/min，开动机器，混合120s；设定湿混合搅拌桨转速200r/min，混合时间300s，切碎刀转速1500r/min，切碎时间

15s，点击自动启动向高速混合制粒机缓慢加入1.00kg 8％聚维酮K30纯化水浆，颗粒制好后，点击卸料启动，将颗粒卸在料桶内；将制好的颗粒送入烘房，70℃干燥至水分1.0％～4.0％；将烘好的颗粒用装有18目筛的摇摆颗粒机进行整粒；将整好的颗粒倒入小三维运动混合机，加入处方量外加辅料硬脂酸镁和羧甲淀粉钠，开启小三维运动混合机，混合6min，混合均匀；以9号冲模压片，控制片重0.3～0.35g/片。

[注解]

(1) 羧甲基淀粉钠属于崩解剂，一半在制粒时加入，另外一半在总混时加入。

(2) 聚维酮K30可以用温水溶解，注意搅拌时间，确保聚维酮K30能完全溶解。

(3) 注意操作设备时严格按照标准操作规程进行。

(二) 片剂的质量检查

将压制好的片剂用不锈钢药勺随机取样，按照《中国药典》(2020年版) 第四部中片剂 (通则0101)、片剂脆碎度检查法 (通则0923) 进行检查。结果记录于表10-1中。

表10-1 片剂质量检查结果记录

产品名称											规格			批号	
片重差异检查															
日期	时间	每片片重/g										平均片重/(g/片)	允许范围/(g/片)		
		1	2	3	4	5	6	7	8	9	10				
		11	12	13	14	15	16	17	18	19	20				
		结论					□合格 □不合格							
时间	每片硬度/N											平均硬度/(N/片)	允许范围/(N/片)			
	1	2	3	4	5	6	7	8	9	10					
	结论						□合格 □不合格								
脆碎度检查前重量(M_0)													允许范围		
脆碎度检查后重量(M_1)															
脆碎度计算=$[(M_0-M_1)/M_0]×100\%$=															
结论								□合格 □不合格							
填写人									复核人						

四、思考题

(1) 对于压片前颗粒应具备哪些要求？为什么？

(2) 压片机的安装与拆卸有哪些注意事项？

(3) 分析空白片处方，说明各处方的作用。

一、基础知识

（一）片剂的概念与特点

1. 片剂的概念

片剂（tablets）系指药物与适宜辅料混匀后通过压片设备压制而成的圆片状或异形片状的固体制剂，主要供内服使用。片剂主要形状有圆柱形，也有异形，异形片剂常见的形状有椭圆形、三角形和菱形等，如图10-1所示。

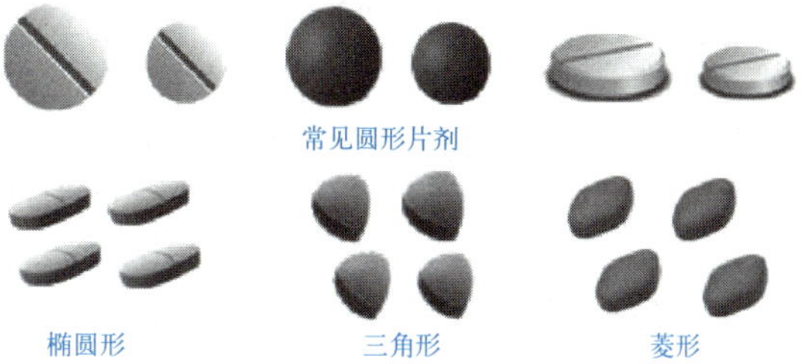

2. 片剂的特点

片剂是目前临床上应用最广泛的剂型之一，使用已遍及世界绝大部分国家和地区，我国2020年版药典收载的剂型中片剂占40%以上，其有以下优点。

（1）剂量准确。每片含量均匀，重量差异小，患者按片服用剂量准确。

（2）质量稳定。干燥固体制剂受外界空气、水分影响小，必要时还可以包衣保护。

（3）服用方便。片剂体积小，易运输、携带和服用。

（4）便于识别。片面上可以压上主药名、含量或生产厂家缩写等标记，便于识别；片剂也可以通过特有的包衣颜色、几何形状和包装样式等予以区别。

（5）能满足治疗与预防用药的多种要求，可通过不同制剂技术和工艺制成不同类型的片剂，如包衣片、分散片、多层片、缓释片和控释片等，达到速效、定位、长效和恒速等目的。

但片剂也有以下不足。

（1）婴幼儿、昏迷患者及其他吞咽困难者不易吞服。

（2）含挥发性成分的片剂，贮存较久时含量易下降。

（3）片剂辅料选用不当或储存不当，会影响片剂的崩解度、溶出度和生物利用度。

图 10-1　各类片剂的片形图（常见圆形片剂、椭圆形、三角形、菱形）

> **课堂互动**　片剂除了口服外，是否有其他给药途径？

（二）片剂的分类与质量要求

片剂

1. 片剂的分类

片剂按制法的不同，可分为压制片（compressed tablets）和模印片（molded tablets）两类。现广泛应用的片剂大多是压制片剂。

按用途和用法的不同，片剂可分为口服片剂、口腔用片剂和其他途径应用的片剂。口服的普通片、包衣片、多层片、咀嚼片、可溶片、泡腾片、分散片等是应用最广的片剂，如未特指，通常所讨论的均为口服压制片；口腔用片剂，如含片、舌下片、口腔贴片等；其他途径应用的片剂有阴道用片、植入片等。近年来还有口服速溶片或口溶片（melt-in-mouth tablets），此类片剂吸收快，不用水送服亦易吞咽，适用于吞咽固体制剂困难、卧床患者，以及老、幼患者服用。

2. 片剂的质量要求

片剂质量的一般要求如下。

（1）含量准确，重量差异小。

（2）硬度适宜，应符合脆碎度的要求。
（3）色泽均匀，完整美观。
（4）在规定贮藏期内不得变质。
（5）一般口服片剂的崩解时间和溶出度应符合要求。
（6）符合微生物限度检查的要求。对于某些片剂另有各自的要求，如小剂量药物片剂应符合含量均匀度检查要求，植入片应无菌，口含片、舌下片、咀嚼片应有良好的口感等。

其他应符合《中国药典》（2020年版）四部制剂通则中片剂的各项要求。

（三）临床应用与注意事项

片剂不得粉碎后联合其他药物外用。

服药次数及时间：驱虫药需在半空腹或空腹时服用；抗酸药、胃肠解痉药多数需在餐前或症状发作时服用。收敛药、肠道抗感染药、利胆药、盐类泻药、催眠药、缓泻药需在餐前服用。

使用药物前应仔细阅读说明书，了解药物使用方法及注意事项。

1. 口服片剂

（1）分散片 可以直接温水送服，也可将药片溶于温开水中服用，分散片释药速度快，而且老人儿童或片剂较大不易吞咽时分散片就显得尤为方便。

（2）泡腾片 温水完全溶解后（气泡完全消失）口服。很多儿童用药会制成泡腾片，并添加矫味剂以便儿童服用。儿童服用泡腾片时要尤其注意，不能直接口服，否则泡腾片会在口腔及胃肠道中释放大量气体，造成胃溃疡，甚至窒息。

（3）缓释片、控释片 可以延长药物作用时间、减少服用次数。一般情况下，缓控释片都需要整片吞服，不能掰开、嚼碎或碾碎。否则会破坏剂型，无法控制剂量，甚至导致药物大量释放，造成危险。有些有特殊说明可以掰开的药物，也一定要沿着标注的刻痕掰开。

部分缓控释片（如硝苯地平控释片）会将药物放进一个壳中，药物完全释放后，这个"壳"会完整的排出体外。服用这些药物后，若发现大便中有药片，不用担心是药品质量问题或是药物没有被吸收。

（4）肠溶片 通过在药物表面包裹一层特殊外衣而使药物在胃内不被溶解，到达肠道后才溶解释放药物。一些对胃黏膜有刺激性的、有效成分易被胃液灭活的药物常制备成肠溶片。因此，服用肠溶片亦不能掰开、嚼碎。

2. 口腔用片剂

舌下片主要用于急症的治疗，如硝酸甘油片。应将药物置于舌下，使其溶解于唾液，进而被舌下血管吸收。舌下片不能吞服，否则起效缓慢，达不到治疗效果。10min内禁止饮水或饮食。

二、片剂的辅料

（一）填充剂

填充剂（fillers）包括稀释剂（diluents）和吸收剂（absorbents）两类。稀释剂是指用来增加片剂的重量和体积，以利于片剂成型或分剂量的辅料。吸收剂是指片剂中含有较多的挥发油或其他液体成分时，须加入适当的辅料将其吸收后再加入其他成分的物质。通常情况下片剂的直径要求不小于6mm，主药含量根据具体的处方不同加入量不同，比如维生素、激素等药物加入量都不超过100mg，因此，针对此类药物需加入适当的填充剂方能成型。

片剂常用的填充剂以及常用填充剂性能比较见表10-2和表10-3。

表 10-2　片剂常用的填充剂

辅料名称	特性
药用淀粉	药用淀粉来源于玉米淀粉和马铃薯淀粉,可压性差,弹性复原率高,压制的片剂硬度较差,一般与糊精、蔗糖合用
可压性淀粉	可压性淀粉具有一定的可压性、流动性和润滑性,粉末可以直接压片
糊精	糊精是淀粉水解的中间产物,不溶于乙醇,微溶于水,有较强的黏性,使用过量会出现颗粒过硬的现象。糊精常与淀粉、糖粉配合使用作为片剂的填充剂,兼有黏合剂作用
糖粉	糖粉是由结晶性蔗糖或甜菜糖经低温干燥后磨成的粉末,味甜,黏合力强,多用于口含片、咀嚼片、中草药或其他疏松或纤维性药物的填充剂和黏合剂。黏性强,易吸潮结块,因此,糖浆很少单独使用,常与淀粉浆按一定比例混合使用
乳糖	乳糖是由等分子葡萄糖及半乳糖组成的白色结晶性粉末。常用乳糖为 α-乳糖,无吸湿性,可压性好,制成的片剂光洁美观,味甜,易溶于水,难溶于醇,性质稳定,可与大多数药物配伍使用。因其有良好的流动性和黏合性,粉末可以直接压片,也可以用淀粉、糊精和糖粉的混合物(8∶1∶1)作乳糖的替代物,但药物的溶出效果不及乳糖
甘露醇	甘露醇为白色、无臭、结晶性粉末,具有凉爽、甜味感,常用于咀嚼片、口含片。但价格较贵,常与蔗糖配合使用
无机钙盐	无机钙盐可作稀释剂和挥发油吸收剂

表 10-3　常用填充剂性能比较

辅料名称	优点	缺点
淀粉	价廉、易得	可压性差
预胶化淀粉	流动性、可压性较好	片剂硬度差
蔗糖	价廉、易得、味甜	有吸湿性(糖尿病、高血压、冠心病等患者不宜长期服用)
糊精	价廉、易得	黏性大,影响崩解
乳糖	可压性好	有配伍禁忌
微晶纤维素	流动性、可压性、崩解性好	有静电吸附现象
糖醇类	口感好	价格贵,流动性差
无机盐类	片剂外观好	有配伍禁忌,影响吸收

(二)润湿剂和黏合剂

润湿剂(moistening agents)与黏合剂(adhesives)在片剂的制备过程中具有黏结固体粉末成型的作用。润湿剂是指可润湿药粉,诱发药物自身黏性的液体,但本身无黏性。在制粒过程中常用的润湿剂有纯化水和乙醇。黏合剂是指对无黏性或黏性不足的原料和辅料给予黏性的液体或固体物质,以便使原料和辅料黏结成颗粒。在制粒过程中常用的黏合剂有淀粉浆、糊精、糖浆和胶浆等。

片剂常用的润湿剂与黏合剂以及常用黏合剂使用浓度与性能比较见表 10-4 和表 10-5。

表 10-4　片剂常用的润湿剂与黏合剂

辅料名称	特性
纯化水	纯化水是一种润湿剂,适用于耐热、遇水不易水解的药物。由于使用过程中被物料吸收较快,易发生润湿不均匀的现象,可使用低浓度的淀粉浆或乙醇代替
乙醇	乙醇是一种润湿剂,适用于黏性较强、易水解、受热易变质的药物。醇的浓度选择应根据原辅料的性质所决定,常用浓度为 30%~70%
淀粉浆	淀粉浆是片剂黏合剂中最常用的一种,适用于湿热较稳定且本身不太松散的药物,常用浓度为 8%~15%,最常用浓度为 10%

续表

辅料名称	特性
糊精	糊精属于干黏合剂,黏性较强,处方用量尽可能小于50%,超过50%需用40%～50%的乙醇润湿
糖粉与糖浆	糖粉属于干黏合剂。糖浆属于液体黏合剂,常用浓度为50%～70%,其黏合力较淀粉强,适用于纤维性强的或质地疏松的或弹性较大的药物,但强酸、强碱性药物能引起蔗糖的转化而产生引湿性,故不宜采用
胶浆	胶浆具有强黏合性,适用于可压性差的松散性药物或硬度要求大的口含片
纤维素衍生物类	羧甲基纤维素钠(CMC-Na)黏性较强,适用于可压性较差的药物,常用浓度为1%～2%;微晶纤维素(MCC)可用作粉末直接压片黏合剂;羟丙基纤维素(HPC)可用作湿法制粒黏合剂,也可用作粉末直接压片黏合剂;等等
其他黏合剂	聚乙二醇(PEG)4000,具有水溶性,可用作注射用片、粉末直接压片的黏合剂;3%～5%的聚乙烯吡咯烷酮(PVP)水溶液或醇溶液可用作可压性很差药物的黏合剂;等等

表10-5 常用黏合剂使用浓度与性能比较

黏合剂	溶剂中质量浓度(w/v)/%	优点	缺点
淀粉	8～15	价廉、易得	用量大易使药物含量降低
聚维酮	3～5	溶于水及乙醇	有吸湿性
羟丙甲纤维素	2～10	黏度大	使用不当会影响药物溶出
羧甲基纤维素钠	2～10	延缓金属离子变色	有吸湿性
明胶	2～10	加快药物溶出	与醛、醛糖、离子聚合物等有配伍禁忌
蔗糖	50～85	具有甜味	有吸湿性

> **知识链接**
>
> 淀粉浆的制备
>
> 由于淀粉价廉易得,黏性良好,因此是目前我国片剂中使用最多的黏合剂。常用浓度为8%～15%,最常用浓度为10%。那么淀粉浆是如何制备的呢?
>
> 淀粉浆的制备方法分为冲浆法和煮浆法两种,冲浆法是先将淀粉混悬于(1～1.5倍)水中,然后根据浓度冲入剩余的沸水,不断搅拌成糊状;另一种是煮浆法,是指将淀粉混悬于全部量水中,加热(加热过程中避免直火加热,以免焦化,可选用水浴或夹层容器加热)搅拌成糊状即可。

(三)崩解剂

1. 崩解剂的概念

崩解剂(disintegrants)指加入片剂中能促使片剂在胃肠液中迅速崩解成细小粒子的辅料。由于片剂制备时受压力的影响导致其在水中溶解或崩解需要一定时间,所以除了缓(控)释片以及某些特殊用途的片剂(如口含片、植入片、黏附片和长效片等)外,一般均需加入崩解剂。崩解剂多为亲水性物质,具有良好的吸水性和膨胀性,从而起到崩解的作用。

2. 崩解剂的加入方法

(1)内加法:是指崩解剂在制粒前加入,与黏合剂共存于颗粒内部,崩解较迟缓,但一经崩解，便成粉粒，有利于药物的溶出。

（2）外加法：崩解剂加到经整粒后的干颗粒中，该法使崩解发生于颗粒之间，因而水易于透过，崩解迅速，但颗粒内无崩解剂，不易崩解成粉粒，故药物的溶出稍差。

（3）内外加法：将崩解剂分成两份，一份按内加法加入，另一份按外加法加入，其中为提高崩解速度内加的崩解剂可适当多些，内外加法正因为集中了前两种方法的优点，所以崩解效率更高。

> **课堂互动** 试述在相同用量下，崩解剂三种加入方法的速度大小（崩解速度、溶出速度）。

3. 崩解剂的作用机理

崩解剂的作用原理是经过润湿、虹吸等作用将水分引入药片内部，崩解剂遇水膨胀或产生气体膨胀，抵抗内聚力，从而使片剂崩解成小颗粒。崩解剂的作用机理有以下几种。

（1）毛细管作用 崩解剂在片剂中形成易于润湿的毛细管通道，当片剂置于水中时，水能迅速地随毛细管进入片剂内部，使整个片剂润湿而崩解。常见的有淀粉及其衍生物、纤维素衍生物等。

（2）膨胀作用 崩解剂吸水后膨胀，从而破坏片剂的结合力。崩解剂的膨胀能力可以用膨胀率（崩解增加的体积与崩解前体积的比值）表示，膨胀率越大，崩解效果越显著。比如羧甲基淀粉钠吸水后可以膨胀至原体积的300倍。

（3）润湿作用 有些药物在水中溶解时产生热，使片剂内部残存的空气及片内物料膨胀，促使片剂崩解。

（4）产气作用 由于化学反应产生二氧化碳气体促使片剂崩解。比如泡腾片遇水后枸橼酸或酒石酸与碳酸氢钠发生反应产生二氧化碳气体，借助气体的膨胀而使片剂崩解。

4. 片剂常用的崩解剂

片剂常用的崩解剂以及常用崩解剂性能比较见表 10-6 和表 10-7。

表 10-6 片剂常用的崩解剂

辅料名称	特性
干淀粉	干淀粉是最常见的崩解剂，在 100～105℃ 活化，控制含水量在 8%～10%，适用于不溶性或微溶性药物的片剂，用量为干颗粒重的 5%～20%
羧甲基淀粉钠（CMS-Na）	本品为白色无定型粉末，具有良好的吸水性和膨胀性，吸水后体积膨胀为原体积的 300 倍，用量一般为 1%～6%
低取代羟丙基纤维素（L-HPC）	本品吸水膨胀率为 500%～700%，用量一般为 2%～5%
泡腾崩解剂	泡腾崩解剂是一种泡腾片专用崩解剂，常用的是由碳酸氢钠与枸橼酸组成的混合物。遇水时产生二氧化碳气体，使片剂在几分钟内迅速崩解
其他崩解剂	羟丙基淀粉（HPS）、交联聚乙烯吡咯烷酮（PVPP）、交联羧甲基纤维素钠（CCNa）等

表 10-7 常用崩解剂性能比较

辅料名称	优点	缺点
干淀粉	价廉、易得	不适用于易溶于水的药物
羧甲基淀粉钠	崩解性能好	可压性差、有吸湿性
低取代羟丙基纤维素	崩解性能好	与碱性药物有配伍禁忌
交联羧甲基纤维素钠	崩解性能好	与强酸、金属盐有配伍禁忌
交联聚维酮	崩解性能好	有吸湿性
泡腾崩解剂	崩解性能好	仅用于泡腾片

（四）润滑剂

1. 润滑剂的概念

润滑剂（lubricants）是指压片时为了能顺利加料和出片，并减少黏冲及降低颗粒与颗粒、药片与模孔壁之间的摩擦力，使片剂表面光洁美观而加入的辅料。具有润滑、抗黏附和助流的作用。润滑剂通常在压片前加入，用量一般不超过 1％，其粒径要求小于 0.15mm，即过 100 目以上的筛，因为粉末越细，比表面积越大，润滑性能越好。

2. 润滑剂的分类

润滑剂按其作用不同可分为三类。

（1）助流剂 是指能改善颗粒表面粗糙性，增加颗粒流动性的辅料。其作用是保证颗粒顺利地通过加料斗，进入模孔，便于均匀压片，以满足高速转动的压片机所需的迅速、均匀填料的要求，保证片剂重量差异符合要求。

（2）抗黏剂 是指能减轻颗粒对冲模黏附性的辅料，其作用是防止压片物料黏着于冲模表面，确保冲面光洁。

（3）润滑剂 是指能降低颗粒（或片剂）与冲模孔壁之间摩擦力，改善力的传递和辅料的分布。其作用是增加颗粒的滑动性，使填充良好、片剂的密度分布均匀，确保推出片剂的完整。

3. 片剂常用的润滑剂

片剂常用的润滑剂以及常用润滑剂、抗黏剂和助流剂性能比较见表 10-8 和表 10-9。

表 10-8 片剂常用的润滑剂

辅料名称	特性
硬脂酸镁	白色粉末，细腻轻松，有良好的附着性，为疏水性润滑剂；用量一般为 0.3％~1％。用量过大易出现崩解迟缓或裂片；由于其具有一定碱性，故不适用于碱性不稳定的药物
滑石粉	白色粉末，不溶于水，助流性、抗黏着性好，用量一般为 0.1％~1％，如使用不当，易导致崩解和溶出迟缓，故常与硬脂酸镁配合使用
微粉硅胶	白色无水粉末，无臭无味，比表面积大，流动性和可压性好，为优良的片剂助流剂，用量一般为 0.1％~0.3％，特别适用于油类和浸膏等药物
氢化植物油	液态，润滑性能好，使用时常将其溶于热轻质液状石蜡或乙烷中，然后喷于颗粒上使其分布均匀，适用于在碱性润滑剂中不稳定的药物

表 10-9 常用润滑剂、抗黏剂和助流剂性能比较

润滑剂	优点	缺点
硬脂酸镁	润滑性好	影响崩解；与镁离子有反应的药物有配伍禁忌
硬脂酸	润滑性良好	与碱性盐类药物有配伍禁忌
滑石粉	抗黏着性好	与季铵化合物有配伍禁忌
微粉硅胶	助流性好	质轻，易飞扬
氢化植物油	润滑性好	影响溶出；与强酸和氧化剂有配伍禁忌
聚乙二醇类	润滑性好	发热黏性增大

课堂互动 请总结一下哪些辅料具有多种功能，为什么。

(五)其他辅料

1. 着色剂

着色剂可使片剂美观易于识别,常用药用色素,如苋菜红、柠檬黄和胭脂红等。用量一般不超过0.05%。注意色素与药物的反应以及干燥中颜色的迁移。

2. 矫味剂

矫味剂可改善片剂的口味,常用的有芳香剂和甜味剂,主要应用于含片和咀嚼片,目的是缓和或消除药物不良臭味,增加适口性。

常用甜味剂性能比较见表10-10。

表10-10 常用甜味剂性能比较

名称	相对甜度	味感	稳定性
蔗糖(sucrose)	1	优良	相对稳定
葡萄糖(glucose)	0.7	良好	相对稳定
木糖醇(xylitol)	0.6	清凉味甜	对热和pH3~8稳定
甜叶菊苷(stevioside)	300	后苦味	相对稳定
安赛蜜(acesulfame-k)	200	极微后苦味	稳定
阿司帕坦(aspartame)	200	近蔗糖	对碱和热稳定
蔗糖素(sucralose)	600	近蔗糖	对光、热、酸和碱稳定

三、片剂的制备

片剂的制备

(一)湿法制粒压片法

湿法制粒压片法是指将药物和辅料通过粉碎、过筛、混合后制软材、制湿颗粒、干燥、整粒、压片等一系列操作单元制备片剂的方法。适用于对湿热稳定的药物。湿法制粒压片法的工艺流程如图10-2所示。

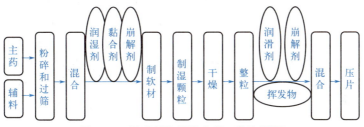

图10-2 湿法制粒压片法的工艺流程图

1. 原辅料的准备和处理

主药和辅料在投料前需要进行质量检查,鉴别和含量测定,合格的物料经干燥、粉碎后要求其通过80~100目筛,对于毒性药、贵重药和有色辅料应粉碎得更细一些,保证混合均匀,含量准确,然后按照处方称取药物和辅料,准备进行投料。

2. 制软材

软材是指按照处方称量好的原辅料粉碎混合均匀后,加入适当的黏合剂或润湿剂,形成干湿适度的塑性物料。加入黏合剂或润湿剂的量要适宜,加入量过少会出现黏性不足,导致细粉量过多,加入量过多会出现因过黏导致物料混合时强度大、时间长,制得的颗粒硬度大。因此,在生产、制备过程中黏合剂或润湿剂加入量多凭经验掌控,以用手紧握能成团而不粘手,用手指轻压能裂开为度,即以"轻握成团,轻压即散"为准。

3. 制湿颗粒

将制好的软材通过筛网后制成湿颗粒,传统制湿颗粒的方法是挤压过筛制粒法,市场上常用的筛网有尼龙筛网、不锈钢筛网和镀锌筛网。目前对湿颗粒质量控制主要是依靠于经验,具体方法是将湿颗粒置于手掌上颠动,应有沉重感、细粉少,颗粒大小均匀,无长条状。也可以使用挤压制粒设备进行制粒,常用的有摇摆式颗粒机、旋转挤压式制粒机、螺旋挤压式制粒机等。

片剂的重量、筛目数和冲头直径相互关系见表 10-11。

表 10-11 片剂的重量、筛目数和冲头直径相互关系表

片重/mg	筛目数		冲头直径/mm
	湿粒	干粒	
50	18	16~20	5~5.5
100	16	14~20	6~6.5
150	16	14~20	7~8
200	14	12~16	8~8.5
300	12	10~16	9~10.5
500	10	10~12	12

在实际生产过程中制颗粒除了采用挤压过筛制粒以外,应用更多的是运用联动操作来制备颗粒,比如流化床制粒、喷雾制粒和混合制粒等。

4. 湿颗粒的干燥

湿颗粒制成后,要立即进行干燥处理,目的是除去水分、防止结块或受压变形,干燥的温度由物料的性质决定。一般温度控制在 50~60℃为宜,对湿热稳定的药物可适当提高温度,建议温度为 75~80℃,含结晶水的药物,干燥时间不宜过长,温度不宜过高,以免失去结晶水而影响药物质量。干燥时温度应逐渐升高,可采用程序升温,以免颗粒表面形成薄壳而影响内部水分的挥发,造成颗粒内湿外干。为了使颗粒受热均匀,湿颗粒堆积厚度不宜超过 2.5cm,并在干燥过程中间隔一定时间进行翻动。干燥的程度也要根据药物本身差异而定,一般含水量控制在 3%左右;含水量过多易发生黏冲现象,过低则不利于压片。通常颗粒的含水量可用水分快速测定仪进行测定。

湿颗粒干燥的设备种类很多,常用的有箱式(如烘房、烘箱)干燥器、沸腾干燥器、微波干燥器和远红外干燥器等。

5. 整粒

在干燥过程中,有些湿颗粒可能发生粘连、结块。因此,要将干燥后的颗粒特别是结块或粘连的颗粒分散开,使干颗粒粒径大小一致。小剂量制备时通常用过筛整粒。而生产过程中常用专用整粒机整粒,比如快速整粒机、摇摆式颗粒机等。

干颗粒除必须具备一定的流动性和可压性外,还应达到要求:①主药含量符合规定要求;②含水量控制在 1%~3%;③为避免影响片剂外观和片重差异,细粉量控制在 20%~40%;含粉量过少易出现颗粒质硬、片面粗糙、重量差异超限等现象;含粉量过多易出现松片和裂片现象;④颗粒硬度适中,颗粒过硬片面易产生斑点,颗粒过松药片易产生顶裂,一般用手指捻搓时应立即粉碎,并无潮湿感为宜;⑤疏散度应适宜。疏散度是指一定容器的干颗粒在致密时重量与

疏散时重量之差值，它与颗粒的大小、松紧程度和黏合剂用量多少有关，疏散度大表示颗粒较松，振摇后部分变成细粉，压片时易出现松片、裂片和片重差异大等现象。

6. 特殊成分的加入和总混

(1) 润滑剂与崩解剂的加入 加方法参照崩解剂的外加法或内外加法。一般将润滑剂干燥后过 100 目以上的筛，再将崩解剂及润滑剂与干颗粒一并加入混合设备中。

(2) 主药剂量小或对湿热不稳定的药物的加入 针对此类药物，需先将不含药物的空白干颗粒或将稳定性药物与辅料制成颗粒，然后将主药剂量小或对湿热不稳定的药物加入整粒后的干颗粒中混匀。

(3) 挥发油或挥发性物质的加入 为了避免挥发油或挥发性药物的挥发，可将其加入润滑剂或颗粒混合后筛出的部分细粉中，或直接用 80 目筛从干颗粒中筛出适量的细粉吸收挥发油或挥发性成分，再与全部干颗粒总混。若挥发性成分是固体药物（比如薄荷、樟脑等）时，可用乙醇等溶剂溶解，或与其他成分混合研磨共熔后喷入干颗粒中，密闭数小时，使挥发性药物在颗粒中渗透均匀。

7. 压片

总混后测定片剂的主药含量，计算片重，调试设备直到达到要求后进行压片。

(1) 片重计算方法 根据含量计算片重，计算方法如下。

$$每片颗粒重 = \frac{每片主药含量}{测得颗粒中主药的百分含量}$$

$$片重 = 每片颗粒重 + 临压前每片加入辅料重$$

大量生产时，因物料相对损失较少，所以常按颗粒重量计算片重：

$$片重 = \frac{干颗粒重 + 压片前加入的辅料重}{应压片数}$$

例 1：吲哚美辛片每片含主药量为 0.22g，测得颗粒中主药百分含量为 88%，试问吲哚美辛片片重范围是多少？

解：

$$吲哚美辛片片重 = \frac{0.22}{88\%} = 0.25g$$

因为片重为 0.25g<0.3g，按照《中国药典》（2020 年版）第四部制剂通则，吲哚美辛片的重量差异限度为 ±7.5%，故本品的片重范围应为 0.2313～0.2687g。

例 2：欲制备每片含阿奇霉素 0.25g 的药片，今投料 100 万片，共制得干颗粒 357.8kg，在压片前又加入润滑剂硬脂酸镁 5.0kg，求阿奇霉素片片重应为多少？

解：

$$阿奇霉素片片重 = \frac{357.8 + 5}{1000000} \times 1000 = 0.36g$$

故阿奇霉素片每片重应为 0.36g。

(2) 压片机及压片过程 压片机是指将各种颗粒状或粉状物料置于特定模具内，用冲头压制成片剂的机器。压片机是由冲模、加料机构、填充机构、压制机构和出片机构等组成，根据压制片剂的大小和形状不同应选择大小和形状适宜的模圈。目前常用的压片机有单冲压片机和旋转式多冲压片机；其压片过程基本相同，即填料、压片和出片。如图 10-3 所示。

压片机

① 单冲压片机。单冲压片机是由冲模、调节器、加料器等部件组成，冲头作垂直往返运动将颗粒状的物料压制成片剂的机器。

A. 结构。单冲压片机是由冲模（包括一副上冲、下冲、模圈）、调节器（包括压力调节器、片重调节器、出片调节器）、加料装置（包括加料斗、饲粉器）、三个偏心轮和手轮等组成，是利用主轴上的三个偏心轮带动冲模及加料器等部件的作用，运行一周即完成充填、压片和出片三个程序，电动过程产量一般为 80～100 片/min，也可手摇，适用于新产品的试制或小量生产。其外观及结构如图 10-4 所示。

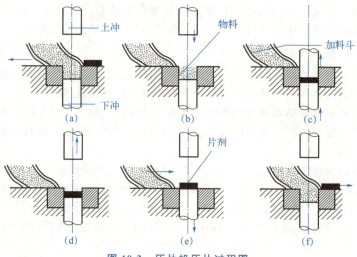

图 10-3 压片机压片过程图

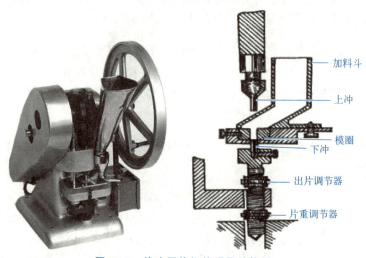

图 10-4 单冲压片机外观及结构图

B. 工作原理。工作过程中填料、压片和出片自动连续进行。

C. 压片过程。上冲抬起，饲粉器移动到模孔之上；下冲下降到适宜的深度（根据片重调节，使容纳的颗粒重等于片重），饲粉器在模孔上摆动，颗粒填满模孔；饲粉器由模孔上移开，使模孔中的颗粒与模孔的上缘相平；上冲下降并将颗粒压缩成片；上冲抬起，下冲随之上升到模孔上缘相平时，饲粉器再次移到模孔之上将压制成的药片推开，同时进行第二次饲粉，如此反复进行。

D. 单冲压片机的拆装

a. 安装。首先将设备配件擦拭干净，选择配套的上、下冲与模圈。冲模的安装：安装下冲，安装模圈，安装模台，安装上冲。用手转动手轮、使上冲缓慢下降进入模孔中，观察有无碰撞或摩擦现象，若发生碰撞或摩擦，则松开模台固定螺钉（两只），调整模台固定位置，使上冲进入模孔中，再旋紧模台固定螺钉，直至上、下冲在模圈中能正常运行为止，然后安装加料斗和饲粉器。调节器的调试：出片调节器调试确保药片正常出片，片重调节器调试确保药片重量合格，压力调节器调试确保药片硬度达标。投料试车，片剂合格后开始生产。

b. 拆卸。使用结束后，拆下饲粉器和加料斗。冲模的拆卸：拆卸上冲，拆卸模台，拆卸模圈，拆卸下冲。最后清场并将上、下冲和模圈清洁干净后放入机油中保存。

② 旋转式多冲压片机。旋转式多冲压片机是由均匀分布于旋转转台的多副模具按一定轨迹作垂直往复运动的压片机器。由于片剂的广泛使用，旋转式多冲压片机是最常见的制药设备之一。旋转式多冲压片机按转台转速分为中速（≤30r/min）、亚高速（≈40r/min）和高速（>50r/min）三档；按转盘上的中模孔数分 16 冲、19 冲、27 冲、33 冲、55 冲、75 冲等旋转式多冲压片机，根据出片轨道数不同又可以分为单轨道和双轨道压片机。我国制药企业常使用的旋转式多冲压片机有 ZP19、ZP33、ZP35 等型号。其饲粉方式相对合理，片重差异较小，由上、下相对加压，压力分布均匀，生产效率较高，所以旋转式多冲压片机在片剂生产中使用率非常高，其中 19 冲旋转式压片机最高产量可达 8 万～10 万片/h，35 冲旋转式压片机最高产量可达 15 万～18 万片/h，其外观如图 10-5 所示。

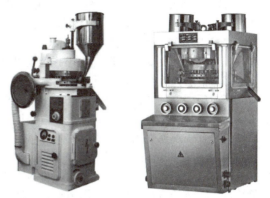

图 10-5　19 冲、35 冲旋转式多冲压片机外观图

a. 结构。旋转式多冲压片机大致可分为四个部分。动力及传动部分：一个旋转的工作盘拖带上、下冲，经过加料斗完成填充、压片、出片等动作。加料部分：在转盘的模上方固定的圆形锥底下料斗和月形栅式加料斗，保证物料的填充。压制部分：由具有三层结构的转盘（上层为上冲转盘，中层为中模转盘，下层为下冲转盘），上、下导轨，上、下齿轮，填充调节装置等组成，并由上、下冲的导轨和压轮控制上、下冲上下往复运动，从而压制出各种形状的片剂。吸粉部分：指压片过程中通过吸气管回收中模上产生的飞粉和中模下漏的粉末，从而避免了环境污染，并保护了设备的装置。

b. 工作原理。工作过程中圆盘轴旋转，带动上冲和下冲分别沿着上冲圆形凸轮轨道运动，同时中模也同步转动。以中模所处的位置沿圆周方向划分为填充区、压片区和出片区。在填充区，加料器向模孔填入过量的颗粒，当下冲上升至适当位置时将过量的颗粒推出，被刮料板刮离模孔进入下一填充区利用；在压片区，上冲和下冲靠固定在转盘上方及下方的导轨及压轮等作用下将药物压制成片；在出片区，下冲上升将药片从中模孔内推出，然后被刮片板刮离圆盘并沿斜槽滑入接收器中。其结构和工作原理示意图如图 10-6 所示。

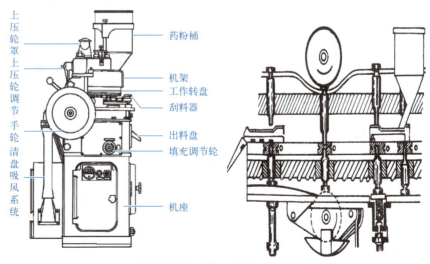

图 10-6　旋转式多冲压片机结构和工作原理示意图

c. 压片过程。充填：下冲移动到饲粉器之下时，颗粒填入模孔，当下冲下降至片重调节器

项目十　片剂

上面时，上冲再上升到适宜高度，经刮粉器将多余的颗粒刮去。压片：当下冲移动至下压轮的上面，上冲移动到上压轮的下面时，两冲之间的距离最小，将颗粒压缩成片。推片：压片后，上、下冲分别沿轨道上升，当下冲移动至推片调节器的上方时，下冲上表面与转台中模的上缘相平，药片被刮粉器推出模孔导入容器中。接下来如此反复进行。

③异形冲压片机。其主要特点是采用冲床结构，冲头的上下行程大，加料、厚度、压片均可单独调节，耗电少、产量高，并且操作简单，维修方便，容易更换各种规格（图10-7）。

④真空压片机。为了克服压片过程中经常出现的顶裂、裂片等问题，20世纪90年代出现小型真空压片机。其主要特点是真空操作前可排出压片前粉末中的空气，有效地防止压片时的顶裂，这时真空度为重要参数，压力必须降至17.3kPa以下。真空压片可以提高片剂的硬度，因此可降低压缩压力。上冲进入冲模中进行压缩时粉尘飞扬少，可以进行长时间的安全操作；常压下压缩成形较困难的物料，在真空下结合力增加，并且在真空条件下物料的流动性增加，因此真空压片机更适合于填充性较差的物料的压片。

⑤高速压片机。高速压片机是一种先进的旋转式压片设备（图10-8），通常每台压片机有两个旋转盘和两个给料器，为适应高速压片的需要，采用自动给料装置，而且药片重量、压轮的压力和转盘的转速均可预先调节。压力过载时能自动卸压。片重误差控制在2%以内，不合格药片自动剔出，生产中药片的产量由计数器显示，可以预先设计，达到预定产量即自动停机。该机采用微电脑装置检测冲头损坏的位置，还有过载报警和故障报警装置等。其突出优点是产量高、片剂的质量优。

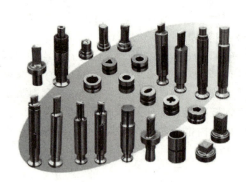

图10-7　异形片冲模

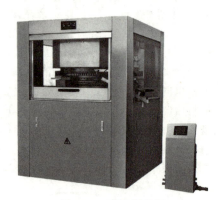

图10-8　高速压片机

课堂互动　（1）片剂的形状是由什么决定的？片剂的表面是否是平的？为何有些片剂表面还印字或有刻痕？

（2）压片机如何调节才能改变片剂的硬度和重量？

（二）干法制粒压片法

干法制粒压片法是指将药物与适宜辅料均匀混合后，用适宜的设备将物料压成块状或片状，再将其粉碎为大小合适的颗粒，最后将颗粒压制成片的制备方法。主要适用于对湿、热不稳定，且可压性、流动性均不好的药物。干法制粒压片法有滚压法和重压法两种。其工艺流程如图10-9所示。

课堂互动　湿法制粒压片与干法制粒压片有何不同？各有什么优点？

（三）直接压片法

直接压片法是指将药物的细粉（或结晶）与适宜的辅料混合后，不制粒而直接压制成片的方

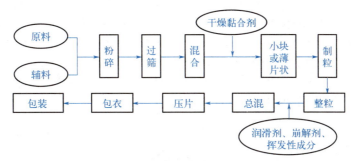

图 10-9　干法制粒压片法的工艺流程图

法。本法工艺简单，有利于片剂生产的连续化和自动化，具有生产工序少、设备简单、辅料用量少、产品崩解或溶出较快等优点。适用于对湿热不稳定的药物，其工艺流程如图 10-10 所示。

（四）空白颗粒压片法

空白颗粒压片法是指药物粉末和预先制好的辅料颗粒（空白颗粒）混合均匀后（为了保证混合均匀常将主药溶于乙醇喷洒在干颗粒上，密封贮放数小时）进行压片的方法。本法适用于对湿热敏感、压缩成型性差以及含量较少的药物，其工艺流程如图 10-11 所示。

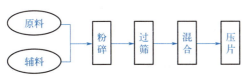

图 10-10　直接压片法的工艺流程图

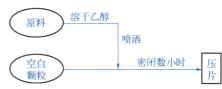

图 10-11　空白颗粒压片法的工艺流程图

> **知识链接**
>
> **结晶药物直接压片**
>
> 某些结晶性或颗粒性药物具有适宜的流动性和可压性，只需经粉碎、过筛选用适宜大小的颗粒，再加入适量的干燥黏合剂、崩解剂和润滑剂混合均匀，即可直接压片。如氯化钾、溴化钾、硫酸亚铁等无机盐和维生素 C 等有机药物，均可直接压片。

> **知识链接**
>
> **片剂成形的影响因素**
>
> 物料的压缩成形性：多数药物和辅料的混合物在受到外加压力时产生塑性变形和弹性变形，塑性变形产生结合力，弹性变形不产生结合力，趋向于恢复到原来的形状，甚至发生裂片和松片等现象。
>
> 药物的熔点及结晶形态：药物的熔点低有利于"固体桥"的形成，但熔点过低，压片时容易黏冲。立方晶压缩时易于成形；鳞片状或针状结晶容易形成层状排列，压缩后的药片容易裂片；树枝状结晶易发生变形而且相互嵌接，可压性较好，但流动性极差。
>
> 黏合剂和润滑剂：黏合剂增强颗粒间的结合力，易于压缩成形，但用量过多时易黏冲，影响片剂的崩解、药物溶出。硬脂酸镁为疏水性润滑剂，用量过大会减弱颗粒间的结合力。

> 水分：适量的水分在压缩时被挤到颗粒的表面形成薄膜，使颗粒易于成形，但过量的水分易造成黏冲。另外，水分可使颗粒表面的可溶性成分溶解，当药片失水时发生重结晶而在相邻颗粒间架起"固体桥"，使片剂的硬度增大。
>
> 压力：一般压力愈大，颗粒间的距离愈近，结合力愈强，片剂硬度也愈大。但压力超过一定范围后，对片剂硬度的影响减小，甚至出现裂片。

（五）片剂制备中可能发生的问题及解决办法

由于药物的性质、处方的组成、生产的工艺、制备的技术以及生产的设备等诸多影响因素，在压片过程中可能出现某些问题，针对具体问题进行具体分析，查找原因，找出解决方法。

常见的问题如下。

1. 裂片

裂片是指片剂经过振动或贮存时从顶部、底部或腰间裂开的现象；如果裂开的位置发生在片剂的顶部或底部称为顶裂，裂开的位置发生在腰间称为腰裂。

主要原因有：①颗粒过干，含水量不足；②颗粒中细粉太多，片剂中的空气体积膨胀而导致裂片；③压片环境温度过低，相对湿度过低；④处方中黏合剂选择不当，黏性不足或用量不够；⑤处方中物料（如易脆碎、纤维或油性物料）可塑性差，结合力弱；⑥压片机压力过大或车速过快。

解决办法有：①应选用弹性小、可塑性差的辅料；②选择适宜的制粒方法；③选用适宜的压片机和操作参数等，以从整体上提高物料的压缩成型性，降低弹性复原率等，根据具体原因及时处理解决。

2. 松片

片剂硬度不够，在包装、运输过程中受振动即出现松散破碎的现象称为松片。

主要原因有：①含纤维性药物或油类成分，使物料的结合力低、可压性差、压缩力不足而松片；②处方中黏合剂选择不当，黏性不足或用量不够；③所制备的颗粒过干、细粉过多、流动性差；④压片机的压力不够或冲头长短不齐等。

解决办法有：①调整黏合剂的种类或增加用量；②控制颗粒水分；③调整粉碎细度；④注意吸收油类成分；⑤更换冲头；⑥增加压片时的压力或适当降低车速等，根据具体原因及时处理解决。

3. 黏冲

黏冲指冲头或冲模上黏着细粉，导致片面粗糙不平或有凹痕的现象。

主要原因有：①冲头表面粗糙、锈蚀、不洁、刻字太深或有棱角；②颗粒粗细悬殊；③药物或辅料易吸湿；④颗粒不够干燥或吸潮；⑤润滑剂选用不当、用量不足或混合不均匀；⑥黏合剂选用不当或由于黏合剂质量原因细粉太多（超过10%）等。

解决办法有：①控制颗粒含水量；②混合确保均匀；③调整润滑剂的种类或增加润滑剂用量；④调整黏合剂的种类；⑤更换冲模等，根据具体原因及时处理解决。

4. 崩解迟缓

崩解迟缓指片剂不能在药典规定的时限内完全崩解或溶解。

主要原因有：①疏水性润滑剂用量过多；②黏合剂的黏性太强或用量太大；③崩解剂选择或用量不当；④颗粒过粗、过硬；⑤压片压力过大和片剂硬度过大等。

解决办法有：①减少疏水性润滑剂用量或改用亲水性润滑剂；②调整黏合剂；③调整崩解

剂；④改善颗粒硬度和大小；⑤降低压片时的压力等，根据具体原因及时处理解决。

5. 片重差异超限

片重差异超限指片重差异超过药典规定的允许范围。

主要原因有：①加料斗内的颗粒时多时少；②冲头、冲模吻合度不好，下冲升降不灵活；③颗粒内的细粉太多，颗粒大小相差悬殊；④双轨压片机两个加料器不平衡；⑤颗粒流动性不好，充填前后不一致；⑥车速太快等。

解决办法有：①筛去部分细粉；②适当调整润滑剂，提高流动性；③检查冲模；④调整加料器；⑤降低车速等，根据具体原因及时处理解决。

6. 变色和花斑

变色和花斑指片剂表面颜色发生改变或出现色泽不一致的斑点现象，常见于有色片或中药片。

主要原因有：①混料不匀；②药物引湿、氧化、变色；③有色颗粒松紧不一致；④压片机上有油污等。

解决办法有：①适当延长混料时间，提高均匀度；②检查压片机油污等，根据具体原因及时处理解决。

> **知识链接**
>
> **可溶性成分的迁移**
>
> 可溶性成分（SC）的迁移是湿颗粒成型过程中的一个有趣的现象。
>
> 干燥是水分汽化的过程。湿颗粒干燥时，水分汽化发生在颗粒表面而不是内部，待表面水分散失后，内部水分才慢慢渗透、扩散至颗粒表面。在此"漫长、曲折"的"迁移"和随后的干燥过程中，水分会"沿途"将 SC 带到并积留在颗粒表面，使得颗粒表面的 SC 含量高过颗粒内部而内外不均。这就是 SC 的迁移。其潜在后果是干颗粒在整粒、压片传输过程中相互碰撞、挤压使颗粒表面脱落，导致细粉内的 SC 远多过颗粒，而使片剂的含量均匀度超限或出现花斑。
>
> 注意：①SC 可以是药物，也可以是辅料；②迁移可发生在颗粒内，也可发生在颗粒间；③烘干时定时翻料，采用流化床干燥。

7. 迭片

迭片指两个片剂迭压成一片的现象。

主要原因有：①由于黏冲或上冲卷边等原因致使片剂黏在上冲，同时颗粒再次填入模孔中又重复压一次出现迭片；②下冲上升位置太低，不能及时将片剂顶出，同时颗粒再次填入模孔内重复压一次出现迭片。

解决办法是立即停机检查，根据具体原因及时处理解决。

8. 卷边和缺边

卷边指冲头和模圈相碰，使冲头卷边，造成片剂表面出现半圆形的刻痕。缺边是指由于冲头磨损导致片剂边缘损失。

解决办法是立即停车，检查、更换冲头以及重新调试机器。

9. 麻点

麻点指片剂表面产生许多小凹点。

主要原因有：①润滑剂和黏合剂用量不当；②颗粒引湿受潮；③颗粒大小不均匀；④粗粒或细粉量过多；⑤冲头表面粗糙或刻字太深等。

解决办法有：①调整润滑剂或黏合剂；②控制颗粒水分；③控制颗粒大小等，根据具体原因及时处理解决。

 知识链接

片剂的质量评定与质量检查

片剂的质量好坏直接影响药效和用药的安全性。因此在片剂生产过程中，除了要对原、辅料的选用，处方的设计，制备工艺的制订等采取适宜的措施外，还必须严格按照《中国药典》（2020年版）中的有关质量规定进行检查，经检查合格后方可用于临床。为了保证药品质量与用药安全、有效，对片剂进行以下质量检查。

1. 外观性状

应完整光洁，色泽均匀，无色斑，无异物，并在规定的有效期内外观保持不变。

2. 片重差异

应符合《中国药典》（2020年版）第四部制剂通则中0101片剂的重量差异检查要求，见表10-12。

表10-12 片剂重量差异限度检查要求表

平均片重或标示片重	重量差异限度
0.30g 以下	±7.5%
0.30g 及 0.30g 以上	±5%

如果药片间存在片重差异，意味着药片间主药含量不一致，那么药片就存在质量问题，并且对临床用药和治疗产生影响，所以药片在使用前必须进行重量差异检查。

具体的检查方法如下：取20片，精密称定总重量，并求得平均片重后，再分别精密称定每片的重量，每片片重与平均片重比较（凡无含量测定的片剂，每片重量应与标示片重比较），按表10-12中规定，超出差异限度的药片不得多于2片，并不得有1片超出限度1倍。

糖衣片的片芯应检查重量差异并符合规定，包糖衣后不再检查重量差异。薄膜衣片应在包薄膜衣后检查重量差异并符合规定。

凡规定检查含量均匀度的片剂，一般不再进行片重差异检查。

3. 硬度与脆碎度

片剂应有适宜的硬度和脆碎度，以免在包装、运输等过程中破碎或磨损。《中国药典》中虽然对片剂硬度没有作出统一的规定，但各生产企业往往根据本厂的具体情况制订了各自的内控标准。硬度测定的仪器有孟山都（Monsanto）硬度计，系通过一个螺旋对一个弹簧加压，由弹簧推动压板并对片剂加压，由弹簧的长度变化来反映压力的大小。

片剂脆碎度检查主要用于检查非包衣片的脆碎情况及其他物理强度，如压碎强度等。常用国产片剂四用测定仪或罗氏（Roche）测定仪进行测定。参照《中国药典》（2020年版）第四部通则0923片剂脆碎度检查法，具体检查方法为：片重0.65g或以下者取若干片，使其总重量约6.5g；片重大于0.65g者取10片；用吹风机吹去脱落的粉末，精密称重，置圆筒中，转动100次，取出，同法除去粉末，精密称重，减失重量不得过1%，且不得检出断裂、龟裂及粉碎的片。本试验一般仅做1次。如减失重量超过1%时，应复检2次，3次的平均减失重量不得过1%，并不得检出断裂、龟裂及粉碎的片。

如供试品的性状或大小使片剂在圆筒中形成不规则滚动时，可调节圆筒的底座，使其与桌面成约10°的角，试验时片剂不再聚集，能顺利下落。

对于由于性状或大小原因使片剂在圆筒中形成严重不规则滚动或特殊工艺生产的片剂，不适于本法检查，可不进行脆碎度检查。

对易吸水的制剂，操作时应注意防止吸湿（通常控制相对湿度小于40%）。

4. 崩解时限

崩解系指口服固体制剂在规定条件下全部崩解溶散或成碎粒，除不溶性包衣材料或破碎的胶囊壳外，应通过筛网。参照《中国药典》（2020年版）第四部通则0921崩解时限检查法。凡规定检查溶出度、释放度、融变时限或分散均匀性的制剂，不再进行崩解时限检查。常用的仪器装置为升降式崩解仪。其结构主要是一个可升降的吊篮，吊篮中有6根玻璃管（底部镶有直径2mm的筛网）。测定时，吊篮往复通过37℃±1℃的水，其中的6个药片应在规定的时间内全部崩解溶散并通过筛网。其具体要求见表10-13。

表10-13 片剂的崩解时限检查要求表

片剂	崩解时限/min
普通压制片	15
糖衣片	60
薄膜衣片	30
肠溶衣片	人工胃液中2h不得有裂缝、崩解或软化等；人工肠液中1h全部溶散或崩解并通过筛网
泡腾片	5

5. 溶出度

溶出度是指在规定条件下药物从片剂、胶囊剂或颗粒剂等制剂中溶出的速度和程度。凡检查溶出度的制剂，不再进行崩解时限的检查。常用的检查方法有篮法、浆法和小杯法。具体方法参照《中国药典》（2020年版）第四部通则0931溶出度与释放度测定法。

片剂中除规定有崩解时限检查外，对以下情况还要进行溶出度的测定以控制或评定其质量：①含有在消化液中难溶的药物；②与其他成分容易发生相互作用的药物；③久贮后变为难溶性药物；④剂量小、药效强、副作用大的药物。

6. 发泡量

阴道泡腾片按照下述方法检查，应符合规定。检查法：除另有规定外，取25mL具塞刻度试管（内径1.5cm，若片剂直径较大，可改为内径2.0cm）10支，按表中规定加一定量水，置37℃±1℃水浴中5min，各管中分别投入供试品1片，20min内观察最大发泡量的体积，平均发泡体积不得少于6mL，且少于4mL的不得超过2片，其具体要求见表10-14。

表10-14 阴道泡腾片发泡量检查要求表

平均片重	加水量
1.5g及1.5g以下	2.0mL
1.5g以上	4.0mL

7. 分散均匀性

分散片照下述方法检查，应符合规定。检查法：照崩解时限检查法（通则0921）检查，不锈钢丝网的筛孔内径为710μm，水温为15~25℃；取供试品6片，应在3min内全部崩解并通过筛网。

8. 微生物限度

以动物、植物、矿物来源的非单体成分制成的片剂，生物制品片剂，以及黏膜或皮肤炎症或腔道等局部用片剂（如口腔贴片、外用可溶片、阴道片、阴道泡腾片等），按照非无菌产品微生物限度检查：微生物计数法（通则1105）和控制菌检查法（通则1106）及非无菌药品微生物限度标准（通则1107）检查，应符合规定。规定检查杂菌的生物制品片剂，可不进行微生物限度检查。

四、片剂的包衣

（一）片剂包衣概述

片剂的包衣

1. 包衣的概念

片剂包衣是指在片剂（片芯）的表面包裹适宜包衣材料，使药物与外界隔离的操作。包有衣料的片剂又称包衣片，包衣的材料称为包衣材料或衣料。

根据包衣材料的不同，包衣片剂通常可分为糖衣片、薄膜衣片和肠溶衣片三类。

2. 包衣的目的

（1）包衣可掩盖片剂的不良臭味，增加患者用药的顺应性。如具有苦味的黄连素片、盐酸小檗碱片和氯霉素片等可包糖衣掩盖其苦味。

（2）包衣可防潮、避光和隔绝空气，增加药物的稳定性。如易吸潮的氯化钾片、多酶片等可包薄膜衣以防片剂吸潮变质。

（3）包衣可控制药物释放的位置。如对胃有强刺激性的阿司匹林片，可制成肠溶衣片使其在小肠部位释放；又比如红霉素片遇酸不稳定，可将其制成肠溶衣片使其在小肠部位释放，避免胃酸对药物的破坏。

（4）包衣可控制药物释放的速度。如通过调整包衣膜的厚度和通透性改变阿米替林包衣片释药速度，达到缓释的目的。

（5）包衣可避免药物的配伍变化。使有配伍变化的药物隔离，可将两种有化学性配伍禁忌的药物分别置于片芯和衣层，或制成多层片等方式从而达到隔离的目的。

（6）包衣还具有改善片剂的外观以及便于识别等作用。

3. 对片芯的要求

用于包衣的片芯，在弧度、硬度和崩解度等方面要求与一般压制片有所不同。

(1) 弧度　片芯在外形上必须具有适宜的弧度，一般选用深弧度，尽可能减小棱角，以利于减少片重增加幅度，同时防止衣层包裹后在边缘处断裂。

(2) 硬度　片芯的硬度应较一般压制片高，不低于 $5kg/cm^2$，脆碎度应较一般压制片低，能承受包衣过程的滚动、碰撞和摩擦。

(3) 崩解度　为达到包衣片的崩解要求，片芯常选用崩解效果好且用量少的崩解剂，如羧甲基淀粉钠等。

4. 包衣的质量要求

（1）衣层应均匀、牢固，与主药不起任何作用。

（2）衣层不影响药物的溶解和吸收。

（3）经过长时间贮存仍能保持光洁、美观、色泽一致并无裂片的现象。

（4）崩解时限应符合规定。

（二）包衣方法与设备

常用的包衣方法有：滚转包衣法、流化床包衣法和压制包衣法。

1. 滚转包衣法

滚转包衣法是经典且广泛使用的包衣方法，可用于包糖衣、包薄膜衣和包肠溶衣等，常用设备是包衣锅和包衣机。

包衣锅是包衣的容器，一般用不锈钢或紫铜等性质稳定并有良好导热性能的材料制成，各部厚度均匀，表面光洁，常见的有荸荠形和莲蓬形。包衣锅安装在减速器的蜗轮轴上，由机器左后部的电动机带动，通过调节手轮可以改变减速器的角度，和改变包衣锅的倾斜度（从0°～45°可调），即调节角度。荸荠形包衣锅锅体按照的倾斜角度与水平显30°～40°，使片剂在包衣锅中能随锅的动力方向滚动，又能沿轴的方向运动，使混合效果更好。荸荠形包衣锅外观及结构如图10-12所示。

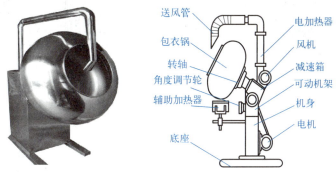

图10-12 荸荠形包衣锅外观及结构示意图

包衣机通常是高效包衣机，其原理与传统的敞口包衣锅完全不同。敞口包衣锅工作时，热风仅吹在片芯表面，并被反射吹出，热交换仅限于表面层，且部分热量由出风口直接吹出而没被利用，浪费了一定的热量，而高效包衣机干燥时热风是穿过片芯间隙，并与表面水分或有机溶剂进行热交换，这样热源得到充分的利用，片芯表面的湿液充分挥发，因而干燥效率更高。高效包衣机外观及结构如图10-13所示。

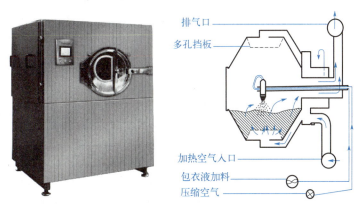

图10-13 高效包衣机外观及结构示意图

2. 流化床包衣法

流化床包衣的基本原理与流化制粒相似，即将片芯置于流化床中，通入气流，使流化床内的片剂上下翻腾处于流化（沸腾）状态，悬浮于空气流中，同时，喷入包衣溶液，使其均匀地分布于片剂的表面，通入热空气使溶剂迅速挥散，从而在片剂的表面留下衣层。如此反复包衣，直至达到规定要求。

常用设备是流化包衣机,流化包衣机是一种利用喷嘴将包衣液喷到悬浮于空气中的片剂表面,以达到包衣目的的设备。在工作时,经预热的空气以一定的速度经气体分布器进入包衣室,从而使药片悬浮于空气中,并上下翻动。随后,启动雾化喷嘴将包衣液喷入包衣室,药片表面被喷上包衣液后,周围的热空气使包衣液中的溶剂挥发,并在药品表面形成一层薄膜。控制预热空气及排气的温度和湿度可对操作进行控制。流化包衣机的外观及结构如图 10-14 所示。

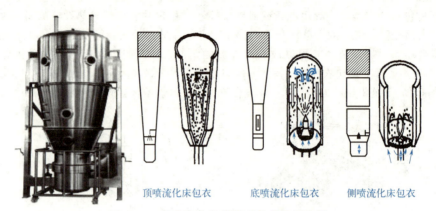

图 10-14　流化包衣机的外观及结构示意图

3. 压制包衣法

压制包衣法又称干法包衣,是用颗粒状包衣材料将片芯包裹后在压片机上直接压制成形的一种较新的包衣方法。通常是采用两台压片机联合压制包衣,两台压片机以特制的传动器连接配套使用。一台压片机专门用于压制片芯,另一台压片机专门用于压制衣层。该方法可以避免水分和高温对药物的不良影响,特点是生产流程短、自动化程度高、劳动条件好,但对压片机械的精度要求较高,目前国内采用较少,常见的干法包衣设备是压片机组。

(三)包衣材料与包衣过程

根据包衣材料的不同,包衣通常可分为包糖衣、包薄膜衣和包肠溶衣三类。

1. 包糖衣

糖衣片是指以蔗糖为主要包衣材料制成的包衣片。糖衣有一定的防潮、隔绝空气的作用;可掩盖药物的不良气味,改善片剂的外观和易于吞服。糖衣层能迅速溶解,对片剂崩解影响不大。其生产工艺如图 10-15 所示。

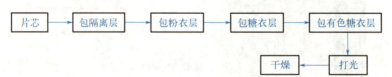

图 10-15　包糖衣的生产工艺流程图

片剂糖衣由里到外分五层,分别是隔离层、粉衣层、糖衣层、有色糖衣层和蜡层。

(1) 包隔离层　是指在片芯外包起隔离作用的衣层。一般包 3~5 层,作用是避免药物与其他包衣材料相互作用和防止后续包衣过程中水分浸入片芯。用于隔离层的材料必须是不透水的材料,常见的有 10%~15% 明胶浆、15%~20% 虫胶乙醇溶液、10% 玉米朊乙醇溶液等。

(2) 包粉衣层　是将片芯边缘的棱角包圆的衣层。一般包 15~18 层,目的是消除片芯的棱角。常用糖浆浓度 65%~75%(g/g),滑石粉(需过 100 目筛)。有时还用白陶土、糊精等。

(3) 包糖衣层 是在粉衣层外包糖衣，使片面平整、光滑和细腻。一般包10~15层。常用适宜浓度的蔗糖水溶液。

(4) 包有色糖衣层 在糖衣层表面用加入适宜色素的蔗糖溶液进行包有色糖衣，以增加片剂的美观和便于识别。一般包8~15层。常用色素为食用色素。

(5) 打光 是指在糖衣外涂上极薄的蜡层，使药片更光滑、美观以及具有防潮作用。常用的打光材料有川蜡、虫蜡等。

2. 包薄膜衣

薄膜衣片是指在片芯外包上极薄的高分子材料衣层，形成薄膜状的包衣片。包薄膜衣与包糖衣相比，具有以下优点：①包衣时间短，节省物料和劳动力成本；②片重增加较少；③物料和生产工艺可实现标准化，包衣操作易实现自动化。其生产工艺流程见图10-16。

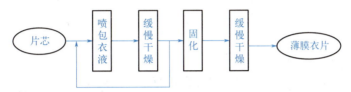

图10-16　包薄膜衣的生产工艺流程图

包薄膜衣的材料由薄膜衣料、溶剂、增塑剂、着色剂和掩蔽剂组成。

(1) 薄膜衣料 ①纤维素衍生物类：羟丙基甲基纤维素（HPMC），是目前应用较广泛、效果较好的薄膜衣材料；羟甲基纤维素（HPC）、羟乙基纤维素（HEC）、羧甲基纤维素钠（CMC-Na）、甲基纤维素（MC）等。②丙烯酸树脂Ⅳ：具有良好的成膜性，是较理想的薄膜衣料。③其他：如聚乙烯醇缩乙醛二乙胺。

(2) 溶剂 用来溶解、分散成膜材料的溶剂，常用乙醇、丙酮等。

(3) 增塑剂 指能增加包衣材料塑性的添加剂。常用的水溶性增塑剂有丙二醇、甘油、PEG等；非水溶性的有甘油三醋酸酯、邻苯二甲酸醋酸酯、蓖麻油、硅油等。

(4) 着色剂和掩蔽剂 加入着色剂可使片剂美观，易于识别，目前常用的着色剂为色素；加入掩蔽剂可提高片芯对光的稳定性，常用的掩蔽剂为二氧化钛（钛白粉）。

3. 包肠溶衣

肠溶衣片是指在胃中保持完整而在肠道内崩解或溶解的包衣片剂。包肠溶衣的依据是药物的性质和用药的目的，常表现为：①为了防止胃酸或酶对某些药物的破坏或防止药物对胃的强烈刺激；②为了使药物如驱虫药、肠道消毒药等在肠内发生作用；③希望某些药物在肠道吸收或需要在肠道保持较长时间以延长药物作用。包肠溶衣在生产工艺上与包薄膜衣相同，但包衣材料不同。

常用的肠溶衣材料如下。

(1) 醋酸纤维素酞酸酯（CAP） 又称邻苯二甲酸醋酸纤维素，为白色易流动有潮解性的粉末，不溶于水和乙醇，可溶于丙酮或乙醇与丙酮的混合液。包衣时一般用8%~12%的乙醇丙酮混合液。成膜性好，性质稳定，是一种较好的肠溶衣料和防水隔离层衣料。该衣膜在pH≥6时溶解，胰酶能促进其消化。应注意CAP具有吸湿性，在贮藏期中衣膜的网状结构孔隙能让少量水分渗入，使崩解剂吸水失去崩解作用。加用适量虫胶、邻苯二甲酸二乙酯可增加衣层的韧性和抗透湿性。

(2) 丙烯酸树脂 是甲基丙烯酸与甲基丙烯酸甲酯的共聚物，常用的是Eudragit L100和S100，分别相当于国产Ⅱ号及Ⅲ号聚丙烯酸树脂。前者在pH6.0以上的介质中溶解，后者在pH7.0以上的介质中溶解，生产上常用Ⅱ号和Ⅲ号混合液包衣，调整二者用量比例，可得到不同溶解性能的衣料。本品成膜致密有韧性，具耐酶性，渗透性低，在肠中溶解速度快于醋酸纤维素酞酸酯。

(3) 羟丙甲纤维素酞酸酯（HPMCP） 也是良好的肠溶衣物料，其衣膜在 pH5～6 之间（十二指肠上端）即能溶解，性质稳定，贮藏期不会游离出醋酸而引起药物变质。其商品有两种规格，分别为 HP-50、HP-55。

其他肠溶衣材料还包括羧甲基乙基纤维素（CMEC）、聚乙烯醇酞酸酯（PVAP）、醋酸纤维素苯三酸酯（CAT）等。

（四）包衣过程中可能出现的问题及解决方法

包衣片是片剂中常见的类型之一。包衣质量直接影响片剂的外观和内在质量。影响包衣质量的关键因素包括包衣片芯的质量（如脆碎度、硬度、外观、形态和水分等）、包衣设备的参数（如转速、温度和角度等）、包衣工艺条件和操作方法。如果包衣质量关键因素控制不好，就会在包衣过程中以及贮存时出现问题，因此，结合常见的问题分析原因，采取适当措施加以解决。

片剂包衣过程中可能出现的问题和解决方法如下。

1. 包糖衣容易出现的问题

包糖衣容易出现的问题及解决办法见表10-15。

表10-15　包糖衣容易出现的问题及解决方法

常见问题	原因	解决方法
糖浆不粘锅	锅壁上蜡未除尽，可能出现粉浆不粘锅	应洗净锅壁或再涂一层热糖浆，撒一层滑石粉
粘锅	加糖浆过多，黏性大，搅拌不均匀	应将糖浆含量恒定，用量要控制，锅温不宜过低
片面不平	散粉太多、温度过高、衣层未干又包第二层	应改进操作方法，做到低温干燥，勤加料，多搅拌
色泽不均匀	片面粗糙、有色糖浆用量过少且未搅匀、温度过高、干燥太快、糖浆在片面上析出过快、衣层未干就加蜡打光	采用浅色糖浆，增加所包衣层数，"勤加少上"，控制温度，严重者洗去衣层，重新包衣
龟裂与爆裂	糖浆和滑石粉用量不当、片芯太松、温度太高、干燥太快等	应控制糖浆和滑石粉用量，注意干燥温度和速度，严重者更换片芯
露边与麻面	衣料用量不当、温度过高或吹风过早	控制糖浆和粉料用量
膨胀磨片或剥落	片芯层与糖衣层未完全干燥，崩解剂用量过多	应干燥适度，控制胶浆或糖浆的用量

2. 包薄膜衣容易出现的问题

包薄膜衣容易出现的问题及解决方法见表10-16。

表10-16　包薄膜衣容易出现的问题及解决方法

常见问题	原因	解决方法
起泡	固化条件不当，干燥速度过快	应控制成膜条件降低干燥温度和速度
皱皮	选择衣料不当，干燥条件不当	应更换衣料，改变成膜温度
剥落	衣料不当，两次包衣间隔时间太短	应更换衣料，延长包衣间隔时间，调节干燥温度和适当降低包衣溶液的浓度
花斑	增塑剂、色素等选择不当，干燥时溶剂将可溶性成分带到衣膜表面	调整包衣处方，调节空气温度和流量，减慢干燥速度

3. 包肠溶衣容易出现的问题

包肠溶衣容易出现的问题及解决方法见表10-17。

表 10-17 包肠溶衣容易出现的问题及解决方法

常见问题	原因	解决方法
不能安全通过胃部	衣料选择不当,衣层太薄,衣层机械强度不够	应选择适宜衣料,重新调整包衣处方
肠溶衣片肠内不溶解(排片)	选择衣料不当,衣层太厚,贮存变质	应查找原因,合理解决
片面不平,色泽不均匀,龟裂和衣层剥落等	原因与包糖衣相同	解决方法同包糖衣

(五)典型片剂实例分析

例1:复方阿司匹林片

[处方] 乙酰水杨酸(阿司匹林) 268g　　对乙酰氨基酚　136g
　　　　咖啡因　　　　　　　　33.4g　　淀粉　　　　　266g
　　　　16%淀粉浆　　　　　　 适量　　 轻质液状石蜡　0.25g
　　　　滑石粉　　　　　　　　15.0g　　共制　　　　　10000片

[制法] 将对乙酰氨基酚、咖啡因分别粉碎后过100目筛,再与三分之一处方量的淀粉混匀,然后加入16%的淀粉浆制成软材(10~15min),过16目尼龙筛制粒,在60~70℃温度下干燥,干颗粒过12目筛整粒,整粒后加入阿司匹林、剩余的淀粉(先在100~105℃烘干)、吸附了轻质液体石蜡的滑石粉总混,再过12目筛,颗粒含量检测合格后,压片即得。

[注解] 乙酰水杨酸、对乙酰氨基酚和咖啡因为主药,淀粉为填充剂,干淀粉为崩解剂,16%淀粉浆为黏合剂,轻质液状石蜡和滑石粉为润滑剂。

(1) 阿司匹林遇水易水解成损伤胃黏膜的水杨酸和醋酸,并在湿润状态下遇金属离子易发生催化反应,因此应避免在湿法制粒时加入阿司匹林,同时过筛时应使用尼龙筛网,并且润滑剂不得使用硬脂酸镁,而是选用滑石粉。

(2) 本品三主药混合制粒和干燥时易产生低共熔现象,所以应分开制粒,同时避免了阿司匹林直接与水接触,保证了制剂的稳定性。

(3) 阿司匹林可压性极差,应采用高浓度的淀粉浆为黏合剂。

(4) 处方中加入液体石蜡,可促使滑石粉更容易吸附在颗粒表面,同时压片震动时不易脱落。

(5) 阿司匹林有一定的疏水性,必要时可加入适宜的表面活性剂如0.1%的吐温80等以加快片剂的润湿、崩解和溶出。

[临床适应症] 本品为解热镇痛抗炎药,主要用于缓解头痛、神经痛、牙痛、月经痛、肌肉痛、关节痛等疼痛以及发热、风湿热、活动性关节炎。

例2:当归浸膏片

[处方] 当归浸膏　　262g　　淀粉　　　　40g
　　　　轻质氧化镁　60g　　 硬脂酸镁　　7g
　　　　滑石粉　　　80g　　 共制　　　　1000片

[制法] 取浸膏加热(不用直火)至60~70℃,搅拌使熔化,将轻质氧化镁、部分滑石粉(60g)及淀粉依次加入混匀,分铺烘盘上,于60℃以下干燥至含水量3%以下。然后将烘干的片(块)状物粉碎成14目以下的颗粒,最后加入硬脂酸镁、滑石粉(20g)混匀,过12目筛整粒、压片、质检、包糖衣。

[注解]

(1) 滑石粉分两次加入,第一次加滑石粉60g,目的是克服当归浸膏中含有较多糖类物质、吸湿性较大而带来的操作上的困难;第二次加入20g,可避免因物料造成的黏冲,并控制在相对湿度70%以下压片。

(2) 当归浸膏中含有挥发油成分,加入轻质氧化镁吸收后有利于压片。

［临床适应症］ 子宫药,补血活血,调经止痛。用于血虚引起的面色萎黄,眩晕心悸,月经不调,经闭腹痛,肠燥便秘。

例3：红霉素肠溶片

［处方］　红霉素　　　10亿单位　　　淀粉　　　　　　　575g
　　　　　硬脂酸镁　　　36kg　　　　　淀粉浆（10%）　　适量
　　　　　共制　　　　　10000片

［制法］ 将红霉素粉与525g淀粉搅拌混匀,加淀粉浆搅拌使成软材,过14目筛制粒,80～90℃通风干燥,干粒加入硬脂酸镁和50g淀粉,经12目筛整粒,混匀,压片,包肠溶衣。

［肠溶衣处方］　Ⅱ号丙烯酸树脂　　280g　　　蓖麻油　　　　168g
　　　　　　　　苯二甲酸二乙酯　　56g　　　 聚山梨酯80　　56g
　　　　　　　　85%乙醇　　　　　5600mL　　滑石粉　　　　168g

［包衣方法］ ①取Ⅱ号丙烯酸树脂用85%乙醇泡开配制成5%树脂溶液,将滑石粉、苯二甲酸二乙酯、聚山梨酯80、蓖麻油等混合,并研磨均匀后加入5%Ⅱ号丙烯酸树脂溶液中,加入色素混匀后,过120目筛备用;②将红霉素片芯置包衣锅中,包六次粉衣层后,喷上述树脂液,锅温控制在35℃左右,在4小时内喷完。

［注解］ 红霉素为主药,淀粉为填充剂,硬脂酸镁为润滑剂,淀粉浆为黏合剂。

(1) 红霉素压片时经常检查设备运转情况,发现异常及时处理。

(2) 红霉素在酸性条件下不稳定,能被胃酸破坏,故需制成肠溶衣片或肠溶薄膜衣片。

(3) 压片过程中每15～30分钟称一次片重。

(4) 压片过程中注意物料量,保证加料斗内物料在一半以上。

(5) 红霉素片芯置于包衣锅内时,按一般包衣法包粉衣六层后,喷入包衣液,锅内温度控制在35℃左右,在4小时内喷完。

［临床适应症］ 抗菌药物,主要用于敏感菌引起的肺炎、败血症等。

【项目小结】

教学提纲		主要内容简述
一级	二级	
一、基础知识	(一)片剂的概念与特点	片剂的概念、特点
	(二)片剂的分类与质量要求	片剂的分类、质量要求
	(三)临床应用与注意事项	
二、片剂的辅料	(一)填充剂	稀释剂、吸收剂的概念,常用的填充剂及其特性,常用填充剂性能比较
	(二)润湿剂和黏合剂	润湿剂和黏合剂的概念,常用的润湿剂和黏合剂及其特性,常用黏合剂的浓度与性能比较
	(三)崩解剂	崩解剂的概念,崩解剂的加入方法(内加法、外加法、内外加法),崩解剂的作用机理,常用的崩解剂及其特性
	(四)润滑剂	润滑剂的概念,润滑剂的分类,常用的润滑剂,常用润滑剂、抗黏剂和助流剂性能比较
	(五)其他辅料	着色剂概念,矫味剂概念,常用甜味剂性能比较

教学提纲		主要内容简述
一级	二级	
三、片剂的制备	（一）湿法制粒压片法	湿法制粒压片的概念、流程（原辅料的准备和处理、制软材、制湿颗粒、干燥、整粒、总混、压片），压片机类别及压片过程
	（二）干法制粒压片法	干法制粒压片的概念、方法、工艺流程
	（三）直接压片法	直接压片法的概念、工艺流程
	（四）空白颗粒压片法	空白颗粒压片法的概念、工艺流程
	（五）片剂制备中可能发生的问题及解决办法	裂片、松片、黏冲、崩解迟缓、片剂差异超限、变色和花斑、迭片、卷边和缺边、麻点的概念、主要原因及解决方法
四、片剂的包衣	（一）片剂包衣概述	包衣的概念，包衣的目的，对片芯的要求，包衣的质量要求
	（二）包衣方法与设备	常用的包衣方法（滚转包衣法、流化床包衣法和压制包衣法），常用包衣设备（包衣锅、高效包衣机、流化包衣机等）
	（三）包衣材料与包衣过程	包糖衣的概念、工艺及包衣材料，包薄膜衣的概念、优点、工艺及包衣材料，包肠溶衣的概念、目的、包衣材料
	（四）包衣过程中可能出现的问题及解决方法	包糖衣、包薄膜衣和包肠溶衣容易出现的问题、原因及解决措施
	（五）典型片剂实例分析	复方阿司匹林片、当归浸膏片、红霉素肠溶片的处方、制法、注解及临床适应症

【达标检测题】

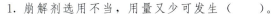

一、单项选择题

1. 崩解剂选用不当，用量又少可发生（　　）。
A. 黏冲　　　　　B. 裂片　　　　　C. 崩解迟缓　　　　　D. 松片

2. "轻握成团，轻压即散"是指片剂制备工艺中（　　）的标准。
A. 压片　　　　　B. 粉末混合　　　　　C. 制软材　　　　　D. 包衣

3. 不属包衣目的是（　　）。
A. 避免配伍问题　　B. 提高生物利用度　　C. 增加药物稳定性　　D. 定位释放

4. 某药片每片含主药0.1g，制成颗粒测得主药含量为10%，则每片所需的颗粒重量应为（　　）。
A. 0.1g　　　　　B. 1.0g　　　　　C. 1.1g　　　　　D. 10g

5. 压片过程中，出现（　　）现象，可导致压力过大而损坏机器。
A. 卷边　　　　　B. 黏冲　　　　　C. 花斑　　　　　D. 迭片

6. 包糖衣的工艺流程正确的是（　　）。
A. 片芯→粉衣层→隔离层→糖衣层→色衣层→打光→干燥
B. 片芯→隔离层→粉衣层→糖衣层→色衣层→打光→干燥
C. 片芯→隔离层→糖衣层→粉衣层→色衣层→打光→干燥
D. 片芯→隔离层→粉衣层→糖衣层→打光→色衣层→干燥

7. 药典崩解时限检查中，下列制剂需作人工胃液和人工肠液检查的是（　　）。

A. 微囊片 B. 糖衣 C. 胶囊 D. 肠溶衣片

8. 下列关于片剂特点的叙述，不正确的是（　　）。
A. 体积较小，其运输、贮存及携带、应用都比较方便
B. 片剂生产的机械化、自动化程度较高
C. 产品的性状稳定，剂量准确，成本及售价都较低
D. 具有靶向作用

9. 下列片剂是以碳酸氢钠与枸橼酸为崩解剂的是（　　）。
A. 泡腾片 B. 分散片 C. 缓释片 D. 舌下片

10. 红霉素片是（　　）。
A. 糖衣片 B. 薄膜衣片 C. 肠溶衣片 D. 普通片

11. 不是用作片剂稀释剂的是（　　）。
A. 硬脂酸镁 B. 乳糖 C. 淀粉 D. 甘露醇

12. 下述片剂辅料中可作为崩解剂的是（　　）。
A. 淀粉糊 B. 硬脂酸镁 C. 羧甲基淀粉钠 D. 滑石粉

13. 对湿、热不稳定且可压性差的药物，宜采用（　　）。
A. 结晶压片法 B. 干法制粒压片法 C. 粉末直接压片法 D. 湿法制粒压片法

14. 压片时造成黏冲原因的表述中，错误的是（　　）。
A. 压力过大 B. 颗粒含水量过多 C. 冲头表面粗糙
D. 颗粒吸湿 E. 润滑剂用量不当

15. 压片时表面出现凹痕，这种现象称为（　　）。
A. 裂片 B. 松片 C. 黏冲
D. 迭片 E. 麻点

16. 关于片剂的包衣叙述错误的是（　　）。
A. 控制药物在胃肠道释放速率
B. 促进药物在胃肠内迅速崩解
C. 包隔离层是形成不透水的障碍层，防止水分侵入片芯
D. 掩盖药物的不良臭味

17. 在片剂的薄膜包衣液中加入蓖麻油作为（　　）。
A. 增塑剂 B. 致孔剂 C. 助悬剂 D. 乳化剂

18. 遇水可产生二氧化碳气体而能使片剂迅速崩解的是（　　）。
A. 分散片 B. 多层片 C. 泡腾片 D. 肠溶片

19. 可作为片剂的润湿剂的是（　　）。
A. 聚维酮 B. 乳糖 C. 滑石粉 D. 水

二、配伍选择题

[题1—5]
A. 稀释剂 B. 吸收剂 C. 润湿剂
D. 黏合剂 E. 崩解剂

1. 指加入片剂中能促使片剂在胃肠液中迅速崩解成细小粒子的辅料的是（　　）。
2. 指对无黏性或黏性不足的原料和辅料给予黏性的液体或固体物质，以便使原料和辅料黏结成颗粒的是（　　）。
3. 指可润湿药粉，诱发药物自身黏性的液体，但本身无黏性的是（　　）。
4. 指片剂中含有较多的挥发油或其他液体成分时，须加入适当的辅料将其吸收后再加入其他成分的物质的是（　　）。
5. 指用来增加片剂的重量和体积，以利于片剂成型或分剂量的辅料的是（　　）。

[题 6—10]
A. 裂片　　　　　B. 松片　　　　　C. 黏冲
D. 麻点　　　　　E. 卷边

6. 指冲头或冲模上黏着细粉，导致片面粗糙不平或有凹痕的现象的是（　　）。
7. 指片剂经过振动或贮存时从顶、底部或腰间裂开的现象的是（　　）。
8. 指片剂表面产生许多小凹点的是（　　）。
9. 片剂硬度不够，在包装、运输过程中受振动即出现松散破碎的现象的是（　　）。
10. 指冲头和模圈相碰，使冲头卷边，造成片剂表面出现半圆形的刻痕的是（　　）。

三、多项选择题

1. 根据药典的规定，以下方面是对片剂的质量要求的是（　　）。
A. 硬度适中
B. 符合重量差异的要求，含量准确
C. 符合融变时限的要求
D. 符合崩解度或溶出度的要求
E. 小剂量的药物或作用比较剧烈的药物，应符合含量均匀度的要求

2. 包胃溶衣可供选用的包衣材料有（　　）。
A. CAP　　　　　B. HPMC　　　　　C. PVAP
D. Eudragit E　　E. PVP

3. 引起黏冲的原因是（　　）。
A. 润滑剂使用不当　　B. 冲头表面粗糙　　C. 颗粒含水量过多
D. 工作场所湿度过大　　　　　　　　　E. 冲头长短不一

4. 关于片剂中药物溶出度，下列说法正确的是（　　）。
A. 亲水性辅料促进药物溶出
B. 药物被辅料吸附则阻碍药物溶出
C. 硬脂酸镁作为片剂润滑剂，用量过多时则阻碍药物溶出
D. 制成固体分散物促进药物溶出
E. 制成研磨混合物促进药物溶出

5. 崩解剂促进崩解的机理是（　　）。
A. 产气作用　　　　　　　　　　　B. 吸水膨胀
C. 片剂中含有较多的可溶性成分　　　D. 薄层绝缘作用
E. 水分渗入，产生润湿热，使片剂崩解

6. 片剂中的药物含量不均匀主要原因是（　　）。
A. 混合不均匀　　　　　　　　　B. 干颗粒中含水量过多
C. 可溶性成分的迁移　　　　　　D. 含有较多的可溶性成分
E. 疏水性润滑剂过量

7. 混合不均匀造成片剂含量不均匀的情况有（　　）。
A. 主药量与辅料量相差悬殊时，一般不易均匀
B. 主药粒子大小与辅料相差悬殊，极易造成混合不均匀
C. 粒子的形态如果比较复杂或表面粗糙，一旦混匀后易再分离
D. 当采用溶剂分散法将小剂量药物分散于大小相差较大的空白颗粒时，易造成含量均匀度不合格
E. 水溶性成分被转移到颗粒的外表面造成片剂含量不均匀

项目十一 丸剂与滴丸剂

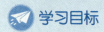 学习目标

▶ **知识目标**

掌握：中药丸剂的定义、种类、特点；中药丸剂、滴丸剂的制备方法；滴丸剂的定义、特点。

熟悉：中药丸剂的常用辅料；滴丸剂的常用基质的种类、性质和用途。

了解：中药丸剂的质量要求。

▶ **能力目标**

能进行丸剂和滴丸剂的处方分析。

能根据各类丸剂特点、临床应用与注意事项合理指导用药。

能进行丸剂和滴丸剂制备。

会设计丸剂和滴丸剂的生产工艺流程。

▶ **素质目标**

能够在进行丸剂、滴丸剂制备工作时，加深对于传统中药剂型的了解，增强民族自豪感与自信心，并且能够利用现代化的制药设备，提高生产效率及药品质量，树立安全、规范、有序的生产意识。

【操作任务】

任务一 丸剂的制备

一、操作目的

（1）掌握丸剂的泛丸法的制备方法。

（2）掌握丸剂的一般质量检查项目和后期包装。

二、操作准备

粉碎机、榨汁机、筛网、拖盘天平、乳钵；陈皮、半夏（制）、茯苓、甘草、生姜。

三、操作内容

（一）制备二陈丸

［处方］ 陈皮 25g   半夏（制） 25g

　　　　 茯苓 15g   甘草   7.5g

［制法］ 以上四味，粉碎成细粉，过筛，混匀。另取生姜5g，捣碎，加水适量，压榨取汁，与上述粉末泛丸，干燥，即得。

［注解］

（1）性状为灰棕色至黄棕色的水丸；气微香，味甘、微辛。

（2）功能与主治：燥湿化痰，理气和胃。用于痰湿停滞导致的咳嗽痰多、胸脘胀闷、恶心呕吐。

(3) 使用注意：①忌烟、酒及辛辣、生冷、油腻食物。②不宜在服药期间同时服用滋补性中药，肺阴虚所致的燥咳不适用。支气管扩张、肺脓疡、肺心病、肺结核患者出现咳嗽时应去医院就诊。③有高血压、心脏病、肝病、糖尿病、肾病等慢性病严重者，以及儿童、孕妇、哺乳期妇女、年老体弱者均应在医师指导下服用。

（二）质量检查

对丸剂的治疗要求和检查项目主要有外观、水分、重量差异、装量差异、溶散时限、微生物限度检查等，应该符合规定。按2020年版《中国药典》对应项目进行。

四、思考题

(1) 丸剂的特点有哪些？按照分类方式不同，有哪些类型？
(2) 丸剂的制备方法有哪些？
(3) 分析二陈丸处方，说明其临床应用与注意事项。

任务二　滴丸剂的制备

一、操作目的

(1) 掌握滴丸剂的制备方法。
(2) 掌握滴丸剂的一般质量检查项目。

二、操作准备

电磁炉、不锈钢锅、烧杯、托盘天平、乳钵；丹参、三七、冰片、乙醇、聚乙二醇、液状石蜡。

三、操作内容

（一）制备复方丹参滴丸

[处方]　丹参　90g　　三七　17.6g
　　　　冰片　1g

[制法]　以上三味，冰片研细；丹参、三七加水煎煮，煎液滤过，滤液浓缩，加入乙醇，静置使沉淀，取上清液，回收乙醇，浓缩成稠膏，备用。取聚乙二醇适量，加热使熔融，加入上述稠膏和冰片细粉，混匀，滴入冷却的液体石蜡中，制成滴丸，或包薄膜衣，即得。

[注解]

(1) 本品为棕色的滴丸，或为薄膜衣滴丸，除去包衣后显黄棕色至棕色；气香，味微苦。
(2) 功能与主治：活血化瘀，理气止痛。用于气滞血瘀所致的胸痹，症见胸闷、心前区刺痛；冠心病心绞痛见上述证候者。
(3) 用法与用量：吞服或舌下含服。一次10丸，一日3次。28天为一个疗程；或遵医嘱。
(4) 注意：孕妇慎用。

（二）质量检查

对滴丸剂的质量要求和检查项目主要有重量差异、装量差异、溶散时限、微生物限度检查等，应该符合规定。按2020年版《中国药典》对应项目进行。

四、思考题

(1) 滴丸剂的特点有哪些？
(2) 滴丸剂的制备中需要注意哪些问题？如何进行质量控制？
(3) 分析复方丹参滴丸处方，说明其临床应用与注意事项。

一、丸剂

（一）丸剂的概述

1. 丸剂的定义

丸剂（pills）是指中药细粉或中药提取物加适宜的黏合剂或辅料制成的球形或类球形固体制剂，是中药剂型之一。丸剂包括蜜丸、水蜜丸、水丸、糊丸、蜡丸、浓缩丸、滴丸和糖丸等。

2. 丸剂的特点

（1）传统的丸剂药效作用迟缓且持久。水丸、蜜丸、糊丸、蜡丸服用后在胃肠道中溶散缓慢，药效缓和，作用持久，临床治疗慢性疾病或久病体弱、病后调和气血者。

（2）一些新型丸剂（如滴丸）奏效迅速。如可用于急救的苏冰滴丸等，由于药物的有效成分或有效部位高度分散在水溶性基质中，奏效迅速。

（3）可缓和某些药物的毒副作用。古语有"大毒者须用丸"，含有刺激性、毒性药物，某些峻猛药物的方剂，可选用不同糊粉或蜂蜡，制成糊丸、蜡丸，延缓吸收，降低毒性和不良反应。

（4）可减缓挥发性成分的挥发或掩盖药物的不良臭味。有些芳香性药物或有特殊不良气味的药物，可泛在丸剂中层，减缓挥发。

（5）传统丸剂服用量大，小儿吞服困难，原料多以原粉入药，易污染微生物而霉变。

3. 丸剂的分类

按赋形剂不同，中药丸剂可分为蜜丸、水丸、水蜜丸、浓缩丸、糊丸、蜡丸等；按制法不同，可分为泛制丸、塑制丸和滴制丸。

(1) 蜜丸 系指饮片细粉以炼蜜为黏合剂制成的丸剂。其中每丸重量在0.5g（含0.5g）以上的称大蜜丸，每丸重量在0.5g以下的称小蜜丸。

(2) 水蜜丸 系指饮片细粉以炼蜜和水为黏合剂制成的丸剂。

(3) 水丸 系指饮片细粉以水（或根据制法用黄酒、醋、稀药汁、糖液、含5%以下炼蜜的水溶液等）为黏合剂制成的丸剂。

(4) 糊丸 系指饮片细粉以米粉、米糊或面糊等为黏合剂制成的丸剂。

(5) 蜡丸 系指饮片细粉以蜂蜡为黏合剂制成的丸剂。

(6) 浓缩丸 系指饮片或部分饮片提取浓缩后，与适宜的辅料或其余饮片细粉，以水、炼蜜或炼蜜和水等为黏合剂制成的丸剂。根据所用黏合剂的不同，分为浓缩水丸、浓缩蜜丸和浓缩水蜜丸等。

(7) 滴制丸 系指原料药物与适宜的基质加热熔融混匀，滴入不相混溶、互不作用的冷凝介质中制成的球形或类球形制剂。

(8) 糖丸 系指以适宜大小的糖粒或基丸为核心，用糖粉和其他辅料的混合物作为撒粉材料，选用适宜的黏合剂或润湿剂制丸，并将原料药物以适宜的方法分次包裹在糖丸中而制成的制剂。

> **知识链接**
>
> **丸剂的发展史**
>
> 丸剂也是中成药中古老剂型之一，早在《五十二病方》中，已出现了丸剂的名称。其后有《黄帝内经》中有四乌鲗骨一芦茹丸的记载。早期的丸剂是在汤剂应用的基础上发展起来的。汉代，张仲景在总结前人经验的基础上，首先提出了应用蜂蜜、糖、米粉糊及动物胶汁作丸剂的赋形剂，为丸剂的制备、应用与发展提供了物质条件，后为历代医家广泛应用，使丸剂在制备和种类上亦有不少发展。

（二）丸剂常用的辅料

1. 黏合剂

一些含纤维、油脂较多的饮片细粉，需用适宜的黏合剂才能使之成型。常用不同规格的蜂蜜、饴糖、米糊或面糊等，也可用药材浸出液浓缩而成的清膏或浸膏兼作黏合剂。

(1) 蜂蜜 蜂蜜有滋补、润肺止咳、润肠通便、解毒调味的功效。同时，蜂蜜中的还原糖可防止药物氧化。但生蜂蜜中含有杂质、酶及较多的水分，黏性不足，成丸易虫蛀和生霉变质，服用后又会产生泻下等副作用。故生蜂蜜在使用之前必须加热炼制，以除去杂质和过多的水分，增加黏性，杀死微生物及破坏酶，制成炼蜜以保证其稳定性及纯化的目的。

作黏合剂使用时，一般需经炼制，炼制程度视制丸物料的黏性而定，一般分为以下三种。

① 嫩蜜：系指蜂蜜加热至105～115℃所得的制品，含水量18%～20%，相对密度1.34左右，用于黏性较强的药物制丸。

② 中蜜：系指蜂蜜加热至116～118℃出现翻腾着的均匀淡黄色细气泡的制品，含水量14%～16%，相对密度1.37左右，用于黏性适中的药物制丸。

③ 老蜜：系指蜂蜜加热至119～122℃，出现较大红棕色气泡的制品，含水量10%以下，相对密度1.4左右，用于黏性较差的药物制丸。

(2) 米糊或面糊 系以黄米、糯米、小麦及神曲等的细粉制成的糊，用量为药材细粉的40%左右，可用调糊法、煮糊法、冲糊法制备。所制得的丸剂一般较坚硬，胃内崩解较慢，常用于含毒剧药和刺激性药物的制丸。

(3) 药材清（浸）膏 植物性药材用浸出方法制备得到的清（浸）膏，大多具有较强的黏性。因此，可以同时兼作黏合剂使用，与处方中其他药材细粉混合后制丸。

(4) 糖浆 常用蔗糖糖浆或液状葡萄糖，既具黏性，又具有还原作用，适用于黏性弱、易氧化药物的制丸。

2. 润湿剂

药材细粉本身有黏性时，仅需用润湿剂以诱导其黏性，使之黏结成丸。常用的润湿剂有水、酒、醋、水蜜、药汁等。

(1) 水 此处的水系指蒸馏水或冷沸水，药物遇水不变质者均可使用。

(2) 酒 常用黄酒（含醇量约12%～15%）和白酒（含醇量约50%～70%），以水作润湿剂黏性太强时，可用酒代之。酒兼有一定的药理作用，因此，具有舒筋活血功效的丸剂常以酒作润湿剂。

(3) 醋 常用药用米醋（含醋酸约3%～5%），醋能散瘀活血、消肿止痛，故具有散瘀止痛功效的丸剂常以醋作润湿剂。

(4) 水蜜 一般以炼蜜1份加水3份稀释而成，兼具润湿与黏合作用（制成的丸剂即称为水蜜丸）。

(5) 药汁 系将处方中难于粉碎的药材，用水煎煮取汁，作为润湿剂或黏合剂使用，这样既保留了该药材的有效成分，又不必外加其他的润湿剂或黏合剂。

3. 吸收剂

中药丸剂中，外加其他稀释剂或吸收剂的情况较少，一般是将处方中出粉率高的药材制成细粉，作为浸出物、挥发油的吸收剂，这样可避免或减少其他辅料的用量。

另外，为了中药丸剂进入人体后的崩解和释放，常用适量的崩解剂，如CMC、CMC-Na、HPMC等。

（三）丸剂的制备方法

丸剂通常采用泛制、塑制和滴制等方法制备。

1. 泛制法

泛制法系将饮片细粉和液体赋形剂交替加入泛丸设备(泛丸机、包衣锅等)中,使药粉润湿、翻滚、黏结成粒、逐渐增大并压实的制丸方法。用于制备水丸、水蜜丸、糊丸、浓缩丸、微丸等,工艺流程如图 11-1 所示。

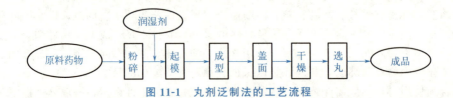

图 11-1 丸剂泛制法的工艺流程

(1) 原料的准备 不同水丸工序所用的药粉细度不同。起模、盖面、包衣用药粉应过 6~7 号筛,泛丸用药粉应过 5~6 号筛。需煎取药汁的中药饮片应按规定提取,浓缩。

(2) 起模 系指将药粉制成直径为 1mm 大小丸粒的操作,也称起母。这是制备丸粒基本母核的操作,是泛制法操作的关键。模子的形状直接影响丸剂的圆整度,模子的粒度差和数目影响丸剂成型过程中筛选的次数及丸粒的规格。应选用黏性适中的药粉。

(3) 成型 系指将筛选均匀的丸模逐渐加大至近成品的操作。即在丸模上反复加水润湿,撒粉,滚圆,筛选。

(4) 盖面 系指将已经筛选合格的丸粒,继续在泛丸锅内进行表面处理的操作。用中药饮片细粉或清水继续在泛丸锅内滚动,以达到成品丸粒表面致密、光滑、色泽一致的要求。

(5) 干燥 泛制丸盖面后应及时干燥。采用烘箱、烘房干燥,干燥的时间较长。也可采用沸腾干燥和微波干燥。

(6) 选丸 系指通过筛选获得丸粒圆整、大小均一成品的操作。

除另有规定外,水丸、水蜜丸、浓缩水蜜丸和浓缩水丸应在 80℃ 以下干燥;含挥发性成分或淀粉较多的丸剂(包括糊丸)应在 60℃ 以下干燥;不宜加热干燥的应采用其他适宜的方法干燥。对于需要包衣的丸剂可再进行包衣和打光。

2. 塑制法

塑制法系将饮片细粉与适宜的黏合剂混匀,制成软硬适度的可塑性丸块,再依次制丸条、分粒、搓圆的制丸方法。用于制备蜜丸、水蜜丸、水丸、糊丸、蜡丸、浓缩丸、微丸等,工艺流程如图 11-2 所示。

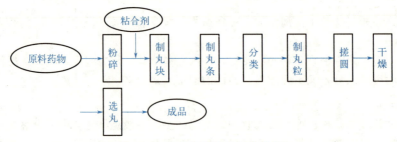

图 11-2 丸剂塑制法的工艺流程

(1) 物料准备 中药饮片经炮制后,粉碎成细粉或最细粉(贵重细料药)。

(2) 制丸块 也称和药,系将混匀的药粉与适宜的炼蜜混合成软硬适宜、可塑性较大的丸块的操作。一般操作是将混匀的中药细粉加入适宜的炼蜜用混合机充分混合,和药后应放置适当时间,使丸块滋润,便于制丸。制丸块是塑制法制丸的关键工序。

蜂蜜作黏合剂时，需经炼制才可使用，根据炼制程度不同分为嫩蜜、中蜜或老蜜，视具体情况选用。制备蜜丸时，炼蜜应趁热加入药粉中；当含有树脂类、胶类及含挥发性成分时，炼蜜应在60℃左右加入。制备蜡丸时，将蜂蜡加热熔化，待冷至60℃左右加入药粉。

(3) 制丸条、分粒和搓圆 丸块应制成一定粗细的丸条以便于分粒，丸条要求粗细均匀一致，表面光滑，内部充实而无空隙。大量生产采用机器制丸，自动化程度高。

(4) 干燥 可采用微波干燥、远红外辐射干燥，干燥的同时还能达到灭菌的目的。

3. 滴制法

是将药物均匀地分散在熔融的基质中，再滴入不相混溶的冷凝液中，冷凝液收缩成丸的方法。详见项目十一"二、滴丸剂"中的制备工艺。

（四）丸剂的质量检查

对丸剂的质量要求和检查项目主要有外观、水分限度、重量差异限度、装量差异限度、溶散时限、微生物限度检查等，应符合规定。

1. 外观

丸剂外观应圆整均匀、色泽一致，无粘连现象。蜡丸表面应光滑无裂纹，丸内不得有蜡点和颗粒；滴丸表面应无冷凝介质黏附；蜜丸应细腻滋润，软硬适中。除另有规定外，供制丸剂用的药粉，应为细粉或最细粉；蜜丸所用蜂蜜须经炼制后使用。

2. 水分

按照《中国药典》（2020年版）第四部（通则0832）水分测定法测定。除另有规定外，大蜜丸、小蜜丸、浓缩蜜丸不得超过15%，水蜜丸、浓缩水蜜丸不得超过12%，水丸、糊丸、浓缩水丸不得超过9.0%，蜡丸不检查水分。

3. 重量差异

除另有规定外，其他丸剂照下述方法检查，应符合规定。以10丸为1份（丸重1.5g及1.5g以上的以1丸为1份），取供试品10份，分别称定重量，再与每份标示重量（每丸标示量×称取丸数）相比较（无标示重量的丸剂，与平均重量比较），按表11-1规定，超出重量差异限度的不得多于2份，并不得有1份超出限度1倍。

表11-1 丸剂重量差异限度

标示重量或平均重量	重量差异限度	标示重量或平均重量	重量差异限度
0.05g及0.05g以下	±12%	1.5g及3g以下	±8%
0.05g及0.1g以下	±11%	3g及6g以下	±7%
0.1g及0.3g以下	±10%	6g及9g以下	±6%
0.3g及1.5g以下	±9%	9g以上	±5%

包糖衣丸剂应检查丸芯的重量差异并符合规定，包糖衣后不再检查重量差异，其他包衣丸剂应在包衣后检查重量差异并符合规定；凡进行装量差异检查的单剂量包装丸剂及进行含量均匀度检查的丸剂，一般不再进行重量差异检查。

4. 装量差异

除糖丸外，单剂量包装的丸剂，照下述方法检查应符合规定。取供试品10袋（瓶），分别称定每袋（瓶）内容物的重量，每袋（瓶）装量与标示装量相比较，按表11-2规定，超出装量差异限度的不得多于2袋（瓶），并不得有1袋（瓶）超出限度1倍。

表 11-2　单剂量丸剂重量差异限度

标示重量或平均重量	重量差异限度	标示重量或平均重量	重量差异限度
0.5g 及 0.5g 以下	±12%	3g 以上至 6g	±6%
0.5g 以上至 1g	±11%	6g 以上至 9g	±5%
1g 以上至 2g	±10%	9g 以上	±4%
2g 以上至 3g	±8%		

装量以重量标示的多剂量包装丸剂，按照《中国药典》（2020 年版）第四部（通则 0942）最低装量检查法检查，应符合规定。以丸数标示的多剂量包装丸剂，不检查装量。

5. 溶散时限

按照《中国药典》（2020 年版）第四部（通则 0921）崩解时限检查法片剂项下的方法加挡板进行检查。除另有规定外，小蜜丸、水蜜丸和水丸应在 1 小时内全部溶散；浓缩水丸、浓缩蜜丸、浓缩水蜜丸和糊丸应在 2 小时内全部溶散。滴丸不加挡板检查，应在 30 分钟内全部溶散，包衣滴丸应在 1 小时内全部溶散。操作过程中如供试品黏附挡板妨碍检查时，应另取供试品 6 丸，以不加挡板进行检查。上述检查，应在规定时间内全部通过筛网。如有细小颗粒状物未通过筛网，但已软化且无硬心者可按符合规定论。

蜡丸照《中国药典》（2020 年版）第四部（通则 0921）崩解时限检查法片剂项下的肠溶衣片检查法检查，应符合规定。除另有规定外，大蜜丸及研碎、嚼碎后或用开水、黄酒等分散后服用的丸剂不检查溶散时限。

6. 微生物限度

以动物、植物、矿物质来源的非单体成分制成的丸剂、生物制品丸剂，按照《中国药典》（2020 年版）第四部通则 1105、通则 1106、通则 1107 检查非无菌产品微生物限度检查，应符合规定。生物制品规定检查杂菌的，可不进行微生物限度检查。

> **课堂互动**　丸剂的制备方法有哪些？各自的关键工序是什么？

（五）典型丸剂实例分析

例 1：补中益气丸（水丸）

[处方]　炙黄芪　200g　　党参　60g
　　　　炙甘草　100g　　炒白术　60g
　　　　当归　60g　　　　升麻　60g
　　　　柴胡　60g　　　　陈皮　60g

[制法]　以上八味，粉碎成细粉，过筛，混匀。另取生姜 20g、大枣 40g，加水煎煮二次，滤过。取上述细粉，用煎液泛丸，干燥，即得。

[性状]　本品为黄棕色至棕色的水丸；味微甜、微苦、辛。

[功能与主治]　补中益气，升阳举陷。用于脾胃虚弱、中气下陷所致的泄泻、脱肛、阴挺，症见体倦乏力、食少腹胀、便溏久泻、肛门下坠或脱肛、子宫脱垂。

[注解]
（1）忌不易消化食物。
（2）感冒发热患者不宜服用。

(3) 有高血压、心脏病、肝病、糖尿病、肾病等慢性病严重者应在医师指导下服用。

(4) 服本药时不宜同时服用藜芦或其制剂。

(5) 本品具有影响胃肠运动、增强免疫、兴奋子宫、抗肿瘤、抗突变、影响内分泌、抗应激的作用。

例2：乌鸡白凤丸（蜜丸）

[处方]
乌鸡（去毛爪肠）	640g	鹿角胶	128g
醋鳖甲	64g	煅牡蛎	48g
桑螵蛸	48g	人参	128g
黄芪	32g	当归	144g
白芍	128g	醋香附	128g
天冬	64g	甘草	32g
地黄	256g	熟地黄	256g
川芎	64g	银柴胡	26g
丹参	128g	山药	128g
芡实（炒）	64g	鹿角霜	48g

[制法] 以上二十味，熟地黄、地黄、川芎、鹿角霜、银柴胡、芡实（炒）、山药、丹参八味粉碎成粗粉，其余乌鸡等十二味，分别酌予碎断，置罐中，另加黄酒1500g，加盖封闭，隔水炖至酒尽，取出，与上述粗粉混匀，低温干燥，再粉碎成细粉，过筛，混匀。每100g粉末加炼蜜30~40g和适量的水制丸，干燥，制成水蜜丸；或加炼蜜90~120g制成小蜜丸或大蜜丸，即得。

[性状] 本品为黑褐色至黑色的水蜜丸、小蜜丸或大蜜丸；味甜、微苦。

[功能与主治] 补气养血，调经止带。用于气血两虚，身体瘦弱，腰膝酸软，月经不调，崩漏带下。

[用法与用量] 口服。水蜜丸一次6g，小蜜丸一次9g，大蜜丸一次1丸，一日2次。

[规格] 大蜜丸每丸重9g

[注解]

(1) 本方源于明朝《普济方》；具有促进造血和止血、保肝、增强免疫、抗炎作用。

(2) 乌鸡等十二味药加黄酒炖至酒尽，此过程为蒸罐，可增加药物的温补功效，并有利于乌鸡的干燥、粉碎。

(3) 禁忌：①忌食寒凉、生冷食物；②服药期间不宜喝茶和吃萝卜，不宜同时服用藜芦、五灵脂、皂荚或其制剂；③感冒时不宜服用本药。

例3：香连丸（浓缩丸）

[处方] 萸黄连 400g　　木香 100g

[制法] 以上二味，木香粉碎成细粉；将萸黄连粉碎成粗粉或最粗粉，以45％乙醇为溶剂，浸渍24小时后进行渗漉，至渗漉液无色，收集漉液，回收乙醇，浓缩至适量，与上述细粉混匀，加适量淀粉或微晶纤维素制丸，制成1000丸，干燥，打光，即得。

[性状] 本品为棕色至棕褐色的浓缩丸；气微，味苦。

[功能与主治] 清热化湿，行气止痛。用于大肠湿热所致的痢疾，症见大便脓血、里急后重、发热腹痛；肠炎、细菌性痢疾见上述证候者。

[注解]

(1) 具有抗菌、止泻、抗炎、镇痛作用。

(2) 本品含黄连素，与洋地黄强心苷合用，可增强强心苷的浓度而发生强心苷中毒，应避免与其联用。

(3) 本品还不宜与含鞣酸的药物合用。

二、滴丸剂

(一) 滴丸剂的概述

1. 滴丸剂的定义

滴丸剂的制备

滴丸剂 (dropping pills) 系指原料药物与适宜的基质加热熔融混匀,滴入不相混溶、互不作用的冷凝介质中制成的球形或类球形制剂。

滴丸剂主要供口服用,也可供外用。2020年版《中国药典》一部、二部均收载了滴丸剂,其中一部收载了12个品种,二部收载了8个品种。

2. 滴丸剂的特点

(1) 用固体分散技术制备的滴丸具有吸收迅速、生物利用度高的特点,如灰黄霉素滴丸有效剂量是100目细粉的1/4、微粉(粒径5μm以下)的1/2。

(2) 发展了耳、眼科用药新剂型,五官科制剂多为液态或半固态剂型,作用时间不持久,做成滴丸可起到延效作用。

(3) 基质容纳液态药物量大,故可使液态药物固化,如芸香油滴丸含油可达83.5%。

(4) 工艺条件易于控制,质量稳定,剂量准确,受热时间短,易氧化及具挥发性的药物溶于基质后,可增加其稳定性。

(5) 设备简单、操作方便、利于劳动保护,工艺周期短、生产率高。

(6) 由于目前可供选择基质和冷凝液种类较少,故制成滴丸剂的药物品种受到限制,一般仅适合小剂量的药物。

3. 滴丸剂的分类

(1) 根据形状分为球形丸剂和异形丸剂。

(2) 根据给药途径分为口服滴丸、外用滴丸及其他途径应用滴丸。

(3) 根据释放速度分为速效滴丸和缓释、控释滴丸。

(4) 将滴丸制备技术与其他制剂技术结合,可产生不同类型的滴丸,包衣滴丸、栓剂滴丸、脂质体滴丸、干压包衣滴丸等。

> **知识链接**
>
> **滴丸剂的发展**
>
> 早在1933年,丹麦首次制成维生素甲丁滴丸,相继报道的还有维生素A、维生素AD、维生素 ADB_1、维生素 ADB_1C、苯巴比妥及酒石酸锑钾等滴丸。此后由于制备工艺、制造理论尚不成熟,不能解决生产上的问题,无法保证产品质量。
>
> 直到20世纪60年代末我国药学工作者受到灰黄霉素制成滴丸的启示,作了大量的研究工作后,使滴丸剂的理论、应用范围和生产设备等有了很大的进展。1971年我国就上市了芸香油滴丸,1977年我国药典开始收载滴丸剂型,使《中国药典》成为国际上第一个收载滴丸剂的药典。
>
> 中药滴丸作为一种新型制剂,它的产生与发展是和当代科学技术的进步分不开的。固体分散技术、包衣技术、包合技术、乳化技术、纳米技术等最新技术的发展与应用,新辅料、新聚合物、新技术的应用等必将为滴丸剂的发展提供更为广阔的空间。

(二) 滴丸剂的基质和冷凝剂

1. 滴丸剂的基质

滴丸剂中除主药以外的赋形剂称为基质,一般应具备以下条件:①滴丸基质应具有良好的化学惰性，与主药不发生任何化学反应，不影响主药的疗效与检测。②滴丸基质的熔点不能太高，加热（60~100℃）能熔化成液体，而遇骤冷后又能冷凝成固体，在室温下保持固体状态，与主药混合后仍能保持上述物理状态。③对人体无不良反应。

滴丸剂的基质分为水溶性基质和非水溶性基质两大类。

（1）水溶性基质 常用的有聚乙二醇（PEG）类，如 PEG-6000、PEG-4000；泊洛沙姆；硬脂酸聚烃氧（40）酯和甘油明胶等。

（2）非水溶性基质 常用的有硬脂酸、单硬脂酸甘油酯、氢化植物油、蜂蜡、虫蜡等。

选择基质时应根据"相似相溶"的原理，尽可能选用与药物极性或溶解度相近的基质。但在实际应用中，也有采用水溶性与非水溶性基质的混合物作为滴丸的基质，如 PEG-6000 与适宜硬脂酸混合，可得到良好的滴丸。

2. 滴丸剂的冷凝液

用于冷凝滴出的药液液滴，使之冷凝成固体药丸的液体称为冷凝液，应根据基质的性质选用互不相容的冷却液。

常用的冷凝液分为以下两类。

（1）水溶性基质 可使用液状石蜡、甲基硅油、植物油、煤油。

（2）非水溶性基质 可用水、不同浓度乙醇、无机盐溶液等。

> **课堂互动** （1）总结滴丸剂的优缺点。
> （2）简述滴丸剂基质的类型以及选用冷凝剂的要求。

（三）滴丸剂的制备工艺及设备

1. 工艺流程

滴制法是将药物均匀地分散在熔融的基质中，再滴入不相混溶的冷凝液中，冷凝液收缩成丸的方法。其一般制备工艺流程如图 11-3 所示。

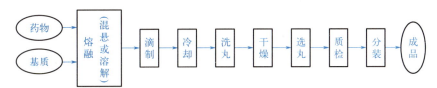

图 11-3 滴丸剂的制备工艺流程

即先将主药溶解、混悬或乳化在已选择好的加热熔融的基质中，保持恒定的温度（80~100℃），经过一定大小管径的滴头，以一定速度滴入冷却液中，凝固形成的丸粒徐徐沉于器底，或浮于冷却液的表面，取出，洗去冷却液，干燥即成滴丸。

2. 设备

滴丸机由滴瓶、保温装置、冷凝装置等三部分组成（图 11-4）。工业上使用的滴丸设备有多种型号，按滴头数量可分为单头、双头、6头、20头滴丸机，按滴丸（液滴）的移行方式可分为下沉式和上浮式滴丸机。制备时可根据滴丸与冷凝液相对密度差异、生产实际情况进行选择。

滴丸的制备受多种因素的影响，因此产品合格率较低。滴丸剂多用于剂量控制较为宽松的中药，在化学药品中应用较少。在制备过程中保证滴丸圆整成形、丸重差异合格的关键是选择适宜基质、确定合适的滴管内外口径、滴制过程中保持恒温、滴制液液压恒定、及时冷凝等。

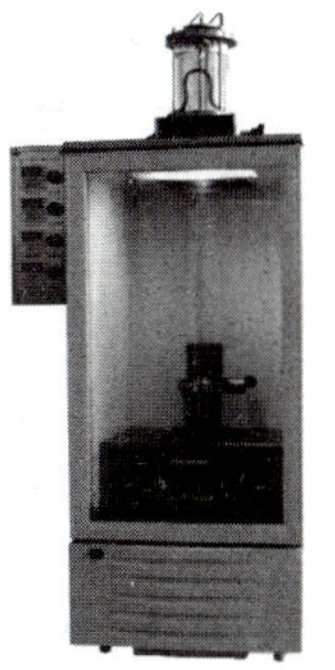

图 11-4 滴丸机

(四)滴丸剂的质量检查

1. 外观

滴丸剂外观应圆整,大小、色泽应均匀,无粘连现象,表面应无冷凝介质黏附。

2. 重量差异

按照《中国药典》(2020年版)第四部通则(0108)重量差异方法检查法检查,除另有规定外,滴丸照下述方法检查,应符合规定。取供试品20丸,精密称定总重量,求得平均丸重后,再分别精密称定每丸的重量。每丸重量与标示丸重相比较(无标示丸重的,与平均丸重比较),按表11-3中的规定,超出重量差异限度的不得多于2丸,并不得有1丸超出限度1倍。

表 11-3 重量差异限度表

标示重量或平均重量	重量差异限度	标示重量或平均重量	重量差异限度
0.03g 及 0.03g 以下	±15%	0.1g 以上至 0.3g	±10%
0.03g 以上至 0.1g	±12%	0.3g 以上	±7.5%

3. 溶散时限

按照《中国药典》(2020年版)通则(0921)崩解时限检查法检查,滴丸不加挡板检查,应在30分钟内全部溶散,包衣滴丸应在1小时内全部溶散。

4. 微生物限度

按照《中国药典》(2020年版)第四部通则1105、通则1106、通则1107检查非无菌产品微生物限度检查,应符合规定。

(五)典型滴丸剂实例分析

例1:柴胡滴丸

[处方] 柴胡 3571g

[制法] 取柴胡,加水煎煮二次,第一次2小时,第二次1小时,合并煎液,滤过,滤液浓缩至相对密度为1.15~1.20(80℃),加乙醇使含醇量达70%,静置过夜,取上清液,减压浓缩至适量,加入适量的聚乙二醇,加热使熔化,混匀,滴制成1000g,或包薄膜衣,制成薄膜衣滴丸,即得。

[性状] 本品为棕色至棕黑色的滴丸,或为薄膜衣滴丸,除去包衣后显棕色至棕黑色;气特异,味微苦。

[功能与主治] 解表退热。用于外感发热,症见身热面赤、头痛身楚、口干而渴。

[注解]

(1)柴胡滴丸具有退热解表的作用,对于外感风热的感冒有良好的治疗作用,还具有镇咳、调节免疫、解热、抗菌、抗病毒等作用和功效。当出现炎症感染、感冒的情况,可以通过口服柴胡滴丸进行治疗。

(2)在临床应用中,柴胡含有很强的柴胡皂苷,有明显的镇咳作用,对肠道没有刺激作用。

(3)适当服用柴胡滴丸,可以增强身体的免疫机能,对于防病、抗病、预防感冒等疾病的发生有良好的作用。

(4)当多种原因引起发热表现时,可以通过服用柴胡滴丸进行退热治疗,它作用快而且毒性低。对于患有流感杆菌、肺炎双球菌、金黄色葡萄球菌感染,以及大肠埃希菌、铜绿假单胞菌感染,都有明显的抑菌或者杀菌作用。

(5)对于流行性腮腺炎、肺炎、急性支气管炎,也有良好的治疗作用。

例2：宫炎平滴丸

[处方]　地稔　　90g　　两面针　　34g
　　　　当归　　28g　　五指毛桃　20g
　　　　穿破石　28g

[制法]　以上五味，加水煎煮二次，每次2小时，滤过，合并滤液，浓缩至相对密度为1.25（55～60℃）的清膏，加乙醇至含醇量达50％，静置24小时，滤过，滤液回收乙醇，浓缩至稠膏状，干燥成干浸膏，粉碎成细粉，备用。取聚乙二醇适量，加热使熔融，加入上述细粉，混匀，滴入冷却的二甲硅油中，制成1000丸，即得。

[性状]　本品为棕色至棕黑色的滴丸；味微苦。

[功能与主治]　清热利湿，祛瘀止痛，收敛止带。用于湿热瘀阻所致带下病，症见小腹隐痛，经色紫暗、有块，带下色黄质稠；慢性盆腔炎见上述证候者。

[用法与用量]　口服。一次15～20丸，一日3次。

[注解]

(1) 经期间急性盆腔炎症，月经量不是很多可以服用本品，并积极应用抗生素。

(2) 若月经量较多，经期间尽量不要服用，因本品有一定的活血化瘀作用，服用后可能会造成月经量更多。

(3) 慢性盆腔炎症，月经干净以后再服用。

【项目小结】

教学提纲		主要内容简述
一级	二级	
一、丸剂	（一）丸剂的概述	丸剂的定义、特点、分类
	（二）丸剂常用的辅料	黏合剂［蜂蜜、米糊或面糊、药材清（浸）膏、糖浆］、润湿剂（水、酒、醋、水蜜、药汁）、吸收剂、崩解剂
	（三）丸剂的制备方法	泛制法、塑制法
	（四）丸剂的质量检查	外观、水分限度、重量差异限度、装量差异限度、溶散时限、微生物限度检查
	（五）典型丸剂实例分析	补中益气丸（水丸）、乌鸡白凤丸（蜜丸）、香连丸（浓缩丸）
二、滴丸剂	（一）滴丸剂的概述	滴丸剂的定义、特点、分类
	（二）滴丸剂的基质与冷凝剂	基质（水溶性、油脂性）、冷凝液（适合水溶性的、适合油脂性的）
	（三）滴丸剂的制备工艺及设备	滴制法；滴丸机
	（四）滴丸剂的质量检查	外观、重量差异限度、溶散时限、微生物限度检查
	（五）典型滴丸剂实例分析	柴胡滴丸、宫炎平滴丸

【达标检测题】

一、单项选择题

1. 滴丸常用的水溶性基质有（　　　）。

A. 硬脂酸钠　　　　B. 硬脂酸　　　　C. 单硬脂酸甘油酯

D. 虫蜡　　　　　　　　E. 氢化植物油
2. 制备水溶性滴丸时用的冷凝液是（　　）。
A. PEG 6000　　　　　B. 水　　　　　　　C. 液体石蜡
D. 硬脂酸　　　　　　E. 石油醚
3. 含有大量纤维素和矿物性黏性差的药粉制备丸剂时应该选用的黏合剂是（　　）。
A. 原蜜　　　　　　　B. 中蜜　　　　　　C. 嫩蜜
D. 水蜜　　　　　　　E. 老蜜
4. 滴丸剂与软胶囊的相同点是（　　）。
A. 均为药物与基质混合而成　　　　　B. 均可用滴制法制备
C. 均以明胶为主要囊材　　　　　　　D. 均以聚乙二醇为主要基质
E. 无相同之处

二、多项选择题

1. 滴丸剂的特点是（　　）。
A. 液体药物可制成固体滴丸剂　　　　B. 含药量大，服用量小
C. 生物利用度高　　　　　　　　　　D. 生产设备简单，操作简便
E. 可增强药物稳定性
2. 滴丸剂基质的要求有（　　）。
A. 熔点较低　　　　　　　　　　　　B. 不与主药发生反应
C. 对人体无害　　　　　　　　　　　D. 流动性较高
E. 不影响主药的疗效与检测
3. 丸剂制备炼蜜的目的有（　　）。
A. 杀死微生物　　　　B. 增加甜味　　　　C. 除去杂质
D. 破坏酶　　　　　　E. 增加黏性
4. 以聚乙二醇6000为基质制备滴丸时，冷凝液可选择（　　）。
A. 液状石蜡　　　　　B. 植物油　　　　　C. 二甲硅油
D. 水　　　　　　　　E. 不同浓度的乙醇

项目十二　外用膏剂

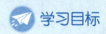 学习目标

▶ **知识目标**

掌握：软膏剂、乳膏剂、凝胶剂的概念、特点与常见基质；乳膏剂的制备方法。
熟悉：眼膏剂、贴膏剂组成；软膏剂、凝胶剂、眼膏剂、贴膏剂制备方法。
了解：软膏剂、乳膏剂、凝胶剂、眼膏剂、贴膏剂质量检查方法。

▶ **能力目标**

能进行乳膏剂典型处方分析。
能根据药物、临床应用与注意事项合理设计外用膏剂处方。
能进行软膏剂、乳膏剂、凝胶剂制备和质量检查操作。
会设计乳膏剂的生产工艺流程。

▶ **素质目标**

能够营造规范、整洁、有序的工作环境；养成实事求是、一丝不苟的工作习惯；培养以人为本、为民服务的思想。

【操作任务】

硝酸咪康唑乳膏的制备

一、操作目的

（1）能进行乳膏剂的处方分析。
（2）会用乳化法制备乳膏剂。
（3）能正确使用水浴锅等设备。

二、操作准备

水浴锅、烧杯、软膏管、试管夹、玻璃棒、药匙；硝酸咪康唑、单硬脂酸甘油酯、硬脂醇、液体石蜡、聚山梨酯80、丙二醇、羟苯乙酯、纯化水等。

三、操作内容

（一）制备硝酸咪康唑乳膏

[处方]　硝酸咪康唑　　2g　　　单硬脂酸甘油酯　12g
　　　　硬脂醇　　　　5g　　　液体石蜡　　　　5g
　　　　聚山梨酯80　　3g　　　丙二醇　　　　　15g
　　　　羟苯乙酯　　　0.1g　　纯化水加至　　　100g

[制法]　将硝酸咪康唑与适量的丙二醇研磨成糊状，备用。将单硬脂酸甘油酯、硬脂醇、液体石蜡（以上为油相）混合后水浴加热熔化至75℃，将聚山梨酯80、丙二醇、羟苯乙酯溶于水中（以上为水相），加热至相同温度；将水相缓缓加入油相中，不断搅拌至冷凝，待膏体

呈半固体时,加入糊状物,搅匀即得。

[注解]

(1) 本品为广谱抗真菌药。用于体股癣、手足癣、花斑癣,皮肤、指(趾)甲念珠菌病,口角炎、外耳炎、念珠菌阴道炎等。

(2) 硝酸咪康唑为主药,不溶于水相和油相,制备时用丙二醇研磨使分散均匀再加入乳膏基质中。同时硝酸咪康唑为阳离子型药物,不宜使用阴离子型乳化剂,否则可使成品变稀、软,甚至有水分析出,影响成品的稳定性。本处方选用非离子型的乳化剂,是因为其稳定性较好,对酸的耐受性较强,不被硝酸咪康唑的酸性所破坏。

(3) 聚山梨酯80为O/W型乳化剂,丙二醇为保湿剂,羟苯乙酯为防腐剂,单硬脂酸甘油酯是弱的W/O型乳化剂,在O/W型乳膏中作稳定剂和增稠剂。

(二) 质量检查

按照《中国药典》(2020年版)四部制剂通则0109规定,应检查粒度、装量、微生物限度等。

四、思考题

(1) 为什么要控制油相、水相的温度?

(2) 外用膏剂加入主药的方法有哪些?分别适用于哪些情况?

(3) 分析硝酸咪康唑乳膏处方,说明其临床应用与注意事项。

一、软膏剂、乳膏剂和糊剂

(一) 软膏剂、乳膏剂和糊剂概述

软膏剂

1. 概念

软膏剂、乳膏剂和糊剂均属于半固体外用膏剂。软膏剂、乳膏剂临床上较为常用,其中尤以乳膏剂应用较多。

软膏剂(ointment)系指原料药物与油脂性或水溶性基质混合制成的均匀的半固体外用制剂。软膏剂因原料药物在基质中分散状态不同,分为溶液型软膏剂和混悬型软膏剂。溶液型软膏剂为原料药物溶解(或共熔)于基质或基质组分中制成的软膏剂;混悬型软膏剂为原料药物细粉均匀分散于基质中制成的软膏剂。

乳膏剂(cream)系指原料药物溶解或分散于乳剂型基质中形成的均匀半固体制剂。乳膏剂由于基质不同,可分为水包油(O/W)型乳膏剂和油包水(W/O)型乳膏剂。

糊剂(paste)系指大量的原料药物固体粉末(一般25%以上)均匀地分散在适宜的基质中所组成的半固体外用制剂,可分为含水凝胶性糊剂和脂肪糊剂。

2. 质量要求

(1) 软膏剂、乳膏剂、糊剂选用的基质应考虑各剂型特点、原料药物的性质,以及产品的疗效、稳定性及安全性。基质也可由不同类型基质混合组成。软膏剂、乳膏剂根据需要可加入保湿剂、抑菌剂、增稠剂、抗氧剂及透皮促进剂等。

(2) 软膏剂基质可分为油脂性基质和水溶性基质。油脂性基质常用的有凡士林、石蜡、液状石蜡、硅油、蜂蜡、硬脂酸、羊毛脂等;水溶性基质主要有聚乙二醇。

(3) 乳膏剂常用的乳化剂可分为水包油型和油包水型。水包油型乳化剂有钠皂、三乙醇胺皂类、脂肪醇硫酸(酯)钠类和聚山梨酯类等;油包水型乳化剂有钙皂、羊毛脂、单硬脂酸甘油酯、脂肪醇等。

（4）除另有规定外，加入抑菌剂的软膏剂、乳膏剂在制剂确定处方时，该处方的抑菌效力应符合抑菌效力检查法（通则1121）的规定。

（5）软膏剂、乳膏剂、糊剂基质应均匀、细腻，涂于皮肤或黏膜上应无刺激性。软膏剂中不溶性原料药物，应预先用适宜的方法制成细粉，确保粒度符合规定。

（6）软膏剂、乳膏剂应具有适当的黏稠度，应易涂布于皮肤或黏膜上，不融化，黏稠度随季节变化应很小。

（7）软膏剂、乳膏剂、糊剂应无酸败、异臭、变色、变硬等变质现象。乳膏剂不得有油水分离及胀气现象。

（8）除另有规定外，软膏剂、乳膏剂应避光密封贮存，糊剂应避光密闭贮存。乳膏剂、糊剂应置25℃以下贮存，不得冷冻。

（9）软膏剂、乳膏剂所用内包装材料，不应与原料药物或基质发生物理化学反应。

3. 特点

（1）热敏性和触变性 外用膏剂一般为半固体制剂，除具有一定的黏附性外，还具有热敏性和触变性。热敏性是指遇热熔化而流动性增加；触变性是指施加外力时黏度降低，静止时黏度增加，从而阻止或减弱其流动性。这些性质使外用膏剂可以长时间紧贴、黏附或铺展在用药部位而发挥作用。

（2）发挥局部治疗作用或全身作用 临床上绝大部分的软膏剂、乳膏剂通过药物分子（或离子）作用于表皮或渗入表皮下组织而发挥局部治疗或皮肤的保护作用，一般起抗感染、消毒、止痒、止痛和麻醉作用，也具有滋润、保护等作用。由于是皮肤局部给药，可避免肝首过效应及胃肠因素的干扰，避免药物对肠道的副作用。

部分软膏剂、乳膏剂的药物逐步通过皮肤吸收进入体循环后，能产生全身治疗作用，如硝酸异山梨酯乳膏用于治疗心绞痛。糊剂与一般软膏剂相比，含药量高、稠度大、吸水能力强，主要起吸湿、收敛、保护作用。

（3）用药依从性 可通过改变给药面积调节给药剂量，剂量调节比较灵活，发现不良反应可随时中断给药。且患者可以自主用药，尤其适合于婴儿、老人及不宜口服给药的患者，提高患者的用药依从性。

（二）基质

基质是外用膏剂基本组成之一，是制剂形成和发挥药效的重要载体。基质的性质直接影响外用膏剂的质量、疗效、外观等，应根据剂型特点、原料药物的性质，以及产品的疗效、稳定性及安全性等方面综合考虑、选用适宜的基质。

理想的半固体外用膏剂基质的条件是：①润滑、无刺激，稠度适宜，易于涂布；②性质稳定，与主药不发生不良配伍变化，不干扰主药的测定；③具有一定的吸水性，能吸收病灶部位分泌物；④不妨碍皮肤的正常功能，具有良好的释药性能；⑤易洗除，不污染衣物。

软膏剂基质可分为油脂性基质和水溶性基质。乳膏剂基质为乳剂型基质，主要包括水相、油相和乳化剂三种组分，分为水包油型和油包水型。糊剂基质可分为水凝胶性基质（如明胶、淀粉、甘油、羧甲基纤维素等）和脂肪性基质（如凡士林、羊毛脂、植物油或其混合物等）。

1. 油脂性基质

油脂性基质刺激性小，性质稳定，涂于皮肤能形成封闭性油膜，促进皮肤水合作用，对皮肤有润滑、保护、软化作用。但释药性差，油腻感强，用水不易洗除，不适用于有渗出液的病灶部位，主要用于遇水不稳定的药物制备软膏剂，如红霉素、金霉素等抗菌药物。油脂性基质主要包括烃类、类脂类和动植物油脂类等物质。

（1）烃类基质 指从石油或页岩油中得到的各种烃的混合物，其中大部分属于饱和烃。

① 凡士林：有黄、白两种。黄凡士林为淡黄色或黄色均匀的软膏状半固体；白凡士林是黄凡士林经脱色处理得到的白色至微黄色均匀的软膏状物。无臭或几乎无臭；与皮肤接触有滑腻感；具有拉丝性。熔点为45~60℃。凡士林化学性质稳定，无刺激性，能与多数药物配伍，特别适用于遇水不稳定的药物。本品有适宜的黏稠性和涂布性（黏稠性和涂布性受温度影响变化较大），但其释药性和促药物透皮吸收性能较差，油腻性较强，仅能吸收约自身重量5%的水，故不适用于有多量渗出液的病灶部位，一般常加入适量羊毛脂、胆固醇或表面活性剂等物质提高其吸水性能。凡士林是最为常用的烃类基质。

② 液状石蜡：又称石蜡油，为无色澄清的油状液体，无臭，无味。液状石蜡常用于调节软膏基质的稠度和硬度或用于药物粉末的加液研磨，以利于药物与基质的混合均匀。

③ 固体石蜡：为无色或白色半透明的块状物，无臭，无味，手指接触有滑腻感，熔点为50~65℃。石蜡与其他原料熔合后不容易单独析出，故优于蜂蜡。主要用于调节软膏基质的稠度和硬度。

④ 地蜡：主要为C_{29}~C_{35}直链烃，与石蜡相比分子量大，相对密度、硬度和熔点（61~95℃）也高。主要用于调节软膏的稠度。

(2) 类脂类基质 是结构或性质与油脂相似的天然化合物，在动植物界中分布较广、种类也较多。有类似脂肪的物理性质，但化学性质较脂肪稳定；具有一定的吸水性能和表面活性作用，一般多与油脂类基质合用。

① 羊毛脂：为淡黄色或棕黄色的蜡状物，臭微弱而特异，有黏性而滑腻；熔点为36~42℃。由于羊毛脂过于黏稠，一般不宜单独使用，通常与凡士林合用，以改善凡士林的吸水性和促进药物透皮吸收的性能。羊毛脂具有良好的吸水性及弱的W/O型乳化性能，吸收两倍左右的水后可形成W/O型乳剂型基质。含水羊毛脂是指无水羊毛脂吸收约30%的水分后得到的产品，含水羊毛脂可以改善羊毛脂的黏稠度，便于应用。

② 蜂蜡、鲸蜡：蜂蜡又称川蜡，有黄、白之分。白蜂蜡系由蜂蜡经氧化漂白精制而得。蜂蜡无光泽、无结晶、无味，具特异性气味，熔点为62~67℃。鲸蜡为白色、无臭、有光泽的固体蜡。两者均具有一定的表面活性作用，属较弱的W/O型乳化剂，在O/W型乳剂型基质中起稳定作用。两者均不易酸败，常用于取代乳剂型基质中部分脂肪性物质，以调节基质的稠度或增加其稳定性。

③ 胆固醇：为白色片状结晶；无臭。熔点为147~150℃。胆固醇一般与脂肪醇及羊毛脂等配伍，其效果比单独使用好。胆固醇用作乳膏基质、乳化剂，加入油脂性基质、乳剂型基质中，增加其稳定性和吸水能力。

(3) 动植物油脂类基质 包括植物油、动物油，系来源于动、植物的高级脂肪酸甘油酯及其混合物，其透皮性能较烃类为好，但储存过程中易分解、氧化和酸败。将植物油催化加氢制得的饱和或近饱和的氢化植物油稳定性好，不易酸败，亦可用作软膏基质，如氢化蓖麻油。

(4) 二甲硅油 为无色澄清的油状液体，无臭或几乎无臭，化学性质稳定，具优良的疏水性，润滑作用好，对皮肤无刺激性，易清洗，常与其他油脂性基质合用制成防护性软膏，也可用于乳膏剂中起润滑作用。但本品对眼有刺激性，不宜在眼膏基质中使用。二甲硅油也是一种常用的消泡剂。

例：复方苯甲酸软膏

[处方]　苯甲酸　　120g　　水杨酸　　　60g
　　　　液状石蜡　100g　　羊毛脂　　　100g
　　　　石蜡　　　适量　　凡士林加至　1000g

[解析]　复方苯甲酸软膏是皮肤科常用制剂，用于体癣、股癣等，忌用于湿疹、疱疹性或糜烂性急性期的患者。本品为油脂性基质，油脂的封闭作用能增加处方中苯甲酸、水杨酸软化皮肤角质的作用。处方中的羊毛脂和凡士林配合使用，石蜡的用量视气温而定，调节软膏至适宜稠

度。温度过高会导致苯甲酸、水杨酸升华而导致主药下降，故制备时需控制温度至50℃以下。

2. 水溶性基质

水溶性基质能与水溶液和组织渗出液混合，释药速度快，无油腻性，易涂布，易洗除，多用于润湿糜烂病灶部位，有利于分泌物的排出，也常用于腔道、黏膜等部位。但其润滑作用差，不稳定，易生霉，同时水分易蒸发，久用会引起皮肤干燥，常需加入防腐剂和保湿剂。

水溶性基质是由天然或合成的水溶性高分子物质所组成，最常用的水溶性基质主要是合成的聚乙二醇类高分子聚合物。

聚乙二醇（PEG）类随平均分子量的增大而由液体逐渐过渡到蜡状固体，如聚乙二醇400为无色或几乎无色的黏稠液体；聚乙二醇600、聚乙二醇1000为无色或几乎无色的黏稠液体，或呈半透明蜡状软物；聚乙二醇1500、聚乙二醇4000、聚乙二醇6000为白色蜡状固体薄片或颗粒状粉末。应用时应按适当比例配合使用，可制成半固体的软膏基质。本品略有特臭，性质稳定，不易生霉；有较强的吸水性，久用可引起皮肤脱水干燥，不宜用于含遇水不稳定的药物的软膏。另外本品可与苯甲酸、鞣酸、水杨酸、苯酚等络合，并能减低酚类防腐剂的活性。

此外甘油明胶、纤维素衍生物类等也可作为水溶性软膏基质。甘油明胶由1%～3%的明胶、10%～30%的甘油与水混合加热制成。纤维素衍生物类常用甲基纤维素（MC）和羧甲基纤维素钠（CMC-Na）。

例：紫朱软膏

［处方］ 朱砂、紫草、龙血竭、黄芪、阿胶、冰片　12.5g
　　　　 聚乙二醇400 　　4.5g　　 泊洛沙姆　　　　29g
　　　　 聚乙二醇1500 　 4.5g　　 甘油　　　　　　13g
　　　　 聚乙二醇4000 　 1.5g　　 对羟基苯甲酸乙酯　适量
　　　　 纯化加至　　　 100g

［解析］ 紫朱软膏由朱砂、紫草、黄芪、龙血竭、阿胶、冰片等6味中药组成，具有清热解毒、祛腐生肌、补气益血之功效，在临床上用于糖尿病足的治疗。由于糖尿病足后期会分泌较多脓性分泌物，水溶性基质可很好地吸收脓性渗出液，具有明显的临床优势。处方选择了3种不同分子量的聚乙二醇，调节软膏至半固体。泊洛沙姆是水溶性的非离子型表面活性剂，在处方中和龙血竭制备成固体分散体（具体可见第十九章），增加龙血竭的吸收程度，泊洛沙姆同时也可调节软膏的稠度，并促进药物透过角质层屏障。甘油作保湿剂，对羟基苯甲酸乙酯作防腐剂。

3. 乳剂型基质

乳剂型基质由油相、水相和乳化剂组成，分为水包油型（O/W型）和油包水型（W/O型）两种类型。W/O型乳剂型基质较不含水的油脂性基质易于涂布，油腻性小，释药性也较油脂性基质强，但不如O/W型乳剂型基质。O/W型乳剂型基质外相含水量多，在储存过程中易霉变、易蒸发失水使乳膏变硬，故常需加入防腐剂和保湿剂。保湿剂常用甘油、丙二醇、山梨醇等，用量为5%～20%。值得注意的是，O/W型乳剂型基质制成的乳膏在用于分泌物较多的病灶部位（如湿疹）时，其吸收的分泌物可重新透入皮肤（反向吸收）而使炎症恶化。乳剂型基质中药物的释放和透皮吸收较快，对皮肤的正常功能影响比较小，对皮肤表面分泌物的分泌和水分蒸发也无较大影响，但遇水不稳定的药物不宜制备乳膏剂。

乳剂型基质的油相多数为固体和半固体成分，主要有硬脂酸、石蜡、蜂蜡、高级醇（如十八醇）等物质，有时为调节稠度也常加入液状石蜡、凡士林或羊毛脂等成分。乳化剂对形成乳剂型基质的类型起重要作用，乳剂型基质常用的乳化剂有以下几类。

(1) 阴离子型表面活性剂　一价皂、有机胺皂为O/W型乳化剂；二价皂、多价皂为W/O型乳化剂；十二烷基硫酸钠为O/W型乳化剂。

① 一价皂：系高级脂肪酸与一价金属离子的氢氧化物或有机胺形成的新生皂。一价皂的乳

化能力随脂肪酸中碳原子数从12到18而递增,但在碳原子数18以上这种性能又降低,故碳原子数为18的硬脂酸为最常用的脂肪酸,如硬脂酸钠、硬脂酸钾、硬脂酸锌。与高级脂肪酸发生皂化反应的碱性物质的选择对乳剂型基质的影响也较大,通常以钠皂为乳化剂制成的乳剂型基质较硬,以钾皂为乳化剂制成的乳剂型基质较软,故钾皂也称软肥皂。

② 有机胺皂:以有机胺皂为乳化剂制成的乳剂型基质较为细腻、光亮美观,较为常用的有机胺皂是三乙醇胺皂。此类基质应避免与酸、碱类药物制备软膏,特别是忌与含钙、镁、锌等离子类药物配伍,以免形成不溶性皂类而破坏其乳化作用。

例:以三乙醇胺皂为主要乳化剂的乳剂型基质

[处方]　硬脂酸　　　　150g　　甘油　　　　50g
　　　　白凡士林　　　250g　　羟苯乙酯　　1g
　　　　羊毛脂　　　　20g　　　纯化水　　　适量
　　　　三乙醇胺　　　20g　　　共制　　　　1000g

[解析]　本品为O/W型乳剂型基质。1份三乙醇胺可以中和109份硬脂酸。处方中的三乙醇胺与部分硬脂酸发生皂化反应生成硬脂酸三乙醇胺皂为O/W型乳化剂。剩余部分硬脂酸作为油相起增稠和稳定作用;白凡士林用以调节稠度、增加润滑性,羊毛脂可增加油相吸水性和药物的穿透性;羟苯乙酯为防腐剂,甘油为保湿剂。

③ 多价皂:系由二、三价的金属氧化物(或氢氧化物)与高级脂肪酸作用形成的新生皂,这类新生皂较易形成,作为W/O型乳化剂,由于其油相比例大,黏度比水相高,所以用多价皂制成的乳剂型基质比一价皂作为乳化剂制成的乳剂型基质的稳定性要高。

例:以多价皂为主要乳化剂的乳剂型基质

[处方]　硬脂酸　　　　　　12.5g　　地蜡　　　　　75g
　　　　单硬脂酸甘油酯　　17g　　　双硬脂酸铝　　10g
　　　　白凡士林　　　　　67g　　　氢氧化钙　　　1g
　　　　液体石蜡　　　　　410mL　 羟苯乙酯　　　1g
　　　　蜂蜡　　　　　　　5g　　　纯化水加至　　1000g

[解析]　本品为W/O型乳剂型基质。处方中的氢氧化钙与部分硬脂酸发生皂化反应生成的钙皂和双硬脂酸铝为O/W型乳化剂。剩余部分硬脂酸作为油相起增稠和稳定作用;单硬脂酸甘油酯是弱的W/O型乳化剂,起到辅助乳化的作用;白凡士林用以调节稠度、增加润滑性;羟苯乙酯为防腐剂。

④ 十二烷基硫酸钠:为阴离子型表面活性剂,是优良的O/W型乳化剂,用于配制O/W型乳剂型基质。本品常与其他W/O型乳化剂(如十六醇、十八醇、硬脂酸甘油酯等)合用调整乳化剂的HLB值,以达到油相乳化所需范围,常用量为0.5%~2%。

例:以十二烷基硫酸钠为主要乳化剂的乳剂型基质

[处方]　硬脂醇　　　　　220g　　丙二醇　　　120g
　　　　白凡士林　　　　250g　　羟苯甲酯　　0.25g
　　　　十二烷基硫酸钠　15g　　 羟苯丙酯　　0.15g
　　　　纯化水加至　　　1000g

[解析]　本品为O/W型乳剂型基质。处方中的十二烷基硫酸钠为O/W型乳化剂,是主要乳化剂;而硬脂醇与白凡士林同为油相,前者还起辅助乳化及稳定作用,后者在皮肤上形成油膜促进角质层水合并具有润滑作用;羟苯甲酯、羟苯丙酯为防腐剂,丙二醇为保湿剂。

(2) 非离子型表面活性剂　常用的聚山梨酯类(吐温类)为O/W型乳化剂,脂肪酸山梨坦类为W/O型乳化剂。这两类表面活性剂可单独使用,也可与其他乳化剂合用调节基质所需的HLB值。非离子表面活性剂性质稳定,毒性、刺激性小,能与酸性盐、电解质配伍,但应注意聚山梨酯类能抑制羟苯酯类、苯甲酸类防腐剂的防腐作用,可以选用山梨酸等作防腐剂。平平加

O、平平加 A 及乳化剂 OP 为聚氧乙烯醚的衍生物类，均属 O/W 型乳化剂。

例1：以聚山梨酯为主要乳化剂的乳剂型基质

[处方]　　硬脂酸　　　60g　　　液状石蜡　　90g
　　　　　聚山梨酯80　44g　　　白凡士林　　60g
　　　　　油酸山梨坦　16g　　　甘油　　　　100g
　　　　　硬脂醇　　　60g　　　山梨酸　　　2g
　　　　　纯化水加至　1000g

[解析]　本品为 O/W 型乳剂型基质。处方中聚山梨酯 80 是 O/W 型乳化剂；油酸山梨坦为 W/O 型乳化剂，用以调节适宜的 HLB 值而形成稳定的 O/W 型基质；硬脂醇为增稠剂，且可使制得的基质光亮细腻，也可用单硬脂酸甘油酯代替得到同样效果；甘油为保湿剂，山梨酸为防腐剂，与聚山梨酯可复配。

例2：以脂肪酸山梨坦为主要乳化剂的乳剂型基质

[处方]　　单硬脂酸甘油酯　120g　　液状石蜡　　250g
　　　　　白凡士林　　　　50g　　　油酸山梨坦　20g
　　　　　蜂蜡　　　　　　50g　　　聚山梨酯80　10g
　　　　　石蜡　　　　　　50g　　　羟苯乙酯　　1g
　　　　　纯化水加至　　　1000g

[解析]　本品为 W/O 型乳剂型基质。处方中油酸山梨坦为 W/O 型乳化剂，聚山梨酯 80 是 O/W 型乳化剂，油酸山梨坦用量更大，两者调节基质至适宜的 HLB 值至 7 作用。而且处方中油相的量大于水相，所以为 W/O 型乳剂型基质。单硬脂酸甘油酯弱的 W/O 型乳化剂，且可使制得的基质光亮细腻。蜂蜡、石蜡除作油相外，还可调节基质稠度。羟苯乙酯为防腐剂。

例3：以平平加 O 为主要乳化剂的乳剂型基质

[处方]　　硬脂醇　　　100g　　　平平加 O　　25g
　　　　　白凡士林　　100g　　　羟苯乙酯　　1g
　　　　　液状石蜡　　100g　　　甘油　　　　50g
　　　　　纯化水加至　1000g

[解析]　本品为 O/W 型乳剂型基质。处方中平平加 O 是 O/W 型乳化剂；硬脂醇作为油相，为弱的 W/O 型乳化剂，二者常混合使用组成非离子型复合乳化剂，增加乳膏的稳定性和稠度。甘油为保湿剂，羟苯乙酯为防腐剂。

例4：以乳化剂 OP 为主要乳化剂的乳剂型基质

[处方]　　硬脂酸　　　114g　　　乳化剂 OP　　3g
　　　　　蓖麻油　　　100g　　　羟苯乙酯　　　1g
　　　　　液状石蜡　　114mL　　甘油　　　　　160mL
　　　　　三乙醇胺　　8mL　　　纯化水加至　　1000g

[解析]　本品为 O/W 型乳剂型基质。处方中的三乙醇胺与部分硬脂酸发生皂化反应生成的有机皂和乳化剂 OP 共同作为 O/W 型乳化剂。剩余部分硬脂酸、蓖麻油、液状石蜡作为油相。甘油为保湿剂，羟苯乙酯为防腐剂。

(3) 其他类

① 十六醇、十八醇：系高级脂肪醇类，二者又分别被称为鲸蜡醇、硬脂醇，均为白色粉末、颗粒、片状或块状物。属弱的 W/O 型乳化剂，起辅助乳化和稳定作用。

② 硬脂酸脂类：硬脂酸甘油酯是一种较弱的 W/O 型乳化剂，与乳化能力较强的 O/W 型乳化剂（如有机胺皂）合用时，能增加油相的吸水能力，使制得的乳剂基质更稳定，且产品细腻润滑，用量为 15% 左右。硬脂酸聚烃氧（40）酯[聚氧乙烯（40）单硬脂酸酯]为 O/W 型乳剂型基质。主要是用作栓剂基质，也用作软膏的基质和乳化剂，使软膏外观更加细腻、洁白、乳化均匀。

(三)制备方法

1. 生产工艺流程

软膏剂、乳膏剂和糊剂的生产工艺流程如图 12-1 所示。

软膏剂的制备

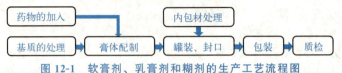

图 12-1 软膏剂、乳膏剂和糊剂的生产工艺流程图

2. 基质的处理

基质的处理主要针对油脂性基质,若基质纯净度差、混有机械性异物或工厂大量生产时,都要进行加热滤过及灭菌处理。具体方法是将基质加热熔融,用不小于 120 目的不锈钢筛网趁热滤过,继续加热至 150℃ 约 1 小时,进行灭菌。

3. 膏体的制备

(1) 研合法 基质各组分及药物在常温下能均匀混合时可采用此法。此法适用的基质大多为半固体油脂性基质,也适用于主药对热不稳定或不溶于基质的药物。小剂量制备时可用软膏板、软膏刀调制;也可利用乳钵研磨制备。操作时先取少量的基质与药物粉末研磨成糊状,再按等量递加的原则与其余基质混匀。大量生产时用研磨机或制膏机混合。

(2) 熔合法 适用于在常温下不能与药物均匀混合的基质,特别是基质组分中含固体成分,或所含基质组分熔点各不相同者,如既含有固体类基质,又含有半固体和液体类基质的情况。制备时应先熔化熔点高的基质,再将其余基质依熔点高低顺序依次加入熔化,最后加液体成分。全部基质熔化后,再加入药物细粉,搅拌直至冷凝成膏状。

大量制备时,通常在附有加热装置(水浴或蒸汽夹层锅)并装有电动搅拌器的器械中进行,通过齿轮泵循环数次混匀。

采用熔合法制备软膏剂时应注意:①冷却速度不能过快,以防止基质中高熔点组分呈块状析出;②冷凝成膏状后应停止搅拌,以免带入过多气泡;③如含有不溶性药物,必须先研成细粉,搅拌混合均匀,若不够细腻,则需通过机械进一步滚研混合,使无颗粒感;④挥发性成分应在基质冷却至近室温时才加入。

(3) 乳化法 是专门用于制备乳膏剂的方法。制备时将处方中的油溶性成分在水浴或夹层锅中加热至 70~80℃ 左右使成油溶液(油相),另将水溶性成分溶于水后一起加热至 70~80℃ 左右使成水溶液(水相),水相温度略高于油相温度,然后将两相混合,搅拌至冷凝,最后加入油、水两相均不溶解的药物成分(需预先粉碎成细粉),搅拌研磨,混合分散均匀即得。

采用乳化法制备乳膏剂时应注意以下问题。

① 控制好加热温度:尤其是以新生皂为乳化剂的乳膏剂,温度过高,制成的乳膏剂较粗糙不细腻,温度过低,反应不完全,所得的乳膏剂不稳定;另外应注意水相温度应略高于油相温度,防止两相混合时油相中的组分过早析出或凝结。

② 油、水两相的混合方法:a. 分散相逐渐加入连续相中,适用于含少量分散相的乳剂系统。b. 连续相逐渐加到分散相中,适用于多数乳剂系统。此种混合方法的最大特点是混合过程中乳剂会发生转型,从而使分散相粒子分散得更细微。c. 两相同时混合,适用于连续或大批量生产,需要一定的设备,如输送泵、连续混合装置等。

③ 应用适宜制剂设备:大量生产时,由于油相温度不易控制均匀冷却或两相搅拌不匀,导致基质不够细腻,可在 30℃ 左右再通过胶体磨等机械设备处理,使产品更加细腻均匀;也可采用真空设备,如真空均质制膏机,可防止搅拌时混入空气,避免乳膏剂在贮存时发生油水分离、

酸败等问题。

4. 药物的加入方法

药物在基质中分布应均匀、细腻，以保证药物制剂的含量均匀与药效稳定，这与膏体制备方法的选择，特别是药物加入方法的正确与否关系密切。软膏剂中药物的加入常采取以下方法。

（1）软膏剂中不溶性原料药物，应预先用适宜的方法制成细粉，确保粒度符合规定；如用研磨法配制膏体时，可先与适量液体成分如液状石蜡、甘油研成糊状，再与其他基质混合。

（2）油溶性药物，可将其直接溶于熔化的油脂性基质中；或先溶于少量液体油性成分中，再与其他油脂性基质混匀制成油脂性溶液型软膏。

（3）水溶性药物，可将其溶于少量水中，再与水溶性基质混匀制备水溶性溶液型软膏。如果需要将少量水溶性药物加入油脂性基质中时，可先将水溶性药物溶于少量水中，然后用羊毛脂或其他吸水性较强的基质组分吸收，再加入油脂性基质中制成油脂性软膏。

（4）制备乳膏剂，在不影响乳化的条件下，一般将油溶性药物溶于油相，水溶性药物溶于水相，再分别加热、混合乳化。如药物为不溶性固体粉末，则应将药物粉碎成细粉，在乳剂型基质形成后加入，搅拌混合使分散均匀。

（5）具有特殊性质的药物，如共熔性组分（如樟脑、薄荷脑等），且共熔后不降低药物原有疗效时，可先共熔再与其他基质混合；受热易破坏或挥发性成分，应将基质冷至40℃以下再加入；半固体黏稠性药物（如鱼石脂或煤焦油等），可先与少量羊毛脂或聚山梨酯类混合，再与凡士林等油脂性基质混合。

（6）中药浸出液（如流浸膏剂）可先浓缩至稠膏状再加入基质中；固体浸膏可加少量水或稀醇研成糊状，再与其他基质混合。

（四）质量检查

软膏剂、乳膏剂应均匀、细腻，涂于皮肤或黏膜上无刺激性。其制剂需进行鉴别、含量测定等项目检查。依照《中国药典》（2020年版）四部制剂通则，除另有规定外，软膏剂、乳膏剂应进行粒度、装量、无菌、微生物限度等检查；糊剂应进行装量、微生物限度等检查。

1. 粒度检查

除另有规定外，混悬型软膏剂，含饮片细粉的软膏剂照下述方法检查，应符合规定。

取供试品适量，置于载玻片上涂成薄层，薄层面积相当于盖玻片面积，共涂3片，照粒度和粒度分布测定法［《中国药典》（2020年版）四部通则］测定，均不得检出大于180μm的粒子。

2. 装量检查

按照《中国药典》（2020年版）四部通则最低装量检查法检查应符合规定。

3. 无菌检查

用于烧伤［除程度较轻的烧伤（Ⅰ°或浅Ⅱ°外）］或严重创伤的软膏剂与乳膏剂，照《中国药典》（2020年版）四部通则无菌检查法检查，应符合规定。

4. 微生物限度检查

按照《中国药典》（2020年版）四部，除另有规定外，照非无菌产品微生物限度检查法检查应符合规定。

（五）包装与贮存

软膏剂、乳膏剂所用内包装材料，不应与原料药物或基质发生物理化学反应，无菌产品的内包装材料应无菌。软膏剂大量生产时应用较多的是软膏管包装，根据软膏管的材质不同，目前多采用印字的铝质涂膜软膏管和高分子复合材料软膏管（又称复合软膏管）。铝质涂膜软膏管内壁涂层能有效隔离药物与铝的直接接触。复合软膏管主要分为铝塑复合软膏管和全塑复合软膏管，这类软膏管性质稳定，柔软、耐折，阻湿性、气体阻隔性均较好。而较早应用的塑料软膏管由于回弹力太强，本身隔阻性较差等缺点，极易造成软膏变硬、变质、油水分离等现象，现已趋于淘汰。

（六）乳膏剂实例分析

例：复方维生素E乳膏的制备

[处方]

丁酸氢化可的松	1g	维生素E	10g
白凡士林	80g	十六醇	40g
液体石蜡	50g	单硬脂酸甘油酯	10g
甘油	50g	丙二醇	50g
平平加A-20	50g	吐温80	30g
枸橼酸钠	30g	枸橼酸	0.5g
月桂氮䓬酮	2g	羟苯乙酯	1g
纯化水加至	1000g		

[制法] 将白凡士林、十六醇、液体石蜡、单硬脂酸甘油酯加热熔化，调节温度至75℃；将甘油、丙二醇、平平加A-20、吐温80、枸橼酸钠、枸橼酸和羟苯乙酯用纯化水溶解，加热至75℃。沿同一方向搅拌下将油相缓缓加入水相中，待冷至60℃时依次加入月桂氮䓬酮和维生素E，搅匀，至基质降至50℃时，加入丁酸氢化可的松，搅匀冷凝即得白色乳膏。

[解析] 本制剂采用乳化法制备复方维生素E乳膏。复方维生素E乳膏主要成分为丁酸氢化可的松和维生素E，临床主要用于治疗湿疹、接触性皮炎和神经性皮炎，疗效较好。但丁酸氢化可的松性质不稳定，易水解，因此在处方设计和制备时都应关注。本处方为O/W型乳剂型基质，白凡士林、十六醇、液体石蜡、单硬脂酸甘油酯为油相，单硬脂酸甘油酯还有稳定和增稠作用，平平加A-20、吐温80为O/W型乳化剂，甘油、丙二醇为保湿剂、羟苯乙酯为防腐剂，月桂氮䓬酮为透皮吸收促进剂。有文献报道平平加O会降低丁酸氢化可的松的含量，故处方中选择了平平加A-20。枸橼酸钠、枸橼酸作为缓冲对，既起到调节pH值的作用，又能增加体系的稳定性，稳定丁酸氢化可的松的含量。

二、凝胶剂

（一）凝胶剂概述

1. 概念与种类

凝胶剂系指原料药物与能形成凝胶的辅料制成的具凝胶特性的稠厚液体或半固体制剂。除另有规定外，凝胶剂限局部用于皮肤及腔体，如鼻腔、阴道和直肠。

乳状液型凝胶剂又称乳胶剂。由高分子基质如西黄蓍胶制成的凝胶剂也可称为胶浆剂。小分子无机原料药物如氢氧化铝凝胶剂是由分散的药物小粒子以网状结构存在于液体中，属两相分散系统，也称混悬型凝胶剂。混悬型凝胶剂可有触变性，静止时形成半固体而搅拌或振摇时成为液体。

2. 特点

凝胶剂制备工艺简单、形状美观、易于涂布使用；局部给药后易吸收，不污染衣物，稳定性较好。凝胶剂具有良好的生物相容性，对药物释放具有缓释、控释作用。

3. 质量要求

凝胶剂在生产与贮藏期间应符合下列有关规定：①凝胶剂应均匀、细腻，在常温时保持胶状，不干涸或液化；②混悬型凝胶剂中胶粒应分散均匀，不应下沉、结块；③凝胶剂根据需要可加入保湿剂、抑菌剂、抗氧剂、乳化剂、增稠剂和透皮促进剂等；④凝胶剂一般应检查pH；⑤除另有规定外，凝胶剂应避光，密闭贮存，并应防冻。

（二）基质

凝胶剂基质属单相分散系统，有水性与油性之分。水性凝胶基质一般由水、甘油或丙二醇与纤维素衍生物、卡波姆和海藻酸盐、西黄蓍胶、明胶、淀粉等构成；油性凝胶基质由液状石蜡与聚乙烯或脂肪油与胶体硅或铝皂、锌皂等构成。

临床上应用较多的是水性凝胶基质。水性凝胶基质大多在水中溶胀成水性凝胶而不溶解，本类基质一般无油腻感，易涂布和洗除，能吸收组织渗出液不妨碍皮肤正常功能，还由于黏度较小有利于药物特别是水溶性药物的释放。其缺点是润滑作用较差，易失水和生霉，故常需加入保湿剂、防腐剂等附加剂。最为常用的水性凝胶基质主要是卡波姆和纤维素衍生物。

1. 卡波姆

卡波姆目前应用较广，为丙烯酸与烯丙基蔗糖或丙烯基季戊四醇交联的高分子聚合物，按黏度不同分为934、940、941等多种规格。本品为吸湿性强的白色疏松粉末。分子结构中含有52%～68%的酸性基团，具有亲水性，可吸水迅速溶胀，但不溶解。卡波姆的水分散液呈酸性，1%水分散液的pH为2.5～3.0，黏度较低。加碱中和时，卡波姆与碱反应成盐使溶解度增大，随着大分子不断溶解，黏度逐渐上升，在低浓度时形成透明溶液，浓度较大时则形成半透明凝胶，pH6～11时黏度最大、最稳定。中和剂可用氢氧化钠、氢氧化钾、碳酸氢钠、硼砂、碱性氨基酸类及有机胺类（如三乙醇胺），通常中和1g卡波姆约需0.4g氢氧化钠或1.35g三乙醇胺。强电解质、强酸可使卡波姆凝胶的黏性下降，碱土金属离子及阳离子型聚合物等均可与之结合成不溶性盐。卡波姆制成的基质一般无油腻感，涂布润滑舒适，特别适宜于治疗脂溢性皮肤病。

例：卡波姆水性凝胶基质

［处方］　卡波姆940　　10g　　　聚山梨酯80　　2g
　　　　　乙醇　　　　　50g　　　山梨酸　　　　2g
　　　　　甘油　　　　　50g　　　氢氧化钠　　　4g
　　　　　纯化水加至　　1000g

［制法］　将卡波姆940与聚山梨酯80及300mL纯化水混匀，使卡波姆分散完全；将氢氧化钠溶于100mL水，逐渐加入卡波姆液中搅匀；将山梨酸溶于乙醇后逐渐加入上液搅匀，加纯化水至全量，搅拌均匀，即得透明状半固体凝胶基质。

［解析］　氢氧化钠为pH调节剂，用以中和卡波姆使其黏度增大形成稠厚的半固体凝胶基质，聚山梨酯80为表面活性剂，有助于卡波姆分散，甘油为保湿剂，山梨酸为防腐剂。

2. 纤维素衍生物

一些纤维素衍生物可在水中溶胀或溶解为胶性物质，调节适宜的稠度即可形成水性凝胶基质。此类基质有一定黏度，随着分子量、取代度和介质的不同而具有不同的黏度。常用的品种是甲基纤维素（MC）、乙基纤维素（EC）、羧甲基纤维素钠（CMC-Na）和羟丙甲基纤维素（HPMC），常用浓度为2%～6%。这类基质涂布于皮肤时附着性较强，较易失水、干燥而有不适感，易霉败，通常都需要加保湿剂（如10%～15%的甘油）和防腐剂（如0.2%～0.5%的羟苯乙酯）。

例：羧甲基纤维素钠凝胶基质

［处方］　羧甲基纤维素钠　50g　　　三氯叔丁醇　　5g
　　　　　甘油　　　　　　150g　　　纯化水加至　　1000g

［制法］　取羧甲基纤维素钠与甘油混匀，使其分散完全。加入适量的热纯化水，放置使溶胀

至成凝胶状。加入三氯叔丁醇水溶液搅匀，加纯化水至全量，搅拌均匀，即得。

[解析] 氢氧化钠为pH调节剂，用以中和卡波姆使其黏度增大形成稠厚的半固体凝胶基质，聚山梨酯80为表面活性剂，有助于卡波姆分散，甘油为保湿剂，山梨酸为防腐剂。

3. 壳聚糖

壳聚糖是甲壳素进行部分或完全脱乙酰化的产物，属大分子阳离子聚合物，在水中可形成凝胶。形成凝胶后可以包裹药物，既可减轻药物对皮肤及胃肠道的刺激，又可控制药物的释放速率。由于来源广泛，无毒性，具有良好的组织相容性、生物可降解性和黏附作用等，壳聚糖在医学、药学等领域得到了深入的研究和广泛的应用。

（三）水溶性凝胶剂的制备

通常水溶性凝胶剂的制备方法为：药物先溶于或研磨分散于部分水或甘油中，必要时加热以加速溶解；基质与水混合制成水性凝胶基质；将药物溶液与水性凝胶基质混合，并加水至全量即得。

（四）质量检查

凝胶剂应均匀、细腻，常温时保持胶状，不干涸或液化。其制剂需进行鉴别、含量测定等检查。依照《中国药典》（2020年版）四部制剂通则，除另有规定外，凝胶剂应进行粒度（混悬型凝胶剂）、装量、无菌（用于烧伤和严重创伤的凝胶剂）、微生物限度等检查。具体检查方法同软膏剂、乳膏剂。

（五）凝胶剂实例分析

例：阿达帕林凝胶的制备

[处方]
阿达帕林	0.1g	2.5%卡波姆	40g
丙二醇	15g	EDTA	0.05g
对羟基苯甲酸甲酯	0.1g	苯氧乙醇	0.25g
泊洛沙姆	0.1g	0.1mol/L氢氧化钠	适量
纯化水加至	100g		

[制法] 称取卡波姆1g加40mL水混合，充分溶胀制得2.5%卡波姆分散液；用适量丙二醇分散阿达帕林，适量水溶解EDTA和泊洛沙姆，适量丙二醇、水混合溶液溶解对羟基苯甲酸甲酯和苯氧乙醇。将泊洛沙姆水溶液缓慢加入阿达帕林丙二醇分散液中，混合均匀并加至卡泊姆分散液中，加入EDTA水溶液、对羟基苯甲酸甲酯和苯氧乙醇搅匀，缓缓加入适量NaOH搅拌，加水至全量，即得。

[解析] 阿达帕林凝胶临床主要用于治疗痤疮，疗效较好。阿达帕林是人工合成的第三代维A酸类药物，具有较好的抗炎和改善表皮角质形成细胞分化的能力，临床显示对痤疮有良好疗效，较其他维A酸有更好的耐受性和更低的毒副作用。选择卡波姆作为基质，主要是因为卡波姆具有良好的皮肤耐受性，水溶性基质能有效避免痤疮的发生，患者使用感受较为清爽不油腻。处方中丙二醇作保湿剂，EDTA为金属离子螯合剂，对羟基苯甲酸甲酯和苯氧乙醇作防腐剂，氢氧化钠作pH调节剂（中和剂），泊洛沙姆这种非离子表面活性剂对阿达帕林有增溶作用，对皮肤吸收药物有促进作用。

三、眼膏剂

（一）眼膏剂概述

眼膏剂系指由原料药物与适宜基质均匀混合，制成溶液型或混悬型膏状的无菌眼用半固体制剂。眼膏剂较一般滴眼剂在用药部位滞留时间长，疗效持久，可减少给药次数，并能减轻眼睑对眼球的摩擦，但使用后一定程度上会造成视物模糊，所以多以睡前使用为主。

眼用乳膏剂系指由原料药物与适宜基质均匀混合，制成乳膏状的无菌眼用半固体制剂。眼用凝胶剂系指由原料药物与适宜辅料制成的凝胶状无菌眼用半固体制剂。

眼膏剂在生产与贮藏期间应符合下列有关规定：①基质应过滤并灭菌，不溶性药物应预先制成极细粉。膏体应均匀、细腻、无刺激性，并易涂布于眼部，便于原料药物分散和吸收。②包装容器应无菌、不易破裂，其透明度应不影响可见异物检查；除另有规定外，每个容器的装量应不超过5g。③一般应加适当抑菌剂，尽量选用安全风险小的抑菌剂，产品标签应标明抑菌剂种类和标示量。④除另有规定外，眼膏剂还应符合软膏剂制剂通则项下的有关规定。⑤除另有规定外，应遮光密封贮存。⑥在启用后最多可使用4周。

（二）眼膏剂的制备

1. 基质

眼膏剂常用的基质，一般用黄凡士林8份、液状石蜡1份、羊毛脂1份混合而成。根据气候季节可适当增减液状石蜡的用量调节硬度。基质中羊毛脂有表面活性作用，具有较强的吸水性和黏附性，使眼膏剂与泪液容易混合，并易附着于眼黏膜上，使基质中药物容易渗透通过眼黏膜。

眼膏基质应加热融合后用适当滤材保温滤过，并在150℃干热灭菌1～2小时，备用。也可将各组分分别灭菌供配制用。

2. 制备

眼膏剂的制备与一般软膏剂制法基本相同，但配制、灌装（灌封）等暴露工序必须在C级的洁净区环境中进行。所用基质、药物、器械与包装材料等均应严格灭菌处理；配制容器、乳化罐等用具需经热水、洗涤剂、纯化水反复清洗，最后用75％乙醇喷雾擦拭；包装用软膏管出厂时均已灭菌密封，使用时除去外包装后，对内包装袋可采用适当方法灭菌处理。

眼膏配制时，凡主药易溶于水而且性质稳定的，可先配成少量水溶液，用适量灭菌基质或灭菌羊毛脂研磨吸收后，再逐渐递加其余基质，研匀即可；若为不溶性药物应粉碎成极细粉，用少量的灭菌液状石蜡研匀，再逐渐递加其余基质，混合分散均匀，最后灌装于灭菌容器中，密封。

（三）质量检查

1. 粒度

除另有规定外，含饮片原粉的眼用制剂和混悬型眼用制剂照下述方法检查，粒度应符合规定。

取3个容器的半固体型供试品，将内容物全部挤于合适的容器中，搅拌均匀，取适量（相当于主药$10\mu g$）置于载玻片上，涂成薄层，薄层面积相当于盖玻片面积，共涂三片；照粒度和粒度分布测定法［《中国药典》（2020年版）四部通则0982第一法］测定，每个涂片中大于$50\mu m$的粒子不得超过2个（含饮片原粉的除外），且不得检出大于$90\mu m$的粒子。

2. 金属性异物

除另有规定外，眼用半固体制剂照《中国药典》（2020年版）四部制剂通则0105眼用制剂项下金属性异物检查法进行检查，应符合规定。

取供试品10个，分别将全部内容物置于底部平整光滑、无可见异物和气泡、直径为6cm的平底培养皿中，加盖，除另有规定外，在85℃保温2小时，使供试品摊布均匀，室温放冷至凝固后,倒置于适宜的显微镜台上,用聚光灯从上方以45°角的入射光照射皿底,放大30倍,检视不小于50μm且具有光泽的金属性异物数。10个容器中每个含金属性异物超过8粒者,不得过1个,且其总数不得过50粒;如不符合上述规定,应另取20个复试;初、复试结果合并计算,30个中每个容器中含金属性异物超过8粒者,不得过3个,且其总数不得过150粒。

3. 装量差异

除另有规定外,单剂量包装的眼用半固体制剂照下述方法检查,应符合规定。

取供试品20个,分别称定内容物重量,计算平均装量,每个装量与平均装量相比较(有标示装量的应与标示装量相比较)超过平均装量±10%者,不得过2个,并不得有超过平均装量±20%者。

凡规定检查含量均匀度的眼用制剂,一般不再进行装量差异检查。

另外,除另有规定外,眼用半固体制剂还应进行无菌检查等,均应符合规定。

(四)眼膏剂实例分析

例:红霉素眼膏的制备

[处方]　红霉素　　0.5g　　液状石蜡　适量
　　　　眼膏基质　适量　　　共制　　　100g

[制法]　取红霉素加适量灭菌液状石蜡研成细腻糊状物,然后加少量灭菌眼膏基质研匀,再分次递加眼膏基质使成全量,研匀,无菌分装即得。

[解析]　红霉素为大环内酯类抗生素,对革兰阳性细菌和沙眼衣原体有抗菌作用。用于沙眼、结膜炎、角膜炎、眼睑缘炎及眼外部感染。红霉素不溶于水,用液状石蜡研细,液状石蜡同时可以调节眼膏的硬度。加液研磨法可使得红霉素达到极细粉的要求。红霉素不耐热,温度超过60℃就容易分解,所以应待眼膏基质冷却后加入。

四、贴膏剂

硬膏剂是我国制剂中的一种传统制剂,系将药物溶解或混合于黏性基质中,涂布于背衬材料上制成的供皮肤贴敷用的近似固体的外用制剂,药物可透过皮肤起局部或全身治疗作用。硬膏剂按基质不同可分为贴膏剂和膏药,本项目只介绍贴膏剂。

(一)贴膏剂概述

贴膏剂系指将原料药物与适宜的基质制成膏状物、涂布于背衬材料上供皮肤贴敷、可产生全身性或局部作用的一种薄片状柔性制剂。贴膏剂包括凝胶贴膏(原巴布膏剂或凝胶膏剂)和橡胶贴膏(原橡胶膏剂)。

贴膏剂在生产与贮藏期间应符合下列有关规定。

(1)贴膏剂所用的材料及辅料应符合国家标准有关规定,并应考虑到对贴膏剂局部刺激性和药物性质的影响。

(2)贴膏剂根据需要可加入表面活性剂、乳化剂、保湿剂、抑菌剂或抗氧剂等。

(3)贴膏剂的膏料应涂布均匀,膏面应光洁、色泽一致,贴膏剂应无脱膏、失黏现象;背衬面应平整、洁净、无漏膏现象。

(4)涂布中若使用有机溶剂的,必要时应检查残留溶剂。

(5)采用乙醇等溶剂应在标签中注明过敏者慎用。

(6)根据原料药物和制剂的特性,除来源于动、植物多组分且难以建立测定方法的贴膏剂外,贴膏剂的含量均匀度、释放度、黏附力等应符合要求。

(7)除另有规定外,贴膏剂应密封贮存。

> **知识链接**
>
> **膏药**
>
> 膏药系指将饮片、食用植物油和红丹（铅丹）或宫粉（铅粉）炼制成膏料，滩涂于裱褙材料上制成的供皮肤贴敷的外用制剂。前者称为黑膏药，后者称为白膏药。制备时需将中药饮片适当粉碎，加食用植物油加热炸枯，炼制使成"滴水成珠"状，加入红丹或宫粉混合均匀，最后滩涂于裱褙材料上制成。用前需预热软化，一般贴于患处，亦可贴于经络穴位。外治可消肿、拔毒、生肌，主治肌肤红肿、痈疽、疮疡等症。内治可以活血通络、祛风散寒、强筋健骨、止痛，主治跌打损伤、风湿痹痛等症。膏药作用比软膏剂持久，是我国传统医学的宝贵遗产，是古老的传统剂型之一，目前在中医外科、伤科等领域仍广泛应用。

（二）橡胶贴膏

1. 概述

橡胶贴膏系指原料药物与橡胶等基质混匀后涂布于背衬材料上制成的贴膏剂。橡胶贴膏黏着力强，可直接贴于皮肤应用，不污染皮肤或衣物。但膏料层较薄，载药量较小，维持时间较短，且有刺激性、过敏性、易老化等缺点。

橡胶贴膏是19世纪发展起来的一种新剂型。19世纪俄国以橡胶、树胶汁等为基质，硬膏剂逐渐发展成橡胶贴膏。我国在20世纪60年代引进橡胶贴膏生产技术，在我国传统膏药的基础上，吸取橡胶基质的特点开发多种中药橡胶贴膏品种。与传统膏药相比，橡胶贴膏使用方便、制备过程环境污染小、质量控制更为准确，极大促进了橡胶贴膏的发展。《中国药典》（1990年版）首次将橡胶膏剂作为独立剂型收载，反映这一技术在我国的应用研究已经成熟，橡胶贴膏在我国贴膏的市场份额一度占到90%以上。

2. 组成

橡胶贴膏的结构包括三部分：①背衬层，一般采用漂白细布，也可用无纺布；②膏料层，由基质和药物组成，是橡胶贴膏的主要成分；③膏面覆盖层，常用硬质纱布、塑料薄膜、防粘纸等。

橡胶贴膏常用的基质主要由基质、增黏剂、软化剂、填充剂组成。根据实际情况可添加透皮吸收促进剂、抗氧剂、防腐剂等。

表 12-1　橡胶贴膏基质的组成及作用

成分	常用材料	作用
基质	生橡胶	具有良好的黏性和弹性,不透气,不透水
增黏剂	松香、甘油松香酯、氢化松香、β-蒎烯等	增加膏体的黏性。松香中含有的松香酸可加速橡胶贴膏的老化
软化剂	凡士林、羊毛脂、液状石蜡、植物油等	使生胶软化,增加其可塑性,增加制品的柔软性、耐寒性及黏性
填充剂	氧化锌、锌钡白（俗称立德粉）	缓和的收敛作用;与松香酸生成松香酸锌盐,增加膏料的黏性,增加膏料与裱褙材料间的黏着性;降低松香酸对皮肤的刺激性

3. 制备方法

橡胶贴膏的制备方法常用的有溶剂法和热压法。

(1) 溶剂法 常用的溶剂为汽油、正己烷，此法制备橡胶贴膏的工艺流程如图 12-2 所示。

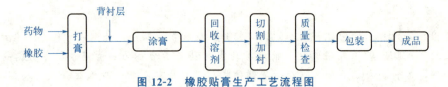

图 12-2 橡胶贴膏生产工艺流程图

制备过程：①药料处理：药材提取物应按各品种项下规定的方法进行提取，固体药物应预先粉碎成细粉或溶于适宜的溶剂中。②膏料的制备：取生橡胶洗净，在 50～60℃干燥或晾干后，切成大小适宜的条状，在炼胶机压成网状薄片，摊开放冷，消除静电后，浸于适量汽油中溶胀约 18～24 小时后，待完全溶胀后移至打膏机中搅拌 3～4 小时，再分次加入凡士林、羊毛脂、氧化锌、液状石蜡及松香等制成基质，加入药物浸膏或细粉，继续搅拌制成均匀膏浆，经滤胶机过滤后的膏浆即为膏料。③涂膏：将膏料置于装好布裱褙的涂膏上涂膏。④回收溶剂：涂布了膏料的胶布，以一定的速度经过封闭的加热干燥和溶剂回收装置，进行干燥后卷于滚筒上。⑤加衬、切割及包装：先将膏布在切割机上切成一定宽度，再移至纱布卷筒装置上，使膏面上覆盖一层硬质纱布或塑料薄膜，再切割成小块后包装。

(2) 热压法 取橡胶洗净，在 50～60℃干燥或晾干后，切成大小适宜的条块，在炼胶机中塑炼成网状薄片，加入处方中油脂性药物使溶胀，再加入其他药物和锌钡白、松香等，炼压均匀，放入烘箱（60℃以上）20～30 分钟，即可保温涂膏、切割、加衬、包装。该法在制膏工艺中省去了汽油且制成的膏药黏性小而持久，剥离时不伤皮肤，成品的香味也较好。

4. 质量检查

《中国药典》（2020 年版）四部制剂通则规定，橡胶贴膏剂应检查以下项目。

(1) 外观检查 膏料应涂布均匀，膏面应光洁，色泽一致，无脱膏、失黏现象；背衬面应平整、洁净、无漏膏现象。涂布中若使用有机溶剂的，必要时应检查残留溶剂。

(2) 含膏量 取供试品 2 片，按照贴膏剂项下含膏量检查第一法（制剂通则 0122）检查，应符合各品种项下的有关规定。

(3) 耐热试验 除另有规定外，取试品 2 片，除去盖衬，在 60℃加热 2 小时，放冷后膏背面应无渗油现象；膏面应有光泽，用手指触试应仍有黏性。

(4) 微生物限度 除另有规定外，照微生物限度检查法检查，每 $10cm^2$ 不得检出金黄色葡萄球菌和铜绿假单胞菌。

（三）凝胶贴膏

1. 概述

凝胶贴膏（原巴布膏剂或凝胶膏剂）系指原料药物与适宜的亲水性基质混匀后涂布于背衬材料上制成的贴膏剂。常用基质有聚丙烯酸钠、羧甲纤维素钠、明胶、甘油和微粉硅胶等。

与橡胶贴膏相比，凝胶贴膏具有以下特点：①与皮肤的生物相容性好，亲水性高分子基质具有透气性、耐汗性、无致敏性以及无刺激性；②载药量大，尤其适合中药浸膏；③释药性能好，与皮肤的亲和性强，能提高角质层的水化作用，有利于药物透皮吸收；④应用透皮吸收控释技术，使血药浓度平稳，药效持久；⑤使用方便，不污染衣物，易洗除，可反复粘贴；⑥生产过程中不使用汽油及其他有机溶剂，避免了对环境的污染。

2. 组成

凝胶膏剂的结构包括以下三部分：①背衬层，主要作为膏体的载体，常用无纺布、人造棉布等。②膏体层，即基质和主药部分，在贴敷中产生一定的黏附性使之与皮肤紧密接触，以达到治疗目的。③防黏层，起保护膏体的作用，常用防粘纸、塑料薄膜、硬质纱布等。

基质原料的选择是凝胶贴膏基质配方的重要环节，对凝胶贴膏基质的成型有很大影响。基质的选择应具备以下条件：①对主药的稳定性无影响，无不良反应；②有适当的弹性和黏性；③对皮肤无刺激和过敏性；④不在皮肤上残存，能保持巴布膏剂的形状；⑤不因汗水作用而软化，在一定时间内具有稳定性和保湿性。

凝胶膏剂的基质主要由黏着剂、保湿剂、填充剂和透皮吸收促进剂组成，还可加入软化剂、表面活性剂、防腐剂、抗氧剂等其他成分（表12-2）。

表12-2 凝胶贴膏基质的组成及作用

成分	常用材料	作用
黏着剂	天然高分子材料：明胶、阿拉伯胶、海藻酸钠、西黄蓍胶等； 半合成高分子材料：羧基甲纤维素及其钠盐、甲基纤维素、羟丙纤维素等； 合成高分子材料：聚丙烯酸及其钠盐、聚乙烯醇、聚维酮、聚丙烯酸酯共聚物等	基质骨架材料，也是产生黏性的主要物质
保湿剂	甘油、丙二醇、山梨醇、聚乙二醇等	保湿，凝胶贴膏的含水量很大程度上决定着基质的黏着性、赋形剂、释放度的好坏
填充剂	微粉硅胶、高岭土、氧化锌、碳酸钙、白陶土、硅藻土、二氧化钛	影响膏体成型性

3. 制备方法

凝胶贴膏的制备工艺流程如图12-3所示。

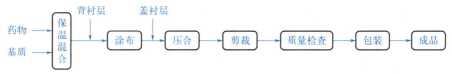

图12-3 凝胶贴膏制备工艺流程图

凝胶贴膏的制备工艺主要包括基质原料和药物的前处理、基质成型和制剂成型三部分。基质原料类型及其配比、基质与药物的比例、配制程序等均影响凝胶贴膏的成型。基质的性能是决定凝胶贴膏质量优劣的重要因素，黏附性与赋形性是基质处方筛选的重要评价指标。

4. 质量检查

《中国药典》（2020年版）四部制剂通则规定，凝胶贴膏剂应检查以下项目。

(1) 外观检查 膏料应涂布均匀，膏面应光洁，色泽一致，无脱膏、失黏现象；背衬面应平整、洁净、无漏膏现象。

(2) 含膏量 取供试品1片，按照贴膏剂项下含膏量检查第二法（制剂通则0122）检查，应符合各品种项下的有关规定。

(3) 赋形性 取试品1片，置于37℃、相对湿度为64%的恒温恒湿箱中30min，取出，用夹子将供试品固定在一平整钢板上，钢板与水平面的倾斜角为60°，放置24h，膏面应无流淌现象。

(4) 黏附力 除另有规定外，照黏附力测定法（通则0952第二法）检查，应符合各品种项下的有关规定。

(5) 微生物限度 除另有规定外，照微生物限度检查法检查，应符合规定。

（四）贴膏剂实例分析

例：伤湿止痛膏的制备

[处方]　伤湿止痛用流浸膏　50g　　颠茄流浸膏　30g
　　　　芸香浸膏　　　　　12.5g　 水杨酸甲酯　15g
　　　　薄荷脑　　　　　　10g　　 冰片　　　　10g
　　　　樟脑　　　　　　　20g　　 生橡胶　　　16kg
　　　　松香　　　　　　　16kg　　羊毛脂　　　4kg
　　　　凡士林　　　　　　1.5kg　 液状石蜡　　1kg
　　　　氧化锌　　　　　　20kg　　汽油　　　　45kg

[制法]　伤湿止痛用流浸膏：生草乌、生川乌、乳香、没药、生马钱子、丁香各1份，肉桂、荆芥、防风、老鹳草、香加皮、积雪草、骨碎补各2份，白芷、山柰、干姜各3份，粉碎成粗粉，用90%乙醇制成流浸膏；按处方量称取伤湿止痛用流浸膏、水杨酸甲酯、颠茄流浸膏、芸香浸膏、薄荷脑、冰片、樟脑，加3.7～4.0倍基质，制成膏料。涂膏，回收溶剂后，切段，盖衬，切成小块，即得。

[解析]　本品为溶剂法制备的橡胶贴膏伤湿止痛膏。伤湿止痛膏祛风湿，活血止痛，用于风湿性关节炎、肌肉疼痛、关节肿痛的治疗。为提高制剂的载药量，提高疗效，将方中生草乌、生川乌等制成流浸膏，生橡胶为基质，松香调节黏度，羊毛脂、凡士林、液状石蜡作软化剂，氧化锌为填充剂，汽油为溶剂。

【拓展知识】

药物释放度及吸收性测定方法

外用膏剂应用于皮肤上时，药物首先需要释放出来，通过皮肤屏障，才能发挥药效。释放度检查方法有很多，如表玻片法、渗析池法、圆盘法等。这些方法不能完全反映制剂中药物的吸收情况，但可作为企业的内控标准。表玻片法是在表玻片（直径为50mm）与不锈钢网（18目）之间装有一个铝塑的软膏池，可将半固体的制剂装入其中，用三个夹子将这三层固定在一起，有效释药面积为46cm^2，然后采用药典中的桨法进行测定。

药物渗透皮肤的评价方法包括体外试验法和体内试验法。体外试验法包括离体皮肤法、半透膜扩散法、凝胶扩散法和微生物扩散法等，离体皮肤法与实际情况较为接近。离体皮肤法是剥离的动物皮肤固定在扩散池中，测定不同时间从供给池穿透皮肤进入接收池溶液中的药物量，以此计算药物对皮肤的渗透率。体内试验法将制剂涂于人或动物皮肤上，一定时间后进行测定。测定方法可采用体液与组织器官中的药物含量测定法、生理反应法、放射性示踪原子法等。

【项目小结】

教学提纲		主要内容简述
一级	二级	
一、软膏剂、乳膏剂和糊剂	（一）软膏剂、乳膏剂和糊剂概述	概念、质量要求、特点
	（二）基质	油脂性基质、水溶性基质、乳剂型基质
	（三）制备方法	生产工艺流程；基质的处理；膏体的制备；药物的加入方法
	（四）质量检查	粒度、装量、无菌、微生物限度等检查

续表

教学提纲		主要内容简述
一级	二级	
一、软膏剂、乳膏剂和糊剂	(五)包装与贮存	铝质涂膜软膏管和高分子复合材料软膏管
	(六)乳膏剂实例分析	乳化法制备复方维生素E乳膏
二、凝胶剂	(一)凝胶剂概述	概念、种类、特点、质量要求
	(二)基质	卡波姆、纤维素衍生物、壳聚糖
	(三)水溶性凝胶剂的制备	药物溶液与凝胶基质混合
	(四)质量检查	粒度、装量、无菌、微生物限度等检查
	(五)凝胶剂实例分析	阿达帕林凝胶的制备
三、眼膏剂	(一)眼膏剂概述	概念、特点、质量要求
	(二)眼膏剂的制备	基质、制备方法
	(三)质量检查	粒度、金属性异物、装量差异
	(四)眼膏剂实例分析	红霉素眼膏的制备
四、贴膏剂	(一)贴膏剂概述	贴膏剂概念、分类、质量要求
	(二)橡胶贴膏	概念、特点、组成、基质、制备方法、质量检查
	(三)凝胶贴膏	概念、特点、组成、基质、制备方法、质量检查
	(四)贴膏剂实例分析	溶剂法制备橡胶贴膏伤湿止痛膏

【达标检测题】

一、单项选择题

1. 用于改善凡士林吸水性、穿透性的物质是（　　）。
   A. 羊毛脂　　　　B. 二甲硅油　　　　C. 石蜡
   D. 植物油　　　　E. 液状石蜡

2. 糊剂一般含固体粉末在（　　）以上。
   A. 5%　　　　　　B. 15%　　　　　　C. 25%
   D. 35%　　　　　E. 45%

3. 水溶性软膏基质是（　　）。
   A. 羊毛脂　　　　B. 液状石蜡　　　　C. 聚乙二醇
   D. 凡士林　　　　E. 二甲硅油

4. 水性凝胶基质是（　　）。
   A. 羊毛脂　　　　B. 卡波姆　　　　　C. 胆固醇
   D. 凡士林　　　　E. 液状石蜡

5. 油脂性软膏基质是（　　）。
   A. 甲基纤维素　　B. 卡波姆　　　　　C. 凡士林
   D. 甘油明胶　　　E. 聚乙二醇

6. 组成中含有背衬材料的剂型是（　　）。
   A. 乳膏剂　　　　B. 凝胶剂　　　　　C. 糊剂
   D. 乳膏剂　　　　E. 贴膏剂

7. 乳膏剂的制备应采用（　　）。

A. 研合法 B. 熔合法 C. 乳化法
D. 分散法 E. 聚合法

8. 药物在以下基质中穿透力较强的是（   ）。
A. 凡士林 B. 液状石蜡 C. O/W型乳剂型基质
D. 聚乙二醇 E. 卡波姆

9. 常用于O/W型乳剂型基质的乳化剂是（   ）。
A. 硬脂酸钙 B. 单硬脂酸甘油酯 C. 脂肪酸山梨坦
D. 十二烷基硫酸钠 E. 羊毛脂

10. 常用于W/O型乳剂型基质的乳化剂是（   ）。
A. 脂肪酸山梨坦 B. 聚山梨酯类
C. 十二烷基硫酸钠 D. 硬脂酸三乙醇胺皂
E. 钠皂

二、多项选择题

1. 下列有关软膏剂、乳膏剂基质的叙述，正确的是（   ）。
A. 油脂性基质能促进皮肤水合作用
B. 聚乙二醇类有较强的吸水性，久用可引起皮肤脱水干燥
C. 乳剂型基质穿透性较油脂性基质弱
D. 有大量渗出液的患处不宜选用油脂性基质
E. 水溶性基质释药快，无油腻性

2. 下列关于软膏剂的质量要求叙述中正确的是（   ）。
A. 软膏剂应均匀、细腻 B. 易涂布于皮肤或黏膜上并融化
C. 混悬型软膏剂应作粒度检查 D. 软膏剂无需进行装量检查
E. 用于烧伤和严重创伤的应做无菌检查

3. 有关熔合法制备软膏剂的叙述，正确的是（   ）。
A. 药物加入基质中要不断搅拌至均匀
B. 熔融时熔点低的基质先加，熔点高的后加，液体组分最后加
C. 冬季可适量增加基质中石蜡的用量
D. 熔合法应注意冷却速度不能过快
E. 冷凝成膏状后应停止搅拌

4. 眼膏剂常用基质的组成和比例为（   ）。
A. 黄凡士林8份 B. 羊毛脂1份 C. 液状石蜡1份
D. 石蜡1份 E. 黄凡士林10份

5. 软膏剂的制备方法有（   ）。
A. 研合法 B. 熔合法 C. 溶剂法
D. 乳化法 E. 挤压成形法

6. 下列属外用膏剂的是（   ）。
A. 乳膏剂 B. 糊剂 C. 凝胶剂
D. 贴膏剂 E. 软膏剂

项目十三 栓剂

学习目标

▶ **知识目标**

掌握：栓剂的概念、特点、基质种类、典型处方分析、制备方法和质量要求。
熟悉：栓剂的附加剂种类。
了解：栓剂的吸收途径和影响因素，给药途径多样性。

▶ **能力目标**

能进行栓剂典型处方分析。
能根据各类栓剂特点、临床应用与注意事项合理指导用药。
能进行典型栓剂的制备。
会设计栓剂的处方。

▶ **素质目标**

能够在进行栓剂制备工作时，加深对于传统剂型的了解，增强民族自豪感与自信心，并且能够利用现代化的制药设备，提高生产效率及药品质量，树立安全、规范、有序的生产意识。

【操作任务】

栓剂的制备和质量检查

栓剂的制备

一、操作目的

(1) 通过实训了解各类栓剂基质的特点及适用情况。
(2) 掌握热熔法制备栓剂的工艺。
(3) 熟练应用热熔法完成栓剂的制备。
(4) 学会栓剂质量的一般检查和是否合格的判断方法。

二、操作准备

栓模（子弹头、鸭嘴头）、蒸发皿、研钵、水浴、电炉、托盘天平、镊子、烧杯等；甘油、干燥碳酸钙、硬脂酸、纯化水、液状石蜡等。

三、操作内容

（一）制备甘油栓

[处方]　甘油　　16.0g　　干燥碳酸钠　0.4g
　　　　硬脂酸　1.6g　　　纯化水　　　2.0g
　　　　要求：制成肛门栓 6 枚

[制法]　取干燥碳酸钠 0.4g 和纯化水 2.0g 置于蒸发皿中，搅拌溶解，加甘油混合后置于水浴上加热，同时少量多次地加入硬脂酸细粉并随加随搅拌，待澄明后注入栓模（子弹头，用液状石蜡润滑）中，冷却，削去溢出部分，脱模即得。

[注解]

(1) 生成的钠肥皂与甘油混合制成栓,有轻泻作用。
(2) 水浴加热,硬脂酸分别加入,反应结束标志沸腾停止,皂化反应结束。
(3) 反应过程中产生的二氧化碳要除尽,同时水分含量要适当。
(4) 注模前栓模加热至80℃(要快速注模),尽量减少温度对栓剂质量的影响。
(5) 用途:治疗便秘。

(二)质量检查

(1) 观察制备的栓剂的外观性质。
(2) 将栓剂的各项质量检测结果进行记录。
①外观与色泽　②重量差异　③融变时限

四、思考题

(1) 什么叫栓剂?栓剂的制备方法有哪些?
(2) 甘油栓的制备原理是什么?操作时有哪些注意点?

一、知识概述

(一)栓剂的定义

栓剂(Suppository)指药物与适宜基质制成的具有一定形状的供人体腔道内给药的固体制剂。栓剂在常温下为固体,塞入腔道后,在体温下能迅速软化熔融或溶解于分泌液,逐渐释放药物而产生局部或全身作用。

(二)栓剂的分类

1. 按给药途径分类

按照施用腔道不同分为直肠栓、阴道栓、尿道栓等,其中最常用的是直肠栓和阴道栓(图13-1)。直肠栓有圆锥形、圆柱形、鱼雷形等形状;阴道栓有球形、卵形、鸭嘴形等形状,阴道栓可分为普通栓和膨胀栓;尿道栓一般为棒状。

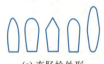

(a) 直肠栓外形　　(b) 阴道栓外形

图 13-1　栓剂的形状

2. 按制备工艺与释药特点分类

按照制备工艺与释药特点,可分为双层栓、中空栓、控释栓、缓释栓等。

(1) 双层栓　一种是内外层含不同药物,另一种是上下两层,分别使用水溶或脂溶性基质,将不同药物分隔在不同层内,控制各层的溶化,使药物具有不同的释放速度。

(2) 中空栓　可达到快速释药目的。中空部分填充各种不同的固体或液体药物,溶出速度比普通栓剂要快。

(3) 控、缓释栓　微囊型、骨架型、渗透泵型、凝胶缓释型。

> **知识链接**
>
> **栓剂的发展史**
>
> 在我国,栓剂有着非常悠久的历史,古时又称为坐药或者塞药。张仲景的《伤寒杂病论》

中记载有蜜煎导方,就是应用于通便的肛门栓。葛洪的《肘后备急方》中也有用半夏和水制成丸剂纳入鼻中的鼻用栓剂,和用巴豆鹅脂制成的耳用栓剂等。还有《本草纲目》《千金方》等都均有记述,栓剂是最古老的剂型之一。早在公元前1550年的古埃及《伊伯氏草本》也已经记载。

(三)栓剂的特点

与口服制剂相比,栓剂具有以下特点:①药物不受或少受胃肠道pH值或酶的破坏;②避免药物对胃黏膜的刺激性;③中下直肠静脉吸收可避免肝脏首过效应;④可在腔道起润滑、抗菌、杀虫、收敛、止痛、止痒等局部作用;也可吸收入血发挥镇痛、镇静、兴奋、扩张支气管和血管等全身治疗作用;⑤适宜于不能或不愿口服给药的患者(如儿童、呕吐症状的患者);⑥适宜于不宜口服的药物。

(四)栓剂的质量要求

栓剂中的原料药物与基质应混合均匀,栓剂外形应完整光滑,放入腔道后应无刺激性,应能融化、软化或溶化,并与分泌液混合,逐渐释放出药物,产生局部或全身作用;并应有适宜的硬度,以免在包装或贮存时变形。

二、栓剂的处方组成

栓剂的处方设计首先要根据所选择主药的药理作用,考虑用药目的,即确定用于局部作用还是全身作用以及用于何种疾病的治疗。而且,根据体内的作用特点的不同可以设计各种类型的栓剂。还须考虑药物的性质、基质和添加剂的性质以及对药物的释放、吸收的影响。

一般情况下,对胃肠道有刺激性,在胃中不稳定或有明显的肝首过效应的药物,可以考虑制成栓剂直肠给药。但难溶性药物和在直肠黏膜中呈离子型的药物不宜直肠给药。选择基质时,根据用药目的和药物性质等来决定。栓剂给药后,必须经过基质熔化药物才能从基质中释放,并分散于直肠黏膜中,最后与黏膜接触而被吸收。因此基质的种类和性质直接影响药物释放的速率。

(一)药物

栓剂中药物加入后可溶于基质中,也可混悬于基质中。供制栓剂用的固体药物,除另有规定外,应预先用适宜方法制成细粉,并全部通过六号筛。根据施用腔道和使用目的的不同,制成各种适宜的形状。

(二)基质

用于制备栓剂的基质应具备下列要求:①室温时具有适宜的硬度,当塞入腔道时不变形,不破碎。在体温下易软化、融化,能与体液混合和溶于体液。②不与主药起反应,不影响主药的含量测定。③对黏膜无刺激性,无毒性,无过敏性。④理化性质稳定,在贮藏过程中不易霉变,不影响生物利用度等。⑤具有润湿或乳化能力,水值较高。⑥不因晶形的软化而影响栓剂的成型。⑦基质的熔点与凝固点的间距不宜过大,油脂性基质的酸价在0.2以下,皂化值应在200~245间,碘价低于7。⑧应用于冷压法及热熔法制备栓剂,且易于脱模。

基质不仅赋予药物成型,且影响药物的作用。局部作用要求释放缓慢而持久,全身作用要求引入腔道后迅速释药。基质主要分油脂性基质和水溶性基质两大类。

1. 油脂性基质

油脂性基质的栓剂中,如药物为水溶性的,则药物能很快释放于体液中,机体作用较快。如药物为脂溶性的,则药物必须先从油相中转入水相体液中,才能发挥作用。转相与药物的油水分配系数有关。

(1) 可可豆脂 可可豆脂是梧桐科植物可可树种仁中得到的一种固体脂肪。主要是含硬脂酸、棕榈酸、油酸、亚油酸和月桂酸的甘油酯,其中可可碱含量可高达 2%。可可豆脂为白色或淡黄色、脆性蜡状固体。有 α、β、β′、γ 四种晶型,其中以 β 型最稳定,熔点为 34℃。通常应缓缓升温加热待熔化至 2/3 时,停止加热,让余热使其全部熔化,以避免上述异物体的形成。可可豆脂是最早使用的天然油脂,是用作栓剂基质的天然脂肪。可可豆脂也是巧克力的主要成分之一,国内生产很少、价格昂贵,故目前较少使用。

(2) 半合成或全合成脂肪酸甘油酯 由椰子或棕榈种子等天然植物油水解、分馏所得 C_{12}~C_{18} 游离脂肪酸,经部分氢化再与甘油酯化而得的三酯、二酯、一酯的混合物,即称半合成脂肪酸酯。这类基质化学性质稳定,成形性能良好,具有保湿性和适宜的熔点,不易酸败,目前为取代天然油脂的较理想的栓剂基质。国内已生产的有半合成椰油酯、半合成山苍子油酯、半合成棕榈油酯、硬脂酸丙二醇酯等。

① 半合成椰油酯:系由椰油加硬脂酸再与甘油酯化而成。本品为乳白色块状物,熔点为 33~41℃,凝固点为 31~36℃,有油脂臭,吸水能力大于 20%,刺激性小。

② 半合成山苍子油酯:系由山苍子油水解、分离得月桂酸再加硬脂酸与甘油经酯化而得的油酯,或直接用化学品合成,称为混合脂肪酸酯。三种单酯混合比例不同,产品的熔点也不同,其规格有 34 型(33~35℃)、36 型(35~37℃)、38 型(37~39℃)、40 型(39~41℃)等,其中栓剂制备中最常用的为 38 型。本品的理化性质与可可豆脂相似,为黄色或乳白色块状物。

③ 半合成棕榈油酯:系以棕榈仁油经碱处理而得的皂化物,再经酸化得棕榈油酸,加入不同比例的硬脂酸、甘油经酯化而得的油酯。本品为乳白色固体,抗热能力强,酸价和碘价低,对直肠和阴道黏膜均无不良影响。

④ 硬脂酸丙二醇酯:是硬脂酸丙二醇单酯与双酯的混合物,为乳白色或微黄色蜡状固体,稍有脂肪臭。水中不溶,遇热水可膨胀,熔点 35~37℃,对腔道黏膜无明显的刺激性,安全、无毒。

2. 水溶性基质

(1) 甘油明胶(gelatin glycerin) 甘油明胶系将明胶、甘油、水按一定的比例在水浴上加热融和,蒸去大部分水分,放冷后经凝固而制得。本品具有很好的弹性,不易折断,且在体温下不融化,但能软化并缓慢溶于分泌液中缓慢释放药物等特点,故本品多用作阴道栓剂基质。其溶解速度与明胶、甘油及水三者用量有关,甘油与水的含量越高则越容易溶解,且甘油能防止栓剂干燥变硬,通常水分含量在 10% 以下。

明胶是胶原的水解产物,凡与蛋白质能产生配伍变化的药物,如鞣酸、重金属盐等均不能用甘油明胶作基质。以本品为基质的栓剂贮藏时应注意其在干燥环境下的失水性,且本品易滋生真菌等微生物,需要添加防腐剂。

(2) 聚乙二醇(polyethylene glycol,PEG) 易溶于水,熔点较低,多用熔融法制备成形,为难溶性药物的常用载体。于体温不熔化,但能缓缓溶于体液中而释放药物。本品吸湿性较强,对黏膜有一定刺激性,加入约 20% 的水,则可减轻刺激性。PEG 栓剂基质中含 30%~50% 的液体,接近或等于可可豆脂的硬度,其硬度较为适宜。PEG 基质不宜与银盐、鞣酸、奎宁、水杨酸、乙酰水杨酸、苯佐卡因、氯碘喹啉、磺胺类配伍。

(3) 聚氧乙烯(40)单硬脂酸酯类 本品为呈白色或微黄色,无臭或稍有脂肪臭味的蜡状固体。熔点为 39~45℃;可溶于水、乙醇、丙酮等,不溶于液体石蜡。商品名 Myri52,商品代号为 S-40,S-40 可以与 PEG 混合使用,可制得崩解、释放性能较好的稳定的栓剂。

(4) 泊洛沙姆(poloxamer) 本品为乙烯氧化物和丙烯氧化物的嵌段聚合物(聚醚),是一种表面活性剂,易溶于水,型号有多种,随聚合度增大,物态从液体,半固体至蜡状固体,易溶于水，可用作栓剂基质。较常用的型号为 188 型，商品名为 pluronic F68。本品能促进药物的吸收并起到缓释与延效的作用。

（三）附加剂

栓剂的处方中，应在确定基质的种类和用量的同时，选择适宜的附加剂，以改善栓剂的外观，增强稳定性，调节释药速度。

(1) 硬化剂 若制得的栓剂在贮藏或使用时过软，可加入适量的硬化剂，如白蜡、鲸蜡醇、硬脂酸、巴西棕榈蜡等调节，但效果十分有限。因为它们的结晶体系和构成栓剂基质的三酸甘油酯大不相同，所得混合物明显缺乏内聚性，而且其表面异常。

(2) 增稠剂 当药物与基质混合时，因机械搅拌情况不良或生理上需要时，栓剂制品中可酌加增稠剂，常用的增稠剂有：氢化蓖麻油、单硬脂酸甘油酯、硬脂酸铝等。

(3) 乳化剂 当栓剂处方中含有与基质不能相混合的液相，特别是在此相含量较高时（大于5%）可加适量的乳化剂。

(4) 吸收促进剂 起全身治疗作用的栓剂，为了增加全身吸收，可加入吸收促进剂以促进药物被直肠黏膜的吸收。

常用的吸收促进剂有①表面活性剂：在基质中加入适量的表面活性剂，能增加药物的亲水性，从而增加药物的穿透性，提高生物利用度；②氮酮（Azone）：Azone 能改变生物膜的通透性，能增加药物的亲水性，能加速药物向分泌物中转移，因而有助于药物的释放、吸收。

(5) 着色剂 可选用脂溶性着色剂，也可选用水溶性着色剂。

(6) 抗氧剂 对易氧化的药物应加入抗氧剂，如叔丁基羟基茴香醚（BHA）、叔丁基对甲酚（BHT）、没食子酸酯类等。

(7) 防腐剂 当栓剂中含有植物浸膏或水性溶液时，可使用防腐剂及抗菌剂，如对羟基苯甲酸酯类。使用防腐剂时应验证其溶解度、有效剂量、配伍禁忌以及直肠对它的耐受性。

三、栓剂的临床应用和使用注意

（一）临床应用

栓剂最初应用于肛门、阴道等部位的，以局部作用为目的，通常将润滑剂、收敛剂、局部麻醉剂、止痛剂以及抗菌药物制成栓剂，可在局部起通便、止痛、止痒、抗菌消炎等作用。例如用于治疗痔疮的化痔栓和用于治疗阴道炎的妇宁栓等均为局部作用的栓剂。

但是后来发现，通过直肠给药可以避免肝脏首过效应和不受胃肠道的影响，而且适用于对口服固体制剂（如片剂、胶囊、散剂等）困难的患者用药，因此栓剂的全身治疗作用越来越受重视。

栓剂的全身作用主要是通过直肠给药，并吸收进入血液循环而达到治疗作用。直肠吸收药物有 3 条途径：一是不通过肝门系统，塞入距肛门 2cm 处，药物经直肠中静脉、直肠下静脉以及肛管静脉进入下腔静脉，绕过肝脏直接进入血液循环；二是通过肝门系统，塞入距肛门 6cm 处，药物经上直肠静脉、门静脉，经肝脏代谢以后，再进入血液循环；三是药物经直肠黏膜进入淋巴系统，其吸收情况类似于经血液的吸收。因此栓剂在应用时以塞入距肛门口约 2cm 处为宜，这样约 50%～70%的药物可不经过肝脏直接进入血液循环。

（二）使用注意

在使用栓剂时，首先要注意将外面包的铝箔或聚乙烯膜去掉。将药物塞入肛门或阴道的时候，要将手清洗干净，以免将细菌带入。并且要注意把药塞得深一些，如果塞得过浅，不仅容易滑落出来，也会影响药效的发挥。此外，对某种药物过敏者，栓剂也容易引起过敏，要避免使用；应用退热等栓剂时，不可同时再内服同种药物；栓剂为外用药，决不可内服；一定要将此类药物放在儿童不能摸到的地方；栓剂如因高温软化变形，可浸入冷水或放冰箱中，数分钟取出再用，不会影响药效。

四、栓剂的制备

（一）置换价

药物在栓剂基质中占有一定体积，药物的重量与同体积基质重量的比值称为该药物对基质的置换价（displacement value，DV），用 f 表示。置换价在栓剂生产中对保证投料的准确性有重要意义。不同的栓剂处方，用同一模型所制得的栓剂容积是相同的，但是其重量则随基质与药物密度的不同而有区别，根据置换价可以对药物置换基质的重量进行计算 [式(13-1)]。

$$f = \frac{W}{G-(M-W)} \tag{13-1}$$

式中，G 为纯基质平均栓重；M 为含药栓的平均重量；W 为每个栓剂的平均含药重量。可知 $M-W$ 为含药栓中基质的重量，$G-(M-W)$ 为纯基质栓剂与含药栓剂中基质的重量之差，亦即与药物同容积的基质重量。

用测定的置换价可以方便地计算出制备这种含药栓需要基质的重量 x [式(13-2)]：

$$x = \left(G - \frac{y}{f}\right) \times n \tag{13-2}$$

式中，y 为处方中药物的剂量；n 为拟制备栓剂的枚数。

常用药物的可可豆脂的置换价如表 13-1 所示。

表 13-1 常用药物的可可豆脂置换价

药物	置换价	药物	置换价
硼酸	1.5	蓖麻油	1
没食子酸	2	盐酸可卡因	1.3
鞣酸	1.6	次碳酸铋	4.5
氨茶碱	1.1	盐酸吗啡	1.6
次没食子酸铋	2.7	薄荷油	0.7
樟脑	2	苯巴比妥	1.2

（二）栓剂的制备方法

栓剂的常用制备方法有两种，即挤压成型法（冷压法）与模制成型法（热熔法）。用油脂性基质制栓可采用任何一种方法，但用水溶性基质制栓多采用热熔法。制备栓剂用的固体原料药物除另有规定外，应预先用适宜方法制成细粉或最细粉。可根据施用腔道和使用需要，制成各种适宜的形状。

(1) 挤压成型法 也称冷压法，系用制栓机制备。先将药物与基质粉末置于冷容器内，混合均匀，然后装于制栓机的圆筒内，通过模型挤压成一定的形状。为保证压出栓剂的数量，需按计划多加 10%~20% 的量，所施压力亦需要一致。机压模型成形者较美观。

(2) 模制成型法 也称热熔法，将计算量的基质锉末用水浴或蒸汽浴加热熔化，温度不易过高，然后按药物性质以不同方法加入，混合均匀，倾入冷却并涂有润滑剂的模型中至稍微溢出模口为度。放冷，待完全凝固后，削去溢出部分，开模取出，工艺流程如图 13-2 所示。为了避免过热，一般在基质熔融达 2/3 时即应停止加热，适当搅拌。熔融的混合物在注模时应迅速，并应一次注完，以免发生液层凝固。

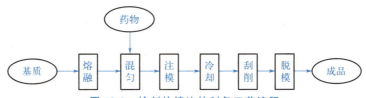

图 13-2 栓剂热熔法的制备工艺流程

制备小量栓剂一般使用不同规格和形状的栓剂模具,栓剂制备的常用模具见图 13-3。大量生产主要采用热熔法并用自动化模制机,热熔法制备栓剂过程(灌注、冷却、取出)均由机器完成,清洁模具等操作亦均自动化。

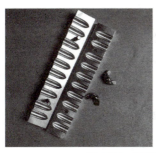
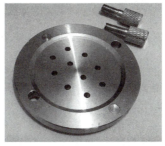

图 13-3 栓剂制备的常用模具

知识链接

栓剂基质的选用

栓剂基质的选用可从基质的性质、药物的性质、用药目的等各方面综合考虑。

1. 根据基质的性质

在油脂性基质中,水溶性药物释放较快,而在水溶性基质或在油水分配系数小的油脂性基质中,脂溶性药物更易释放。栓剂基质中加入适量的表面活性剂可以增加药物的亲水性,加速药物向分泌液转移,有助于药物的释放吸收,但表面活性剂浓度较大时,反而不利于吸收。

一般水溶性基质在腔道中液化时间较长,释药缓慢。欲发挥局部作用的栓剂液化时间不宜过长,否则会使药物不能全部释放,同时使患者感到不适。

2. 根据药物的性质

一般说来,选用与药物溶解行为正好相反的基质有利于药物从基质中释放,增加吸收。药物若是脂溶性的,选用水溶性基质较好;药物若是水溶性的,则选用脂溶性基质较好,这样药物溶出速率快,体内峰值高,达峰时间短。

3. 根据用药目的

应根据栓剂的用药目的选用基质,一是局部作用,二是全身作用。起局部作用的栓剂,只在腔道局部起止痒、止痛、消炎、通便、杀虫等作用,一般应尽量减少其吸收,故应选用融化或溶解、释药速度慢的基质。水溶性基质制成的栓剂因腔道中液体的量有限,使其溶解速度受限,释放药物缓慢,较之脂溶性基质在体温时可迅速融化、释放药物而言,更有利于发挥局部疗效。如甘油明胶基质常用于局部杀虫、抗菌的阴道栓基质。全身作用的栓剂一般要求迅速释放药物,应根据药物性质选择与药物溶解性相反的基质。

(三)栓剂润滑剂的选用

栓孔内涂的润滑剂通常有两类：①脂肪性基质的栓剂，常用软肥皂、甘油各一份与95%乙醇五份混合所得；②水溶性或亲水性基质的栓剂，则用油性为润滑剂，如液状石蜡或植物油等。有的基质不粘模，如可可豆脂或聚乙二醇类，可不用润滑剂。

课堂互动 （1）鞣酸栓剂每粒含鞣酸0.2g，空白栓中2g，已知鞣酸置换价为1.6，则每粒鞣酸栓剂所需可可豆脂理论用量为多少？

（2）某含药量为40%的栓剂10枚，重20g，空白栓5枚重9g，计算该药物对此基质的置换价。

五、栓剂的质量评价

(一)外观

《中国药典》（2020年版）规定，栓剂的一般质量要求有：栓剂中的原料药物与基质应混合均匀，其外形应完整光滑，放入腔道后应无刺激性，应能融化、软化或溶化，并与分泌液混合，逐渐释放出药物，产生局部或全身作用；并应有适宜的硬度，以免在包装或贮存时变形。并应作重量差异和融变时限等多项检查。

(二)重量差异

检查法：取栓剂10粒，精密称定总重量，求得平均粒重后，再分别精密称定各粒的重量。每粒重量与平均粒重相比较（有标示粒重的中药栓剂，每粒重量应与标示粒重比较），超出重量差异限度的药粒不得多于1粒，并不得超出限度1倍。栓剂重量差异限度见表13-2。

表13-2 栓剂重量差异限度表

平均重量或标示粒重	重量差异限度
1.0g及1.0g以下	±10%
1.0g以上至3.0g	±7.5%
3.0g以上	±5%

凡规定检查含量均匀度的栓剂，一般不再进行重量差异检查。

(三)融变时限

按照《中国药典》（2020年版）第四部通则0922融变时限检查法规定的装置和方法进行。

检查法：取供试品3粒，在室温放置1小时后，分别放在3个金属架的下层圆板上，装入各自的套筒内，并用挂钩固定。除另有规定外，将上述装置分别垂直浸入盛有不少于4L的37.0℃±0.5℃水的容器中，其上端位置应在水面下90mm处。容器中装一转动器，每隔10分钟在溶液中翻转该装置一次。

结果判定：除另有规定外，脂肪性基质的栓剂3粒均应在30分钟内全部融化、软化或触压时无硬心；水溶性基质的栓剂3粒均应在60分钟内全部溶解。如有1粒不符合规定，应另取3粒复试，均应符合规定。

(四)微生物限度

按照《中国药典》（2020年版）第四部通则1105、通则1106、通则1107检查非无菌产品微生物限度检查，应符合规定。

（五）典型栓剂实例分析

例1：化痔栓

[处方]　次没食子酸铋　200g　　　苦参　370g
　　　　黄柏　　　　　92.5g　　　洋金花　55.5g
　　　　冰片　　　　　30g

[制法]　以上五味，苦参、黄柏、洋金花加水煎煮二次，第一次4小时，第二次2小时，合并煎液，滤过，静置12小时，取上清液浓缩至相对密度为1.12（60～65℃）的清膏，干燥，粉碎成最细粉；将2.6g的羟苯乙酯用适量乙醇溶解；另取基质适量，加热熔化，加入次没食子酸铋、上述最细粉、冰片以及16.8g聚山梨酯80、羟苯乙酯乙醇液，混匀，灌注，制成1000粒，即得。

[性状]　本品为暗黄褐色的栓剂。

[功能与主治]　清热燥湿，收涩止血。用于大肠湿热所致的内外痔、混合痔疮。

[用法与用量]　患者取侧卧位，置入肛门2～2.5cm深处。一次1粒，一日1～2次。

[规格]　每粒重1.7g。

[贮藏]　30℃以下密闭贮存。

[注解]

（1）本品为外用药，禁止内服。

（2）忌烟酒，忌食辛辣、油腻及刺激性食物。

（3）用药期间不宜同时服用温热性药物。

（4）年老体弱者、有严重肝肾疾患及高血压、心脏病、糖尿病或血液病者应在医师指导下使用。

（5）肛裂患者不宜使用。

例2：保妇康栓

[处方]　莪术油　82g　　　冰片　75g

[制法]　以上二味，加入适量乙醇中，搅拌使溶解。另取硬脂酸聚烃氧（40）酯1235g和聚乙二醇4000 200g，加热使熔化，加入聚乙二醇400 120g和月桂氮䓬酮17.5g，搅匀，加入上述药液，搅匀，灌入栓剂模中，冷却后取出，制成1000粒，即得。

[性状]　本品呈乳白色、乳黄色或棕黄色的子弹形。

[功能与主治]　行气破瘀，生肌止痛。用于湿热瘀滞所致的带下病，症见带下量多、色黄、时有阴部瘙痒；外阴阴道假丝酵母菌病、老年性阴道炎、宫颈柱状上皮异位见上述证候者。

[用法与用量]　洗净外阴部，将栓剂塞入阴道深部；或在医生指导下用药。每晚1粒。

[注解]

（1）如遇天热，栓剂变软，切勿挤压，可在用药前将药放入冰箱内或冷水中冷冻5～10分钟，即可使用，外形改变不影响疗效。

（2）注意：孕妇禁用，哺乳期妇女在医生指导下用药。

（3）本品在阴道内缓缓溶化，因有效成分为挥发性，可均匀分布整个阴道壁及子宫颈，并渗入黏膜皱褶深部，充分发挥疗效，用后清凉舒适。

（4）本品为水溶性，不污染皮肤和衣物。

【项目小结】

教学提纲		主要内容简述
一级	二级	
一、知识概述	（一）栓剂的定义	腔道给药的固体制剂
	（二）栓剂的分类	按给药途径、按制备工艺与释药特点

教学提纲		主要内容简述
一级	二级	
一、知识概述	(三)栓剂的特点	局部或全身作用，避免首过效应，适合不宜口服的药物或患者
	(四)栓剂的质量要求	外观、水分限度、重量差异限度、装量差异限度、溶散时限、微生物限度检查
二、栓剂的处方组成	(一)药物	细粉，并全部通过六号筛
	(二)基质	油脂性、水溶性
	(三)附加剂	硬化剂、增稠剂、乳化剂、着色剂、抗氧剂、防腐剂
三、栓剂的临床应用和使用注意	(一)临床应用	阴道栓、直肠栓
	(二)使用注意	外用，不可内服
四、栓剂的制备	(一)置换价	DV，药物与同体积基质的质量之比
	(二)栓剂的制备方法	冷压法、热熔法
	(三)栓剂润滑剂的选用	对油脂性基质、对水溶性或亲水性基质
五、栓剂的质量评价	(一)外观	完整光滑无裂缝
	(二)重量差异	≤1.0g，±10%；1.0～3.0g，±7.5%；＞3.0g，±5%
	(三)融变时限	脂肪性基质30min内；水溶性基质60min内
	(四)微生物限度	符合2020年版《中国药典》第四部通则1105、1106、1107
	(五)典型栓剂实例分析	化痔栓和保妇康栓的处方、制法、功能与主治

【达标检测题】

一、单项选择题

1. 下列关于栓剂的概述，错误的叙述是（　　）。
   A. 栓剂系指药物与适宜基质制成的具有一定形状的供人体腔道给药的固体制剂
   B. 栓剂在常温下为固体，塞入人体腔道后，在体温下能迅速软化、熔融或溶解于分泌液
   C. 栓剂的形状因使用腔道不同而异
   D. 使用腔道不同而有不同的名称
   E. 目前，常用的栓剂有直肠栓和尿道栓

2. 下列属于栓剂水溶性基质的有（　　）。
   A. 可可豆脂　　　　　　　　　　B. 甘油明胶
   C. 硬脂酸丙二醇酯　　　　　　　D. 半合成脂肪酸甘油酯
   E. 羊毛脂

3. 下列属于栓剂油脂性基质的有（　　）。
   A. 甘油明胶　　B. 半合成棕榈酸酯　　C. 聚乙二醇类
   D. S-40　　　　E. Poloxamer

4. 下列属于栓剂油脂性基质的有（　　）。
   A. 甘油明胶　　B. Poloxamer　　C. 聚乙二醇类
   D. S-40　　　　E. 可可豆脂

5. 栓剂制备中，模型栓孔内涂软肥皂润滑剂适用于（　　）。

A. Poloxamer B. 聚乙二醇类 C. 半合成棕榈酸酯
D. S-40 E. 甘油明胶
6. 下列有关置换价的表述正确的是（　　）。
A. 药物的重量与基质重量的比值 B. 药物的体积与基质体积的比值
C. 药物的重量与同体积基质重量的比值 D. 药物的重量与基质体积的比值
E. 药物的体积与基质重量的比值
7. 目前，用于全身作用的栓剂主要是（　　）。
A. 阴道栓 B. 鼻道栓 C. 耳道栓
D. 尿道栓 E. 肛门栓
8. 全身作用的栓剂在应用时塞入距肛门口约（　　）。
A. 2cm B. 4cm C. 6cm
D. 8cm E. 10cm

二、配伍选择题

[题1—2]
A. 蜂蜡 B. 羊毛脂
C. 甘油明胶 D. 半合成脂肪酸甘油酯
E. 凡士林
1. 属于栓剂油脂性基质的是（　　）。
2. 属于栓剂水溶性基质的是（　　）。

[题3—5]
A. 可可豆脂 B. Poloxamer
C. 甘油明胶 D. 半合成脂肪酸甘油酯
E. 聚乙二醇类
3. 具有同质多晶的性质的是（　　）。
4. 目前取代天然油脂的较理想的栓剂基质是（　　）。
5. 多用作阴道栓剂基质的是（　　）。

三、多项选择题

1. 下列关于栓剂的概述叙述正确的是（　　）。
A. 栓剂系指药物与适宜基质制成的具有一定形状的供人体腔道给药的半固体制剂
B. 栓剂在常温下为固体，塞入人体腔道后，在体温下能迅速软化、熔融或溶解于分泌液
C. 栓剂的形状因使用腔道不同而异
D. 目前，常用的栓剂有直肠栓、阴道栓
E. 肛门栓的形状有球形、卵形、鸭嘴形等
2. 下列属于栓剂油脂性基质的有（　　）。
A. 可可豆脂 B. 羊毛脂
C. 硬脂酸丙二醇酯 D. 半合成脂肪酸甘油酯
E. 凡士林
3. 下列属于栓剂水溶性基质的有（　　）。
A. 甘油明胶 B. 甲基纤维素 C. 聚乙二醇类
D. S-40 E. Poloxamer
4. 下列关于栓剂的基质的正确叙述是（　　）。
A. 甘油明胶在体温下不熔化，但能软化并缓慢地溶于分泌液中，故药效缓慢、持久
B. 甘油明胶多用作肛门栓剂基质

C. 聚乙二醇基质不宜与银盐、鞣酸等配伍

D. 聚乙二醇对直肠黏膜有刺激作用，为避免其刺激性，可加入约20%的水

E. S-40为水溶性基质，可以与PEG混合应用，制得崩解释放均较好的性质较稳定的栓剂

5. 栓剂的制备方法有（　　）。

A. 乳化法　　　　B. 研合法　　　　C. 冷压法

D. 热融法　　　　E. 注入法

6. 下列关于局部作用的栓剂叙述正确的是（　　）。

A. 痔疮栓是局部作用的栓剂

B. 局部作用的栓剂，药物通常不吸收，应选择熔化或溶解、释药速度快的栓剂基质

C. 水溶性基质制成的栓剂因腔道中的液体量有限，使其溶解速度受限，释放药物缓慢

D. 脂肪性基质较水溶性基质更有利于发挥局部药效

E. 甘油明胶基质常用于起局部杀虫、抗菌的阴道栓基质

项目十四　膜剂与涂膜剂

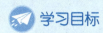学习目标

▶ **知识目标**

掌握：膜剂的概念、分类和特点；涂膜剂的概念和特点。
熟悉：膜剂、涂膜剂的处方组成；膜剂的制备方法和质量检查。
了解：涂膜剂的制备、质量检查。

▶ **能力目标**

能进行膜剂、涂膜剂典型处方分析。
能根据药物、临床应用与注意事项合理设计膜剂处方。
能进行膜剂制备和外观、重量差异等质量检查操作。
会设计膜剂的生产工艺流程。

▶ **素质目标**

能够树立绿色发展意识；培养以人为本的思想；养成精益求精、严谨细致的工作习惯。

【操作任务】

膜剂的制备

膜剂的制备

一、操作目的

（1）能用匀浆制膜法制备膜剂。
（2）会对膜剂进行处方分析。
（3）能正确使用水浴锅、烘箱等设备。

二、操作准备

恒温水浴锅、烘箱、筛网、玻璃板、烧杯、刮板；甲硝唑、聚乙烯醇（PVA）、甘油、蒸馏水、液体石蜡。

三、操作内容

（一）制备甲硝唑口腔溃疡膜

［处方］　甲硝唑　0.3g　　　PVA（17-88）　5.0g
　　　　　甘油　　0.3g　　　蒸馏水　　　　50mL

［制法］　取 PVA、甘油、蒸馏水，搅拌浸泡溶胀后于 90℃ 水浴上加热使溶解，趁热用 80 目筛网过滤，滤液放冷后加甲硝唑，搅拌使溶解，放置一定时间除气泡，然后倒在玻璃板上（预先涂少量液体石蜡）用刮板法制膜，于 80℃ 干燥后切成 $1cm^2$ 的小片，包装即得。

［注解］

（1）PVA 在浸泡溶胀时应加盖防止水分蒸发。溶解后应趁热过滤，除去杂质。

（2）药物与胶浆混匀后应静置除去气泡，涂膜时不宜搅拌，以免形成气泡。除气泡后应及时制膜，久置后药物易沉淀使含量不均匀。

(二)性状检查
(1) 外观。
(2) 重量差异。

四、思考题
(1) 处方中各辅料的作用是什么?
(2) 如何防止气泡的产生?
(3) 聚乙烯醇的加热温度过高会有什么影响?

一、膜剂

(一)膜剂概述

1. 膜剂的概念

膜剂(film)系指药物与适宜的成膜材料经加工制成的膜状制剂,供口服或黏膜用。膜剂一般厚度为 0.05~0.2mm,面积为 $1cm^2$ 的供口服、$0.5cm^2$ 的供眼用、$5cm^2$ 的供阴道用,其大小、形状和厚度常根据用药部位的特点和含药量而定。

2. 膜剂的分类

(1) 按结构特点分类

① 单层膜:药物均匀分散或溶解于成膜材料中所形成的膜剂。

② 多层膜:由多个单层膜叠合而成,便于解决药物间的配伍禁忌和分析上的相互干扰。

③ 夹心膜:在两层不溶性的高分子聚合物膜中间夹着一层含药的药膜,药物缓慢非恒速或恒速释放出来,又称为缓释膜或控释膜。

(2) 按给药途径分类

① 口服膜:指供口服、口含、舌下给药的膜剂,如昂丹司琼膜、氯雷他定膜、度米芬口含膜、硝酸甘油舌下膜。

② 口腔用膜:口腔内局部贴敷的膜剂,多用于口腔溃疡和牙周疾病,如复方氯己定地塞米松膜、口腔溃疡膜。

③ 眼膜剂:系指原料药物与高分子聚合物制成的无菌药膜,是可置于眼结膜囊内缓慢释放药物的眼用固体制剂,如毛果芸香碱膜。

④ 阴道用膜:用于局部治疗或避孕,如克霉唑药膜、诺氟沙星药膜、复方炔诺酮膜。

⑤ 皮肤、黏膜用膜:用于皮肤和黏膜创伤、烧伤或炎症表面的覆盖,如冻疮药膜、止血药膜。

3. 膜剂的特点

膜剂中的药物含量准确,稳定性好,采用不同的成膜材料可制成不同释药速度的膜剂。制备工艺简单、容易控制,有利于实现生产自动化和无菌操作。成膜材料用量少,体积小、重量轻,应用、携带、运输较方便。生产中无粉尘飞扬,有利于劳动保护。但膜剂载药量小,只限用于小剂量药物,且重量差异不易控制,收率不高。

4. 膜剂的质量要求

《中国药典》(2020年版)要求,膜剂在生产与贮藏期间应符合以下规定。

(1) 成膜材料及辅料应无毒、无刺激性、性质稳定、与原料药物兼容性良好。

(2) 原料药物如为水溶性,应与成膜材料制成具有一定黏度的溶液;如为水不溶性药物,应粉碎成极细粉,并与成膜材料等均匀混合。

(3) 膜剂外观应完整光洁、厚度一致、色泽均匀、无明显气泡。多剂量的膜剂,分格压痕应均匀清晰,并能按压痕撕开。

(4) 膜剂所用的包装材料应无毒性,能够防止污染,方便使用,并不能与原料药物或成膜材料发生理化作用。

(5) 除另有规定外,膜剂应密封贮存,防止受潮、发霉和变质。

(二)成膜材料与附加剂

1. 成膜材料

成膜材料是膜剂中药物的载体,其性能和质量对膜剂的成型、质量及药效有重要影响。理想的成膜材料应具备以下条件:①生理惰性、无毒、无刺激性,无不良气味;②性质稳定,不影响药效和主药的含量测定;③成膜和脱膜性能好,成膜后有足够的强度和柔韧性;④口服、腔道、眼用膜剂的成膜材料应具有良好的水溶性,或能逐渐降解;皮肤与黏膜用膜剂的成膜材料应能迅速、完全释放药物;⑤来源丰富、价格适宜。

(1) 天然高分子成膜材料 有明胶、阿拉伯胶、虫胶、琼脂、海藻酸及其盐、玉米朊、淀粉、糊精等。多数可生物降解或溶解,但成膜和脱膜性能较差,故常与合成高分子成膜材料合用。

(2) 合成与半合成高分子成膜材料

① 聚乙烯醇(PVA):是聚醋酸乙烯酯经醇解制得的结晶性高分子材料,分为白色或黄白色粉末状颗粒。PVA因其聚合度和醇解度的不同而有不同的规格和性质:聚合度越大,水溶性越小,水溶液的黏度大,成膜性能好;国内常用的PVA型号有05-88和17-88,其中"05"和"17"表示平均聚合度分别为500~600和1700~1800,"88"表示两者的醇解度均为88%±2%。PVA05-88聚合度小,水溶性大,柔韧性差;PVA17-88聚合度大,水溶性小,柔韧性好。两者以适当比例(如1:3)混合使用则能制得很好的膜剂。经验证明成膜材料中在成膜性能、膜的抗拉强度、柔韧性、吸湿性和水溶性等方面,均以PVA为最好,是目前国内最常用的成膜材料。PVA对眼黏膜和皮肤无毒、无刺激性,口服后在消化道很少吸收,也不分解,80%PVA在48小时内随大便排出体外,是一种安全的辅料。

② 乙烯-醋酸乙烯共聚物(EVA):是乙烯和醋酸乙烯在一定条件下共聚而成的热塑性不溶性高分子聚合物,为透明、无色粉末或颗粒。EVA无毒、无臭,无刺激性,与人体组织有良好的相容性;不溶于水,能溶于二氯甲烷、氯仿等有机溶剂;成膜性能良好,膜柔软、强度大,常用于制备眼、阴道、子宫等控释膜剂。

③ 其他:聚乙烯醇缩醛、聚乳酸、甲基纤维素、羟丙纤维素、羟丙甲纤维素、聚维酮等。

2. 附加剂

膜剂中除药物和成膜材料外,常用的附加剂有增塑剂、表面活性剂、填充剂、着色剂、脱膜剂等,具体见表14-1。

表 14-1 常见膜剂附加剂及其作用

成分	作用
增塑剂(甘油、山梨醇、丙二醇等)	增加成膜性、柔韧性
表面活性剂(聚山梨酯80、十二烷基硫酸钠、卵磷脂等)	增加药物与膜材的亲和力
填充剂($CaCO_3$、SiO_2、淀粉、糊精、甘露醇等)	改善膜剂外观、药物分散性、膜剂机械性能
着色剂(食用色素)	着色
遮光剂(TiO_2等)	掩蔽紫外线
脱膜剂(液状石蜡)	制备时利于脱模

（三）膜剂的制备

1. 匀浆制膜法

匀浆制膜法又称流延法、涂膜法，是目前国内制备膜剂的常用方法。本法首先将成膜材料溶解于水或其他适宜的溶剂中，必要时过滤；加入主药和附加剂充分搅拌使溶解（不溶于水的药物可预先粉碎成细粉或制成微晶均匀分散于浆液中），脱去气泡。小量制备时倾于平板玻璃上涂成厚度一致的涂层，大量生产可用涂膜机涂膜。烘干后根据主药含量计算单剂量膜的面积，剪切成单剂量的小格。

2. 热塑制膜法

热塑制膜法是指将药物细粉和热塑性成膜材料（如EVA）相混合，用橡皮滚筒混炼，热压成膜；或将成膜材料（如聚乳酸）在热熔状态下加入药物细粉使混合均匀，涂膜，在冷却过程中成膜的方法。

3. 复合制膜法

先将水不溶性的成膜材料（如EVA）制成具有凹穴的上外膜带和下外膜带，再将水溶性成膜材料（如PVA）用匀浆制膜法制成含药内膜带，经剪切后置于上下外膜带的凹穴中，热封即可；也可用易挥发性溶剂制成含药匀浆，以间歇定量注入法注入下外膜带的凹穴中，干燥后盖上外膜带，热封即成。本法一般用于缓释膜的制备。

（四）膜剂的质量检查

1. 外观

外观应完整光洁，厚度一致、色泽均匀、无明显气泡。

2. 重量差异

除另有规定外，取供试品20片，精密称定总重量，求得平均重量，再分别精密称定各片的重量，每片重量与平均重量比较，按表14-2的规定，超出重量差异限度的不得多于2片，并不得有1片超出限度的1倍。

表14-2 膜剂的重量差异限度

平均重量	重量差异限度
0.02g及0.02g以下	±15%
0.02g以上至0.20g	±10%
0.20g以上	±7.5%

凡进行含量均匀度检查的膜剂，一般不再进行重量差异检查。

3. 无菌检查

眼膜剂按照《中国药典》（2020年版）"无菌检查法"检查，应符合规定。

4. 微生物限度

按照《中国药典》（2020年版）有关膜剂微生物限度要求进行检查，应符合相关规定。

5. 其他

酸度、溶化时限、有关物质、含量等均应符合各制剂项下的规定。

（五）膜剂实例分析

例：蜂胶口腔膜

[处方]　蜂胶浸膏　　　　　18g　　　乙醇　　　9mL
　　　　聚乙烯醇（05-88）　10g　　　西黄蓍胶　1.5g
　　　　甘油　　　　　　　1.5g　　　纯化水　　适量

[制法]　称取聚乙烯醇10g置于烧杯中，加纯化水至50mL，在85℃水浴上溶解、冷至室温备用。取蜂胶浸膏18g置乳钵中，依次加入处方量的乙醇、甘油、西黄蓍胶研匀，再缓缓加入聚乙烯醇胶浆，边加边研匀，制成易流动的浆液；放置，待气泡除尽后，将浆液倾于涂过液状石蜡的玻璃板上，用玻璃棒拉平，置60℃烘箱干燥，脱模分格包装即得。每 cm² 含蜂胶生药 3mg。

[解析]　蜂胶本身具有成膜性，并有止痛、消炎、促进溃疡面愈合的作用，本品用于口腔溃疡的治疗。处方中聚乙烯醇、西黄蓍胶为成膜材料，甘油为增塑剂。

二、涂膜剂

（一）涂膜剂概述

涂膜剂是指原料药物溶解或分散于含成膜材料的溶剂中，涂搽患处后形成薄膜的外用液体制剂。用时涂布于患处，有机溶剂迅速挥发，形成薄膜保护患处，并缓缓释放药物发挥治疗作用。如哈西奈德涂膜、疏痛安涂膜剂。

涂膜剂是在硬膏剂、火棉胶剂、膜剂应用基础上发展起来的一种新剂型，具有制备工艺简单，不用裱褙材料，无需特殊设备，使用方便，不易脱落，容易洗除等特点。一般用于无渗出液的损害性皮肤病，对过敏性皮炎、神经性皮炎、银屑病等皮肤病有较好的防治作用。

按照《中国药典》（2020年版）四部制剂通则（0119）要求，涂膜剂在生产与贮藏期间应符合以下规定。

（1）涂膜剂用时涂布于患处，有机溶剂迅速挥发，形成薄膜保护患处，并缓慢释放药物起治疗作用。涂膜剂一般用于无渗出液的损害性皮肤病等。

（2）涂膜剂常用的成膜材料有聚乙烯醇、聚乙烯吡咯烷酮、乙基纤维素和聚乙烯醇缩甲乙醛等；增塑剂有甘油、丙二醇、三乙酸甘油酯等；溶剂为乙醇等。必要时可加其他附加剂，所加附加剂对皮肤或黏膜应无刺激性。

（3）涂膜剂应稳定，根据需要可加入抑菌剂或抗氧剂。除另有规定外，在制剂确定处方时，该处方的抑菌效力应符合抑菌效力检查法（通则1121）的规定。

（4）除另有规定外，应采用非渗透性容器和包装，避光、密闭贮存。

（5）除另有规定外，涂膜剂在启用后最多可使用4周。

（6）涂膜剂用于烧伤治疗如为非无菌制剂的，应在标签上标明"非无菌制剂"；产品说明书中应注明"本品为非无菌制剂"，同时在适应症下应明确"用于程度较轻的烧伤（Ⅰ°或浅Ⅱ°）"；注意事项下规定"应遵医嘱使用"。

（二）涂膜剂的处方组成

涂膜剂的处方主要由药物、成膜材料、挥发性有机溶剂及增塑剂等组成。必要时可添加透皮吸收促进剂、抗氧剂、防腐剂、着色剂等附加剂。常用的成膜材料有聚乙烯醇、聚乙烯吡咯烷酮、卡波姆、聚乙烯醇缩甲乙醛、壳聚糖和纤维素衍生物等。挥发性有机溶剂常用乙醇、丙酮或两者的混合液。增塑剂常用甘油、丙二醇、三乙酸甘油酯、邻苯二甲酸二丁酯等。

（三）涂膜剂的制备

涂膜剂通常采用溶解法制备，先将成膜材料溶解，再与药物、附加剂等混合均匀。若药物可溶于溶剂，将药物溶解后与成膜材料溶液混合；若药物不溶于溶剂，应先加少量溶剂充分研磨后与成膜材料溶液混合；若为中药，应先以适宜方法提取制成乙醇提取液或提取物的乙醇-丙酮溶液再与成膜材料溶液混合。

（四）涂膜剂的质量检查

除另有规定外，涂膜剂应进行以下相应检查。

1. 装量

除另有规定外，照《中国药典》（2020年版）四部最低装量检查法（通则0942）检查，应符合规定。

2. 无菌

除另有规定外，用于烧伤［除程度较轻的烧伤（Ⅰ°或浅Ⅱ°外）］、严重创伤或临床必须无菌的涂膜剂，照《中国药典》（2020年版）四部无菌检查法（通则1101）检查，应符合规定。

3. 微生物限度

除另有规定外，照非无菌产品微生物限度检查：《中国药典》（2020年版）四部微生物计数法（通则1105）和控制菌检查法（通则1106）及非无菌药品微生物限度标准（通则1107）检查，应符合规定。

（五）涂膜剂实例分析

例：疏痛安涂膜剂

［处方］　透骨草　　143g　　　伸筋草　　143g
　　　　　红花　　　48g　　　 薄荷脑　　6.7g
　　　　　稀醋酸　　适量　　　乙醇　　　适量
　　　　　聚乙烯醇　100g　　　甘油　　　8.3g

［制法］以上四味，除薄荷脑外，其余透骨草等三味加水适量，用稀醋酸调节pH值至4~5，煎煮三次，每次1小时，煎液滤过，滤液合并，浓缩至相对密度为1.12~1.16（80℃），加乙醇使含醇量达60%，放置过夜，滤过，滤液备用。另取聚乙烯醇（药膜树脂04）100g，加50%乙醇适量使溶解，加入上述备用液，再加薄荷脑及甘油8.3g，搅匀，加50%乙醇调整总量至1000mL，即得。

［解析］本品为棕红色黏稠状的液体。舒筋活血，消肿止痛，用于风中经络、脉络瘀滞所致的头面疼痛、口眼歪斜，或跌打损伤所致的局部肿痛；头面部神经痛、面神经麻痹、急慢性软组织损伤见上述证候者。涂患处或有关穴位。一日2~3次。

【拓展知识】

口溶膜

口溶膜（orally thin film，OTF）是膜剂的一种，由药物和成膜材料组成，一般是将一定剂量的化学药品或中药提取物的有效成分固定在成膜材料上，其大小、形状、厚度类似于邮票，将其置于舌上，无需喝水即可在唾液中快速溶解、释放药物。口溶膜在口腔中溶解，药物可以经口腔黏膜直接吸收，避免首过效应，起效迅速，且携带方便，适合于老年、儿童等吞咽困难的患者。作为一种可以替代口腔崩解片的新剂型，近年来我国口溶膜药物逐渐增多，口溶膜国内上市的品种包括奥氮平口溶膜、他达拉非口溶膜、昂丹司琼口溶膜、孟鲁司特钠口溶膜、盐酸美金刚口溶膜、阿立哌唑口溶膜。口溶膜可以根据特定的原料药和治疗的需要调整其结构组成，可大致分为三类：单层、夹层、双层或多层膜。在双层膜结构中，含药层由味觉掩蔽层或渗透增强剂层或黏合剂层支撑。在多层结构中，是将含药层夹在两个支撑层之间，其中一层为掩味层，另一层为渗透增强层或黏合剂层。口溶膜的制备主要包括半固体浇铸法、碾压法、热熔挤出法和溶剂浇铸法，其中热熔挤出法和溶剂浇铸法较为常用。

【项目小结】

教学提纲		主要内容简述
一级	二级	
一、膜剂	（一）膜剂概述	膜剂概念、分类、特点、质量要求
	（二）成膜材料与附加剂	天然高分子成膜材料，合成和半合成高分子成膜材料（PVA、EVA）、附加剂等
	（三）膜剂的制备	匀浆制膜法、热塑制膜法、复合制膜法
	（四）膜剂的质量检查	外观、重量差异、无菌、微生物限度、其他
	（五）膜剂实例分析	蜂胶口腔膜
二、涂膜剂	（一）涂膜剂概述	涂膜剂概念、制剂通则要求
	（二）涂膜剂的处方组成	药物、成膜材料、挥发性有机溶剂、附加剂
	（三）涂膜剂的制备	溶解法
	（四）涂膜剂的质量检查	装量、无菌、微生物限度
	（五）涂膜剂实例分析	疏痛安涂膜剂

【达标检测题】

一、单项选择题

1. 需要进行无菌检查的膜剂是（　　）。
   A. 口服膜剂　　B. 阴道用膜　　C. 眼用膜
   D. 口腔用膜　　E. 舌下膜

2. 常用的膜剂成膜材料是（　　）。
   A. PEG　　B. HPC　　C. PVA
   D. EC　　E. HPMCP

3. 膜剂中加入二氧化钛的目的是作（　　）。
   A. 矫味剂　　B. 抗氧剂　　C. 增塑剂
   D. 防腐剂　　E. 遮光剂

二、多项选择题

1. 膜剂的给药途径包括（　　）。
   A. 口服　　B. 注射　　C. 眼用
   D. 阴道用　　E. 口腔用

2. 涂膜剂的组成包括（　　）。
   A. 药物　　B. 成膜材料　　C. 挥发性有机溶剂
   D. 增塑剂　　E. 崩解剂

项目十五　气雾剂、喷雾剂与粉雾剂

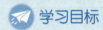 学习目标

▶ 知识目标

掌握：气雾剂和吸入粉雾剂的概念、特点、组成、质量评价及气雾剂的制备工艺。
熟悉：气雾剂的常用抛射剂、处方分析以及喷雾剂的概念、特点、质量评价。
了解：气雾剂的耐压容器及阀门系统以及喷雾剂的喷雾装置。

▶ 能力目标

能进行气雾剂和吸入粉雾剂典型处方分析。
会设计气雾剂的制备工艺流程。
能根据药典规定对气雾剂进行质量评价。

▶ 素质目标

能够在进行气雾剂制备时树立安全生产、环保节能意识；养成严谨认真、善于思考的工作习惯。

【操作任务】

气雾剂的制备和质量检查

一、操作目的

(1) 能进行气雾剂的处方分析和小试制备。
(2) 会均一性测定装置组装、操作。
(3) 能根据药典规定，正确进行结果判定。

二、操作准备

不锈钢容器、定量阀门系统装置、压装机、均一性测定装置；异丙托溴铵、枸橼酸、HFA-134a、乙醇等。

三、操作内容

(一) 异丙托溴铵气雾剂（治疗支气管哮喘）

异丙托溴铵气雾剂临床上用于慢性阻塞性肺疾病的维持治疗，可缓解支气管痉挛、喘息症状，用于治疗支气管哮喘。气雾吸入，一次20～40μg，每天3～4次。

[处方]　异丙托溴铵　0.374g　　无水乙醇　150.000g
　　　　HFA-134a　844.586g　　枸橼酸　　0.040g
　　　　蒸馏水　　　5.000g　　共制　　　1000g

[制法] 将异丙托溴铵、枸橼酸和水溶解在乙醇中制备活性组分浓溶液，将活性组分浓溶液装入气雾剂容器中。容器的上部空间用氮气或 HFA-134a 蒸气充填，并用阀门密封。然后将 HFA-134a 加压充填入密封的容器内即得。

[注解]
(1) 该制剂为溶液型气雾剂。
(2) 异丙托溴铵与制剂中的共溶剂乙醇相互作用会水解形成托品酸，故加入枸橼酸调节 pH，抑制药物分解，以增强本品的稳定性。
(3) 无水乙醇作为潜溶剂增加药物和赋形剂在制剂中的溶解度，使药物溶解达到有效治疗量。
(4) 加入少量的水可以降低药物因脱水引起的分解。

(二) 泄漏率检查

取供试品 12 罐，用乙醇将表面清洗干净，室温垂直（直立）放置 24 小时，分别精密称定重量（W_1），再在室温放置 72 小时（精确至 30 分钟），再分别精密称定重量（W_2），置 2～8℃ 冷却后，迅速在阀上面钻一小孔，放置至室温，待抛射剂完全气化挥尽后，将瓶与阀分离，用乙醇洗净，在室温下干燥，分别精密称定重量（W_3），按下式计算每瓶年泄漏率。平均年泄漏率应小于 3.5%，并不得有 1 瓶大于 5%。

$$年泄漏率 = 365 \times 24 \times (W_1 - W_2) / [72 \times (W_1 - W_3)] \times 100\%$$

结果记录于表 15-1 中。

表 15-1 年泄漏率结果记录

项目	1	2	3	4	5	6	7	8	9	10	11	12
W_1												
W_2												
W_3												
年泄漏率/%												
总年泄漏率/%						平均年泄漏率/%						

四、思考题

(1) 就所得数据进行结果判定。
(2) 试写出气雾剂的制备工艺流程。
(3) 分析异丙托溴铵气雾剂处方，说明其临床应用与注意事项。

气雾剂的制备

一、气雾剂

（一）气雾剂概述

气雾剂系指原料药物或原料药物和附加剂与适宜的抛射剂共同装封于具有特制阀门系统的耐压容器中，使用时借助抛射剂的压力将内容物呈雾状物喷至腔道黏膜或皮肤的制剂。

课堂互动 根据定义分析气雾剂的组成有哪些？

1. 气雾剂的分类

气雾剂按照给药途径、分散系统、相组成、给药定量与否进行分类。

(1) 按给药途径分类 见表 15-2。

表 15-2 气雾剂按给药途径分类

给药途径	部位	内容
吸入	鼻	鼻用气雾剂:系指经鼻吸入沉积于鼻腔的制剂
	口	吸入用气雾剂:系指经口吸入沉积于肺部的制剂
非吸入	皮肤	皮肤用气雾剂:主要起保护创面、清洁消毒、局部麻醉及止血等作用
	腔道黏膜	鼻黏膜用气雾剂:用于一些蛋白多肽类药物的给药方式,可发挥全身作用;阴道黏膜用气雾剂:常用 O/W 型泡沫气雾剂,主要用于治疗微生物、寄生虫等引起的阴道炎,也可用于节制生育

(2) 按分散系统分类 见表 15-3。

表 15-3 气雾剂按分散系统分类

分散系统	内容
溶液型气雾剂	指固体或液体药物溶于抛射剂中或在潜溶剂的作用下与抛射剂混合而形成的溶液,喷射时抛射剂挥发,药物以液体或固体微粒形式到达作用部位
混悬型气雾剂	药物以固体微粒形式分散在抛射剂中形成的混悬液,喷射时抛射剂挥发,药物以固体微粒形式到达作用部位
乳状液型气雾剂	液体药物或药物溶液与抛射剂经乳化形成的乳状液,其类型有 O/W 型和 W/O 型

(3) 按相组成分类 见表 15-4。

表 15-4 气雾剂按相组成分类

相	组成
二相	由气相与液相组成,按处方制成澄清的溶液后,按规定量分装
三相	由气相、液相与固相或液相组成,应将微粉化(或乳化)原料药物与附加剂充分混合制得混悬液或乳状液,如有必要,抽样检查,符合要求后分装

(4) 按给药定量与否分类 见表 15-5。

表 15-5 气雾剂按给药定量与否分类

定量与否	用途
定量气雾剂	主要用于肺部、口腔和鼻腔,采用定量阀门系统的吸入气雾剂称为定量吸入气雾剂(MDI)
非定量气雾剂	主要为皮肤和黏膜用气雾剂

> **知识链接**
>
> **药物肺部吸收的特点**
>
> 肺由气管、支气管、末端细支气管、呼吸细支气管、肺泡管和肺泡组成。肺是开放性器官,与气道构成人类持续与外界气体交换的主要场所。肺泡是人体进行气-血交换的场所,也是药物的主要吸收部位。气雾剂、吸入粉雾剂与喷雾剂均可通过肺部给药,与其他途径相比,肺吸入给药吸收速度快,主要原因有以下 3 个。①具有巨大的吸收表面积:人的肺部有 3 亿~

4亿个肺泡囊，总表面积可达 70～100m^2，为体表面积的 25 倍。②上皮屏障较薄及膜通透性高：肺泡囊壁由单层上皮细胞构成，厚度只有 0.5～1μm。③吸收部位血流丰富：肺泡表面覆盖着致密的毛细血管网，肺泡表面到毛细血管距离仅约 1μm，药物吸收迅速。另外，药物直接进入血液循环，不受肝脏首过效应的影响。

2. 气雾剂的特点

气雾剂的特点见表 15-6。

表 15-6 气雾剂的特点

优点	不足
具有速效和定位作用：药物可直接到达作用或吸收部位，分布均匀，奏效快。	成本高：需要耐压容器、阀门系统和特殊的生产设备，投入成本高。
增加药物的稳定性：药物密闭于不透明的容器中，避光且不与空气中的氧或水分直接接触，也不易被微生物污染，稳定性好。	不适与刺激：抛射剂因其高度挥发性而具有制冷效应，多次用于受伤皮肤上可引起不适与刺激。
提高药物的生物利用度：药物不经胃肠道吸收，避免首过效应，生物利用度高。	泄漏风险：气雾剂如封装不严密，可因抛射剂的泄漏而失效。
剂量准确：采用定量阀门系统，剂量准确，且喷出雾分布均匀，使用时只需按动推动钮，药液即可喷出，方便使用。	爆炸风险：容器内具有一定的压力，遇热或受撞击也可能发生爆炸。
减小对创面的刺激性：药物以细小雾滴等形式喷于用药部位，机械刺激性小，并可减少局部涂药的疼痛与感染，尤其适用于外伤和烧伤患者	变异性较大：吸入气雾剂因肺部吸收干扰因素多，往往吸收不完全且变异性较大

知识链接

吸入气雾剂的正确使用

吸入疗法是目前治疗哮喘的最好方法，为保证治疗效果，应掌握气雾剂的正确使用方法。①患者张口，微仰头，吸入时应仰头，以使吸入气流通道呈直线，利于气雾深吸入。②先用力呼尽气，然后在开始吸气时掀动气阀，同时深而缓慢地吸气，尽量让喷入的气雾剂能随气流方向进入支气管深部。③喷后应屏气 5～10 秒，再把口闭紧，用鼻慢慢呼气。可以总结为"一呼、二吸、三屏气"，如此喷雾，可使药剂直达深部支气管黏膜，使其成分发挥疗效。④最后用半杯清水漱口，以清除口腔、咽喉的药物，避免副作用，尤其是吸入激素类，否则易致真菌感染。

3. 气雾剂的质量要求

（1）根据需要可加入溶剂、助溶剂、抗氧剂、抑菌剂、表面活性剂等附加剂，除另有规定外，在制剂确定处方时，该处方的抑菌效力应符合抑菌效力检查法（通则 1121）的规定。气雾剂中所有附加剂均应对皮肤或黏膜无刺激性。

（2）二相气雾剂应按处方制得澄清的溶液后，按规定量分装。三相气雾剂应将微粉化（或乳化）原料药物和附加剂充分混合制得混悬液或乳状液，如有必要，抽样检查，符合要求后分装。在制备过程中，必要时应严格控制水分，防止水分混入。

（3）气雾剂常用的抛射剂为适宜的低沸点液体。根据气雾剂所需压力，可将两种或几种抛射剂以适宜比例混合使用。

（4）气雾剂的容器，应能耐受气雾剂所需的压力，各组成部件均不得与原料药物或附加剂发生理化作用，其尺寸精度与溶胀性必须符合要求。

(5) 定量气雾剂释出的主药含量应准确、均一，喷出的雾滴（粒）应均匀。

(6) 制成的气雾剂应进行泄漏检查，确保使用安全。

(7) 气雾剂应置凉暗处贮存，并避免曝晒、受热、敲打、撞击。

(8) 定量气雾剂应标明：①每罐总揿次；②每揿主药含量或递送剂量。

(9) 气雾剂用于烧伤治疗如为非无菌制剂的，应在标签上标明"非无菌制剂"；产品说明书中应注明"本品为非无菌制剂"，同时在适应症下应明确"用于程度较轻的烧伤（Ⅰ°或浅Ⅱ°）"；注意事项下规定"应遵医嘱使用"。

(二) 气雾剂的组成

气雾剂的组成见图 15-1。

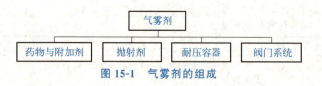

图 15-1 气雾剂的组成

1. 药物与附加剂

(1) 药物 液体和固体药物均可制备气雾剂，目前应用较多的药物有呼吸道系统用药、心血管系统用药、解痉药及烧伤用药等，多肽类药物气雾剂给药系统的研究也有报道。

(2) 附加剂 为制备质量稳定的气雾剂可加入溶剂、助溶剂、抗氧剂、抑菌剂、表面活性剂、稳定剂等附加剂（表 15-7）。

表 15-7 气雾剂常用附加剂

气雾剂	常用附加剂
溶液型气雾剂	潜溶剂（乙醇、丙二醇或聚乙二醇）
混悬型气雾剂	润湿剂（滑石粉、胶体二氧化硅）；稳定剂（司盘 85、月桂醇类）
乳状液型气雾剂	乳化剂（聚山梨酯、三乙醇胺硬脂酸酯）

2. 抛射剂

抛射剂是气雾剂的动力系统，是喷射压力的来源，同时可兼作药物的溶剂或稀释剂。由于抛射剂是在高压下液化的液体，沸点低于室温，蒸气压高，当阀门开启时，外部压力突然降低（小于 1 个大气压），抛射剂急剧汽化，借助抛射剂的压力，容器内的药物以雾状喷出。抛射剂喷射能力的大小直接受其种类和用量的影响，同时也要依据气雾剂用药目的和要求进行合理选择。

(1) 理想的抛射剂

① 在常温下饱和蒸气压高于大气压。

② 无毒、无致敏反应和刺激性。

③ 惰性，不与药物等发生反应。

④ 不易燃、不易爆炸。

⑤ 无色、无臭、无味。

⑥ 价廉易得。

(2) 分类

① 氟氯烷烃类：又称氟利昂（CFC），沸点低，常温下饱和蒸气压略高于大气压，易控制，性质稳定，不易燃烧，液化后密度大，无味，基本无臭，毒性较小，不溶于水，可作脂溶性药物的溶剂。常用的氟利昂有三氯一氟甲烷（F11）、二氯二氟甲烷（F12）和二氯四氟乙烷（F114）。但由于其对大气臭氧层的破坏，国际有关组织已要求停用，我国药品监督管理部门也规定从 2010 年起全面禁止氟利昂作为抛射剂用于药用吸入气雾剂中。

② 氢氟烷烃类（HFA）：HFA 为饱和烷烃，极性小，无毒，在常温下是无色无臭的气体，具有较高的蒸气压，不易燃易爆，一般条件下化学性质稳定，几乎不与任何物质产生化学反应，室

温及正常压力下可以按任何比例与空气混合。HFA 结构中不含氯原子，故不破坏大气臭氧层。HFA 作为一种新型抛射剂，它对许多化合物具有良好的溶解性。国际药用气雾剂协会于 1994 和 1995 年组织和完成了四氟乙烷（HFA-134a）和七氟丙烷（HFA-227）的安全性评价。1996 年，第一个以 HFA-134a 作为抛射剂的硫酸沙丁胺醇气雾剂在欧洲上市，目前 HFA 作为抛射剂的应用较广，已成为 CFC 的主要代用品。但 HFA 在常温下的饱和蒸气压较高，对灌装容器提出了更高的耐压要求。

③ 二甲醚（DME）：DME 在常温常压下为无色、具有轻微醚香味的气体，且常温下有惰性，不易氧化，可长期储存而不分解或转化，无腐蚀性，无致癌性，对极性和非极性物质均有高度溶解性，在大气层中被降解为二氧化碳和水。二甲醚因其稳定的化学性质、优良的物理特性以及低毒性，特别适合作为性能优越的气雾制品抛射剂。

④ 压缩气体类：主要有二氧化碳、氮气和一氧化氮等，化学性质稳定，不与药物发生反应，不燃烧。但液化后的沸点很低，常温时蒸气压过高，对容器的耐压性能要求高。使用时压力容易迅速降低，达不到持久喷射的效果，因而在吸入气雾剂中不常用，主要用于喷雾剂。

⑤ 碳氢化合物类：主要有丙烷、正丁烷、异丁烷等。此类抛射剂密度低，易燃、易爆，不宜单独使用，可与其他抛射剂合用。

3. 耐压容器

气雾剂的容器不得与药物和抛射剂发生反应，具有一定的耐压性、耐冲击性、耐腐蚀性，且轻便、价廉。目前，常用的耐压容器如表 15-8 所示。

表 15-8　常用的耐压容器

耐压容器	特点
玻璃容器	化学性质稳定，较常用。但是耐压和耐撞击性差，故常在玻璃容器外搪上塑料防护层以弥补这一缺陷
金属容器	耐压性强，多以铝、不锈钢、镀锡钢板为材料，但对药液不稳定，常需内涂聚乙烯或环氧树脂等
塑料容器	质地轻而耐压，抗撞击性和耐腐蚀性均较好，但因通透性较高及塑料添加剂可能存在的影响，应用尚不普遍

4. 阀门系统

气雾剂的阀门系统是控制药物和抛射剂从耐压容器中喷射出来的主要部件，一般由推动钮、阀门杆、橡胶封圈、弹簧、定量杯、浸入管等组成，如图 15-2 所示。常用类型主要有供呼吸道吸入用的定量阀门、供腔道或皮肤用的泡沫阀门、非定量阀门等。阀门系统应坚固、耐用、结构

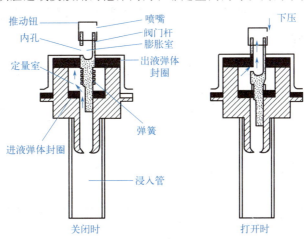

图 15-2　气雾剂的阀门系统结构示意图

稳定,所用材料必须对内容物为惰性,其加工也应精密。

> **课堂互动** 1. 分析如下气雾剂处方,说明处方中各附加剂分别起什么作用?

盐酸异丙肾上腺素气雾剂

[处方]　盐酸异丙肾上腺素　2.5g　　　维生素C　1.0g
　　　　乙醇　　　　　　　296.5g　　F12　　　 适量
　　　　制成　　　　　　　1000g

2. 大蒜油气雾剂

[处方]　大蒜油　　　　10mL　　　聚山梨酯80　　　30g
　　　　油酸山梨坦　　35g　　　　十二烷基磺酸钠　20g
　　　　甘油　　　　　250mL　　　F12　　　　　　 962.5mL
　　　　加蒸馏水至　　10000mL

(三)气雾剂的临床应用与注意事项

近年来新技术在气雾剂中的应用越来越多,首先是给药系统本身的完善,如新的吸入给药装置等,使气雾剂的应用越来越方便,患者更易接受。其次是新的制剂技术,如脂质体、前体药物、高分子载体等的应用,使药物在肺部的停留时间延长,起到缓释的作用。气雾剂的临床应用与注意事项如下。

1. 临床应用

气雾剂可用于呼吸道吸入给药,或直接喷至腔道黏膜、皮肤给药,也可用于空间消毒。

2. 注意事项

(1) 使用前应充分摇匀储药罐,使罐中药物和抛射剂充分混合。首次使用或距上次使用超过1周时,先向空中试喷一次。

(2) 患者吸药前需张口、头略后仰、缓慢地呼气,直到不再有空气可从肺中呼出。垂直握住雾化吸入器,用嘴唇包绕住吸入器口,开始深而缓慢吸气并按动气阀,尽量使药物随气流方向进入支气管深部,然后闭口并屏气10秒后用鼻慢慢呼气。如需多次吸入,休息1分钟后重复操作。

(3) 吸入结束后用清水漱口,以清除口腔残留的药物。如使用激素类药物应刷牙,避免药物对口腔黏膜和牙齿的损伤。

(4) 气雾剂药物使用耐压容器、阀门系统,有一定的内压。抛射剂多为液化气体,在常压沸点低于室温,常温下蒸气压高于大气压。因此气雾剂药物遇热和受撞击有可能发生爆炸,储存时应注意避光、避热、避冷冻、避摔碰,即使药品已用完的小罐也不可弄破、刺穿或燃烧。

(四)气雾剂的制备

气雾剂应在规定的洁净环境条件下进行制备,各种用具、容器等需用适宜的方法清洁、灭菌,整个操作过程应注意防止微生物污染。制备工艺流程见图15-3。其主要制备过程可分为容器和阀门系统的处理与装配、药物的配制与分装、抛射剂的充填三部分,最后经质量检查合格后得气雾剂成品。

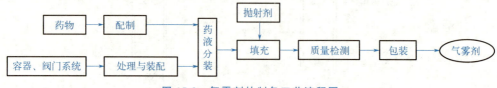

图15-3　气雾剂的制备工艺流程图

(1) 容器和阀门系统的处理与装配

① 玻璃搪塑。先将玻璃瓶洗净烘干，预热至 120~130℃，趁热浸入塑料黏浆中，使瓶颈以下黏附一层塑料浆液，倒置，在 150~170℃烘干 15 分钟，备用。

② 阀门系统的处理与装备。将阀门的各种零件分别处理。橡胶制品可在 75%乙醇中浸泡 24 小时，以除去色泽并消毒，干燥备用；塑料、尼龙零件洗净再浸泡在 95%乙醇中备用；不锈钢弹簧在 1%~3%氢氧化钠碱液中煮沸 10~30 分钟，用水洗涤数次，然后用纯化水洗涤 2~3 次，直至无油腻为止，浸泡在 95%乙醇中备用。最后将上述已处理好的零件按照阀门结构装配，定量室与橡胶垫圈套合，阀门杆装上弹簧与橡胶垫圈及封帽等。

(2) 药物的配制与分装

① 药物的配制。按处方组成及所要求的气雾剂类型进行配制。溶液型气雾剂应制成澄清药液；混悬型气雾剂应将药物微粉化并保持干燥状态，严防药物微粉吸附水蒸气；乳剂型气雾剂应制成稳定的乳剂。然后定量分装在已准备好的容器内，安装阀门，轧紧封帽。

② 药物的分装。将配制好的合格药物分散系统定量分装于已准备好的容器内，安装阀门，轧紧封帽。

(3) 抛射剂的充填 抛射剂的充填有压灌法和冷灌法两种。

① 压灌法。先将配好的药液在室温下灌入容器内，再将阀门装上并轧紧，然后通过压装机压入定量的抛射剂。压入法的设备简单，不需要低温操作，抛射剂损耗较少。但生产速度较慢，且使用过程中压力的变化幅度较大。图 15-4 为抛射剂压装机示意图。

② 冷灌法。先将配好的药液冷却至 -20℃ 左右，抛射剂冷却至沸点以下至少 5℃。先将冷却的药液灌入容器中，随后加入已冷却的抛射剂。立即将阀门装上并轧紧，操作必须迅速，以减少抛射剂的损失。此法速度快，对阀门无影响，成品压力较稳定。但需制冷设备和低温操作，抛射剂损失较多。含水品种不宜使用此法。

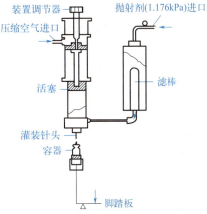

图 15-4 抛射剂压装机示意图

> **知识链接**
>
> **气雾剂的质量评定**
>
> 气雾剂在生产与贮藏期间应符合《中国药典》（2020 年版）四部（通则 0113）中的有关规定。吸入气雾剂和鼻用气雾剂除符合气雾剂项下要求外，还应符合吸入制剂（通则 0111）和鼻用气雾剂（通则 0106）相关项下要求。
>
> **(1) 每瓶总揿次** 定量气雾剂照吸入制剂（通则 0111）相关项下的方法检查，每罐（瓶）总揿次应符合规定。
>
> **(2) 递送剂量均一性** 除另有规定外，定量气雾剂照吸入制剂（通则 0111）相关项下的方法检查，递送剂量均一性应符合规定。
>
> **(3) 每揿主药含量** 定量气雾剂每揿主药含量应为每揿主药含量标示量的 80%~120%。凡规定测定递送剂量均一性的气雾剂，一般不再进行每揿主药含量的测定。
>
> **(4) 喷射速率** 非定量气雾剂照气雾剂项下的方法检查，喷射速率应符合规定。
>
> **(5) 喷出总量** 非定量气雾剂照气雾剂项下的方法检查，每瓶喷出量均不得少于标示装量的 85%。

(6) 每揿喷量 定量气雾剂照气雾剂项下的方法检查,除另有规定外,应为标示喷量的 80%~120%。凡进行每揿递送剂量均一性检查的气雾剂,不再进行每揿喷量检查。

(7) 粒度 除另有规定外,中药吸入用混悬型气雾剂若不进行微细粒子剂量测定,应进行粒度检查。平均原料药物粒径应在 5μm 以下,粒径≥10μm 的粒子不得超过 10 粒。

(8) 装量 非定量气雾剂照最低装量检查法(通则 0942)检查,应符合规定。

(9) 无菌 除另有规定外,用于烧伤[除外程度较轻的烧伤Ⅰ°或浅Ⅱ°外]、严重创伤或临床必须无菌的气雾剂照无菌检查法(通则 1101)检查,应符合规定。

(10) 微生物限度 除另有规定外,照非无菌产品微生物限度检查:微生物计数法(通则 1105)和控制菌检查法(通则 1106)及非无菌药品微生物限度标准(通则 1107)检查,应符合规定。

(五) 气雾剂的实例分析

1. 溶液型气雾剂

例:丙酸倍氯米松气雾剂

[处方]　丙酸倍氯米松　1.67g　　　乙醇　160g
　　　　HFA-134a　　　1839g　　　共制　2000g

[制法]　将丙酸倍氯米松与冷乙醇(-65℃)混合并匀质化,得到的混悬液中加入冷 HFA-134a(-65℃),搅拌混合,冷罐法装于气雾剂容器中,加盖阀门,即得溶液型丙酸倍氯米松气雾剂。

[注解]
(1) 该制剂属于溶液型气雾剂。
(2) 乙醇为潜溶剂,增加药物的溶解度,使药物溶解达到有效治疗量。

[临床适应症]　本品外用具有抗炎、抗过敏、止痒及减少渗出作用,能抑制支气管渗出物,消除支气管黏膜肿胀,解除支气管痉挛。

2. 混悬型气雾剂

例:硫酸沙丁胺醇气雾剂

[处方]　硫酸沙丁胺醇　　25mg　　　卵磷脂　　　16mg
　　　　HFA-134a　　　　12.5mg　　PEG300　　　200mg
　　　　乙酸乙酯　　　　150mL　　 纯化水　　　适量
　　　　2,3-氢全氟丙烷　适量

[制法]　将 16mg 卵磷脂溶解于 0.8mL 纯化水中,再取 25mg 硫酸沙丁胺醇和 200mg PEG300 溶解于以上卵磷脂水溶液中,并加入一定量的乙酸乙酯,超声使之形成初乳,再将该初乳转入 150mL 乙酸乙酯中,由于水在乙酸乙酯中有一定的溶解性,水从乳滴中扩散到大量的乙酸乙酯中,形成药物的小颗粒,离心收集药物粒子。再用适量 2,3-氢全氟丙烷分两次将残留的卵磷脂洗去,室温下干燥得药物颗粒。分剂量灌装,封接剂量阀门系统,在每 25mg 药物粒子中分别压入 12.5mL HFA-134a,该组分在 180W、室温下超声处理 10 分钟即得。

[注解]
(1) 该制剂属于混悬型气雾剂。
(2) PEG 是 FDA 批准的可用于喷雾的辅料,PEG300 可包裹药物颗粒,提高药物颗粒分散性和在抛射剂中的稳定性。本处方中 PEG300 的应用避免了表面活性剂的使用,降低了该制剂的毒性。

[临床适应症]　本品主要用于缓解哮喘或慢性阻塞性肺部疾病(可逆性气道阻塞疾病)患者

的支气管痉挛及剂型预防运动诱发的哮喘或其他过敏原诱发的支气管痉挛。

> **知识链接**
>
> **硫酸沙丁胺醇吸入气雾剂**
>
> **(1) 成人** 缓解哮喘急性发作，包括支气管痉挛：以1揿100μg作为最小起始剂量，如有必要可增至2揿。用于预防过敏原或运动引发的症状：运动前或接触过敏原前10~15分钟给药。对于长期治疗，最大剂量为每日给药4次，每次2揿。
>
> **(2) 老年人用药** 老年患者的起始用药剂量应低于推荐的成年患者用量。如果没有达到充分的支气管扩张作用，应逐渐增加剂量。
>
> **(3) 儿童** 用于缓解哮喘急性发作，包括支气管痉挛或在接触过敏原之前及运动前给药的推荐剂量为1揿，如有必要可增至2揿。
>
> **(4) 肝功能损害患者** 约60%的口服沙丁胺醇代谢成无活性形式（不仅包括片剂和糖浆，同时也包括约90%的吸入剂量），肝功能的损害可造成原型沙丁胺醇的蓄积。
>
> **(5) 肾功能损害患者** 约60%~70%吸入药量或静脉注射的沙丁胺醇经尿液以原形排出。肾功能损害的患者需减少剂量，以防止过度或延长的药物作用。

3. 乳状液型气雾剂

例：咖啡因气雾剂

[处方] 　咖啡因（一水合物）　46.9mg　　　HFA_{227}　30g
　　　　$F_8H_{11}DMP$　1.5g　　　　　　　PFOB　95mL
　　　　NaCl溶液（0.9%）　5mL

[制法] ①将$F_8H_{11}DMP$在缓慢搅拌下溶于PFOB（全氟辛基溴）得油相，将咖啡因溶于NaCl溶液（0.9%）中，再将该溶液加入上述油相中后，依次用低压和高压进行均匀化处理，温度应保持在40℃，得到咖啡因乳状液；②分剂量灌装，封接剂量阀门系统；③充填抛射剂HFA_{227}，即得。

[注解]
(1) 该制剂属于乳状液型气雾剂，为W/O型。
(2) $F_8H_{11}DMP$为氟化的表面活性剂，是该气雾剂的乳化剂。

[临床适应症] 咖啡因是一种中枢神经兴奋剂，能够暂时地驱走睡意并恢复精力，用于治疗神经衰弱和昏迷复苏。

二、喷雾剂

（一）喷雾剂概述

喷雾剂系指原料药物或与适宜辅料填充于特制的装置中，使用时借助手动泵的压力、高压气体、超声振动或其他方法将内容物呈雾状物释出，直接喷至腔道黏膜或皮肤等的制剂。

课堂互动 根据定义分析喷雾剂的组成有哪些？

1. 喷雾剂的分类

喷雾剂可按照给药途径、分散系统、给药定量与否进行分类。

(1) 按给药途径分类 分为吸入喷雾剂、鼻用喷雾剂和用于皮肤、黏膜的非吸入喷雾剂。
(2) 按分散系统分类 分为溶液型喷雾剂、混悬型喷雾剂和乳状液型喷雾剂。
(3) 按给药定量与否分类 分为定量喷雾剂和非定量喷雾剂。

喷雾剂有如下特点（表 15-9）。

表 15-9 喷雾剂的特点

优点	不足
不含抛射剂,可避免大气污染。 生产处方和工艺简单,产品成本较低。	随着使用次数的增加,压缩气体的消耗,容器压力也随之降低,致使喷出的雾滴（粒）大小及喷射量难以维持恒定。
使用方便,仅需很小的触动力即可达到全喷量,适用范围广	药效强、安全指数小的药物不宜制成喷雾剂

2. 喷雾剂的质量要求

喷雾剂在生产与贮藏期间应符合下列有关规定。

（1）喷雾剂应在相关品种要求的环境配制，如一定的洁净度、灭菌条件和低温环境等。

（2）根据需要可加入溶剂、助溶剂、抗氧剂、抑菌剂、表面活性剂等附加剂，除另有规定外，在制剂确定处方时，该处方的抑菌效力应符合抑菌效力检查法（通则 1121）的规定。所加附加剂对皮肤或黏膜应无刺激性。

（3）喷雾剂装置中各组成部件均应采用无毒、无刺激性、性质稳定、与原料药物不起作用的材料制备。

（4）溶液型喷雾剂的药液应澄清；乳状液型喷雾剂的液滴在液体介质中应分散均匀；混悬型喷雾剂应将原料药物细粉和附加剂充分混匀、研细，制成稳定的混悬液。吸入喷雾剂的有关规定见吸入制剂项下。

（5）除另有规定外，喷雾剂应避光密封贮存。

（6）喷雾剂用于烧伤治疗如为非无菌制剂的，应在标签上标明"非无菌制剂"；产品说明书中应注明"本品为非无菌制剂"，同时在适应症下应明确"用于程度较轻的烧伤（Ⅰ°或浅Ⅱ°）"；注意事项下规定"应遵医嘱使用"。

（二）喷雾装置

喷雾装置通常由容器和阀门系统（手动泵）两部分构成。

1. 容器

喷雾剂容器常由不锈钢或镀锡钢板为材料制成，后者内壁涂有聚乙烯为底层、环氧树脂为外层的混合保护层，用来提高其耐腐蚀性。

2. 阀门系统

喷雾剂的阀门系统与气雾剂类似，只是阀杆的内孔一般为 3 个，且比较大，以便于物质的流动。如图 15-5 所示是国产喷雾剂的非定量阀门系统示意图，有的也装有定量阀门系统。

（三）喷雾剂的临床应用与注意事项

1. 临床应用

目前，临床应用较多的喷雾剂有口腔喷雾剂和鼻用喷雾剂两种亚型。

（1）口腔喷雾剂　可用于治疗多种局部和全身性疾病，然而，由于口腔黏膜的总表面积较小，口腔喷雾剂给药后药物在口腔黏膜的滞留时间通常较短，目前用口腔喷雾剂进行全身给药的制剂产品数量还很有限，特别是大分子和疫苗类药物的口腔喷雾剂还在起步阶段。

（2）鼻用喷雾剂　在临床治疗中，鼻用喷雾剂作为一种全新的非注射给药方法，常被用于治疗如疼痛、过敏性鼻炎、糖尿病、鼻窦感染等临床疾病。

2. 注意事项

（1）注意药物相互作用，如果正在使用其他药物，在使用前应该咨询医生。

（2）如果出现鼻部不适感，或者皮肤过敏需要及时到医院就诊。

（3）掌握正确的用药方法，不同类型的喷雾剂用法不同，患者要在医生或者临床药师的指导下规范使用，避免使用不规范而导致患者疾病控制不佳。

（4）外用喷雾剂使用前摇晃几次罐体使其直立，将喷嘴向上直接喷在疾病部位。喷嘴距离疾病部位 5 到 10 厘米，喷洒时间限制在 3 到 5 秒，每天 3 到 5 次。如果症状严重可以增加使用次数。

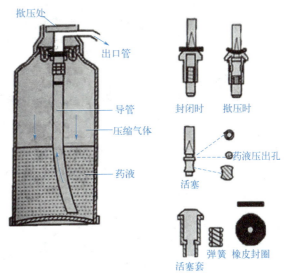

图 15-5 国产喷雾剂的非定量阀门系统示意图

（四）喷雾剂的制备

制备工艺

喷雾剂应在相关品种要求的环境下进行制备，各种用具、容器等需用适宜的方法清洁、灭菌，整个操作过程应注意防止微生物污染。制备工艺流程见图 15-6。其主要制备过程可分为容器和阀门系统的处理与装配、药物的配制与灌封二部分，最后经质量检查合格后得喷雾剂成品。

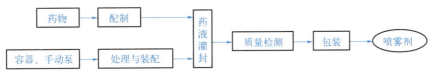

图 15-6 喷雾剂的制备工艺流程图

> **知识链接**
>
> **喷雾剂的质量评定**
>
> 除另有规定外，喷雾剂在生产与贮藏期间应符合《中国药典》（2020 年版）四部（通则 0112）中的有关规定。吸入喷雾剂和鼻用喷雾剂除符合喷雾剂项下要求外，还应符合吸入制剂（通则 0111）和鼻用制剂（通则 0106）相关项下要求。
>
> **(1) 每瓶总喷次**　多剂量定量喷雾剂取供试品 4 瓶，照《中国药典》（2020 年版）方法检查，每瓶总喷次均不得少于其标示总喷次。
>
> **(2) 递送剂量均一性**　除另有规定外，定量吸入喷雾剂、混悬型和乳状液型定量鼻用喷雾剂应检查递送剂量均一性，照吸入制剂（通则 0111）或鼻用制剂（通则 0106）相关项下方法检查，应符合规定。
>
> **(3) 每喷主药含量**　除另有规定外，定量喷雾剂取供试品 1 瓶，照《中国药典》（2020 年版）方法检查，每喷喷量均应为标示喷量的 80%～120%。凡规定测定每喷主药含量或递送剂量均一性的喷雾剂，不再进行每喷喷量的测定。

(4) 每喷喷量 除另有规定外，定量喷雾剂取供试品 4 瓶，照《中国药典》（2020 年版）方法检查，每喷主药含量应为标示含量的 80%～120%。凡规定测定递送剂量均一性的喷雾剂，一般不再进行每喷主要含量的测定。

(5) 微细粒子剂量 除另有规定外，定量吸入喷雾剂应检查微细粒子剂量，照吸入制剂微细粒子空气动力学特性测定法（通则 0951）检查，照各品种项下规定的方法测定，计算微细粒子剂量，应符合规定。

(6) 装量差异 除另有规定外，单剂量喷雾剂取供试品 20 个，照《中国药典》（2020 年版）方法检查，每个的装量与平均装量相比较，超出装量差异限度的不得多于 2 个，并不得有 1 个超出限度 1 倍。凡规定检查递送剂量均一性的单剂量喷雾剂，一般不再进行装量差异的检查。喷雾剂装量差异限度见表 15-10。

表 15-10 喷雾剂装量差异限度表

平均装量	装量差异限度
0.30g 以下	±10%
0.30g 及 0.30g 以上	±7.5%

(7) 装量 非定量喷雾剂照最低装量检查法（通则 0942）检查，应符合规定。

(8) 无菌 除另有规定外，用于烧伤［除程度较轻的烧伤（Ⅰ°或浅Ⅱ°）］、严重创伤或临床必须无菌的气雾剂照无菌检查法（通则 1101）检查，应符合规定。

(9) 微生物限度 除另有规定外，照非无菌产品微生物限度检查：微生物计数法（通则 1105）和控制菌检查法（通则 1106）及非无菌药品微生物限度标准（通则 1107）检查，应符合规定。制菌检查法（通则 1106）及非无菌药品微生物限度标准（通则 1107）检查，应符合规定。

（五）喷雾剂的实例分析

例：盐酸氮卓斯汀鼻喷雾剂

［处方］
盐酸氮卓斯汀	1.0g	苯扎氯铵	125mg
EDTA-2Na	0.5g	羟丙甲基纤维素	10.0g
枸橼酸	1.2g	磷酸氢二钠	6.5g
氯化钠	4.8g	纯化水加至	1000g
共制	1000g		

［制法］ 去处方量的苯扎氯铵、EDTA-2Na、枸橼酸、磷酸氢二钠、氯化钠于烧杯中，加入 30% 处方量的 80～90℃ 的纯化水于烧杯中，搅拌使溶解，加入处方量的羟丙基甲基纤维素，用乳化机高速搅拌约 15～20 分钟（此过程温度保持 80～90℃），使充分溶胀，冷却至室温，加入 60% 处方量的纯化水，用乳化机高速搅拌，加入处方量的盐酸氮卓斯汀，高速搅拌 10 分钟，加入纯化水至全量，灌装。

［注解］
(1) 辅料加入的顺序对制备具有很大的影响。如若先加入处方量的羟丙基甲基纤维素，高速搅拌，溶胀后，再加苯扎溴铵时，羟丙基甲基纤维素会在溶液中结块。因此需注意辅料加入顺序。

(2) 纯化水分次加入，保证体系中各药物、辅料分散均匀性。

［临床适应症］ 本品具有抗过敏作用，经鼻给药主要用于预防和治疗季节性过敏性鼻炎（花

粉症)、常年性过敏性鼻炎。

三、吸入粉雾剂

(一) 吸入粉雾剂概述

吸入粉雾剂系指固体微粉化原料药物单独或与合适载体混合后,以胶囊、泡囊或多剂量贮库形式,采用特制的干粉吸入装置,由患者吸入雾化药物至肺部的制剂。

> **课堂互动** 根据定义分析吸入粉雾剂的组成有哪些。结合气雾剂、喷雾剂,分析三种制剂的异同点。

1. 吸入粉雾剂的优点

与气雾剂和喷雾剂相比,吸入粉雾剂有如下优点。
① 病人主动吸入药粉,不存在给药协同配合问题。
② 药物可以以胶囊或泡囊形式给药,剂量准确。
③ 不含抛射剂,可避免对大气环境的污染。
④ 不含防腐剂及乙醇等溶剂,可避免对病变黏膜带来刺激性。
⑤ 药物呈干粉状,稳定性好,尤其适用于多肽和蛋白类药物给药。

2. 吸入粉雾剂的质量要求

吸入粉雾剂在生产与贮藏期间应符合下列有关规定。
(1) 为改善粉末的流动性,可加入适宜的载体和润滑剂,其中所有附加剂均应为生理可接受物质,且对呼吸道黏膜和纤毛无刺激性、无毒性。
(2) 给药装置中使用的各组成部件均应采用无毒、无刺激性,性质稳定,与药物不起作用的材料制备。
(3) 吸入粉雾剂的药物粒度大小应控制在 $10\mu m$ 以下,其中大多数应在 $1\sim 5\mu m$。
(4) 胶囊型、泡囊型吸入粉雾剂应标明每粒胶囊或泡囊中药物含量、胶囊应置于吸入装置中而非吞服、有效期、贮藏条件;多剂量贮库型吸入粉雾剂应标明每瓶总吸次、每吸主药含量。
(5) 应置凉暗处贮存,防止吸潮。

(二) 粉末雾化器

吸入粉雾剂由粉末雾化装置和供吸入用的干粉组成。合适的粉末雾化装置是肺部给药系统的关键部件。近年来,干粉吸入粉末雾化装置最显著的进步是由原来靠患者的呼吸吸入气溶胶的单剂量给药系统向依靠动力驱动的多剂量给药系统的演变。根据干粉的计量形式,粉末雾化装置可分为胶囊型、泡囊型和贮库型。

1. 粉末雾化装置

(1) 胶囊型给药装置 该类装置的药物干粉装于硬胶囊中,使用时载药胶囊被小针刺破,患者用力吸入,药粉便从胶囊中吸进给药室中,并在气流的作用下经口吸入肺部。下面以其中一种粉末雾化器(图 15-7)为例对其工作原理进行说明。

该粉末雾化器的结构主要由雾化器的主体、扇叶推进器和口吸器三部分组成。主体外套有能上下移动的套筒,套筒内上端两侧装有不锈钢针;有的装置在口吸器的中心也装有不锈钢针,作为扇叶推进器的轴心及胶囊一端的致孔针。其具体使用步骤如下:①先将雾化器主体和口吸器卸开,然后将扇叶固定于口吸器中心的转轴上,再将装有极细粉胶囊的深色盖端插入扇叶的中孔中,最后将三部分组合,并将主体与口吸器旋紧。②推动套筒,使两端的不锈钢针刺入胶囊;再提起套筒,使不锈钢针脱开,这样扇叶内的胶囊就产生两个与外界相通的孔洞,并且随扇叶自由转动的同时，胶囊中的药物将被患者吸入。③将口吸器夹于中指与拇指之间，在将口吸器放入口中之前先深呼气，然后立即将口吸器接口置于唇齿间，深吸气并屏气2~3秒后再缓慢呼气（当患者在吸嘴端吸气时，空气由另一端进入，经过胶囊将粉末带出，并由推进器扇叶扇动气流，将粉末分散成气溶胶后吸入患者呼吸道起治疗作用）。④如此反复吸粉3~4次，使胶囊内的粉末充分吸入，以提高治疗效果。⑤最后应清洁粉末雾化器，并保持干燥状态。

此类装置采用单剂量胶囊包装药物，防潮性能差，每次用前必须在装置内塞入一个胶囊，对急性哮喘发作和老年患者使用不便，且装置需要经常清理。

（2）泡囊型给药装置 如圆盘状吸入器（图15-8），由含4或8个药物泡罩的转盘和底座组成，使用时先刺破泡罩铝箔，泡罩内的药物干粉粒子随吸气流进入肺内发挥作用。此装置为单元型多剂量给药装置，内含有多个药物泡囊，患者无须每次使用前重新安装，通过转轮便可自动转向下一个泡囊，它的防潮作用也优于胶囊型给药装置。但含有的单元剂量有限，一般每2~3天需要更换药物转盘。

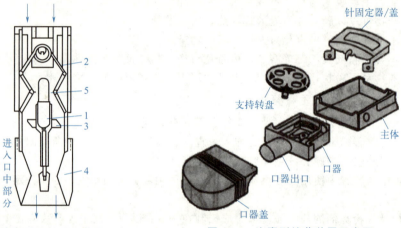

图15-7 胶囊型干粉吸入装置示意图
1—药物胶囊；2—弹簧杆；3—扇叶推进器；
4—口吸器；5—不锈钢弹簧节

图15-8 泡囊型给药装置示意图

（3）贮库型给药装置 为贮库型给药装置（图15-9），有的装置贮库中储存了200个剂量，通过激光打孔的转盘精确定量，使用时旋转底座，药物即由贮库中分散出一定剂量给予患者吸入。装置口器部分的内部结构采用了独特的双螺旋通道，气流在局部产生湍流，以利于药物颗粒的分散，增加了小粒子的输出量和肺部沉积药量。该装置可免除多次填装药物的麻烦，但给药剂量的准确性、均一性及贮库中药物的稳定性不如泡囊型给药装置。由于储药室位于装置的底座一端，使用时必须垂直（口器向上）旋转，故适用于5岁以上的儿童。

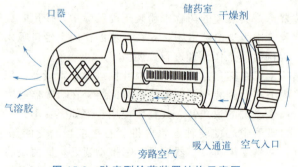

图15-9 贮库型给药装置结构示意图

2. 干粉

根据药物与辅料的组成，吸入粉雾剂的干粉组成一般可分为：①仅含微粉化药物的粉雾剂；②药物加适量的辅料，如润滑剂和助流剂，以改善粉末之间的流动性；③一定比例的药物和载体均匀混合体；④药物、适当的润滑剂、助流剂、抗静电剂和载体的均匀混合体。

(1) 药物　药物微粉化是吸入粉雾剂的关键。采用的粉碎方法有气流粉碎、球磨粉碎、喷雾干燥、超临界粉碎、水溶胶、控制结晶等。

(2) 辅料

① 载体。载体在吸入粉雾剂中主要起改善药物流动性和稀释剂的作用。理想的载体是：在加工和充填时，与药物粒子具有一定的内聚力，使药粉吸附于载体表面，混合物不分离；而在经吸入装置吸入时，药物可最大限度地从载体表面分离，混悬于吸入气流中。目前吸入粉雾剂比较常用的载体是乳糖、木糖醇等。

② 其他。为了改善粉末的粉体学特性，改善载体的表面性质及抗静电性能，以便得到流动性更好、粒度分布更均匀的粉末，常在处方中加入一定量的润滑剂、助流剂及抗静电剂等。

(三) 粉雾剂的临床应用与注意事项

随着氟利昂的禁用，寻找气雾剂中抛射剂的替代品和新的呼吸道给药剂型已引起药学工作者的注意。粉雾剂是在气雾剂的基础上，为克服气雾剂的不足，综合粉体工学的知识而发展起来的一种新剂型，其使用方便，不含抛射剂，药物呈粉状，稳定性好，干扰因素少，而日益受到人们的重视。

1. 临床应用

粉雾剂发展至今，有口腔肺吸入粉雾剂，包括用于治疗哮喘的抗过敏药、支气管解痉剂和甾体激素类药。在20世纪80年代末、90年代初，鼻腔给药途径引起了药研人员的重视，成为20世纪90年代初国内外的热门研究课题，并开发出近十种起全身作用的经鼻给药制剂，分别用于治疗骨质疏松症、偏头痛、子宫内膜异位等症状。

2. 注意事项

(1) 粉雾剂的发展与给药装置密切相关，设计研发剂量准确、低剂量易吸入、便携可控的装置至关重要。

(2) 吸入药物时，避免将药物弄入眼内。

(3) 吸入药物结束后，清水漱口，避免激素类药物对牙齿的损害。

(四) 粉雾剂的实例分析

例：布地奈德吸入粉雾剂

[处方]　布地奈德　200mg　　　乳糖　25g
　　　　共制　　　1000粒

[制法]　将布地奈德用适当方法微粉化，采用等量递加法与乳糖混合均匀，分装到硬胶囊中，使每粒含布地奈德0.2mg，即得。

[注解]
(1) 本品为胶囊型粉雾剂，使用时应加入相应的装置中，供患者吸入。
(2) 乳糖为载体。

[临床适应症]　本品为糖皮质激素平喘药，可用于治疗非糖皮质激素依赖性或依赖性的支气管哮喘和哮喘性慢性支气管炎。

> **课堂互动**　何为等量递加法？如何操作？

【项目小结】

教学提纲		主要内容简述
一级	二级	
一、气雾剂	(一)气雾剂概述	气雾剂的概念、分类、特点、质量要求
	(二)气雾剂的组成	药物与附加剂、抛射剂、耐压容器和阀门系统
	(三)气雾剂的临床应用与注意事项	临床应用、注意事项
	(四)气雾剂的制备	容器与阀门系统的处理与装配;药物的配制与分装;抛射剂的充填
	(五)气雾剂的实例分析	丙酸倍氯米松气雾剂、硫酸沙丁胺醇气雾剂、咖啡因气雾剂
二、喷雾剂	(一)喷雾剂概述	喷雾剂的概念、分类、特点、质量要求
	(二)喷雾装置	容器和阀门系统
	(三)喷雾剂的临床应用与注意事项	临床应用、注意事项
	(四)喷雾剂的制备	容器与阀门系统的处理与装配;药物的配制与灌装
	(五)喷雾剂的实例分析	盐酸氮卓斯汀鼻喷雾剂
三、吸入粉雾剂	(一)吸入粉雾剂概述	吸入粉雾剂的概念、优点、质量要求
	(二)粉末雾化器	干粉吸入装置和供吸入用的干粉
	(三)粉雾剂的临床应用与注意事项	临床应用、注意事项
	(四)粉雾剂的实例分析	布地奈德吸入粉雾剂

【达标检测题】

一、单项选择题

1. 下列不属于气雾剂优点的是（　　）。
A. 使用方便　　　B. 起效迅速　　　C. 剂量准确　　　D. 成本较低

2. 下列关于气雾剂的叙述中错误的是（　　）。
A. 阀门系统是气雾剂喷射药物的动力
B. 吸入气雾剂的吸收速度快，但肺部吸收干扰因素多
C. 气雾剂具有速效和定位作用
D. 药物溶于抛射剂中的气雾剂为二相气雾剂

3. 有关抛射剂的叙述中，错误的是（　　）。
A. 抛射剂是喷射药物的动力　　　　B. 抛射剂是气雾剂中药物的溶剂
C. 抛射剂是气雾剂中药物的稀释剂　　D. 抛射剂是一类高沸点的物质

4. 溶液型气雾剂的组成部分不包括（　　）。
A. 抛射剂　　　B. 潜溶剂　　　C. 耐压容器
D. 阀门系统　　E. 乳化剂

二、多项选择题

1. 气雾剂的组成包括（　　）。
A. 药物　　　B. 附加剂　　　C. 抛射剂
D. 耐压容器　　E. 阀门系统

2. 喷雾剂的质量检查项目包括（　　）。

A. 每瓶总喷次　　B. 每喷喷量　　C. 每喷主药含量

D. 递送剂量均一性　E. 粒度

3. 下列关于气雾剂的特点正确的是（　　）。

A. 具有速效和定位作用

B. 可以用定量阀门准确控制剂量

C. 药物可避免胃肠道的破坏和肝脏首过效应

D. 生产设备简单，生产成本低

E. 由于起效快，适合心脏病患者使用

三、实例分析题

盐酸异丙肾上腺素	2.5g
乙醇	296.5g
维生素C	1.0g
柠檬油	适量
二氯二氟甲烷	适量
制成	1000g

分析盐酸异丙肾上腺素气雾剂各成分在处方中的作用。

项目十六 缓释、控释制剂

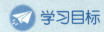 学习目标

▶ 知识目标

掌握：缓释和控释制剂的基本概念及控释原理；择时定位释药制剂的概念与释药原理；微囊与微球、纳米粒的基本概念与特点；脂质体的概念、结构特点、性质和常用材料。

熟悉：缓控释制剂的类型、制备工艺和体内外评价方法；微囊、微球、药物晶体纳米粒、载药纳米粒的制备与质量评价方法；脂质体的制备方法和质量评价方法。

了解：缓控释制剂的处方设计、体内外相关性；影响微囊与微球、纳米粒粒径的因素及纳米粒的修饰；脂质体的功能特点与作用机制。

▶ 能力目标

能进行缓释片的制备。

会设计缓释、控释制剂的生产工艺流程；能根据缓释、控释制剂的特点合理指导用药。

▶ 素质目标

具有严谨的科学态度和实事求是的工作作风。

具有良好的职业道德和以患者为中心的药学服务意识。

具备团队精神和合作交流意识。

【操作任务】

缓释制剂的制备和释放度检查

一、操作目的

（1）能进行缓释制剂的处方分析和小试制备。

（2）会进行释放度检查操作。

（3）能正确使用溶出仪等设备。

二、操作准备

天平、分析筛（100目、80目、18目、16目）、压片机、干燥箱、溶出仪、紫外分光光度计；茶碱、羟丙甲纤维素（HPMC K100M）、乳糖、80％乙醇溶液、硬脂酸镁等。

三、操作内容

（一）制备茶碱亲水凝胶骨架片

茶碱缓释片，适用于支气管哮喘、喘息性支气管炎、阻塞性肺气肿等，可缓解患者喘息症状，也可用于心源性肺水肿引起的哮喘。口服，不可压碎或咀嚼。成人或12岁以上儿童，起始剂量为0.1～0.2g，每日2次，早、晚用100mL温开水送服。剂量视病情和疗效调整，但每日剂量不超过0.9g，分2次服用。

[处方] 茶碱　　　　10.0g　　　HPMC K100M　　4.0g

乳糖	5.0g	80%乙醇溶液	适量
硬脂酸镁	0.23g	共制成	100片

[制法] 将茶碱、乳糖分别过100目筛，HPMC K100M过80目筛。称取处方量的茶碱、HPMC K100M和乳糖，混合均匀，加80%乙醇溶液制备软材，过18目筛制粒。将湿颗粒置于60℃干燥箱中干燥，16目筛整粒，称量，加硬脂酸镁混匀。计算片重，压片即得。每片含茶碱100mg。

[注解]

（1）由于茶碱的溶解度较小，茶碱亲水凝胶骨架片的药物释放以溶蚀为主。当羟丙甲纤维素用量增加时，片剂遇水后形成凝胶层的速率加快，厚度增加，会导致水分向片芯的渗透减慢，溶蚀减缓，药物释放减慢。若增加乳糖用量，可促进水分渗入片芯，使片剂溶蚀加快，提高药物释放速率。因此，茶碱缓释片可通过调节羟丙甲纤维素和乳糖的用量来调节药物的释放速率。

（2）制备软材时，80%乙醇溶液的用量应适宜，使软材达到轻握成团、轻压即散的状态。制得的颗粒应无长条、块状和过多细粉。

（3）骨架型缓释片的硬度对释药速率影响较大，应将硬度控制在5～7kgf（1kgf＝9.8N）为宜。

（二）检查释放度

（1）标准曲线的绘制 取茶碱对照片约20mg，精密称定，置于100mL容量瓶中，加0.1mol/L的盐酸溶液溶解并稀释至刻度，摇匀。精密吸取此溶液5mL至25mL容量瓶中，加水定容，摇匀。然后精密吸取该溶液0.5mL、1.25mL、2.5mL、5mL、7.5mL和10mL，分别置于25mL容量瓶中，加水定容，摇匀。按分光度法，在波长270nm处测定吸光度，以浓度为横坐标，吸光度为纵坐标，绘制标准曲线，回归分析得到标准曲线方程。

（2）释放度测定 取上述茶碱缓释片6片，按《中国药典》（2020年版）四部0931项第二法（桨法）进行释放度测定。释放介质为900mL蒸馏水，温度为（37±0.5）℃，转速为50r/min，在1h、2h、3h、4h、5h、6h和12h时，分别取释放介质3mL，立即通过0.45μm微孔滤膜过滤，同时补加相同温度的释放介质3mL。取续滤液1mL置于10mL容量瓶中，加水定容，摇匀。按照分光度法，在波长270nm处测定吸光度（A），利用标准曲线方程计算每片茶碱在不同时间的药物释放量（C），将结果记录在表16-1中，并绘制释放曲线。

表16-1 茶碱亲水凝胶骨架片释放度检查结果记录

指标	1h	2h	3h	4h	5h	6h	12h
A							
$C/(\mu g/mL)$							
累计释放度							

四、思考题

（1）亲水凝胶骨架片的缓释原理是什么？

（2）缓释制剂的取样时间应怎样设定？

一、知识概述

（一）缓释、控释制剂的定义与特点

《中国药典》（2020年版）对缓释、控释制剂的定义如下。

缓释制剂（sustained-release preparation）是指在规定的释放介质中，按要求缓慢地非恒速释放药物，与相应的普通制剂比较，给药频率减少一半或有所减少，且能显著增加患者用药依从性的制剂。

控释制剂（controlled-release preparation）是指在规定的释放介质中，按要求缓慢地恒速释放药物，与相应的普通制剂比较，给药频率减少一半或有所减少，血药浓度比缓释制剂更加平稳，且能显著增加患者用药依从性的制剂。

缓释制剂和控释制剂的释药速率有所不同。缓释制剂的药物释放速率在一定时间内随时间推移而发生变化，一般为先快后慢非恒速释放，释药动力学通常符合一级速率过程或 Higuchi 动力学过程。控释制剂的药物释放速率在一定时间内不随时间推移而发生变化，保持恒定，释药动力学通常符合零级速率过程。控释制剂的血药浓度更平稳，"峰谷"波动小。普通制剂、缓释制剂和控释制剂的特征释药曲线见图 16-1。

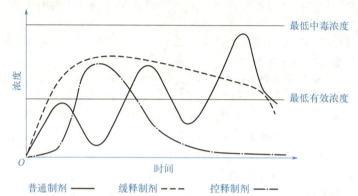

图 16-1　普通制剂、缓释制剂、控释制剂的血药浓度-时间曲线示意图

与普通制剂相比，缓释、控释制剂具有以下优点。

（1）血药浓度平稳，药物毒副作用降低，疗效增高。缓释、控释制剂释药平稳，能够长时间维持有效血药浓度，避免"峰谷"大幅波动，进而降低毒副作用，提高药物疗效。

（2）使用方便，患者依从性高。对于需要频繁给药的药物，可以减少服药次数。如普通制剂每天给药 3 次，设计为缓释或控释制剂后，可改为每天给药 1 次。特别适合高血压、心绞痛等疾病的治疗。

（3）可定时、定位给药。对于存在周期性节律变化的疾病，可制备口服择时给药系统，按照生理和治疗的需要定时定量释放药物。对胃部刺激性强或对胃酸不稳定的药物，可制备成肠内释药制剂。

缓释、控释制剂同样存在不足之处。如对给药剂量调整的灵活性低，若出现严重副作用，难以立刻停止治疗。这种情况可通过增加制剂剂量规格缓解，如硝苯地平有 20mg、30mg、40mg 和 60mg 等多种规格。缓释、控释制剂一般是基于健康人群的平均动力学参数制订，对于处于疾病状态的人群，难以灵活调整给药方案。一些药物不适合制备缓释、控释制剂，如剂量很大、半衰期很短或很长、只在胃肠道特定部位吸收或溶解度很差的药物，均不宜制成缓释、控释制剂。另外，与常规制剂相比，缓释、控释制剂的生产成本较高。

（二）缓释、控释制剂的设计

1. 药物的理化性质

（1）溶解度　药物在胃肠道中先溶解，后吸收。水溶性药物更适合制成缓释、控释制剂，一般认为制备缓释、控释制剂的药物的溶解度最低为 0.01mg/mL。难溶性药物本身就具有一定的缓释性，甚至存在生物利用度差的问题，将其制成缓释、控释制剂时需要先提高其溶解度，可采用固体分散体技术等。

（2）解离常数 非解离型药物容易通过细胞膜，多数药物呈弱酸性或弱碱性，了解药物的解离常数 pK_a 和胃肠道吸收环境的 pH 对药物的吸收尤为重要。缓释、控释制剂在胃肠道中转运，环境 pH 逐渐升高，药物的解离状态随之改变，进而影响药物的吸收。因此 pK_a 是缓释、控释制剂设计时必须考虑的性质。

（3）油水分配系数 药物的吸收实际上是药物跨过生物膜的过程，油水分配系数（$\lg P$）是评价药物跨膜能力的重要参数。$\lg P$ 过高，药物的脂溶性强，易进入生物膜，和生物膜之间产生强结合力而难以继续转运。$\lg P$ 过低，药物的亲水性强，不易穿透生物膜，导致生物利用度低。一般 $\lg P$ 在 1～5 之间的药物易通过生物膜进入血液循环。

（4）胃肠道稳定性 口服缓释、控释制剂在胃肠道中停留时间较长，可能受胃肠道中酸、碱和酶的影响而发生降解。在胃中不稳定的药物可制成肠内释药制剂，在肠中不稳定的药物可考虑制成胃内滞留制剂。如果药物在胃肠液中均不稳定，则不适合制备缓释、控释制剂。

2. 药物的生物药剂学与药动学性质

（1）生物半衰期 一般认为生物半衰期（$t_{1/2}$）为 2～8h 的药物，适合制备缓释、控释制剂。$t_{1/2}$ 小于 1h 的药物，需大幅提高剂量才能实现缓释、控释，影响患者的依从性。$t_{1/2}$ 大于 24h 的药物，本身即具有足够长的作用时间，无须制成缓释、控释制剂。

（2）吸收 缓释、控释制剂通过控制药物的释放速度，进而控制药物的吸收速率，制剂的释药速率需要小于或等于吸收速率，本身吸收很慢的药物不适合制成缓释、控释制剂。能在胃肠道整段或较长部分内吸收的药物是制备缓释、控释制剂的良好候选药物。有特定吸收部位的药物，需考虑将药物在吸收部位或吸收部位之前的滞留时间延长，以提高药物的生物利用度。例如，维生素 B_2 和二甲双胍主要在小肠上段吸收，可考虑制成胃部滞留制剂。

（3）蛋白质结合 许多药物可与血浆蛋白发生可逆性结合，形成的结合物类似药物贮库，可缓慢释放药物，因此血浆蛋白结合率高的药物具有长效作用。此外，一些药物如季铵盐类还可与胃肠道中的黏蛋白结合。如果这种结合可逆，结合物可缓慢释放药物，则有利于药物发挥长效作用。如果这种结合不可逆，由于药物蛋白结合物不能穿透胃肠道黏膜，则会减少药物的吸收，进而减弱药物的长效作用。

（4）代谢 有胃肠道代谢作用的药物制成缓释、控释制剂时，一般生物利用度会降低。胃肠道酶对药物的代谢一般具有饱和性，当药物缓慢释放到这些部位时，代谢酶过剩，可使较多的药物直接代谢，影响药效的发挥。当药物快速释放到这些部位时，代谢酶饱和，可使较多的药物吸收进入体内。可采用增加药物剂量或联合使用酶抑制剂的方式，提高生物利用度。

3. 药物的药效学性质

（1）治疗指数 通常情况下，药物的治疗指数越大，表示该药越安全。缓释、控释制剂的剂量一般比普通制剂大，对于治疗指数小的药物，设计缓释、控释制剂时要精准控制药物的释放，否则会出现突释或释放过快的情况，血药浓度有可能超过最低中毒浓度，引发毒副反应。

（2）剂量 一般认为口服制剂的单次给药最大剂量为 1.0g，但随着制药技术的发展，已有很多口服片剂超过此限度。有时可采取单次服用多片的方法降低每片含药量。缓释、控释制剂的剂量可按照普通制剂的用法和用量来设定。例如，普通口服制剂每次服用 10mg，每天服用 3 次，可设计成每次服用 30mg，每天服用 1 次的缓释、控释制剂。也可参考药动学参数计算缓释、控释制剂的剂量。

4. 药物的设计要求

（1）生物利用度 缓释、控释制剂应与普通制剂生物等效，即缓释、控释制剂的相对生物利用度为普通制剂的 80%～120%。药物在胃和小肠中的运行时间为 5～6h，如果药物主要在胃和小肠被机体吸收，可设计成 12h 给药一次的制剂。如果药物在大肠也有一定的吸收，则可设计成

24h 给药一次的制剂。

(2) 峰谷浓度比 当缓释、控释制剂浓度达稳态时,峰谷浓度比应小于普通制剂。根据此要求,半衰期短、治疗指数小的药物,可设计成 12h 给药一次的制剂;半衰期长、治疗指数大的药物可设计成 24h 给药一次的药物。

二、缓释、控释制剂的释药方法和评价

(一)缓释、控释制剂的释药原理和方法

缓释、控释制剂根据结构特征和释药机制主要可分为骨架型、膜控型、渗透泵型和离子交换型四类。

1. 骨架型缓释、控释制剂

骨架型缓释、控释制剂是指药物和一种或多种惰性骨架材料通过压制、融合等技术制成片状、颗粒状或其他形状的制剂。骨架型缓释、控释制剂在水或消化液中能够维持或转变成整体式骨架结构,可避免药物的迅速溶解和释放,降低药物释放速率。药物以分子或微晶状态均匀分散在骨架材料中,骨架起贮库作用,通过多种机制缓慢释放药物。根据载体材料的不同,骨架可分为亲水性凝胶骨架、不溶性骨架和蜡质骨架三类。骨架型缓释、控释制剂可采用常规生产设备和工艺制备,应用较为广泛,上市品种较多。

(1) 亲水性凝胶骨架片 亲水性凝胶骨架片是由药物与亲水性高分子聚合物或天然胶类材料制成的骨架型缓释、控释制剂。

① 载体材料:可制备亲水性凝胶骨架片的载体材料主要有羟丙基甲基纤维素(HPMC)、甲基纤维素(MC)、羧甲基纤维素钠(CMC-Na)、羟乙基纤维素(HEC)、羟丙基纤维素(HPC)等纤维素衍生物;聚羧乙烯(商品名为卡波普)、聚乙烯醇(PVA)等乙烯聚合物;海藻酸盐、西黄蓍胶、明胶等天然高分子化合物;壳聚糖、琼脂、半乳糖、甘露聚糖等糖类。

② 释药机制:亲水性凝胶骨架片中药物的释放可归纳为以下三个阶段。a. 亲水性凝胶骨架片表面被消化液润湿,逐渐溶胀形成表面凝胶层,凝胶层中药物溶出。b. 消化液不断向凝胶骨架片内部渗入,凝胶层增厚,药物释放受到阻滞,且凝胶外缘逐渐溶蚀。c. 水分完全渗入片芯,载体材料全部转变为凝胶形式,外缘继续溶蚀直至溶蚀完全,药物全部释放。亲水性凝胶骨架片的释药速率表现为先快后慢,最后可完全溶蚀、溶解,如图 16-2 所示。

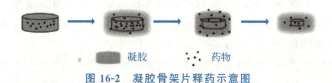

图 16-2 凝胶骨架片释药示意图

③ 影响药物释放的因素:亲水性凝胶骨架片中药物的释放速率受多种因素影响,如骨架材料的理化性质、用量,药物的理化性质和用量以及其他辅料的性质和用量等。骨架材料增多,药物的释放速率减缓。骨架材料黏度大,药物释放速率慢。骨架材料的水化速率对药物的释放也有影响。水溶性药物制备凝胶骨架片,释放机制为扩散和溶蚀作用相结合,药物释放较快。脂溶性药物制备凝胶骨架片,释放机制主要为溶蚀作用,药物释放慢。疏水性润滑剂如硬脂酸镁、滑石粉等,可使片剂表面释药速率减慢。亲水性辅料可与凝胶载体竞争片面的水分,减慢水化。难溶性药物制备凝胶骨架片,加入适量增溶剂,如吐温、十二烷基硫酸钠等,可加快药物的释放速率。

课堂互动 阿米替林缓释片(每片 50mg)

[处方] 阿米替林　5g　　HPMC K4M　16g
　　　　枸橼酸　　1g　　乳糖　　　　18g
　　　　硬脂酸镁　0.2g

[制法] 将阿米替林和 HPMC K4M 混匀,枸橼酸溶于乙醇中作为润湿剂制备软材,制粒、干燥、整粒,加硬脂酸镁混匀,压片,即得。

问题:
(1) HPMC K4M 在处方中的作用是什么?
(2) 处方中枸橼酸、乳糖的作用是什么?
(3) 此处方的缓释机制是什么?

(2) 不溶性骨架片　不溶性骨架片是以不溶于水或水溶性极小的高分子聚合物为骨架材料制成的缓释、控释制剂。

① 载体材料:不溶性骨架片常用的载体材料有乙基纤维素(EC)、聚乙烯(PE)、聚丙烯(PP)、聚硅氧烷、乙烯-醋酸乙烯共聚物(EVA)、聚甲基丙烯酸甲酯、交联聚乙烯吡咯烷酮(PVPP)等。

② 释药机制:不溶性骨架片的释药过程可分为三步,消化液渗入骨架孔道,药物溶解,药物从骨架孔道中扩散释放。不溶性骨架在整个过程中均不崩解,最终随粪便以完整形态排出体外,如图 16-3 所示。

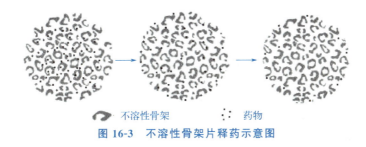

图 16-3　不溶性骨架片释药示意图

◆ 课堂互动　张先生被诊断为 2 型糖尿病,医生开出处方格列吡嗪控释片(5mg),每日 1 片。张先生在次日的大便中发现完整药片,担心药物存在质量问题,再次找医生咨询。医生告知张先生该制剂不存在质量问题,也不属于用药错误和误区。

请问这是为什么?

③ 影响药物释放的因素:不溶性骨架片的释药速率主要与药物的溶解度,骨架片的孔隙率、孔径和弯曲程度有关,受胃肠蠕动、pH、消化液中电解质和酶的影响较小。一般难溶性药物从骨架中释放过慢,不适宜制备不溶性骨架片。药物剂量较大时,可能出现释药不完全的现象,所有大剂量药物也不适宜制备不溶性骨架片。另外,可加入调节释药速率的辅料,如氯化钠、氯化钾、蔗糖、乳糖等。

(3) 蜡质骨架片　蜡质骨架片也叫溶蚀性骨架片,是由药物与不溶解但可溶蚀的蜡质材料制成的骨架型缓释、控释制剂。

① 载体材料:常用的蜡质材料主要有巴西棕榈蜡、蜂蜡、鲸蜡等天然蜡质;硬质醇、鲸蜡醇等脂肪醇;硬脂酸、单硬脂酸甘油酯、氢化蓖麻油、聚乙二醇单硬脂酸酯、蔗糖酯、甘油三酯等脂肪酸及其酯类。此类材料熔点较低,制备时易出现熔融现象,常与亲水性凝胶骨架材料联合使用。

② 释药机制:蜡质骨架片的释药机制主要为溶蚀作用。蜡质材料为疏水性物质,不能被消

化液溶胀、溶解，但可被消化液降解、溶蚀，并逐渐分散为小团块，从而释放药物。骨架的释药面积随时间推移而逐渐变化，一般呈一级释药速率过程，如图16-4所示。

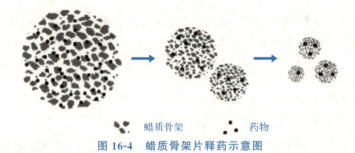

图 16-4　蜡质骨架片释药示意图

③ 影响药物释放的因素：蜡质骨架片中药物的释放速率受多种因素影响，如骨架材料的理化性质、用量，药物的理化性质和用量以及其他辅料的性质和用量等。蜡质骨架片的疏水特性可能会造成释药过缓或不完全，可加致孔剂加快药物的释放速率。常用的致孔剂有表面活性剂、甘油、氯化钠和蔗糖等。另外，消化道的pH和酶可影响脂肪酸酯类骨架材料的水解，进而影响药物的释放。

2. 膜控型缓释、控释制剂

膜控型缓释、控释制剂是利用一种或多种包衣材料对颗粒、片剂或小丸等进行包衣，通过调节包衣膜种类和厚度等，调节药物的释放，实现缓释和控释目的制剂。包衣膜通常为半透膜或微孔膜，药物释放的动力来自膜两侧的渗透压差，或者药物分子在膜内外的扩散行为。包衣膜除含有成膜材料外，一般还需添加增塑剂、致孔剂、抗黏剂、遮光剂、着色剂和溶剂等。

(1) 包衣膜的处方组成

① 成膜材料：包衣膜的成膜材料主要有不溶性、胃溶性和肠溶性三类。不溶性成膜材料在水中既不溶解也不溶胀，其中醋酸纤维素（CA）、乙基纤维素（EC）和丙烯酸树脂较为常用；胃溶性成膜材料主要有羟丙基甲基纤维素（HPMC）、羟丙基纤维素（HPC）和甲基纤维素（MC）等；肠溶性成膜材料在胃中不溶，进入十二指肠后很容易溶解，主要有醋酸纤维素酞酸酯（CAP）、聚乙烯醇酞酸酯（PVAP）、醋酸纤维素苯三酸酯（CAT）等。

② 增塑剂：一般单独使用成膜材料形成的衣膜机械性能差，脆性大，易断裂，故常在包衣液中加入提高衣膜强度和柔韧性的增塑剂。纤维素类成膜材料可使用甘油、丙二醇、PEG等作为增塑剂；脂肪族聚合物类包衣材料可使用椰子油、蓖麻油、玉米油等作为增塑剂。

③ 致孔剂：醋酸纤维素、乙基纤维素等包衣材料对水分和药物的通透性差，无法满足释药需求，通常在包衣液中加入水溶性物质作为致孔剂，以提高药物的释放速率。常用的致孔剂有PEG、PVP、蔗糖、糊精等。

④ 抗黏剂：在包衣液中加入少量具有润滑性的抗黏剂，可有效防止包衣过程的粘连、结块等问题，常用的抗黏剂为滑石粉、硬脂酸镁和二氧化硅。

(2) 释药机制　膜控型缓释、控释制剂一般采用微孔膜包衣，水分子可自由通过，溶质分子以扩散的方式通过，药物的释放速率符合Fick's第一定律，见式(16-1)。

$$\frac{dM}{dt} = \frac{ADK\Delta C}{L} \tag{16-1}$$

式中，dM/dt为释药速率；A为释药面积，即包衣膜的表面积；D为扩散系数；K为药物在膜与片芯之间的分配系数；L为膜厚度；ΔC为药物在膜内外的浓度差。若式(16-1)中，A、D、K、L、ΔC保持恒定，则释药速率恒定，释药过程为零级速率过程。释药过程中，上述参数很难全部恒定不变。若微孔膜中含有致孔剂，药物可通过致孔剂产生的孔道扩散释放，此时药物的释放速率用式(16-2)表示。

$$\frac{dM}{dt} = \frac{AD\Delta C}{L} \tag{16-2}$$

式中各项参数的意义同式(16-1)，缺少分配系数 K 项，药物的释放更易达到或接近零级速率过程。

(3) 分类

① 微孔膜包衣片：微孔膜包衣片使用不溶性包衣材料加少量致孔剂作为包衣液，对普通片剂进行包衣。一般要求主药的水溶性较好，具有较快的溶出速率，制剂的释药速率完全由微孔包衣膜控制。微孔包衣膜中的致孔剂在消化液的作用下溶解，在膜上形成无数微小孔道，如图 16-5 所示。消化液通过孔道进入片芯溶解药物，膜内药物浓度及渗透压升高，溶解的药物受膜内外浓度梯度和渗透压作用，通过孔道扩散至膜外。膜内药物浓度维持在近饱和状态，膜外为漏槽条件，药物浓度较小，膜内外药物浓度差保持恒定，释药速率则为零级或接近零级速率过程。

② 肠溶膜控释片：对素片进行肠溶膜包衣，利用包衣膜在肠液中溶解的特性实现药物的缓释、控释。同时可在肠溶膜外包含药糖衣，此部分在胃中释放药物，起速效作用。

③ 膜控释小丸：首先制成丸芯，直径一般为 1～2.5mm。将丸芯进行控释膜包衣，硬胶囊使用。丸芯由药物、稀释剂、黏合剂、崩解剂等组成。可选择的控释膜种类有亲水薄膜衣、不溶性薄膜衣、胃溶性薄膜衣、肠溶性薄膜衣、微孔膜包衣等。

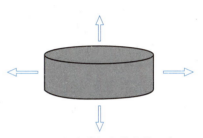

图 16-5　微孔膜包衣片结构示意图

④ 膜控释小片：将药物和辅料按常规方法压制成小片，直径为 2～3mm，通过缓释膜包衣后装入硬胶囊。同一胶囊可装入不同释药速率的膜控释小片，同时起到速效与长效的作用。膜控释小片生产工艺简单，易于进行质量控制。

3. 渗透泵型控释制剂

渗透泵型控释制剂（OROS）是一种口服控释给药系统，一般以片剂的形式应用，主要由药物、半透膜材料、渗透压活性物质和推动剂组成。渗透泵片利用半透性聚合物衣膜对片芯进行包衣，用激光在薄膜衣层开一个或多个大小适宜的释药小孔，口服后消化液中的水分通过半透膜进入片芯，使内部药物溶解为饱和溶液，渗透压活性物质溶解，使膜内溶液呈高渗状态，膜内外的渗透压差使水分持续进入片芯内部，从而使药物溶液从小孔渗出。渗透泵型控释制剂释药方式独特，释药速率平稳，是目前口服缓释、控释制剂中最理想的一类制剂，国内外已有多种渗透泵片上市，如硝苯地平控释片、硫酸沙丁胺醇控释片、氢吗啡酮控释片、维拉帕米控释片、格列吡嗪控释片等。

(1) 渗透泵片的处方组成　渗透泵片主要由渗透压活性物质、半透膜和助推剂组成。渗透压活性物质是渗透泵片释药动力的来源，其性质和用量直接影响释药的时间长短。常用的渗透压活性物质有氯化钠、乳糖、果糖、葡萄糖、甘露醇等。半透膜是一种在消化液中不溶解的成膜聚合物，水分子可自由通过，溶质分子不能通过。常用的半透膜材料有醋酸纤维素、乙基纤维素、二棕榈酸纤维素、乙烯-醋酸乙烯共聚物等。助推剂是一类可吸水膨胀的物质，膨胀后将药物从小孔推出。常用的助推剂有分子量为 3 万～500 万的聚羟甲基丙烯酸烷基酯、分子量为 1 万～36 万的聚维酮和聚环氧乙烷等。另外，渗透泵片根据需要还可加入黏合剂、助悬剂、润湿剂和润滑剂等。

(2) 释药机制　渗透泵型控释制剂是以渗透压为驱动力的控释给药系统。水通过半透膜使内部药物形成饱和溶液，渗透压活性物质将膜内侧渗透压提高至胃肠道渗透压的 6～7 倍，药物在膜内外渗透压差的作用下从小孔释放。当膜内溶液为饱和状态时，药物恒速释放，符合零级释药动力学过程，遵循式(16-3)。

$$\frac{dm}{dt} = \frac{KA}{h}\Delta\pi s \tag{16-3}$$

式中，dm/dt 为药物通过小孔的释放速率；K 为膜对水的渗透系数；$\Delta\pi$ 为膜内外渗透压差；s 为药物的溶解度，g/mL；A 为膜的面积；h 为膜的厚度。

当渗透泵内的药量减小到饱和溶解度以下时，药物释放减慢，释药过程为非零级释药过程。

(3) 分类 渗透泵型控释制剂可分为单室渗透泵片、双室渗透泵片、多室渗透泵片和液态渗透泵系统，如图 16-6 所示。单室渗透泵片由水溶性药物与渗透压活性物质及其他辅料压制而成，包半透衣膜，在膜上开一个或多个小孔，结构如图 16-6(a) 所示。单室渗透泵片的结构及工艺简单，适合工业生产，一般适合溶解度在 50～300mg/mL 之间的水溶性药物。双室渗透泵片适用于难溶性药物。难溶性药物在膜内难以形成较高浓度和渗透压，需加大渗透压活性物质的用量才能维持药物的恒速释放。为了降低片重，可在片芯中加入一层推动剂，促进药物释放。这种渗透泵片又叫双层推拉型渗透泵片，上层由药物、渗透压活性物质和其他辅料组成，下层由推动剂、渗透压活性物质和其他辅料组成，双层片外包半透膜，在含药层的包衣膜上激光打孔，如图 16-6(b) 所示。如需同时释放两种具有配伍禁忌的药物，可采用多室渗透泵片，制成上、下两个药室，中间用推动剂间隔，片芯外包裹半透膜，上、下衣膜各打一个释药孔，如图 16-6(c) 所示，多室渗透泵片又称三层推拉型渗透泵片。液态渗透泵系统适用于液体药物，将药物包封于胶囊中，外面依次包隔离层、推动层和控释膜层，在这三层膜上打一个小孔，如图 16-6(d) 所示。

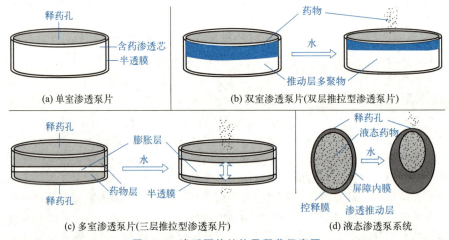

图 16-6 渗透泵片结构及释药示意图

4. 离子交换型缓释制剂

离子交换型缓释制剂是利用离子交换原理，将荷电药物与水不溶性离子交换树脂结合，形成具有缓释作用的递药系统。阳离子交换树脂可与有机胺类药物结合，阴离子交换树脂可与有机羧酸盐或磺酸盐交换，形成载药树脂，树脂外面还可以包衣。例如，抗组胺药美沙吡林分别与磺酸和羧酸阳离子交换树脂结合形成载药树脂，再混悬于液体介质中制备长效制剂。离子交换型缓释制剂的释药不依赖胃肠道 pH、酶活性、温度以及胃肠液的体积，而且胃肠液中离子种类和浓度相对恒定，所以载药树脂释药较易控制。

（二）缓释、控释制剂的体内、体外评价

按照《中国药典》（2020 年版）四部通则 9013 项下"缓释、控释和迟释制剂指导原则"规定，缓释、控释制剂的评价应进行体外释放度试验、体内试验和体内-体外相关性研究。

1. 体外释放度试验

体外释放度试验是在模拟体内消化道条件（如温度、介质的pH、搅拌速率等）下，测定制剂的药物释放速率，并制定出合理的体外药物释放度标准，以监测产品的生产过程及对产品进行质量控制。

(1) 仪器装置 除另有规定外，缓释、控释制剂的体外释放度试验可使用溶出仪进行。

(2) 温度 缓释、控释制剂的体外释放度试验应将温度控制在（37±0.5）℃，模拟体温。

(3) 释放介质 一般推荐选用水性介质，包括水、稀盐酸（0.001～0.1mol/L）或pH3～8的醋酸盐或磷酸盐缓冲液等；对难溶性药物通常不宜采用有机溶剂，可加适量的表面活性剂（如十二烷基硫酸钠）。释放介质的体积一般应符合漏槽条件。

(4) 取样时间点 释药全过程的时间不应短于给药的间隔时间，且累积释放百分率要求在90%以上。缓释制剂从释药曲线图中至少选出3个取样时间点，第一点为开始0.5～2h的取样时间点，用于考察药物是否有突释；第二点为中间的取样时间点，用于确定释药特性；最后的取样时间点，用于考察释药是否基本完全。控释制剂取样点不得少于5个。

(5) 转速 应考察不同转速对缓释、控释制剂释放行为的影响，一般不推荐过高或过低转速。

(6) 释药模型的拟合 缓释制剂的释药数据可用一级方程和Higuchi方程等拟合。

2. 体内试验

对于缓释、控释制剂的安全性和有效性，应通过体内的药效学和药动学试验进行评价。关于药物的药动学性质，应进行单剂量和多剂量人体药动学试验，以证实制剂的缓释、控释特征符合设计要求。推荐采用药物的普通制剂（静脉用或口服溶液，或经批准的其他普通制剂）作为参考，对比其中药物释放、吸收情况，来评价缓释、控释制剂的释放、吸收情况。设计口服缓释、控释制剂时，测定药物在肠道各段的吸收很有意义。食物的影响也应考虑在内。

药物的药效学性质应反映出在足够广泛的剂量范围内药物浓度与临床响应值（治疗效果或副作用）之间的关系。此外，应对血药浓度和临床响应值之间的平衡时间特性进行研究。如果在药物或药物的代谢物与临床响应值之间已经有很确定的关系，缓释、控释制剂的临床表现可以由血药浓度-时间关系的数据进行预测。如无法得到这些数据，则应进行临床试验和药动学-药效学试验。缓释、控释制剂进行的生物利用度和生物等效性试验详见《中国药典》（2020年版）四部通则9011。

3. 体内-体外相关性

《中国药典》（2020年版）四部通则9013规定，缓释、控释制剂的体内-体外相关性，是指体内吸收相的吸收曲线与体外释放曲线之间对应的各个时间点回归，得到直线回归方程的相关系数符合要求，即可认为具有相关性。

(1) 体内-体外相关性的建立

① 基于体外累积释放百分率-时间的体外释放曲线：如果缓释、控释制剂的释放行为随体外释放度试验条件（如装置的类型、介质的种类和浓度等）变化而变化，就应该另外再制备两种供试品（一种比原制剂释放更慢，另一种更快），研究影响其释放快慢的体外释放度试验条件，并按体外释放度试验的最佳条件，得到基于体外累积释放百分率-时间的体外释放曲线。

② 基于体内吸收百分率-时间的体内吸收曲线：根据单剂量交叉试验所得血药浓度-时间曲线的数据，对体内吸收符合单室模型的药物，可获得基于体内吸收百分率-时间的体内吸收曲线，体内任一时间药物的吸收百分率（F_a）可按Wagner-Nelson方程［式（16-4）］计算。

$$F_a = (C_t + KAUC_{0\sim t})/(KAUC_{0\sim \infty}) \times 100\% \tag{16-4}$$

式中，C_t为t时间的血药浓度；K是由普通制剂求得的消除速率常数。

(2) 体内-体外相关性检验 当药物释放为体内药物吸收的限速因素时，可利用线性最小二乘法回归原理，将同批供试品体外释放曲线和体内吸收相吸收曲线上对应的各个时间点的释放百分率和吸收百分率进行回归，得直线回归方程。如直线的相关系数大于临界相关系数（$P<0.001$），可确定体内-体外相关。

三、缓释、控释制剂的处方和制备工艺

（一）缓释制剂的制备

1. 亲水性凝胶骨架片的制备

亲水性凝胶骨架片的制备与传统片剂的制备方法相似，主要采用粉末直接压片法和湿法制粒压片法。

(1) 粉末直接压片法 将主药和凝胶载体材料及其他辅料混合均匀后直接压片。本法对物料要求高，药物粉末需要具有适宜的粒度、结晶形态和良好的可压性，辅料需要有适宜的黏结性、流动性和可压性。一般亲水性凝胶骨架材料的可压性较好，其中羟丙基甲基纤维素（HPMC）具有较好的流动性，应用较多。对湿热敏感的药物可采用此法制备。

(2) 湿法制粒压片法 将主药和凝胶载体材料及其他辅料混合均匀，以适当的润湿剂或黏合剂制软材，挤压过筛制得湿颗粒，干燥、整粒后加润滑剂压片，即得。所用润湿剂主要有水、醇，以及水和醇的混合物，所用黏合剂一般为 HPMC 水溶液，根据需要也可使用乙基纤维素（EC）醇溶液或丙烯酸树脂醇溶液。由于凝胶骨架材料吸收后黏度增大，容易结块，不容易过筛制粒，因此常用 60%～95% 的乙醇溶液作为润湿剂。

例1：盐酸地尔硫䓬缓释片（每片 120mg）

［处方］　盐酸地尔硫䓬　60g　　　HPMC　　　　　　72g
　　　　　EC　　　　　　19g　　　乳糖　　　　　　　7.5g
　　　　　海藻酸钠　　　1.5g　　 15% PVP K30 乙醇溶液　适量

［制法］ 将盐酸地尔硫䓬、HPMC、EC、乳糖、海藻酸钠分别过 100 目筛，按处方量称取后混合均匀，用适量 15% PVP K30 乙醇溶液润湿，制软材，过 18 目筛制粒，干燥，整粒，压片，即得，控制片剂硬度为 9～11kgf，共制成 500 片。

［注解］ 以 HPMC 为凝胶骨架材料，加入疏水性辅料 EC，能够使形成的凝胶骨架维持较长时间，还可调节药物从骨架中释放的速率。以乳糖和海藻酸钠为填充剂，可调节释药速率和片重。药物的释放基本符合一级动力学过程。

［临床适应症］ 本品的适应症为冠状动脉痉挛引起的心绞痛和劳力性心绞痛、高血压、肥厚型心肌病。

例2：卡托普利亲水性凝胶骨架片（每片 25mg）

［处方］　卡托普利　25g　　　HPMC K4M　60g
　　　　　乳糖　　　15g　　　硬脂酸镁　　适量

［制法］ 将主药和辅料分别过 80 目筛，按处方量称取，以等量递加法初混，再过 80 目筛 3 次，充分混匀，随后粉末直接压片，即得，共制成 1000 片。

［注解］ 随着凝胶骨架材料 HPMC K4M 的增加，药物释放速率逐渐减缓。HPMC K4M 用量超过 30% 后，药物形成连续的凝胶层，继续增加用量，缓释效果增幅不大。

［临床适应症］ 用于治疗高血压时，本品可单独应用或与其他降压药合用；用于治疗心力衰竭时，本品可单独应用或与强心利尿药合用。

2. 不溶性骨架片的制备

不溶性骨架片一般采用粉末直接压片法和湿法制粒压片。

例：甲氧氯普胺缓释片（每片 20mg）

［处方］　甲氧氯普胺　10g　　　EC　　　50g

　　　　乳糖　　　　　　39.5g　　　硬脂酸镁　　0.5g

[制法]　将主药和辅料分别过80目筛，按处方量称取，以等量递加法初混，再过80目筛3次，充分混匀，随后粉末直接压片，即得，共制成500片。

[注解]　处方中的EC为不溶性骨架材料，乳糖为填充剂和释药速率调节剂，硬脂酸镁为润滑剂。

[临床适应症]　①各种病因所致恶心、呕吐、嗳气、消化不良、胃部胀满、胃酸过多等。②反流性食管炎、胆汁反流性胃炎、功能性胃滞留、胃下垂等。③残胃排空延迟症、迷走神经切除后胃排空延缓。④糖尿病性胃轻瘫、尿毒症、硬皮病等疾病所致胃排空障碍。

3. 蜡质骨架片的制备

蜡质骨架片的制备方法主要有湿法制粒压片、溶剂蒸发法、熔融法和热熔挤出法等。湿法制粒压片前面已有介绍，此处不再赘述。

(1) 溶剂蒸发法　用适宜溶剂将药物和辅料溶解或分散，加入熔融的蜡质材料中，蒸发除去溶剂，干燥，粉碎，制成团块，再颗粒化，压片。

(2) 熔融法　将蜡质材料加热熔融，加入药物与辅料，混合均匀，将熔融的物料铺开冷凝，固化，粉碎，过筛，压片，即得。本法不适用于对热稳定性差的药物。

(3) 热熔挤出法　将药物、辅料和蜡质材料加入可逐段控温的螺杆挤出系统，所有物料在螺杆推进下前移，并逐步软化、熔融、混合、挤出，最后切割制得蜡质骨架片。此法物料混合均匀，不使用有机溶剂，机械化程度高。

例：硝酸甘油蜡质骨架片（每片2.6mg）

[处方]　硝酸甘油　　2.6g（10%乙醇溶液29.5mL）　　十六醇　　66g
　　　　硬脂酸　　　60g　　　　　　　　　　　　　　聚维酮　　31g
　　　　微晶纤维素　58.8g　　　　　　　　　　　　　乳糖　　　49.8g
　　　　微粉硅胶　　5.4g　　　　　　　　　　　　　 滑石粉　　24.9g
　　　　硬脂酸镁　　1.5g

[制法]　将聚维酮溶于硝酸甘油乙醇溶液中，加入微粉硅胶，混匀，加十六醇与硬脂酸，60℃水浴加热熔融。将乳糖、微晶纤维素和滑石粉混合均匀，加入上述熔融的物料中，搅拌1h。将黏稠的混合物摊于盘中，室温放置20min，待成团块后过16目筛制粒，30℃干燥，整粒，加入硬脂酸镁，混合均匀，压片，即得，共制成1000片。

[注解]　处方中硬脂酸、十六醇为蜡质骨架材料，聚维酮为黏合剂，微晶纤维素和乳糖为填充剂，硬脂酸镁、微粉硅胶和滑石粉为润滑剂。

[临床适应症]　主要用于冠心病的治疗及预防，也可用于降低血压或治疗充血性心力衰竭。

（二）控释制剂的制备

1. 膜控型控释制剂的制备

膜控型控释制剂的制备方法与普通薄膜包衣片相同，只需选用适宜的辅料即可。

例1：盐酸曲马多控释片

[处方]　片芯：盐酸曲马多　　　50g　　　预胶化淀粉　　50g
　　　　　　　硬脂酸镁　　　　10g　　　95%乙醇溶液　适量
　　　　包衣液：醋酸纤维素　　2g　　　 PEG 400　　　 15g
　　　　　　　邻苯二甲酸二丁酯　30g

[制法]　盐酸曲马多和预胶化淀粉分别过100目筛，等比例过筛混匀，加95%乙醇溶液适量，制软材，过18目筛制粒，60℃干燥，整理，加硬脂酸镁适量，混匀，压片，得片芯。按照包衣液处方，以丙酮和异丙醇4:1的混合溶剂配制包衣液，采用锅包衣法包衣，衣膜增重4%，即得。

[注解] 片芯中预胶化淀粉为稀释剂、95%乙醇溶液为润湿剂，硬脂酸镁为润滑剂，包衣液中醋酸纤维素为包衣膜材料，邻苯二甲酸二丁酯为增塑剂，PEG 400 为致孔剂。

[临床适应症] 主要用于中度、重度、急性疼痛，如术后疼痛、癌症疼痛、心脏病突发性疼痛等。

例2：茶碱微孔膜控释小片

[处方]　片芯：　　茶碱　　　　　　　100g　　　硬脂酸镁　　　　　　0.5g
　　　　　　　　5%CMC-Na浆　　　　适量
　　　　包衣液1：乙基纤维素　　　　22.2g　　　PEG 1540　　　　　11.1g
　　　　包衣液2：Eudragit RL100　　11.1g　　　Eudragit RS100　　22.2g

[制法] 取茶碱，加入5%CMC-Na浆制软材，过筛，制粒，干燥，整理，加入0.5g硬脂酸镁，混匀，压制成直径3mm的小片。分别用两种不同的包衣液包衣。包衣液1由乙基纤维素和PEG 1540以2:1的比例混合，然后用异丙醇和丙酮为混合溶剂溶解得到；包衣液2由Eudragit RL100和Eudragit RS100以1:2的比例混合制得。最后将20片包衣小片装入同一硬胶囊中，即得。

[注解] 片芯中5%CMC-Na浆为黏合剂，硬脂酸镁为润滑剂，包衣液1中乙基纤维素为不溶性薄膜衣材料，PEG 1540为致孔剂。包衣液2中Eudragit RL100和Eudragit RS100均为水不溶性薄膜衣材料。

[临床适应症] 主要用于治疗支气管哮喘、心脏性哮喘、肺气肿、慢性支气管炎等；也可用于心源性、肾性水肿的利尿消肿。

2. 渗透泵型控释制剂的制备

单室渗透泵片的制备工艺与普通薄膜包衣片的制备工艺相似。将药物、渗透压活性物质、黏合剂和填充剂等混合均匀，制粒，干燥，整粒，压制片芯，包衣即得。双室渗透泵片的制备主要涉及二次压片。首先将药物与适宜的辅料压制成含药层，然后将推动剂加在含药层上面，进行二次压片，制成双层片。选用适宜的薄膜材料进行包衣，最后在含药层一侧的薄膜衣上打孔。

例1：复方盐酸伪麻黄碱/马来酸溴苯那敏单层渗透泵片

[处方]　片芯：　　盐酸伪麻黄碱　　　12g　　　　HPMC K15M　　　13g
　　　　　　　　马来酸溴苯那敏　　 0.8g　　　微晶纤维素　　　　4g
　　　　　　　　硬脂酸镁　　　　　　0.2g
　　　　包衣液：　醋酸纤维素　　　　30g　　　　PEG4000　　　　　3g
　　　　包衣溶剂：丙酮:水（97:3）　　1000mL

[制法] 片芯的制备：将盐酸伪麻黄碱、马来酸溴苯那敏、HPMC K15M和微晶纤维素过80目筛，称取处方量，等量递加混合均匀，加入95%乙醇溶液制软材，制粒，40℃烘干，整粒，加入硬脂酸镁混合均匀，压片，即得片芯。包衣液的制备：取醋酸纤维素溶于丙酮中，加入PEG 4000，溶解即得包衣液。包衣：将片芯放入包衣锅中，用上述制备的包衣液进行包衣，40℃干燥24h。激光打孔：在包衣后的片剂衣膜上打直径为0.5mm的释药孔。

[注解] 盐酸伪麻黄碱和马来酸溴苯那敏溶解后产生高渗透压环境；HPMC K15M作为渗透泵片的助推剂，遇水膨胀，产生推动力将药物推出释药小孔；微晶纤维素可以调节释药速率；醋酸纤维素为半透膜包衣材料；PEG4000在衣膜中用作增塑剂和致孔剂。

[临床适应症] 本品主要用于减轻普通感冒和流行性感冒引起的上呼吸道症状，以及鼻窦炎、花粉病引起的各种症状，特别适合用于缓解上述疾病的早期临床症状，如打喷嚏、流鼻涕、鼻塞等。

例2：硝苯地平双室渗透泵片

[处方]　片芯：　　硝苯地平　　　　100g　　　聚环氧乙烷（分子量为20万）　　355g
　　　　　　　　HPMC　　　　　　25g　　　氯化钾　　　　　　　　　　　　10g

	乙醇	250mL	异丙醇	250mL
	硬脂酸镁	10g		
助推层：	氯化钠	72.5g	聚环氧乙烷（分子量为500万）	170g
	甲醇	250mL	异丙醇	150mL
	硬脂酸镁	适量		
包衣液：	醋酸纤维素（乙酰基值39.8%）			95g
	PEG 4000	5g	三氯甲烷	1960mL
	甲醇	820mL		

[制法] 片芯含药层的制备：取硝苯地平、聚环氧乙烷（分子量为20万）、HPMC、氯化钾置于混合器中，混合20min，用乙醇-异丙醇混合溶剂（1∶1）50mL喷于搅拌下的辅料中，然后缓慢喷入剩余溶剂继续搅拌20min，过16目筛制粒，湿颗粒在室温下干燥24h，加硬脂酸镁混匀，压片。助推层的制备：取氯化钠、聚环氧乙烷（分子量为500万）置于混合器中，混合20min，用甲醇-异丙醇（5∶3）25mL喷于搅拌下的辅料中，然后缓慢喷入剩余溶剂继续搅拌20min，过16目筛制粒，湿颗粒在室温下干燥24h，加硬脂酸镁混匀，取此颗粒与上述含药片芯共同压制成双层片剂。包衣：将醋酸纤维素和PEG 4000加入三氯甲烷和甲醇的混合溶剂中，溶解后进行流化床包衣。激光打孔：取包衣后的片剂，在含药层一侧用激光打孔机打孔。

[注解] 片芯中聚环氧乙烷（分子量为20万）为填充剂和助推剂；HPMC为填充剂和黏合剂；氯化钾为渗透压调节剂；硬脂酸镁为润滑剂。助推层中聚环氧乙烷（分子量为500万）为助推剂；氯化钠为渗透压调节剂；硬脂酸镁为润滑剂。包衣液中醋酸纤维素为不溶性薄膜衣材料，PEG 4000为致孔剂。

[临床适应症] 本品主要用于治疗支气管哮喘、心脏性哮喘、肺气肿、慢性支气管炎等；也可用于心源性、肾性水肿的利尿消肿。

课堂互动 王先生因患高血压而长期口服硝苯地平缓释片（10mg），血压控制良好。但近期因气温骤降，王先生感觉血压明显升高，20点自查血压高达180/110mmHg，考虑加服一片药，为了使药物尽快起效，王先生自行将硝苯地平缓释片嚼碎服用，21点自测血压降到150/100mmHg，22点王先生发现血压升至160/110mmHg，又嚼碎一片硝苯地平缓释片吞服。30min后，王先生出现头晕、恶心、心悸、胸闷，继而意识模糊，被家人送往医院抢救。

请简述王先生突然发病的原因。

【拓展知识】

择时与定位释药制剂

一、概述

某些疾病的发作存在周期性节律变化，如心脏病患者在凌晨时血压容易升高，心率易加快；哮喘患者在深夜时容易发生呼吸困难；胃溃疡患者在夜间胃酸分泌增多，选用择时释药制剂更有益于这些疾病的治疗。口服择时释药制剂是根据人体的生物节律变化，按照生理和治疗的需要定时定量释药的一种新型给药系统。患者可在睡前服药，在疾病开始发作前释药，以提高治疗效果。口服定位释药系统（oral site-specific drug delivery system）是指口服后能将药物选择性地输送到胃肠道某一特定部位，以达到速释或缓释、控释目的的药物制剂。

二、择时释药制剂简介

（一）脉冲式递药系统

脉冲式递药系统是指给药后不立即释放药物，而在某种条件（如一段时间、一定pH或某酶的作用）下，一次或多次释放药物的制剂。此类制剂对发病存在周期性节律变化的疾病治疗效果较为理想。

1. 包衣脉冲释药系统

对片芯或丸芯进行包衣，经过一段时间，衣膜受到破坏，药物开始释放。时滞的长短与包衣材料的性质和用量有关。衣膜控制药物释放时间的机制主要有破裂、溶蚀、膨胀、pH敏感等。制剂核心可含有崩解剂，当衣膜溶蚀或破裂后，崩解剂可促使核心中的药物快速释放。

2. 定时脉冲塞胶囊释药系统

定时脉冲塞胶囊是在水不溶性胶囊体内装入药物，在胶囊的颈口处放置定时塞，戴水溶性胶囊帽的制剂，见图16-7。定时塞可分为膨胀型、溶蚀型和酶降解型。当定时脉冲塞胶囊与体液接触时，水溶性胶囊帽首先溶解，定时塞遇体液可发生膨胀、溶蚀或酶降解而脱离胶囊体，使药物快速释放。膨胀型定时塞一般由亲水性凝胶组成，如羟丙基纤维素、聚氧乙烯等。溶蚀型定时塞可采用低取代羟丙基纤维素、聚维酮、聚氧乙烯等。酶降解型定时塞由底物和酶组成，如果胶和果胶酶。

3. 渗透泵脉冲释药系统

渗透泵制剂本身存在时滞的特点，若自身时滞时间不够长，可通过一定厚度的迟释包衣来延长时滞时间。盐酸维拉帕米迟释型渗透泵Covera-HS与普通渗透泵片相比，在片芯和半透膜之间增加了一层迟释包衣。服药后，消化液中的水通过外层半透膜进入药片内，迟释层缓慢溶解，随后水进入片芯，药物通过小孔恒速释放。患者睡前服药，凌晨药物开始释放，服药后11h血药浓度达峰值，于患者睡醒体内儿茶酚胺水平增高时发挥较佳疗效。

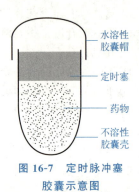

图16-7　定时脉冲塞胶囊示意图

（二）胃定位释药制剂

胃定位释药制剂是利用制剂的物理性质和胃部生理特征，延长制剂在胃内滞留时间的递药系统。胃定位释药制剂可提高药物对胃、十二指肠等局部疾病的疗效；延长滞留时间，使药物吸收更加充分；提高在肠道内不稳定的制剂的生物利用度；促进弱酸性药物和在十二指肠内主动转运的药物的吸收。胃定位释药制剂主要包括胃漂浮递药系统、胃黏附递药系统、胃膨胀递药系统、磁导向定位递药系统。

（三）肠溶制剂

肠溶制剂属于口服定位释药系统，也是迟释制剂的一种，肠溶制剂可通过肠溶包衣和肠溶胶囊实现。

（四）结肠定位制剂

结肠定位制剂是指在胃肠道上部基本不释放、在结肠内大部分或全部释放的制剂。结肠定位制剂可提高结肠局部药物浓度，对某些药物可提高疗效，降低毒副作用；结肠部位酶活性低，可减少多肽、蛋白质等药物的降解，有利于该类药物的吸收；减少或避免首过效应。结肠定位制剂按照释药原理可分为时间控型、pH敏感型、生物降解型、压力控制型等。

【项目小结】

教学提纲		主要内容简述
一级	二级	
一、知识概述	（一）缓释、控释制剂的定义与特点	缓释、控释制剂的定义，缓释、控释制剂的优缺点
	（二）缓释、控释制剂的设计	药物的理化性质，药物的生物药剂学与药动学性质，药物的药效学性质，药物的设计要求

教学提纲		主要内容简述
一级	二级	
二、缓释、控释制剂的释药方法和评价	(一)缓释、控释制剂的释药原理和方法	骨架型缓释、控释制剂,膜控型缓释、控释制剂,渗透泵型控释制剂,离子交换型缓释制剂
	(二)缓释、控释制剂的体内、体外评价	体外释放度试验,体内试验,体内-体外相关性
三、缓释、控释制剂的处方和制备工艺	(一)缓释制剂的制备	亲水性凝胶骨架片的制备,不溶性骨架片的制备,蜡质骨架片的制备
	(二)控释制剂的制备	膜控型控释制剂的制备,渗透泵型控释制剂的制备

【达标检测题】

一、单项选择题

1. 控释小丸或膜控释片剂的包衣液中加入PEG是作（　　）。
   A. 助悬剂　　B. 增塑剂　　C. 成膜剂
   D. 乳化剂　　E. 致孔剂

2. 下列附加剂可以延缓微囊对药物的释放的是（　　）。
   A. PEG类　　B. 液体石蜡　　C. 植物油
   D. 硬脂酸　　E. 泊洛沙姆

3. 骨架型缓释制剂为（　　）。
   A. 蜡质骨架片　　B. 渗透泵片　　C. 微囊
   D. 脂质体　　E. 微孔膜包衣片

4. 渗透泵型控释制剂的半透膜材料是（　　）。
   A. 硬脂酸镁　　B. 醋酸纤维素　　C. 聚山梨酯
   D. 氯化钠　　E. 淀粉

5. 渗透泵型控释制剂的渗透压活性物质是（　　）。
   A. 硬脂酸镁　　B. 醋酸纤维素　　C. 聚山梨酯
   D. 氯化钠　　E. 淀粉

6. 测定缓释、控释制剂释放度时,至少应测定的取样点数为（　　）。
   A. 1个　　B. 2个　　C. 3个
   D. 4个　　E. 5个

7. 不是以减小扩散速度为主要原理的制备缓控释制剂的工艺是（　　）。
   A. 包衣　　B. 微囊　　C. 植入剂
   D. 药树脂　　E. 胃内滞留型

8. 缓释、控释制剂要求进行（　　）试验,它能反映整个体外释放曲线与整个血药浓度-时间关系。
   A. 体内外相关性　　B. 体内相关性　　C. 体外相关性
   D. 体内外无关性　　E. 以上均不对

9. 下列不是缓控释制剂释药原理的为（　　）。
   A. 渗透压原理　　B. 离子交换作用　　C. 溶出原理
   D. 扩散原理　　E. 毛细管作用

二、多项选择题

1. 缓释、控释制剂的辅料有（　　）。
A. 阻滞剂　　　　　B. 骨架材料　　　　C. 增黏剂
D. 助悬剂　　　　　E. 乳化剂

2. 以减少溶出速率为主要原理的缓释制剂的制备工艺有（　　）。
A. 制成溶解度小的酯和盐　　　　　　　B. 控制粒子大小
C. 溶剂化　　　　　　　　　　　　　　D. 将药物包藏于溶蚀性骨架中
E. 将药物包藏于亲水性胶体物质中

项目十七　经皮给药制剂

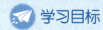 学习目标

▶ **知识目标**

掌握：经皮给药制剂的定义、特点、类型和组成；药物透皮吸收的影响因素；常用的渗透促进剂。
熟悉：经皮给药制剂的质量评价方法和基本制备方法。
了解：促进药物透皮吸收的新技术和新方法。

▶ **能力目标**

能进行经皮给药制剂典型处方分析。
能根据经皮给药制剂特点、临床应用与注意事项合理指导用药。
会设计经皮给药制剂的生产工艺流程。

▶ **素质目标**

能够在进行经皮给药制剂工作时，树立安全、节约、服务患者的意识；营造规范、整洁、有序的工作环境。

一、知识概述

（一）经皮给药制剂的定义与特点

经皮给药制剂（TDDS）是指通过完整皮肤给药，药物穿过角质层，进入真皮或皮下组织发挥局部治疗作用，或经皮下毛细血管、淋巴管吸收进入体循环发挥全身治疗作用的制剂。广义上，凝胶剂、软膏剂、涂剂、涂膜剂、外用气雾剂等均属于经皮给药制剂。狭义上，经皮给药制剂主要指贴剂或贴片。本项目所述经皮给药制剂指贴剂。

与普通制剂相比，经皮给药制剂具有如下优点。

（1）避免口服给药可能存在的肝脏首过效应和胃肠道降解，药物的吸收不受胃肠道因素的影响，避免对胃肠道的副作用。硝酸甘油口服给药后约90%的药物被肝脏代谢，舌下给药时药效维持时间短，制备贴剂后避免了肝脏的首过效应，药效可维持24h以上。

（2）长时间维持恒定的血药浓度，避免口服或注射给药时血药浓度的峰谷现象，从而减小了毒副作用。东莨菪碱口服或注射给药，可产生疲劳、口干、视力模糊等副作用，制成贴剂后血药浓度平稳，副作用明显降低。

（3）具有缓释作用，延长给药间隔时间，减少给药次数，能够提高患者的依从性。可乐定贴片可维持药效1周。

（4）患者可自主给药，随时中断给药，使用方便。

经皮给药制剂同样存在局限性。由于皮肤的屏障作用，药物透皮吸收少且慢，只有少数药物适合制成经皮给药制剂；对皮肤有刺激性或过敏性的药物不适合制成经皮给药制剂；经皮吸收的个体差异和给药部位差异大。

（二）经皮给药制剂的分类与组成

贴剂一般由背衬层、药物贮库层、压敏胶层和防黏层组成。按照结构特征可分为膜控型经皮

给药制剂、聚合物骨架型经皮给药制剂和黏胶剂骨架型经皮给药制剂等类型。

1. 膜控型经皮给药制剂

膜控型经皮给药制剂主要由无渗透性的背衬层、药物贮库层、控释膜、压敏胶层和防黏保护层组成，其中压敏胶层可根据需要分散药物。根据药物的分散状态和制剂生产工艺的不同，膜控型经皮给药制剂可分为复合膜型和充填封闭型两类，如图17-1所示。药物贮库层为聚合物固体微粒时，一般采用复合膜型，可用涂膜复合工艺制备。药物贮库层为混悬液或凝胶时，可采用充填热合工艺制备。芬太尼透皮贴剂（多瑞吉）属于膜控型经皮给药制剂。

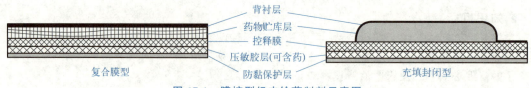

图17-1 膜控型经皮给药制剂示意图

2. 聚合物骨架型经皮给药制剂

聚合物骨架型经皮给药制剂主要由背衬层、聚合物药物贮库层、压敏胶层和防黏保护层组成，如图17-2所示。药物溶解或分散在聚合物骨架中，形成聚合物药物贮库。该制剂没有控释膜，利用药物在聚合物中的扩散控制药物释放。使用时聚合物药物贮库直接与皮肤接触，四周为压敏胶。硝酸甘油贴片属于聚合物骨架型经皮给药制剂，聚合物骨架是由聚乙烯酸、聚维酮、乳糖等形成的亲水凝胶。

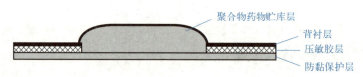

图17-2 聚合物骨架型经皮给药制剂示意图

3. 黏胶剂骨架型经皮给药制剂

黏胶剂骨架型经皮给药制剂的结构相对简单，主要由背衬层、含药压敏胶层和防黏保护层组成，如图17-3所示。药物溶解或分散在压敏胶中形成药物贮库。该制剂没有控释膜，利用药物在压敏胶中的扩散控制药物释放。雌二醇贴片属于黏胶剂骨架型经皮给药制剂。

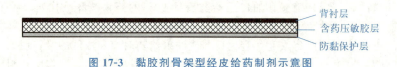

图17-3 黏胶剂骨架型经皮给药制剂示意图

（三）影响药物经皮吸收的因素

1. 生理因素

（1）种属 不同种属的动物皮肤角质层厚度、毛囊数、汗腺数及皮下血流情况等均不相同，导致药物透过能力差别较大。一般家兔、大鼠、小鼠和豚鼠的皮肤对药物的透过性较大，猪和猴的皮肤对药物的透过性与人体相近。

（2）皮肤状态 皮肤遭到破坏使角质层受损时，药物渗透量增大。角质细胞吸收水分后可发生膨胀，角质层致密度降低，药物渗透量提高。硬皮病、老年性角化病等疾病可增加角质层致密度，减少药物经皮透过量。

（3）皮肤部位 皮肤不同部位的角质层厚度、角质层脂质构成、附属器数量及皮下血流情况有所差异，一般渗透性顺序为阴囊＞前额＞背部＞前臂＞腹部＞足底和手掌，但不尽相同。

（4）皮肤温度 药物的渗透速率随皮肤的温度升高而升高。如水杨酸在豚鼠腹部的吸收速率可因温度从 20℃ 升高到 30℃ 而提高 5 倍。

（5）其他 药物的经皮吸收速率还与年龄、性别、代谢等多种因素有关。儿童的皮肤渗透性高于老年人，女性的皮肤渗透性高于男性。皮肤内存在少量的酶，对药物的渗透吸收也存在一些影响。

2. 药物因素

（1）分子量和形状 皮肤对分子量大于 500 的药物渗透性较差，目前上市的透皮给药制剂多局限在小分子药物。药物分子的形状和立体结构对渗透性也存在较大影响，线性分子透过角质细胞间脂质双分子层的能力较非线性分子强。例如，分子量相同的正己烷和环己烷，正己烷的透皮速率要明显强于环己烷。

（2）溶解度和分配系数 皮肤的角质层是脂溶性环境，角质层下部的活性表皮是水溶性环境。基于相似相溶的原理，脂溶性药物易于通过角质层，难以通过活性表皮层，水溶性药物则相反。因此，油水分配系数适中（一般 lgP 在 1～3 之间较适宜），且在水相和油相中均有较高溶解度的药物易于透皮吸收。

（3）解离常数 分子形式的药物更易透过皮肤。多数药物为有机弱酸或有机弱碱，这些药物的解离型和非解离型占比与药物自身 pK_a 和环境 pH 有关。皮肤能耐受的 pH 一般为 5～9，可通过药物的 pK_a 调节经皮给药制剂的 pH，使分子型药物占比提高，进而促进药物的透皮吸收。

（4）熔点 低熔点的药物晶格能较小，在介质中的热力学活度大，易于透过皮肤。经皮给药制剂的药物熔点低于 200℃ 较为理想。设计制剂时，可将药物与辅料形成低共熔混合物，促进药物的透皮吸收。

（5）其他 药物分子中的氢键供体和受体，可与角质层中类脂形成氢键，阻碍药物的透皮吸收。手性药物分子的不同构型一般具有不同的皮肤透过性。

3. 剂型因素

（1）剂型 剂型对药物的释放性能影响较大，进而影响药物的透皮吸收。制剂中药物的释放速率越大，透皮吸收越快。一般半固体制剂中药物释放较快，骨架型制剂中药物释放较慢。

（2）基质 基质与药物的亲和力应适中，亲和力过大，则药物难以从基质中释放；亲和力过小，则难以达到理想的载药量。

（3）pH 如前所述，经皮给药制剂的 pH 能够影响药物的解离程度，进而影响药物的透皮吸收。

（4）药物浓度 药物的透皮吸收受基质中药物浓度的影响。一定范围内，基质中的药物浓度增大，有利于药物透皮吸收。

（5）给药面积 经皮给药制剂的给药面积大，则药物透皮吸收强。但若面积过大，患者用药依从性变差。一般贴剂的面积不宜超过 $60 cm^2$。

（6）透皮吸收促进剂 透皮吸收促进剂是经皮给药制剂的一种重要辅料，对药物的透皮吸收影响较大。加入后药物的透皮吸收速率提高，可减少给药面积和时滞。

二、经皮给药制剂的制备

（一）经皮给药制剂的高分子材料

经皮给药制剂中涉及的高分子材料主要包括控制药物释放的辅料（骨架材料或控释膜）、压敏胶、背衬材料和防黏材料。

1. 骨架材料

骨架型药物贮库一般用高分子材料作为药物载体。材料应性质稳定，对皮肤没有刺激性，对皮肤有一定的黏附性，对药物有适宜的释放速率。一般用于缓释、控释制剂的骨架材料能用于经皮给药制剂。目前常用的材料有 HPMC、PVP、PVA、氧聚硅烷、聚丙烯酸树脂等。

2. 控释膜

控释膜可控制药物从制剂中释放的速率，影响药物的透皮吸收。制备贴剂的控释膜的材料主要有乙烯-醋酸乙烯共聚物（EVA）、聚硅氧烷、聚丙烯（PP）、醋酸纤维素等。EVA 控释膜具有良好的化学稳定性和生物相容性，机械性能好，对强氧化剂、蓖麻油等油脂和高温的耐受性差，厚度一般为 50μm。PP 控释膜具有良好的透明性、强度和耐热性，可耐受 100℃煮沸灭菌。

3. 压敏胶

压敏胶（pressure sensitive adhesive，PSA）是一类对压力敏感的胶黏剂，通过施加轻微压力即可实现粘贴，易剥离。贴剂需要使用压敏胶黏剂来维持药物递送系统与皮肤之间的接触。压敏胶黏剂的常见用法如下：①作为隔离层插入制剂基质和皮肤表面之间；②作为制剂基质本身的一部分；③应用于药物递送系统的外围。目前应用较多的压敏胶有聚异丁烯类、聚丙烯酸酯类、聚硅氧烷类等。

(1) 聚异丁烯类 一类自身具有黏性的合成橡胶。聚异丁烯的化学性质稳定，耐寒性、耐热性、耐紫外线性和抗老化性能良好。可溶于烃类有机溶剂，常用作溶液型压敏胶。因聚异丁烯的结构中缺少极性基团，与极性膜材料的黏结力差，且其内聚力较低，抗蠕变性能差，需添加适宜的增黏剂、增塑剂、填充剂等。

(2) 聚丙烯酸酯类 聚丙烯酸酯类压敏胶生物相容性好，皮肤黏附性优良，可与多种药物和助渗剂配伍，耐寒性和耐热性较为理想，长期存放对压敏性没有明显影响。这类压敏胶对极性膜材料的亲和性较好，对聚乙烯、聚酯等膜材润湿性较差，需添加丙二醇、丙二醇单丁醚等改善润湿性。

(3) 聚硅氧烷类 聚硅氧烷类压敏胶具有良好的生物相容性、化学稳定性、耐热性、耐寒性、耐水性、柔性、透气性和透湿性。软化点接近皮肤温度，与皮肤的粘贴性好。可溶于二氯甲烷、石油醚等多种有机溶剂。聚硅氧烷中的树脂成分占比增加，则压敏胶黏性降低，但易于干燥；聚硅氧烷中的二甲基硅氧烷成分占比增加，则压敏胶黏性和柔性均提高。

上述压敏胶的结构和性能见表 17-1。

表 17-1 压敏胶的结构和性能

分类	聚异丁烯类	聚硅氧烷类	聚丙烯酸酯类
结构式	$\left[-CH_2-\underset{\underset{CH_3}{\mid}}{\overset{\overset{CH_3}{\mid}}{C}}-\right]_n$	$\left[-\underset{\underset{H}{\mid}}{\overset{\overset{H}{\mid}}{C}}-\underset{\underset{COOR}{\mid}}{\overset{\overset{H}{\mid}}{C}}-\right]_n$	$\left[-O-\underset{\underset{CH_3}{\mid}}{\overset{\overset{OH}{\mid}}{Si}}-OH\right]_n$
黏附性能	易黏于非极性物质	不易黏于非极性物质	易黏于各种物质
耐溶剂性	差	好	好
对氧化和热的敏感性	敏感	不敏感	不敏感
水蒸气和氧的透过性	差	较好	好
价格	低	中	高

4. 背衬材料

背衬材料是支持药库或压敏胶等的薄膜，主要起阻隔药物、胶液、溶剂、水蒸气和光线的作用，具有良好的柔软性和拉伸强度，厚度一般为 20~50μm。用作背衬的材料有铝箔、聚乙烯、聚丙烯、聚氯乙烯、聚酯等。常用多层复合铝箔，由铝箔与聚乙烯或聚丙烯等材料复合而成。复合膜一般具有适宜的机械强度和封闭性能，且与骨架材料或控释膜之间热合效果更好。

5. 防黏材料

防黏材料主要用于保护压敏胶，使压敏胶在使用前保持完整。压敏胶与防黏材料的亲和力需低于压敏胶与骨架材料或控释膜的亲和力。常用的防黏材料主要有聚苯乙烯、聚乙烯、聚丙烯、聚碳酸酯、聚四氟乙烯等。一般需用有机硅隔离剂处理，避免与压敏胶发生黏附。也可以用经石蜡或甲基硅油处理的不黏纸作为防黏材料。

（二）渗透促进剂在经皮给药制剂中的应用

渗透促进剂是指所有能够加速药物渗透穿过皮肤的物质。皮肤的屏障作用使得药物透皮吸收速率较小，应用透皮吸收促进剂是改善药物透皮吸收的首选方法。理想的渗透促进剂应无毒、无刺激性、无过敏性；应用后起效快，去除后皮肤能快速恢复正常状态；性质稳定；与药物及其他辅料无相互作用；无色、无臭、价廉等。

渗透促进剂的主要作用机制如下：可逆性改变角质层中脂质双分子层的有序排列，增加流动性；溶解角质层中的脂质，降低它对药物的扩散阻力；改变角蛋白的构象，降低它的屏障功能；提高角质层脂质对药物的溶解能力等。

常用的渗透促进剂如下：①月桂氮卓酮；②脂肪酸、脂肪醇类，如油酸、亚油酸、月桂醇等；③表面活性剂类；④有机溶剂类，如二甲基亚砜、二甲基甲酰胺、丙二醇、乙酸乙酯、乙醇等；⑤角质保湿与软化剂，如尿素、水杨酸、吡咯酮等；⑥萜烯类，如薄荷醇、樟脑、柠檬烯、桉树脑等。

1. 月桂氮卓酮

月桂氮卓酮也称氮酮，商品名为 Azone。月桂氮卓酮可与多数有机溶剂混溶，不溶于水，安全性较高，起效缓慢，维持时间长。其促渗机制为与皮肤脂质发生相互作用，提高脂质的流动性，使药物易于扩散。其对所有类型的药物都有促渗作用，对亲水性药物的促渗能力强于亲脂性药物。月桂氮卓酮常与丙二醇、油酸等合用，常用浓度为 1%~10%。

2. 脂肪酸、脂肪醇类

脂肪酸与脂肪醇与角质细胞的细胞间脂质发生作用，增加脂质的流动性，促进药物的透皮吸收。其中，油酸应用较多，常用于阿昔洛韦、水杨酸、氢化可的松、咖啡因等药物的促渗。

3. 表面活性剂类

表面活性剂可作为药物的增溶剂、乳化剂、润湿剂或稳定剂，也可渗入皮肤改变皮肤的渗透性。非离子表面活性剂一般能增加角质层脂质的流动性，刺激性小，促渗效果较差。离子型表面活性剂与角质层的作用较强，促渗效果好，连续使用易引起皮肤红肿、干燥。常用的表面活性剂有吐温类、聚氧乙烯脂肪酸酯类和蔗糖脂肪酸酯类。

4. 二甲基亚砜及其类似物

二甲基亚砜（DMSO）可与多种有机溶剂互溶，对各种物质都有很强的溶解能力。促渗机理主要为与角质层脂质发生相互作用，增加药物的溶解度。DMSO 具有皮肤刺激性和恶臭，长期大量使用具有潜在的肝损伤性和神经毒性，美国 FDA 已禁止 DMSO 在制剂中的应用。DMSO 的类似物癸基甲基亚砜（DCMS）促渗性能较好，刺激性、毒性均较小。

5. 吡咯酮及其衍生物

吡咯酮及其衍生物对极性和半极性药物的促渗作用较好，浓度较高时易引起皮肤红肿、疼痛。常用的有 α-吡咯酮、N-甲基吡咯酮、5-甲基吡咯酮、1,5-二甲基吡咯酮、N-乙基吡咯酮、

5-羧基吡咯酮等。

(三) 促进药物透皮吸收的新技术

1. 离子导入技术

离子导入是在皮肤上应用适当的电流，促进药物透皮吸收的一种技术。离子导入系统主要由电源、药物贮库系统和回流贮库系统组成，见图17-4。阳离子药物在阳极透过皮肤，阴离子药物在阴极透过皮肤，中性药物在电渗流的作用下也可增加经皮透过量。离子导入曾主要用于局部组织（如局部麻醉、局部阵痛等），随着科学技术的迅猛发展，近年来的离子导入研究已扩展到多肽、蛋白质的全身给药方面。离子导入可轻松实现个体化给药和程序化给药。药物的透过量与电流强度呈正比，一般电流强度应控制在 $0.5mA/cm^2$ 以下。另外，电场持续时间、介质pH、药物解离性质、电极性质等也会影响药物的透过。离子导入给药主要经皮肤附属器官吸收，可能会对皮肤，尤其是皮肤附属器（如毛囊等）造成一定损伤。

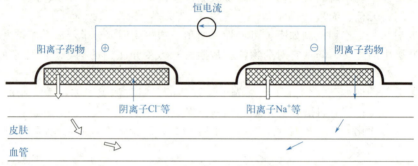

图17-4 离子导入原理示意图

2. 微针技术

微针又称微针阵列贴片，是一种通过微制造技术将药物制成极为精巧的微细针簇，能够穿透人皮肤的角质层或活性表皮，但又未触及神经，不会有出血和疼痛感，可持续促进药物经皮递送的装置（图17-5）。制备微针的材料主要有硅和金属，可以为实体针和空心针，药物可涂蘸在硅微针表面或者将药物溶液填充于金属微针空间。应用微针时穿破角质层，越过透皮吸收的主要障碍，可显著增加药物透皮吸收量。

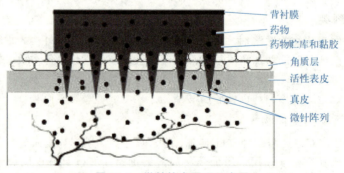

图17-5 微针技术原理示意图

3. 电致孔技术

施加瞬时高压脉冲电场于皮肤上，使角质层的脂质双分子层的定向排列发生改变，产生一个短暂的水性通道，荷电药物在电场作用下通过此通道进入体内。脉冲电场结束后，脂质双分子层重新排序为有序结构，水性通道消失，控制适宜的参数一般不会损伤皮肤。与离子导入相似，电致孔也可实现个体化给药和程序化给药，且无时滞，可应用于更为广泛的多肽和蛋白质类生物大分子药物的经皮给药。电致孔技术目前仍处于研究阶段，其临床使用安全性、渗透量等方面还有待研究。

4. 超声导入技术

超声导入是指把药物加入导声胶（如水、乳剂、油膏等）中，药物分子在超声波作用下通过皮肤被机体吸收的过程。超声波可以为脉冲形式，也可为连续形式。频率一般控制在20~100kHz，强度一般控制在0~4W/cm²。高能量的超声波主要通过热效应和空化作用扰乱角质层细胞间脂质，促进药物吸收。与离子导入相比，超声停止后皮肤功能恢复更快，安全性更高。超声导入法的适用范围广，不限于电离型和水溶性药物，更适合生物大分子。超声波可深入皮肤以下5cm，离子导入深入皮肤不超过1cm。影响超声导入促进药物透皮吸收的因素主要有超声波的波长、输出功率和药物的理化性质等。

（四）经皮给药制剂的制备

经皮给药制剂的制备工艺主要有涂膜复合工艺、充填热合工艺和骨架黏合工艺。根据药物和高分子材料的性质，结合临床应用，选择适宜的制备工艺。不同经皮给药制剂的制备工艺流程见图17-6~图17-9。

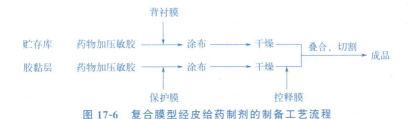

图 17-6　复合膜型经皮给药制剂的制备工艺流程

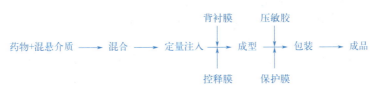

图 17-7　充填封闭型经皮给药制剂的制备工艺流程

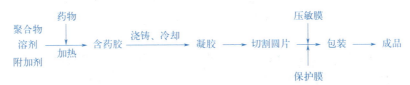

图 17-8　聚合物骨架型经皮给药制剂的制备工艺流程

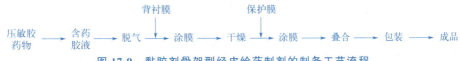

图 17-9　黏胶剂骨架型经皮给药制剂的制备工艺流程

例1：复合膜型东莨菪碱贴剂
名称　　　　　　　　　　　药物贮库层　　压敏胶层

东莨菪碱	15.7mg	4.6mg
聚异丁烯（MML-100）	29.2g	31.8g
聚异丁烯（LS-MS）	36.5g	39.8g
矿物油	58.4g	63.6g
三氯甲烷	860.2mL	360.2mL

[制法] 分别称取药物贮库层和压敏胶层各成分，搅拌溶解，制得药物贮库层基质和压敏胶层基质。将药物贮库层基质涂布在铝塑膜（背衬层）上，烘干，制成约为50μm厚的药物贮库层。将压敏胶层基质涂布在硅纸（防黏层）上，制成约50μm厚的压敏胶层。在50μm厚的聚丙烯膜（控释膜层）一侧压上药物贮库层-背衬层，另一层压上压敏胶层-防黏保护层，切成1cm²的圆形贴片，即得。

[注解]

① 本品为复合膜型经皮给药制剂，结构可分为五层。第一层为铝塑膜背衬层，用于防止挥发性成分逸出，可起到支撑制剂的作用；第二层为药物贮库层，药物溶解或分散在矿物油和高分子材料胶浆中；第三层为控释膜层，可调节药物的释放速率；第四层为压敏胶层，含有少量的药物，可减少时滞并粘贴于皮肤上；第五层为防黏保护层，制剂使用前揭去。

② 采用高、低分子量混合的聚异丁烯为压敏胶材料，MML-100型聚异丁烯平均分子量为106万~144万，可增加压敏胶的剥离强度和内聚力，LM-MS型聚异丁烯平均分子量为43000~45000，可增加压敏胶层的黏度和柔软性。聚异丁烯一般用三氯甲烷、庚烷等非极性溶剂溶解。

③ 在需要发挥抗晕动病作用前至少4h，将本品贴在一侧耳后没有头发的干燥皮肤上。贴上贴剂后，应以肥皂和水彻底清洗双手。除下贴剂时，应以肥皂和水对双手及用药部位进行彻底清洗，以防止任何残留的东莨菪碱直接接触到眼睛。

④ 本品的常用剂量为0.2~0.5mg，口服或注射易产生严重的副作用，如口干、面红、散瞳、心率加快等，控制给药速率、使血药浓度保持在一定水平可有效降低副作用的发生。由于该药物剂量小、半衰期短（小于1h）、分子量小（303.4）、油水分配系数和解离度适宜（pK_a 7.55），且对皮肤无刺激性，适合经皮给药。

[临床适应症] 本品可用于预防晕动病伴发的恶心、呕吐。

例2：胶黏剂骨架型双氯芬酸钠贴剂

[处方]

双氯芬酸钠	1.8g	聚丙烯酸（压敏胶）	20g
肉豆蔻酸异丙酯	4.6g	丙二醇	3.15g
N-辛基吡咯烷酮	1.6g	乙醇	16g

[制法] 称取处方量各组分，加丙二醇和乙醇后搅拌溶解，得均匀溶液，静置，排出气泡后均匀涂布在防黏保护层上，60℃下干燥20min，然后压背衬层，切割，包装，即得。

[注解]

① 本品为胶黏剂骨架型经皮给药制剂，结构可分为三层，分别为防黏保护层、含药压敏胶组成的骨架层、背衬层。

② 本处方中，乙醇为溶剂，肉豆蔻酸异丙酯、丙二醇、N-辛基吡咯烷酮为透皮吸收促进剂，聚丙烯酸为压敏胶。

[临床适应症] 本品可用于缓解肌肉、软组织和关节的中度疼痛。例如，缓解由肌肉、软组织的扭伤、拉伤、挫伤等引起的疼痛以及各种关节疼痛等。

课堂互动 妥洛特罗贴片以片剂为参比进行相对生物利用度研究，最终得到以下药-时曲线（图17-10）。相对于片剂，贴片的相对生物利用度为81.05%，T_{max}延长6.5倍，$t_{1/2}$延长2.5倍，平均驻留时间延长3.6倍。请分析贴片与普通口服制剂相比的优势。

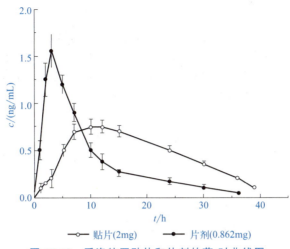

图 17-10 妥洛特罗贴片和片剂的药-时曲线图

（五）经皮给药制剂的质量评价

经皮给药制剂的质量评价主要包括以下几个方面。

1. 释放速率和释放度

经皮给药制剂的释放速率和释放度的测定可以在扩散池中进行，也可以在溶出仪中进行。《中国药典》（2020年版）四部通则 0121 规定，贴剂的释放度照溶出度与释放度测定法（通则 0931 第四、五法）测定，应符合规定。

2. 黏附力

贴剂的压敏胶与皮肤作用的黏附力一般用初黏力、持黏力、剥离强度和黏着力四个指标衡量。照贴剂黏附力测定法［《中国药典》（2020年版）四部通则 0952］测定，应符合规定。

3. 药物含量及含量均匀度

贴剂药物含量的测定一般先用适宜的溶剂将药物全部提出，再进行含量测定。需要排除基质对主药含量测定的影响。贴剂的含量均匀度可按《中国药典》（2020年版）四部通则 0941 项测定，应符合规定。

4. 体外经皮渗透速率

药物的体外经皮渗透速率是经皮给药制剂的重要评价指标，是经皮给药制剂的药物、渗透促进剂和基质材料等处方组成设计和筛选的主要依据。体外经皮渗透速率测定一般在扩散池中进行，将剥离的皮肤夹在扩散池中，经皮给药制剂粘贴于皮肤的角质层面，另一面放接收介质，在设定的时间点取适量接收介质并测定药物浓度，计算药物透过量，分析药物通过皮肤的动力学。

5. 体内生物利用度

经皮给药制剂的生物利用度研究方法主要有血药法、尿药法和药理效应法等，其中血药法最为常用。血药法是指分别给予受试者经皮给药制剂和静脉注射制剂，测定特定时间的血药浓度，根据药-时曲线下面积计算生物利用度，见式(17-1)。

$$F = \frac{AUC_{TDDS}/D_{TDDS}}{AUC_{iv}/D_{iv}} \tag{17-1}$$

式中，AUC_{TDDS} 和 AUC_{iv} 分别为经皮给药制剂和静脉注射制剂的药-时曲线下面积；D_{TDDS} 和

D_{iv} 分别为经皮给药制剂和静脉注射制剂的给药剂量。

6. 重量差异

中药贴剂按如下重量差异检查法测定，应符合规定（进行含量均匀度检查的品种，可不进行重量差异检查）。除另有规定外，取供试品 20 片，精密称定总重量，求出平均重量，再分别称定每片的重量，每片重量与平均重量相比较，重量差异限度应在平均重量的±5%以内，超出重量差异限度的不得多于 2 片，并不得有 1 片超出限度 1 倍。

7. 微生物限度

除另有规定外，照非无菌产品微生物限度检查：微生物计数法（通则 1105）和控制菌检查法（通则 1106）及非无菌药品微生物限度标准（通则 1107）检查，应符合规定。

【拓展知识】

促进药物透皮吸收的药剂学方法

1. 脂质体

脂质体具有湿润角质、加强皮肤水化作用的功能，增加皮肤渗透性。脂质体的磷脂成分可与角质层的脂质相互融合，改变角质层的脂质组成和结构，形成一种扁平的颗粒状结构，通过脂质颗粒的间隙，脂质体包封的药物便可透过皮肤。脂质体还可以通过皮脂腺、汗腺或者毛囊直接被机体吸收。另外，对于起局部作用的药物，脂质体可在皮肤部位浓集，提高疗效，降低副作用。目前已有局部用药的脂质体制剂上市，如益康唑脂质体凝胶剂。在常规脂质体的基础上，发展了一些新型经皮给药载体，如传递体和醇质体，均具有较好的透皮功能。

2. 纳米乳

纳米乳一般是由油相、水相、表面活性剂和助表面活性剂组成的胶体分散体系。油相可以增加药物与皮肤的亲和力，促进药物进入角质层；水相可以增加角质层的水化，有利于药物的透皮吸收；纳米乳对脂溶性药物和水溶性药物的载药量均较高，给药后皮肤内外浓度梯度大，也可促进药物的透皮吸收。

3. 固体脂质纳米粒

固体脂质纳米粒是以天然或合成的脂质为骨架材料，将药物包封于脂核中或吸附在颗粒表面，制成的固体或半固体纳米粒，粒径一般在 50～1000nm 之间。固体脂质纳米粒应用于经皮给药制剂可提高药物稳定性和载药量，还可提高药物的皮肤靶向性。

4. 环糊精包合物

环糊精可改善药物的透皮吸收性能，调节药物的释放速率。水溶性环糊精可促进难溶性药物从疏水性基质中释放，烷基化环糊精可促进水溶性药物透过角质层，提高透皮吸收量。

【项目小结】

教学提纲		主要内容简述
一级	二级	
一、知识概述	（一）经皮给药制剂的定义与特点	经皮给药制剂的定义、优缺点
	（二）经皮给药制剂的分类与组成	膜控型、聚合物骨架型、黏胶剂骨架型经皮给药制剂的组成
	（三）影响药物经皮吸收的因素	生理因素、药物因素、剂型因素

续表

教学提纲		主要内容简述
一级	二级	
二、经皮给药制剂的制备	（一）经皮给药制剂的高分子材料	骨架材料、控释膜、压敏胶、背衬材料、防黏材料
	（二）渗透促进剂在经皮给药制剂中的应用	月桂氮䓬酮，脂肪酸、脂肪醇类，表面活性剂类，二甲基亚砜及其类似物，吡咯酮及其衍生物
	（三）促进药物透皮吸收的新技术	离子导入技术，微针技术，电致孔技术，超声导入技术
	（四）经皮给药制剂的制备	不同类型的经皮给药制剂的制备工艺流程；典型经皮给药处方举例
	（五）经皮给药制剂的质量评价	释放速率和释放度，黏附力，药物含量及含量均匀度，体外经皮渗透速率，体内生物利用度等

【达标检测题】

一、单项选择题

1. 下列因素中，不影响药物经皮吸收的是（　　）。
   A. 皮肤因素　　　　　　　　B. 经皮吸收促进剂的浓度
   C. 背衬层的厚度　　　　　　D. pH
   E. 基质的药物相对分子质量

2. 药物透皮吸收是指（　　）。
   A. 药物通过表皮到达深层组织
   B. 药物主要作用于毛囊和皮脂腺
   C. 药物在皮肤用药部位发挥作用
   D. 药物通过表皮，被毛细血管和淋巴吸收进入体循环的过程
   E. 药物通过破损的皮肤，进入体内的过程

3. 下列物质中，不能作为经皮吸收促进剂的是（　　）。
   A. 乙醇　　　　B. 山梨酸　　　　C. 表面活性剂
   D. 二甲基亚砜　E. 月桂氮䓬酮

二、多项选择题

1. TDDS制备方法有（　　）。
   A. 骨架黏合工艺　B. 超声分散工艺　C. 逆相蒸发工艺
   D. 涂膜复合工艺　E. 充填热合工艺

2. 可以在经皮给药系统中作为渗透促进剂的是（　　）。
   A. 月桂氮䓬酮　　B. 聚乙二醇200　　C. 二甲基亚砜
   D. 薄荷醇　　　　E. 尿素

3. 经皮吸收制剂中常用的压敏胶有（　　）。
   A. 乙烯酸类　　　B. 聚硅氧烷类　　C. 水凝胶类
   D. 聚异丁烯类　　E. 聚丙烯酸类

项目十八 靶向制剂

> 📄 **学习目标**
>
> ▶ **知识目标**
>
> 掌握：靶向制剂的概念、特点和分类；主动靶向制剂与被动靶向制剂的区别；脂质体的概念、组成、结构、特点和制备。
>
> 熟悉：微球、纳米粒的概念和特点；被动靶向制剂、主动靶向制剂和物理化学靶向制剂的概念、分类及特点。
>
> 了解：靶向制剂的发展；脂质体的临床应用；靶向制剂的制备材料及方法。
>
> ▶ **能力目标**
>
> 会设计脂质体、微球、纳米粒等的制备工艺流程。
>
> 能进行典型靶向制剂的小试制备和表征。
>
> 能利用靶向制剂特点、分类等理论知识指导就业。
>
> ▶ **素质目标**
>
> 能够在设计靶向制剂制备工艺，选择相关材料、载体时，树立大胆探索、团队合作意识；营造善学乐做的工作氛围；培养创新思维能力。

【操作任务】

靶向制剂的制备和表征

一、操作目的

(1) 能进行靶向制剂的制备工艺设计。

(2) 会利用激光粒度仪进行脂质体粒径表征。

(3) 能正确使用旋转蒸发仪、显微镜（油镜）、激光粒度仪等仪器。

二、操作准备

茄形瓶、EP 管、微孔滤膜（0.8μm）、旋转蒸发仪、分析电子天平、显微镜（油镜）；盐酸小檗碱、胆固醇、大豆磷脂、无水乙醇、pH7.4 磷酸盐缓冲液等。

三、操作内容

（一）制备盐酸小檗碱脂质体（抗肿瘤）

近年来，研究发现盐酸小檗碱具有较好的抗肿瘤作用，但其口服吸收差，很难达到抗肿瘤所需的药物浓度，而直接注射易产生多种不良反应。因此，从制剂学角度，提高小檗碱的体内浓度并降低毒副作用是推动其作为抗肿瘤药物开发的良好切入点，改善生物利用度成为其目前研究的重点。脂质体具有类似生物膜的结构，具有增加对组织细胞的亲和性、缓慢释药、增加生物利用度、降低毒副作用等优势，可长时间吸附于靶细胞周围，使药物充分向靶细胞组织渗透，是抗肿瘤药物的理想传输载体。

[处方]　盐酸小檗碱溶液（1mg/mL）　30mL　　胆固醇　0.2g
　　　　大豆磷脂　　　　　　　　　0.6g　　　无水乙醇　1～2mL
　　　　制成 30mL 脂质体

[制法]　按处方量称取大豆磷脂、胆固醇置 EP 管（10mL）中，加入 1～2mL 无水乙醇超声溶解。然后转移至 100mL 茄形瓶中，于旋转蒸发仪上进行旋转，水浴加热（65～70℃），减压蒸发除去乙醇，在瓶壁上形成均匀的磷脂膜。取提前 65～70℃预热的盐酸小檗碱溶液，加至含有磷脂膜的茄形瓶中，65～70℃旋转下，水化 10～20 分钟，然后探头超声 5 分钟，即得。

[注解]
(1) 整个实验过程禁止用火。
(2) 磷脂和胆固醇应全部溶解在乙醇中，所得乙醇溶液应澄清。
(3) 减压蒸发除去乙醇时要缓慢，得到均匀的磷脂薄膜。
(4) 水化时，一定要充分保证所有脂质水化，不得存在脂质块。
(5) 探头超声会产热，应在冰浴下进行。

（二）形态、粒径表征

取样，在显微镜（油镜）下观察脂质体的形态并画出视野下脂质体的形态，记录最多和最大的脂质体的粒径；同时利用激光粒度仪进行粒径和多分散指数（PDI）测定；随后将所得脂质体溶液通过 0.8μm 微孔滤膜两遍，进行整粒，再于油镜下观察并画出脂质体的形态，记录最多和最大的脂质体粒径，激光粒度仪同样测定脂质体粒径和 PDI。结果记录于表 18-1 中。

表 18-1　形态、粒径表征结果记录

仪器	项目	1	2	3
显微镜（油镜）	最大粒径/nm			
	最多粒径/nm			
激光粒度仪	粒径/nm			
	PDI			

四、思考题

(1) 查阅资料写出脂质体的其他制备方法，以及适用范围。
(2) 讨论影响脂质体形成的因素。
(3) 靶向制剂的理化表征都有哪些？请举例说明。

一、知识概述

（一）靶向制剂的定义与分类

靶向制剂亦称为靶向给药系统（targeting drug delivery system，TDDS），系指载体将药物通过局部给药或全身血液循环而选择性地浓集定位于靶组织、靶器官、靶细胞或细胞内结构的给药系统。靶向制剂不仅要求药物到达病变部位，而且要求一定浓度的药物在这些靶部位滞留一定的时间，以便发挥药效。成功的靶向制剂应具备定位浓集、控制释药以及载体无毒可生物降解三个要素。由于靶向制剂可以提高药效、降低毒性，可以提高药品的安全性、有效性、可靠性和患者用药的顺应性，所以日益受到国内外医药界的广泛重视。

> **知识链接**
>
> **靶向制剂的发展历程**
>
> 靶向制剂的概念是 1906 年德国免疫学家 Paul Ehrlich 提出的。1993 年 Florence 创办了 "Journal of Drug Targeting",专门刊登靶向制剂的研究论文,促进了医药界对于靶向制剂的重视和深入研究。但由于人类长期对疾病认识的局限和未能在细胞水平和分子水平上了解药物作用,以及靶向制剂的材料和制备方面的困难;直到分子生物学、细胞生物学、药物化学和材料科学等学科的飞速发展,才给靶向制剂的发展开辟了新天地。自 20 世纪 80 年代以来,TDDS 的研究已成为医药研究领域的热点之一,人们开始比较全面地认识靶向制剂的靶向机制、制备方法、药剂学性质、体内分布和代谢规律。与此同时,一些 TDDS 也相继上市,如白蛋白结合型紫杉醇、盐酸多柔比星脂质体、盐酸伊立替康脂质体、亮丙瑞林微球等。

靶向制剂根据在体内所到达的部位、靶向机制分类。

(1) 靶向制剂根据在体内所到达的部位可以分为三级,如表 18-2 所示。

表 18-2 靶向制剂根据在体内所到达的部位分类

级别	到达部位
第一级	靶组织或靶器官:肝脏、肺、脑
第二级	特定的细胞:肝脏的肿瘤细胞
第三级	胞内的特定部位或细胞器,如肝脏肿瘤细胞的线粒体和细胞核

(2) 靶向制剂根据靶向机制可大致分为三类,如表 18-3 所示。

表 18-3 靶向制剂根据靶向机制分类

靶向机制	靶向制剂	常见载体或者方法
被动靶向	被动靶向制剂:药物以微粒为载体通过正常的生理过程运送至肝、脾、肺等器官	乳剂、脂质体、纳米粒、微囊、微球等
主动靶向	主动靶向制剂:用修饰的药物载体作为"导弹",将药物定向地运送到靶区浓集发挥药效	经过修饰的药物载体或者将药物修饰成前体药物
物理化学靶向	物理化学靶向制剂:是应用某些物理和化学的方法设计特定载体材料和结构,使靶向制剂能够在特定部位发生响应而释放药物发挥疗效	温度、pH 或磁场等

(二) 靶向性评价指标和参数

1. 体内分布

靶向制剂的靶向性可通过体内分布直观地评价。一般流程为以小鼠或荷瘤裸鼠为受试对象,按预定的给药途径将靶向制剂给药后,于不同的时间点处死动物,取血并剖取脏器组织,匀浆,提取血液或组织匀浆中的药物,测定其含量,据此绘制血液及不同组织中的药物浓度-时间曲线,进行动力学处理,以同剂量非靶向制剂作对照,评价靶向制剂在动物体内的分布。

2. 评价指标

靶向性可由以下三个参数评价。

① 相对摄取率 (r_e)

$$r_e = (AUC_i)_p / (AUC_i)_s$$

式中，AUC_i 为由浓度-时间曲线求得的第 i 个器官或组织的药-时曲线下面积；下标 p 和 s 分别表示药物制剂和药物浓度。

相对摄取率代表了不同制剂对同一组织或器官的选择性。$r_e > 1$ 表示药物制剂在该器官或组织有靶向性，r_e 愈大靶向效果愈好；$r_e \leq 1$ 表示无靶向性。

② 靶向效率（t_e）

$$t_e = (AUC)_{\text{靶}} / (AUC)_{\text{非靶}}$$

式中，AUC 为某组织或器官的药-时曲线下面积；t_e 为药物制剂或药物溶液对靶器官的选择性。

$t_e > 1$ 表示药物制剂对靶器官比某非靶器官有选择性；t_e 值愈大，选择性愈强；药物制剂的 t_e 值与药物溶液的 t_e 值相比，说明药物制剂靶向性增强的倍数。

③ 峰浓度比（C_e）

$$C_e = (AUC_{\max})_p / (AUC_{\max})_s$$

式中，$C_{\max}$ 为峰浓度；下标 p 和 s 分别表示药物制剂和药物浓度。

C_e 值也反映了不同制剂对同一组织或器官的选择性。每个组织或器官中的 C_e 值表明药物制剂改变药物分布的效果，C_e 值愈大，表明改变药物分布的效果愈明显。

（三）靶向制剂的作用特点

随着生物药剂学和药物动力学的发展，人们发现药物在必要的时间、以必要的量达到病灶部位时才能发挥最大疗效，而分布到其他部位的药物不但不能起到治疗作用，反而可能产生毒副作用。靶向制剂可以增加药物对靶部位的指向性和滞留性，使药物具有专一的药理活性，减少剂量的同时，提高药效及制剂的生物利用度，降低毒副作用，增强患者用药的安全性、有效性及顺应性等。靶向制剂还可弥补其他普通药物制剂存在的问题，如在物理药剂学方面提高药物制剂稳定性和增加药物溶解度；生物药剂学方面可以改善药物的吸收或增强药物的生物稳定性，避免药物受体内酶或 pH 的影响等；药动学方面延长半衰期和提高药物特异性及组织选择性；药效学方面提高药物的治疗指数等。

> **课堂互动** 举例说明靶向制剂的临床应用以及靶向原理。

二、被动靶向制剂

> **课堂互动** 多柔比星脂质体
>
> 近年来出现的脂质体多柔比星（liposome doxorubicin）既能加强药物的抗癌作用，又能减少其毒副作用，逐渐成为卵巢癌治疗的二线药物之一。正常组织毛细血管壁完整，大部分的脂质体不能渗透，而肿瘤生长部位毛细血管的通透性增加，使脂质体多柔比星聚集量增加，并由于多柔比星的缓释，直接作用于肿瘤部位，增加了治疗效果。
> 问题：1. 本品属于哪一类靶向制剂？
> 　　　2. 该类靶向制剂是如何实现靶向作用的？

（一）被动靶向制剂概述

被动靶向制剂（passive targeting preparation），亦称自然靶向制剂，指药物以微粒为载体通过正常的生理过程（如吞噬等）运送至肝、脾、肺等器官而实现靶向作用的制剂。一些较大的微粒由于不能滤过毛细血管床，也可被机械截留于某些部位。因此，循环系统生理因素和微粒自身性质均有可能影响体内分布。

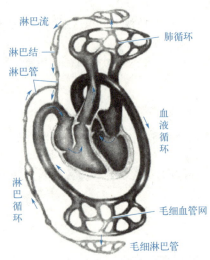

图 18-1 血液循环与淋巴循环示意图

体循环包括血液循环和淋巴循环（图 18-1），血液循环流动速度非常快，是淋巴循环流速的 200～500 倍，因此，血液循环是决定药物分布的主要因素，但药物的淋巴转运有时也十分重要。

肿瘤部位的循环系统与正常组织有所不同。为了满足快速生长的需求，肿瘤部位的血管生成较快，因此血管壁结构的完整性差，有较宽的间隙，循环中的纳米微粒可能穿透这些间隙而更多地进入肿瘤组织。同时，肿瘤组织的淋巴回流功能并不完善或者缺失，造成大分子类物质和微粒的滞留。这种现象被称作实体瘤组织的高通透性和滞留效应，简称 EPR（enhanced permeability and retention）效应（图 18-2）。但是需要注意的是，EPR 效应尚存在争议，尚未在人体肿瘤部位验证 EPR 效应。

微粒自身粒径的大小也影响药物在体内的分布。如表 18-4 所示。

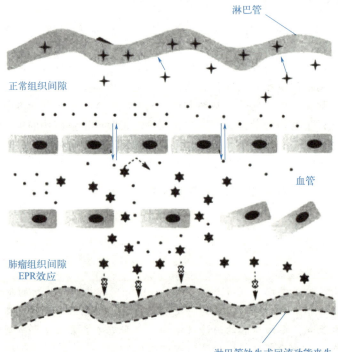

图 18-2 正常组织外渗和淋巴通路以及肿瘤组织的 EPR 效应

表 18-4 微粒自身粒径大小对药物在体内的分布的影响

粒径大小	分布部位
100～200nm	被巨噬细胞吞噬,最终富集于肝 Kupffer 细胞溶酶体中
200～400nm	积聚于肝后迅速被肝清除
2.5～10μm	大部分积聚于巨噬细胞

续表

粒径大小	分布部位
小于 7μm	大部分积聚于巨噬细胞
大于 7μm	被肺的最小毛细血管床以机械滤过的方式截留，被单核白细胞摄取进入肺组织或肺气泡

除粒径外，微粒的表面性质对分布也起着重要作用。单核吞噬细胞系统对微粒的识别和摄取主要通过微粒表面的调理素和吞噬细胞上的受体完成。而微粒的表面性质决定了吸附调理素的成分和吸附程度，进而决定了吞噬的途径。比如用戊二醛处理的红细胞易吸附 IgG，可通过 Fe 受体吞噬；而用 N-乙基顺丁烯二酰亚胺处理的红细胞则易于吸附 CM 因子，因此以最少的膜受体接触被吞噬。若微粒表面为亲水性，则不易被调理素调理，能在血液中长期循环，但若吸附了免疫球蛋白，则其表面具有疏水性，易于被吞噬而迅速从血中消除。带负电的微粒易于被肝的单核巨噬细胞系统吞噬而滞留于肝，带正电的易被肺毛细血管截留而滞留于肺。

被动靶向制剂常见的载体有乳剂、脂质体、纳米粒、微球等。被动靶向的定义是相对于主动靶向而言的。

（二）脂质体

脂质体（liposome）是指将药物包封于类脂质双分子层薄膜中间所制成的超微球形载体制剂。其结构如图 18-3 所示，是具有类似生物膜结构的囊泡。其主要组成成分包括磷脂和胆固醇，一般无毒，可制备成各种形态和粒径，具有不同的表面性质，因而适用于多种给药途径，包括静脉、肌内和皮下注射，口服或经眼部、肺部、鼻腔和皮肤给药等。

脂质体的特点有：①良好的细胞亲和性和组织相容性；②靶向性和淋巴定向性；③一定的缓释性能；④较高的药物稳定性；⑤降低药物毒性；⑥药物适用范围广。

（三）纳米粒

纳米粒（nanoparticle，NP），是指粒径在 1～1000nm 的粒子。药剂学中所指的药物纳米粒一般是指 10～100nm 的含药粒子。药物纳米粒主要包括药物纳米晶和载药纳米粒两类。①药物纳米晶（drug nanocrystal）是将药物直接制备成纳米尺度的药物晶体，并制备成适宜的制剂以供临床使用；②载药纳米粒（drug carrier nanoparticle）是将药物以溶解、分散、吸附或包裹于适宜的载体或高分子材料中形成的纳米粒。已研究的载体

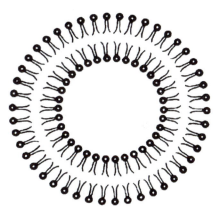

图 18-3 脂质体结构示意图

纳米粒包括聚合物纳米囊（polymeric nanocapsule）、聚合物纳米球（polymeric nanosphere）、药质体（pharmacosome）、固体脂质纳米粒（solid lipid nanoparticle）、纳米乳（nanoemulsion）和聚合物胶束（polymeric micelle）等。载药纳米粒可制备成适宜的剂型如静脉注射剂或输液剂给药。

药物纳米粒的特点主要有以下几个方面。

(1) 改善难溶性药物的口服吸收 在表面活性剂和水等存在的条件下直接将药物粉碎成纳米混悬剂，适合于口服、注射等途径给药，以提高生物利用度。

(2) 延长药物的体内循环时间 亲水性材料如聚乙二醇衍生物对纳米载体表面修饰后，该纳米粒在体内可逃避体内网状内皮系统的快速捕获，有利于延长药物在体循环中的暴露时间，增强药物疗效。

(3) 增强药物跨越血脑屏障的能力 提高药物的脑内浓度，改善脑内实质性组织疾病和脑神

经系统疾病的治疗有效性。

（4）增强药物的靶向性 聚合物纳米粒有利于淋巴系统靶向给药，选择亲脂性材料或对纳米粒进行表面修饰，亲油性表面更容易被淋巴细胞所吞噬。表面连有单克隆抗体和配体的纳米粒可以增加病变部位的靶向性。

（5）可用作生物大分子的特殊载体 纳米载体有利于生物大分子药物的吸收、体内稳定性和靶向性。

 知识链接

白蛋白纳米粒

2005年1月7日，FDA批准紫杉醇白蛋白结合纳米粒Abraxane用于治疗联合化疗失败后的转移性乳腺癌，成为全球首个白蛋白纳米粒药物递送技术的成功案例。2012年10月，FDA又批准Abraxane联合卡铂用于不适合治愈性手术或放疗的局部晚期或转移性非小细胞肺癌的一线治疗。一时间，白蛋白纳米粒药物递送技术"洛阳纸贵"，国内先后上市了四款仿制药。随着原研产品因合规问题退出中国市场，恒瑞和石药两家进入集采的企业共享了国内市场，定价分别为780元/支和747元/支。目前，将白蛋白纳米粒用于递送其他药物也已经在很多公司开展，主要用于递送多西他赛和西罗莫司。

白蛋白纳米粒的制备方法如图18-4所示，有去溶剂法、乳化法、自组装法、复凝胶法、电喷雾法和纳米喷雾干燥法。

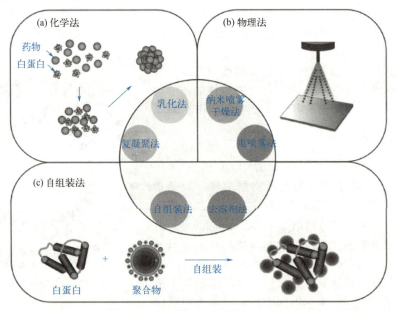

图18-4 白蛋白纳米粒制备方法

（四）微球

微球（microsphere）是指药物分散或被吸附在高分子聚合物基质中而形成的微小球状实体，其粒径一般为1～250μm。药物制成微球后，主要特点是缓释、长效和靶向作用。

靶向微球多数采用生物可降解载体材料，包括蛋白类（如白蛋白）、多糖类（如淀粉、壳聚糖）、聚酯类（如聚乳酸）等。微球可分为天然高分子微球（如明胶微球、白蛋白微球）及合成聚合物微球（如聚乳酸微球）等。

> **知识链接**
>
> **微球**
>
> 1986年，法国益普生公司成功开发并上市第一个微球制剂曲普瑞林微球，缓释1个月，用于治疗前列腺癌、子宫肌瘤、乳腺癌、子宫内膜异位。
>
> 2002年，强生公司上市了利培酮微球，用于治疗抑郁症、急性和慢性精神分裂症及与其相关的情感症状。给药频率为两周一次。
>
> 2021年3月27日，绿叶制药宣布其自主研发的抗精神疾病新药注射用利培酮微球（Ⅱ）正式获批上市。尽管距离第一个微球上市晚了35年，比强生的利培酮微球晚了19年，但它为广大正在遭受急性和慢性精神分裂症患者带来了新的治疗选择，也意味着国内的微球技术迈上了一个新台阶。

（五）微囊

1. 概述

微囊（microcapsule）是将固体药物或液体药物作囊心物，外层包裹高分子聚合物囊膜，形成微小包囊，其粒径一般为 $1\sim250\mu m$。

药物制成微囊（或微球），可以实现以下作用：掩盖药物的不良气味及口味；提高药物的稳定性；降低药物对消化道的刺激；液体药物固体化，方便其使用；避免复方制剂中药物的配伍变化；制成缓控释制剂和靶向制剂；包裹活细胞或者生物活性物质。药物微囊是一种制剂中间体，可进一步将其加工成片剂、胶囊剂、注射剂、眼用制剂、贴剂、气雾剂和混悬剂等，应用于临床。

2. 微囊的制备

（1）材料 微囊由囊心物和囊材组成。其中囊心物多为主药和附加剂（如稳定剂、稀释剂以及控制释放速率的阻滞剂、促进囊膜可塑性的增塑剂等）；囊材有天然高分子材料、半合成高分子材料以及合成高分子材料。其中天然高分子材料，如明胶、阿拉伯胶、海藻酸盐、壳聚糖、淀粉等；半合成高分子材料，包括羧甲基纤维素钠（CMC-Na）、邻苯二甲酸醋酸纤维素（CAP）、乙基纤维素（EC）、甲基纤维素（MC）、羟丙基甲基纤维素（HPMC）与羟丙基甲基纤维素苯二甲酸酯（HPMCP）等；合成高分子材料包括聚酯类、聚酰胺、聚酸酐等。

（2）制备 微囊的制备方法较多，大致分为三类：①物理化学法；②化学法；③物理法。

① 物理化学法：是一种将囊心物与囊材在一定条件下形成新相析出制备微囊的方法，也称为相分离法。微囊由囊心物和囊材组成，囊心物即被包裹的物质，它可以是固体或液体。囊心物除主药以外，还可以加入附加剂，如稳定剂、稀释剂以及控制药物释放速度的阻滞剂等。物理化学法制备微囊大体可分为囊心物的分散、囊材的加入、囊材的沉积、微囊的固化等四步，如图18-5所示。根据形成新相的方法不同，可分为凝聚法、溶剂-非溶剂法、改变温度法、液中干燥法。

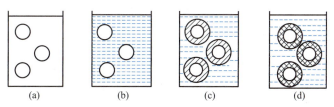

图18-5 在液相中微囊化的示意图

[（a）囊心物分散在液体介质中；（b）加囊材；（c）囊材的沉积；（d）囊材的固化]

② 化学法：指利用溶液中的单体或高分子通过聚合反应或缩合反应产生微囊的方法。其特

点是先制备W/O型乳状液,再利用界面缩聚法与化学辐射法制备成微囊。

三、主动靶向制剂

(一) 主动靶向制剂概述

主动靶向制剂 (active targeting preparation) 是用修饰的药物载体作为"导弹",将药物定向地运送到靶区浓集发挥药效。也可将药物修饰成前体药物,即能在病变部位被激活的药理惰性物,在特定靶区发挥作用。

主动靶向制剂主要分为经过修饰的药物载体和前体药物,具体分类如下。

(1) 经过修饰的药物载体 包括修饰的脂质体(长循环脂质体、免疫脂质体、糖基修饰脂质体)、修饰微乳、修饰微球、修饰纳米球(长循环纳米球、免疫纳米球)。

(2) 前体药物 脑部位定位释放前体药物、抗癌药及其他前体药物、结肠定位释放前体药物、其他前体药物。

(二) 修饰的药物微粒载体系统

1. 修饰的脂质体

普通脂质体经静脉注射后,易被单核-吞噬细胞系统识别,很快从体循环中清除,应用受到限制。用适当方法对脂质体表面进行修饰,可有效控制脂质体的性质和生物特征,如用聚乙二醇(PEG)对脂质体进行修饰得到长循环脂质体,可避免单核-吞噬细胞系统的识别,延长脂质体在体内的作用时间;将脂质体表面连接上替丁配体(如抗体、多肽、激素、糖),可特异性靶向细胞,从而实现主动靶向作用。

2. 修饰的微乳

以不同的乳化剂制备修饰的微乳可以改变药物的体内分布行为。分别以磷脂和泊洛沙姆388、甘油作乳化剂,豆油为油相,制备布洛芬新酯微乳,得到粒径分别为126.0nm和126.9nm的纳米乳,两者粒径无显著差异。但静脉注射相同剂量时,以磷脂为乳化剂者在循环系统中很快消失,并主要分布于肝、脾、肺;而后者由于泊洛沙姆388的亲水性使微乳的表面性质发生改变,存在于循环系统中的时间延长,药物在炎症部位的浓度较前者高7倍。

3. 修饰的微球

用聚合物将抗原或抗体吸附或交联形成的微球称为免疫微球。免疫微球除可用于抗癌药的靶向治疗外,还可用于标记和分离细胞做诊断和治疗,或用免疫球蛋白处理红细胞的免疫红细胞。免疫微球是体内免疫反应较小的靶向于肝、脾的免疫载体。

(三) 前体药物

前体药物 (prodrug) 是活性药物经化学修饰衍生而成的、在体外药理活性差、在体内经化学反应或酶反应使活性的母体药物再生而发挥治疗作用的物质。常用前提药物类型如下。

(1) 脑部靶向前体药物 脑部靶向释药对治疗脑部疾病有很大意义,只有强脂溶性药物可跨过血脑屏障,可是强脂溶性前体药物对其他组织的分配系数也很高,从而引起明显的毒副作用,因此必须采取措施,使药物仅在脑部发挥作用。如口服多巴胺的前体药物L-多巴就是进入脑部纹状体的L-多巴经再生而起治疗作用,但进入外围组织的前体药物再生后却可引起许多不良反应。可采用抑制剂(芳香氨基脱羧酶如卡比多巴)使外围组织中的L-多巴再生受到抑制,不良反应降低,而卡比多巴不能进入脑部,故不会妨碍L-多巴在脑部的再生。

(2) 抗癌药前体药物 某些抗癌药制成磷酸酯或酰胺类前体药物可在癌细胞中定位,因为癌细胞比正常细胞含较高浓度的磷酸酯酶和酰胺酶;若干肿瘤能够产生大量的纤维蛋白溶酶原活化剂，可活化血清纤维蛋白溶酶原成为活性纤维蛋白溶酶，故可将抗癌药与合成肽连接，成为纤维蛋白溶酶的底物，使抗癌药在肿瘤部位再生。

(3) 结肠靶向前体药物进行　是利用结肠特殊菌落产生的酶的作用，在结肠释放有活性的药物从而达到结肠靶向作用。如将地塞米松与聚 L-门冬氨酸酯化制成前体药物，与地塞米松溶液以同样的剂量经大鼠灌胃，前体药物的血中浓度明显较低，而在盲肠、结肠的浓度则增大 30%～100%。结肠靶向前体药物对治疗结肠局部病变有特殊意义，对在胃肠道上段易降解的肽类和蛋白质类药物也有重要意义。

(4) 其他前体药物　如阿昔洛韦与月桂酸氯和棕榈酰氯分别生成亲脂性前体药物，阿昔洛韦月桂酸酯和阿昔洛韦棕榈酰酯，再分别制成脂质体。体外抗疱疹病毒试验表明，前体药物进入细胞的量增加，从而使抗病毒的能力增强。

四、物理化学靶向制剂

（一）物理化学靶向制剂概述

物理化学靶向制剂（physico-chemistry targeting preparation）是应用某些物理和化学的方法（如温度、pH、磁场等）设计特定载体材料和结构，使靶向制剂能够在特定部位发生响应而释放药物发挥疗效的制剂。

（二）分类

物理化学靶向制剂分为磁性靶向制剂、栓塞靶向制剂、热敏靶向制剂、pH 敏感靶向制剂。

1. 磁性靶向制剂

采用体外磁场导向至靶部位的制剂称为磁性靶向制剂。对治疗离表皮较近的癌症如乳腺癌、食管癌、膀胱癌和皮肤癌等具有特有的优势。磁性靶向制剂常见的有磁性微球、磁性纳米囊等。

2. 栓塞靶向制剂

动脉栓塞是指通过插入动脉的导管将栓塞物输到靶组织或靶器官的医疗技术。栓塞的目的是阻断对靶区的供血和营养，使靶区的肿瘤细胞缺血而坏死。如栓塞制剂含有抗肿瘤药物，则具有栓塞和靶向性化疗的双重作用。又如为了提高抗肝癌药米托蒽醌（DHAQ）的药效并降低其毒副作用，制备了动脉栓塞米托蒽醌乙基纤维素微球，其微球混悬液用犬进行实验表明肝药浓度高，平均滞留时间为注射剂的 2.45 倍。

3. 热敏靶向制剂

(1) 热敏脂质体　根据相变温度的不同可制成热敏脂质体。将不同比例类脂质的二棕榈酸磷脂（DPPC）和二硬脂酸磷脂（DSPC）混合，可制得不同相变温度的脂质体，在相变温度时，可使脂质体的类脂质双分子层由胶态过渡到液晶态，增加脂质体膜的通透性，此时包封的药物释放速率也增大，而偏离相变温度时则释放减慢。

(2) 热敏免疫脂质体　在热敏脂质体膜上交联抗体，可得热敏免疫脂质体，在交联抗体的同时完成对水溶性药物的包封。这种脂质体同时具有物理化学靶向与主动靶向的双重作用，如阿糖胞苷热敏免疫脂质体等。

4. pH 敏感靶向制剂

(1) pH 敏感脂质体　利用肿瘤间质液的 pH 比周围正常组织显著低的特点设计而成。该类脂质体在低 pH 范围内可释放药物，通常采用对 pH 敏感的类脂（如 DPPC、十七烷酸磷脂）为类脂质膜，当 pH 降低时，膜材结构发生改变而使膜融合加速释药。

(2) pH 敏感的口服结肠定位给药系统　这种结肠溶解的释药系统也可看作是一种物理化学靶向。

【项目小结】

教学提纲		主要内容简述
一级	二级	
一、知识概述	靶向制剂概述	靶向制剂定义、分类、作用特点，靶向性评价指标和参数
二、被动靶向制剂	（一）被动靶向制剂概述	注射剂被动靶向制剂的概念、影响靶向性因素
	（二）脂质体	脂质体概念、结构和特点
	（三）纳米粒	纳米粒含义、分类和特点
	（四）微球	微球概念、特点和常用载体材料
	（五）微囊	微囊概述；微囊的制备
三、主动靶向制剂	（一）主动靶向制剂概述	主动靶向制剂的概念、分类
	（二）修饰的药物微粒载体系统	修饰的脂质体、微乳、微球等
	（三）前体药物	前体药物的含义与分类
四、物理化学靶向制剂	（一）物理化学靶向制剂概述	物理化学靶向制剂的概念
	（二）分类	磁性靶向制剂、栓塞靶向制剂、热敏靶向制剂

【达标检测题】

一、单项选择题

1. 下列关于靶向制剂概念描述正确的是（　　）。
   A. 靶向制剂又叫自然靶向制剂
   B. 靶向制剂是指进入体内的载药微粒被巨噬细胞摄取，通过正常生理过程运送至肝、脾等器官的剂型
   C. 靶向制剂是将微粒表面修饰后作为"导弹"性载体，将药物定向地运送到并浓集于预期的靶向部位发挥药效的制剂
   D. 靶向制剂是通过载体使药物浓集于病变部位的给药系统

2. 下列属于主动靶向制剂的是（　　）。
   A. 纳米球　　　　B. 靶向乳剂　　　　C. 磁性微球　　　　D. 免疫脂质体

3. 通过生理过程的自然吞噬使药物选择性地浓集于病变部位的靶向制剂称为（　　）。
   A. 被动靶向制剂　　　　　　　　B. 物理化学靶向制剂
   C. 主动靶向制剂　　　　　　　　D. 化学靶向制剂

二、多项选择题

1. 下列靶向制剂属于被动靶向制剂的是（　　）。
   A. pH敏感脂质体　　B. 微球　　　　C. 免疫脂质体
   D. 脂质体　　　　　E. 靶向乳剂

2. 靶向制剂可分为（　　）。
   A. 被动靶向制剂　　　　　　　　B. 物理化学靶向制剂
   C. 主动靶向制剂　　　　　　　　D. 磁性靶向制剂
   E. 热敏感靶向制剂

项目十九　药物制剂新技术

学习目标

▶ **知识目标**

掌握：包合物的概念、包合材料；微囊与微球的概念、制备方法；固体分散体的概念、特点和载体材料。

熟悉：包合物的特点；微囊与微球的特点；固体分散体、包合物的制备方法。

了解：固体分散体、包合物的质量评价；液固压缩技术。

▶ **能力目标**

会进行包合物、微囊与微球、固体分散体、液固压缩粉末的典型处方分析。

能根据药物理化性质和临床实际情况选择适宜的制剂技术。

能制备出包合物、微囊与微球、固体分散体。

会设计包合物、微囊与微球、固体分散体、液固压缩粉末的生产工艺流程。

▶ **素质目标**

能够结合具体问题，养成善于思考的习惯；有意识地培养自我创新思维，以发展的眼光评价事物；树立不怕困难，正视挫折的观念。

【操作任务】

氟尿嘧啶明胶微球的制备和质量检查

一、操作目的

（1）能运用乳化-化学交联法制备微球。

（2）会进行抽滤操作。

（3）会测定休止角。

（4）能正确使用光学显微镜等设备。

二、操作准备

恒温水浴、光学显微镜、电动搅拌器、高速离心机、冰水浴、微量漏斗、圆形平面皿、水泵、布氏漏斗、烧杯；氟尿嘧啶、明胶、油酸山梨坦、25％戊二醛、液状石蜡、异丙醇、乙醚、蒸馏水等。

三、操作内容

（一）氟尿嘧啶明胶微球的制备

氟尿嘧啶（简称 5-FU）略溶于水、微溶于乙醇，干扰 DNA 的生物合成和 RNA 的正常生理功能，是临床应用最广的抗代谢类抗肿瘤药，用于消化道癌及其他实体瘤的治疗。

［处方］　氟尿嘧啶　　0.6g　　　明胶　　　　　　0.5g
　　　　　油酸山梨坦　0.5mL　　25％戊二醛溶液　0.1mL

　　　　　液状石蜡　　20mL　　　　异丙醇　适量
　　　　　乙醚　　　　适量　　　　　蒸馏水　适量

[制法]

(1) 明胶溶液的配制：称取明胶0.5g，用适量蒸馏水浸泡溶胀，60℃加热溶解，加水至5mL搅匀，得到浓度为10％的明胶溶液，50℃保温备用。

(2) 氟尿嘧啶明胶微球的制备：称取氟尿嘧啶0.6g置于烧杯中，加入明胶溶液5mL，在50℃搅拌得均匀混悬液。将液状石蜡20mL与乳化剂油酸山梨坦0.5mL混合均匀，在50℃快速搅拌下将含药物的明胶混悬液滴入，乳化10min后形成W/O乳剂，镜检。立即在0～4℃冰水浴中冷却，并低速搅拌10min后加入25％戊二醛0.1mL，继续搅拌交联1h。再以异丙醇40mL脱水2h，镜检，抽滤微球，用异丙醇、乙醚分别各洗涤3次，50℃干燥，即得。

[注解]

(1) 配制明胶溶液，应先加水浸泡，充分溶胀后再加热溶解。

(2) 抽滤微球时，洗涤过程中应将抽滤系统与大气连通，用少量溶剂均匀滴入布氏漏斗的微球中，稍候再抽干。

(3) 将氟尿嘧啶制成微球后可发挥缓释作用，既能维持药物有效浓度，又可降低毒副作用。

(二) 质量检查

1. 测定微球粒径大小

在光学显微镜下观察制得微球的形状，测定200个微球的粒径，绘制微球在光学显微镜下的形态和微球粒径分布直方图。

2. 测定微球流动性

微球的流动性以测定休止角的大小来衡量。将微量漏斗固定于圆形平面皿（半径为r）上面，粉末状微球放于漏斗中流出，直至微球堆积至从平面皿边缘溢出为止。测出微球所形成的圆锥陡堆顶点到平面皿的高h，休止角φ的数值由$\tan\varphi=h/r$求得。$\varphi<30°$表明表面流动性良好，$\varphi>40°$表明表面流动性差。

四、思考题

(1) 甲醛与戊二醛作交联剂有何异同？

(2) 影响微球质量的因素有哪些？

一、包合技术

（一）包合技术概念

包合技术

包合物（inclusion complex，inclusion compound）是指药物分子被全部或部分包嵌于另一种物质分子的空穴结构内形成的包合体。包合物由主分子（host molecule）和客分子（guest molecule）两部分组成。主分子为具有一定空穴结构的药用材料，如环糊精是最常用的一类包合材料。客分子（一般为药物）被包合在主分子内，形成分子囊。根据主分子形成空穴的几何形状，包合物可分为管状包合物、笼状包合物和层状包合物。

包合技术是指将客分子包嵌于主分子的空穴结构中，形成包合物的技术。包合物是制剂的一种中间体，药物制成包合物后，可根据临床需要进一步制成溶液剂、注射剂、片剂、胶囊剂等剂型。

近年来采用包合技术上市的制剂有硝酸甘油舌下片（商品名Nitropen）、奥美拉唑片（商品名Omebeta）、伏立康唑冻干粉（商品名Vfend）、吲哚美辛滴眼液（商品名Indocid）、伊曲康唑口服和静脉用溶液（商品名 Sporanox）、丝裂霉素静脉注射液（商品名 MitoExtra）等。

（二）包合物的特点

药物作为客分子被包合后，形成的包合物具有以下优点。

1. 增加难溶性药物的溶解度

以环糊精为包合材料通常以 1∶1 的比例形成分子囊，主分子环糊精的空穴结构为葡萄糖单元构成的疏水区域，脂溶性药物分子可自发进入空穴内，而环糊精的开口处呈现亲水性，形成的包合物溶解度呈现环糊精的性质。采用水溶性包合材料，可大大增加难溶性药物的溶解度，有利于将药物制成溶液型制剂如口服溶液或注射液。例如将难溶性药物阿苯达唑制成环糊精包合物，水中溶解度可提高 6～7 倍。

2. 有利于药物溶出，提高生物利用度

药物被包合后，溶解度增大，溶出速率加快，有利于药物的吸收。如诺氟沙星难溶于水，口服生物利用度较低，为 40% 左右，若将其制成 β-环糊精包合物进一步制成胶囊剂后，相对生物利用度大大提高了 1.41 倍。非诺贝特难溶于水，将其制成羟丙基-β-环糊精包合物后，口服生物利用度可提高 5 倍。

3. 提高药物稳定性

将易受光、热、湿、空气中氧影响的药物制成包合物后，可改变其物理性质，提高稳定性。如前列腺素，在 40℃紫外光下照射 6 小时后活性失去 75%，将其制成包合物后在相同条件下照射 10 天活性损失仅 5%。

4. 掩盖不良臭味，降低刺激性

如将盐酸雷尼替丁制成包合物后，不良臭味消除；将双氯芬酸钠制成包合物后，明显降低对胃黏膜的刺激性；大蒜精油不仅有臭味，对胃肠道也有刺激性，采用 β-环糊精制成包合物后，不良臭味消失，对胃肠道的刺激减小。

5. 液态药物固态化

挥发油类药物往往不溶于水，且由于其挥发性使得含量受损，制成包合物后，不仅能固态化（形成粉末），而且还可防止挥发，解决挥发油类药物制剂的问题，提高了产品质量。

6. 调节释药速率

根据包合材料的溶解性差异可达到速释或缓释的目的，如选用水溶性的羟丙基-β-环糊精、葡萄糖基-β-环糊精可使难溶性药物的溶解度提高，溶出加快；选用疏水性的环糊精（如乙基-β-环糊精）可使水溶性药物溶解度降低，达到缓释效果。

（三）包合材料

包合材料有环糊精、淀粉、胆酸、纤维素、蛋白质等，目前药物制剂中最常用的包合材料是环糊精及其衍生物。

1. 环糊精

环糊精（cyclodextrin，CD）系指淀粉通过环糊精葡萄糖转位酶作用后形成的产物。是由 6～10 个 D-葡萄糖分子以 1,4-糖苷键连接形成的环状低聚糖化合物，为水溶性的非还原性白色结晶性粉末。

环糊精有多种同系物，常见的有 α、β、γ 三种，分别由 6、7、8 个葡萄糖分子构成，其立体结构均为两端开口的环状中空圆筒形状，一端宽，一端窄。如图 19-1 为 β-CD 的环状结构。2、3 位的羟基位于宽开口侧，其中 2—OH 指向开口处，3—OH 朝向外侧，6 位羟基排列于窄开口

处，所以两端开口和筒外部呈亲水性。6位上的—CH_2基与葡萄糖苷结合的氧原子排在筒的内部，所以内部呈疏水性。环糊精的上中下三层分别由不同基团组成，且葡萄糖分子数目不同，所以不同类型的环糊精的内外径也不一样，内外径均符合 α-CD＜β-CD＜γ-CD。其中 β-CD 内外径大小适中，可与多种化合物形成包合物，较为常用。

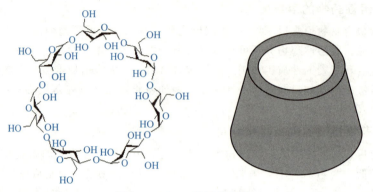

图 19-1　*β*-CD 的环状结构

2. 环糊精衍生物

分子内氢键的存在使 β-CD 在水中溶解度最小，故对 β-CD 分子进行结构修饰，对其羟基进行烷基化反应，可引入甲基、乙基、羟甲基、羟乙基、磺烷基、糖基等基团，可破坏分子内氢键的形成，使其水溶性发生显著改变，扩大了环糊精包合物在药剂学上的应用范围。

如羟丙基-β-环糊精（HP-β-CD），极易溶于水，与 β-CD 相比，安全性提高，但随着羟丙基取代度的增加，对药物的包合能力下降，如果控制条件可获得 2-HP-β-CD 为主的衍生物，溶解度达到 750g/L，且溶解度不随温度增加而减小，是难溶性药物的理想增溶剂，也是目前研究最多的环糊精衍生物。

甲基-β-环糊精溶解度大于 β-CD，形成的包合物水溶性增加，提高药物的溶出速率，同时甲基化后，可抑制分子内氢键的形成，阻止药物与羟基发生不稳定反应。但这类材料具有溶血作用，且溶解度随着温度增加而减小。

乙基化-β-环糊精（E-β-CD）微溶于水，吸湿性小于 β-环糊精，具有表面活性，且在酸性条件下比 β-环糊精稳定，制成包合物后使药物具有一定的缓释性，为疏水性环糊精衍生物。

（四）包合物的制备

1. 饱和水溶液法

饱和水溶液法又称重结晶法或共沉淀法。先将 β-环糊精配成饱和水溶液，然后向此饱和水溶液中加入客分子，在一定温度（40～60℃）下搅拌适宜时间，直至成为包合物为止，再用适宜的方法（如冷藏、浓缩或加沉淀剂）使包合物析出，过滤后采用适宜的溶剂进行洗涤、干燥，即得。对于水溶性较大的药物，由于药物可能溶解于水中，包合不完全，可加入适量有机溶剂使包合物析出，再根据药物性质选择合适的溶剂洗涤，干燥即得包合物。

2. 研磨法

研磨法又称共碾磨法，系将 β-环糊精与 2～5 倍量水混合研匀，然后加入客分子（难溶性药物应先溶于少量有机溶剂中），继续研磨成糊状，低温干燥后，再用适宜的有机溶剂洗涤除去未包封的药物，再干燥，即得。此法操作简单，工业生产时可采用胶体磨、球磨机提高包合效率。

3. 超声波法

超声波法类似饱和水溶液法，在 β-环糊精的饱和水溶液中加入客分子药物，混合溶解后用超声波发生器在适宜的强度下超声适当时间代替搅拌,将析出的沉淀用适宜的溶剂洗涤、干燥即得。

4. 冷冻干燥法和喷雾干燥法

将药物和 β-环糊精混合于水中,搅拌、溶解或混悬,使其形成包合物,通过冷冻干燥法或喷雾干燥法除去溶剂(水),可得到粉末状包合物。两种方法制得的包合物均易溶于水。冷冻干燥法适合于不易析出沉淀或加热后易分解变色的药物,制得的包合物成品疏松、溶解度好,可用于制备注射用无菌粉末;喷雾干燥法适合于难溶性、疏水性药物包合物的制备,在喷雾干燥过程中空气温度高,受热时间短,产率高,适合大批量生产。

(五)包合物的验证

采用适宜的方法制得包合物后,还要进一步进行验证以判断包合物是否形成,常用的验证方法有以下几种。

1. 溶解度法

制成包合物后可增加难溶性药物在水中的溶解度,因此可通过测定药物在不同浓度的环糊精溶液中的溶解度,绘制相溶解度曲线,可从曲线上判断包合物是否形成,并获得包合物的溶解度数据。

2. 显微镜法和电镜扫描法

由于含药包合物与不含药包合物以及原料药物的晶格排列形式不同,在显微镜和电镜扫描下形状不同,可以进行包合物验证。

3. X 射线衍射法

结晶度较高的晶型药物具有较强的特征衍射峰,但经环糊精包合后,在 X 射线衍射图谱中药物的特征衍射峰会减弱或消失。通过 X 射线衍射法,比较结晶性药物在包合前、后衍射峰的变化情况验证是否形成包合物。

4. 其他方法

还可采用热分析法、红外光谱法、紫外分光光度法、核磁共振、圆二色谱法、薄层色谱法等方法验证是否形成了包合物。

(六)包合物实例分析

例:盐酸小檗碱-β-环糊精包合物的制备

[处方]　盐酸小檗碱　0.8g　　　β-环糊精　4g
　　　　无水乙醇　　5mL　　　蒸馏水　　　50mL

[制法]　称取 β-环糊精 4g 置于具塞锥形瓶中,加蒸馏水 50mL,在 60℃ 条件下制成溶液,保温备用。称取盐酸小檗碱 0.8g 加至上述 β-环糊精饱和水溶液中,搅拌使其溶解,继续保温搅拌至出现浑浊继而出现黄色沉淀,室温下继续搅拌 1h,冰浴冷却 1h,使沉淀完全析出后,抽滤,用 5mL 无水乙醇分 3 次洗涤,抽滤,置干燥器中 50℃ 干燥,即得,称重。

[解析]　本制剂采用饱和水溶液法制备 β-环糊精包合物。盐酸小檗碱为从小檗科等植物中提取得到的黄色结晶性粉末,水溶性好,味极苦,主要用于治疗胃肠炎、细菌性痢疾等肠道感染,制成包合物后可掩盖苦味,改善口感。

二、微囊与微球制备技术

(一)微囊与微球制备技术概述

微囊(microcapsule)是指固态或液态药物作囊心物被载体辅料包封成的微小胶囊。通常其粒径在 1~250μm 之间的称微囊,粒径在 0.1~1μm 之间的称亚微囊,粒径在 10~100nm 之间的称纳米囊。将药物包裹在囊材中制成微囊的技术称为微囊化技术。

微球（microsphere）是指药物溶解或分散在载体辅料中形成的微小球状实体，通常粒径在 1～250μm 之间的称微球，而粒径在 0.1～1μm 之间的称亚微球，粒径在 10～100nm 之间的称纳米球。将药物分散在高分子材料骨架中制成微球的技术称为微球化技术。

微囊与微球大小接近但结构不同，微囊是包囊结构，而微球是骨架结构高分子材料与药物混合而成（图 19-2）。微囊和微球是制剂的中间剂型，制备制剂时，先制成微囊或微球，然后根据需要进一步制成各种剂型，如注射剂、胶囊剂、混悬剂、散剂、软膏剂、栓剂等。

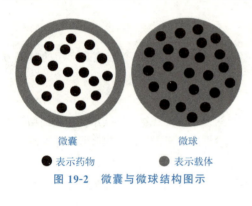

图 19-2 微囊与微球结构图示

近年来采用微囊、微球化技术的药物已有 30 多种，如解热镇痛药、镇静药、避孕药、抗生素、维生素、抗癌药、多肽蛋白类药物、基因以及诊断用药等。我国研制的中药挥发油类微囊已有 10 余种，如可提高稳定性的芥油微囊，掩盖不良臭味的大蒜素微囊等。上市的微囊化商品有红霉素片（美国）、β-胡萝卜素片（瑞士）等。上市的微球制剂有注射用利培酮微球、注射用醋酸亮丙瑞林缓释微球、注射用艾塞那肽微球、注射用醋酸奥曲肽微球、注射用醋酸曲普瑞林微球等。

（二）药物微囊化/微球化的特点

采用一定的技术，将药物经微囊、微球化后，具有以下特点。

1. 提高药物的稳定性

如包裹易氧化的胡萝卜素、易挥发的挥发油类药物、易水解的阿司匹林，可提高药物的稳定性。如维生素 E 微囊化后制成维生素 E 微囊片，可显著提高了维生素 E 对湿、热和光的稳定性。尿激酶、红霉素易在胃内失活，微囊化可防止此类药物的失活。

2. 掩盖药物的不良臭味，降低局部刺激性

如鱼肝油、蒜素、氯霉素等药物经过微囊、微球化后可以大大改善其不良臭味。如将氯化钾制成微囊，减少对胃部的刺激性。

3. 使药物浓集于靶区

如将治疗指数较低的药物制成微囊或微球，通过被动分布、主动靶向或磁性吸引使药物浓集于靶组织或靶器官，大大提高药物疗效，同时降低对其他部位的毒副作用。

4. 可使液态药物固态化

如脂溶性的维生素、油类、香料等药物制成微囊后，既可以使液态药物固态化，便于应用与贮存，同时还可防止挥发性药物在生产或贮存过程中损失。

5. 减少复方制剂的配伍禁忌

如为防止阿司匹林与氯苯那敏配伍后加速阿司匹林水解，可将二者分别包囊后，再进一步制成制剂。

6. 改善物料的性质

药物经微囊（或微球）化后，可完全改变其外观性状，使颗粒流动性良好、易于混匀、便于压片，如硝硫氰胺微囊片。

7. 控制药物的释放速率，具有缓（控）释性

通过选择缓控释载体材料，实现缓释和延效的目的。如复方甲地孕酮微囊注射剂、美西律微囊骨架片等。

（三）载体材料

制备微囊或微球时所需要的材料，称为载体材料。通常将制备微囊的载体材料称为囊材，囊材也可用于制备微球。载体材料应具备的基本条件是：①性质稳定；②无毒、无刺激；③能够与药物配伍，不影响药物的疗效和含量测定；④有适宜的释药速率；⑤具有一定的强度、弹性及可塑性，能完全包裹囊心物；⑥具有符合要求的黏度、渗透性、亲水性、溶解性等。通常载体材料根据来源可以分为以下三类。

1. 天然高分子材料

天然高分子材料无毒、稳定、成膜性好，可生物降解，是最常用的载体材料。

(1) 明胶　是一种无色无味，无挥发性，透明坚硬的非晶体物质，不溶于冷水，能溶于热水形成澄明溶液，冷却后成为凝胶。明胶由多种氨基酸交联形成直链聚合物，因聚合度不同有不同的相同分子质量，一般为15000～25000。因水解方法不同，明胶可分为A型和B型。A型明胶是酸水解产物，等电点为7～9；B型明胶是碱水解产物，等电点为4.7～5.0。两者在成囊性和溶液黏度等方面无明显差别，可生物降解，几乎无抗原性，可口服和注射。通常根据药物对pH的要求选用A型或B型。一般制备微囊的用量为20～100g/L，可以加入甘油或丙二醇改善明胶的弹性。

(2) 阿拉伯胶　是一种天然植物胶，不溶于乙醇，能溶于甘油或丙二醇，在室温条件下可溶解于两倍量的水中，水溶液呈酸性，荷负电。通常与明胶等量配合使用，也可与白蛋白配合作为复合材料使用。一般制备微囊的用量为20～100g/L。

(3) 海藻酸盐　属于多糖类化合物，最常用的为海藻酸钠，其可溶于不同温度的水中，海藻酸钠在水中可与$CaCl_2$反应生成不溶于水的海藻酸钙，因此海藻酸钠可采用$CaCl_2$固化成囊。

(4) 壳聚糖　由甲壳素去乙酰化后制得的一种多糖。可溶于酸或酸性水溶液中，带正电荷，无毒、无抗原性，在体内可被溶菌酶降解，具有良好的生物可降解性和优良的成膜、成球性，在体内可溶胀形成水凝胶。

(5) 蛋白类　常用的有白蛋白、玉米蛋白、鸡蛋白等，无明显抗原性，可生物降解，用量为300g/L以上。

2. 半合成高分子材料

半合成高分子材料多为纤维素类衍生物，毒性小，黏度大，成盐后溶解度明显增强。

(1) 羧甲基纤维素钠（CMC-Na）　是一种阴离子型的高分子电解质，不溶于酸性溶液中，遇水溶胀，体积可增大10倍，水溶液黏度大，有抗盐能力和一定的热稳定性，不会发酵。常与明胶配合作复合囊材，也可以制成铝盐单独作为囊材。常用浓度为0.1%～0.5%。

(2) 醋酸纤维素酞酸酯（CAP）　也称邻苯二甲酸醋酸纤维素，在强酸中不溶解，可溶于pH>6的水溶液中，常用于制备肠溶微囊或微球。可单独使用，也可与明胶配合使用。常用浓度为3%左右。

(3) 乙基纤维素（EC）　化学稳定性高，适用于多种药物的微囊、微球化，但由于遇强酸易水解，故不适用于强酸性药物。EC不溶于水或胃肠液中，不能生物降解，常与甲基纤维素、羟丙甲纤维素合用，以控制微囊、微球的释药速率。

(4) 甲基纤维素（MC）　在水中溶胀成澄清或微浑浊的胶体溶液，在无水乙醇、三氯甲烷、乙醚中不溶。常与明胶、CMC-Na、PVP等配合作复合囊材。

(5) 羟丙甲纤维素（HPMC）　成膜性好，无毒副作用，不溶于热水，能溶于冷水中形成黏性胶体溶液。HMPC水溶液具有表面活性，透明度高，具有热凝胶性质，性能稳定加热后可形成凝胶析出，冷却后再次溶解。

3. 合成高分子材料

根据其是否能生物降解,将合成的高分子材料分为生物降解和非生物降解两类。目前应用比较广泛的是以聚酯类为代表的生物降解的合成高分子材料,如聚乳酸(PLA)、丙交酯乙交酯共聚物(PLGA)、聚乳酸-聚乙二醇嵌段共聚物(PLA-PEG)、聚碳酯、聚氨基酸等。非生物降解材料又分为两类,一类是不受pH影响的囊材,有聚酰胺、硅橡胶等;另一类囊材在一定pH条件下可溶解,有聚丙烯酸树脂、聚乙烯醇等。

(四)微囊的制备

1. 物理化学法

该法又称相分离法,是在囊心物(药物与附加剂)与囊材(载体材料)的混合物(乳状或混悬状)中,加入另一种物质(无机盐)或采用其他手段,使得囊材的溶解度降低,从溶液中凝聚出来沉积在囊心物的表面,形成囊膜,再经过固化处理,完成微囊化过程。此该法分为单凝聚法和复凝聚法。

(1)单凝聚法 先将药物乳化或混悬于一种水溶性囊材(如明胶)溶液中,再加入一种强亲水性的凝聚剂如 $NaSO_4$、$(NH_4)_2SO_4$ 等强亲水性电解质溶液或乙醇、丙醇等强亲水性非电解质溶液,由于凝聚剂的强亲水性,分散系统中大量的水分子与凝聚剂结合,使得系统中的囊材的溶解度下降而凝聚在药物表面,再经固化处理形成微囊。

高分子化合物的凝聚是可逆的,在某些条件下可使已凝聚的囊膜很快消失,出现解聚现象。制备过程中可利用这种可逆性质,使凝聚与解聚过程不断进行,直至形成的微囊囊形达到满意为止。最后利用高分子物质的理化性质使凝聚的囊膜固化,以防形成的微囊变形、粘连,制得可用的微囊。

(2)复凝聚法 利用两种聚合物在不同pH条件下,由于电荷的变化(生成相反的电荷)引起相分离-凝聚,这种方法称为复凝聚法。

如采用阿拉伯胶(带负电荷)和明胶(pH在等电点以上带负电荷,等电点以下带正电荷)按1:1比例作为囊材为例,先将药物与阿拉伯胶溶液混合,制成混悬剂或乳剂。由于阿拉伯胶带负电荷,则连续相为负电荷胶体,药物为分散相,然后将明胶溶液的pH值调至等电点以下,使明胶溶液所带电荷由负电荷变成正电荷,再加入药物与阿拉伯胶的溶液中,此时,由于明胶带正电荷,阿拉伯胶仍带负电荷,正负电荷相互吸引、中和形成复合物,溶解度降低,明胶与阿拉伯胶发生凝聚,包裹在药物的表面形成囊膜,最后再采取适当方法进行交联固化。

采用复凝聚法制备微囊时,可作为复合囊材的有明胶与阿拉伯胶、海藻酸盐与壳聚糖、海藻酸盐与聚赖氨酸、白蛋白与阿拉伯胶、海藻酸与白蛋白等。

(3)其他方法

① 溶剂-非溶剂法:系将囊材溶液加入一种不溶解囊材的液体(非溶剂)中,引起相分离而将囊心物包成微囊的方法。本法所用囊心物可以是水溶性、亲水性的固体或液体药物,但在包囊溶剂与非溶剂中均不溶解,也无化学反应发生。如选用乙基纤维素作为囊材,可用有机溶剂四氯化碳(或苯)溶解,疏水性药物可与之混合,亲水性药物可混悬或乳化在囊材溶液中,然后加入石油醚作非溶剂,争夺有机溶剂,使囊材溶解度降低,从溶液中分离,再除去有机溶剂即得。

② 液中干燥法:系指先把囊材溶液作为分散相分散于不溶性的溶剂中形成乳剂,然后除去乳滴中的溶剂而化成囊的方法。根据所用溶剂的不同,可以形成W/O型、O/W型乳剂,用复乳法可形成O/W/O型、W/O/W型乳剂;根据连续相介质的不同,可分为水中干燥法和油中干燥法。

③ 改变温度法:通过控制囊材溶液的温度,降低囊材的溶解度,使其沉淀成囊。如用白蛋白为囊材时,先制成W/O型乳剂,再升高温度将其固化;用蜡类物质为囊材时,可先在高温下

熔融，药物悬或溶解于其中，制成 O/W 型乳剂，然后降温固化成囊。

2. 物理机械法

此法指借助一定的设备将固体或液体药物在气相中进行微囊化。根据使用的机械设备不同和成囊方式不同可以分为以下几种方法。

(1) 喷雾干燥法 将囊心物分散在囊材的溶液中，然后将此混合液喷入惰性热气流中，使溶解囊材的溶剂迅速蒸发，囊材收缩成膜将囊心物包裹形成微囊，所得微囊近圆形结构，直径为 $500 \sim 600 \mu m$，质地疏松，为自由流动的干燥粉末。

(2) 喷雾凝结法 指将囊心物分散于熔融的囊材中，喷雾于冷气流中，凝聚成囊的方法。常用的囊材有蜡类、脂肪酸和脂肪醇等，在室温下均为固体，在高温下可以熔融。通常所制微囊一般在 $80 \sim 100 \mu m$。

(3) 流化床包衣法 也称空气悬浮法，该法利用垂直强气流将囊心物悬浮在包衣室内，再将囊材溶液喷于囊心物表面成膜，此时，溶解囊材的溶剂在热气流中蒸发，使囊心物表面形成囊材薄膜从而制备微囊的方法。所得微囊粒径在 $100 \sim 150 \mu m$。囊材可选用多聚糖、明胶、树脂、纤维素衍生物及合成聚合物。在制备过程中，为减少喷雾过程中的粘连，可加入滑石粉或硬脂酸镁等成分，增强颗粒流动性。

3. 化学法

化学法是利用溶液中的单体或高分子通过聚合反应或缩合反应生成囊膜而制成微囊的方法。该法特点为不使用凝聚剂，先制成 W/O 型乳状液，再利用化学反应进行交联固化。主要包括界面缩聚法和辐射交联法。

（五）微球的制备

微球制备方法与微囊制备方法大体相同，制备微囊的大多数囊材也可用于微球的载体材料。根据载体材料、药物性质以及制备条件不同制得微球。目前制备微球的常用方法有乳化分散法、凝聚法及聚合法三种。通常情况下，可根据所需微球的粒度与释药性能，结合临床给药途径选择不同的制备方法。

(1) 乳化分散法 系指药物与载体材料溶液混合后，将其分散在不相溶的介质中形成类似于油包水（W/O）或水包油（O/W）型乳剂，然后制备微球的方法。根据使乳剂内相固化分离的方法不同，乳化分散法又分为加热固化法、交联固化法和溶剂蒸发法。

(2) 凝聚法 该法原理和微囊制备中的复凝聚法基本相似。常用的载体材料为明胶、阿拉伯胶等。

(3) 聚合法 指载体材料单体通过聚合反应，在聚合的过程中将药物包裹形成微球的方法。该法制得的微球粒径小，易于控制。常用方法有乳化/增溶聚合法、盐析固化法（交联聚合法）等。

（六）微囊实例分析

例：复方甲地孕酮微囊注射液的制备

[处方]　　甲地孕酮　　　　15mg　　戊酸雌二醇　　5mg
　　　　　阿拉伯胶　　　　适量　　　明胶　　　　　适量
　　　　　羧甲基纤维素钠　适量　　　注射用硫柳汞　适量
　　　　　注射用水　　　　适量

[制法] 明胶与阿拉伯胶分别以注射用水溶胀，待其溶解，以 3 号垂熔玻璃滤器抽滤，得澄明液体。取阿拉伯胶溶液适量，将甲地孕酮与戊酸雌二醇（3∶1）的混合物加液研磨，置于反应锅内控制液温 $50 \sim 55 ℃$，不断搅拌使囊心物充分悬混于囊材溶液中，与明胶溶液等比例混匀，滴

加 5%醋酸溶液至 pH 4.0～4.1。置于显微镜下观察,成囊后继续搅拌加入总体积 1～3 倍的 40℃注射用水,使囊形更为良好。冷却至 10℃以下,加入 37%甲醛溶液固化,继续搅拌,用 20%氢氧化钠溶液调节 pH 至 8～9,固化完全后,用注射用水洗至无甲醛为止。

将微囊混悬于事先加入了羧甲基纤维素钠、硫柳汞等附加剂的溶液中,混匀,按 2mL 含甲地孕酮 15mg 稀释,分装于 2mL 安瓿中,熔封、灭菌,即得。

[解析] 本制剂采用复凝聚法制备微囊。甲地孕酮与戊酸雌二醇为主药,阿拉伯胶与明胶组成复合囊材,羧甲基纤维素钠为助悬剂,硫柳汞为抑菌剂,甲醛为固化剂。甲地孕酮与戊酸雌二醇配伍,能抑制排卵,可作为避孕药,将二者微囊化后制成微囊注射液,经临床证明本品具有延缓药物释放、延长药物疗效、减少剂量、使用安全的特点,为一月注射一次的女性长效避孕药。

三、固体分散技术

(一)固体分散技术概述

1. 固体分散技术概念

固体分散技术是指药物以分子、胶态、微晶或无定形状态高度分散在适宜的载体材料中的技术,形成的这种固态物质,又称固体分散体。固体分散体是中间剂型,固体分散体可根据需要添加适宜的辅料进一步制成注射剂、片剂、胶囊剂、颗粒剂、软膏剂、栓剂等剂型。

目前采用固体分散技术上市的品种包括灰黄霉素(商品名 Gris-Peg)、非诺贝特(商品名 Fenoglide)、伊曲康唑(商品名 Onmel)、依维莫司(商品名 Zotress)、他克莫司(商品名 Astagraf)、维奈托克(商品名 Venclexta)、维莫非尼(商品名 Zellboraf)等。

知识链接

固体分散体技术发展

1961 年 Sekiguchi 和 Obi 最早提出固体分散体的概念,他们将磺胺噻唑与尿素熔融法制成低共熔混合物,发现口服后吸收显著高于磺胺噻唑普通片剂。1963 年 Levy 等制得分子分散的固体分散体,溶出速率更快,也更易吸收。固体分散体技术的发展依赖于载体材料的应用与发展,从第一代以尿素等结晶性物质为材料,第二代以 PEG、PVP 等水溶性聚合物为材料,第三代以混合聚合物和表面活性剂为载体,第四代以水不溶性聚合物或可膨胀材料为载体,目前已升级到第五代,即纳米固体分散体。固体分散体最大优势在于可提高难溶药物的溶出,以增加生物利用度,同时还可以选择合适的载体达到控缓释药物溶出的效果,具有广阔的应用前景。

2. 固体分散体的应用特点

(1) 高度分散性 药物与固体分散载体材料混合后,能以微晶态、胶态、高能态或分子状态高度分散在载体中。药物溶出速率随分散度的增加而提高,因此固体分散技术的高度分散作用可以改善难溶性药物的口服吸收。

(2) 调整药物的溶出特性 以水溶性高分子材料为载体材料的固体分散体,可增加药物分散性、减小粒径、增加难溶性药物溶解度和溶出速率,促进药物的吸收,提高生物利用度,如采用固体分散技术可提高依维莫司溶解性和稳定性,进而提高口服生物利用度。以不溶性或肠溶性材料为载体材料的固体分散体可使药物具有缓控释或肠溶性的作用。

(3) 增加药物的稳定性 通过载体材料对药物分子的包蔽作用,可减缓药物在生产、贮存过程中的水解和氧化作用,提高药物的稳定性。

(4) 掩盖药物的不良臭味与刺激性 通过掩味聚合物制备固体分散体,可防止药物中的苦味释放，从而防止药物和味蕾之间发生相互作用。应用固体分散体还可降低毒副作用，提高患者顺应性。

（5）液体药物固体化 将液体药物与固体载体材料混合后可制得固态的固体分散体后进一步加工制成固体剂型。

3. 固体分散体存在的问题

（1）发生老化现象 固体分散体的高分散性使其具有较大的表面自由能，属于热力学不稳定体系。在长期贮存过程中，药物分子会从高能态必向低能态转化，也就是药物分子可能会自居聚集成晶核或微晶变大成晶粒，或晶型由亚稳定型转化成稳定型，以上均称为老化。老化现象影响药物贮存稳定性，因此固体分散体的有效期一般相较普通片剂短。

（2）载药量较小 为了减缓固体分散体的老化，通常采用较高比例的载体材料，剂量较大的药物不适宜制成固体分散体。

（3）工业化生产难度较大 固体分散体技术通常在高温下进行，或采用较大量的有机溶剂，操作过程影响因素复杂，限制其在工业中的广泛应用。

（二）固体分散体的类型

1. 按释药特征分类

药物采用不同类型的载体材料制备成的固体分散体可以产生不同的释药特征。一般可分为速释型、缓控释型及肠溶型固体分散体。

2. 按药物在载体材料中的分散状态分类

（1）低共熔混合物 当药物与载体材料以低共熔物的比例混合熔融后，经骤冷固化，药物以微晶的状态均匀分散于载体中形成的物理混合物。

（2）固态溶液 固体药物以分子状态分散于适宜的载体材料中形成的均相分散体系称为固态溶液。因药物的分散度比低共熔混合物高，故固态溶液型固体分散体中药物的溶出速率大于低共熔混合物。

（3）玻璃溶液 药物溶于熔融的透明状的无定形载体材料中，骤然冷却，可得到质脆透明状态的固态溶液，称玻璃溶液。这种固体分散体药物相对溶出速率大于低共熔混合物，甚至大于固态溶液型固体分散体。

（4）共沉淀物 共沉淀物也称共蒸发物，是将药物与载体材料以恰当比例溶解于有机溶剂后，采用一定的方法除去溶剂而得到的一种非结晶性无定形的固体分散体。

（三）载体材料

固体分散体中药物的溶出速率很大程度上取决于载体材料的特性。载体材料应满足惰性、无毒性、无刺激性、不与主药发生化学反应、不影响药物的稳定性、不影响疗效及含量测定、能够使药物维持最佳的分散状态或释放效果、价廉易得等条件。常用的固体分散体载体材料有水溶性、难溶性和肠溶性三类，实际应用中一般将几种载体材料联合使用，以满足药物制剂的速释、缓控释、肠溶要求。

1. 水溶性载体材料

（1）聚乙二醇类（PEG） 为常用的水溶性载体材料。可选用分子量在1000～20000的PEG，其中以PEG 4000和PEG 6000较为常用，两者常温下为蜡状固体，具有良好的水溶性，熔点比较低（55～60℃），毒性较小，化学性质稳定（但180℃以上分解），能与多种药物配伍。PEG能溶于多种有机溶剂，采用溶剂法制备固体分散体时，PEG在溶剂蒸发过程中黏度剧增，可阻止药物聚集，使药物以分子状态存在。采用熔融法制备时，PEG分子的两个平行螺旋状链展开，如果药物分子质量较小（<1000），则进入载体的卷曲链中；如果药物与载体分子大小相近且无空间位阻时，药物可取代载体分子，形成分子分散的固态溶液或玻璃态溶液，或形成药物微晶与分子形态同时存在的固体分散体。单独使用 PEG 6000 制备的固体分散体高温时容易发黏，联合使用不同分子量的 PEG 为载体材料，可以适当改善固体分散体的性能。

(2) 聚维酮类（PVP） 为无定形高分子聚合物，因聚合度不同有多种规格，如 PVP K15、PVP K30、PVP K90，K 值越小，相对分子质量越低。本品无毒、熔点较高、对热稳定（但 150℃变色），易溶于水和多种有机溶剂。因熔点高，不宜使用熔融法，可采用溶剂法，PVP 的黏性、氢键或络合作用可抑制晶核的形成及生长，使药物形成具有较高能量的非结晶性无定形物，但贮存中因成品易吸湿而析出药物结晶。PVP 的相对分子质量越小，越易形成氢键，形成的共沉淀物溶出速率越高。

(3) 表面活性剂类 作为载体材料的表面活性剂多数含聚氧乙烯基，其特点是溶于水和有机溶剂，载药量大，在制备固体分散体过程中可阻滞药物产生结晶，是比较理想的速释载体材料。常用泊洛沙姆 188（poloxamer 188，即 pluronic F68）、吐温 80、聚乙二醇甘油酯、卖泽类等。

(4) 有机酸类 分子量较小，易溶于水而不溶于有机溶剂。如枸橼酸、酒石酸、琥珀酸、富马酸、胆酸及脱氧胆酸等。本类不适用于对酸敏感的药物。

(5) 糖类与醇类 常用的有壳聚糖、右旋糖酐、半乳糖和蔗糖等，多与 PEG 类载体材料联用；醇类常用甘露醇、山梨醇、木糖醇等。本类材料水溶性好，毒性小，因分子中有多个羟基，可同药物以氢键结合形成固体分散体，适用于小剂量、熔点高的药物。

(6) 纤维素衍生物 如羟丙纤维素（HPC）、羟丙甲纤维素（HPMC）等，采用研磨法制备固体分散体时，需加入适量乳糖、微晶纤维素等改善固体分散体的研磨性能。

2. 难溶性载体材料

(1) 纤维素类 常用乙基纤维素（EC），其不溶于水，溶于乙醇、丙酮、乙酸乙酯、氯仿等多种有机溶剂。载药量大、稳定性好、不易老化，制备的固体分散体可达到缓释的效果。常加入少量的 PVP、PEG、十二烷基硫酸钠等水溶性物质作致孔剂调节释药速度。EC 所含羟基能与药物形成氢键，有较大黏性，制备固体分散体时多采用乙醇为溶剂，常用溶剂法制备。

(2) 聚丙烯酸树脂类 为含季铵基的聚丙烯酸树脂如 Eudragit（包括 E、RL 和 RS 系列）等。其在胃液中可溶胀，在肠液中不溶，不被吸收，对人体无害，广泛用于制备缓释固体分散体，适当加入水溶性载体材料如 PEG 或 PVP 等增加药物穿透性，可以调节释药速率。

(3) 其他类 常用的有胆固醇、β-谷甾醇、棕榈酸甘油酯、胆固醇硬脂酸酯、蜂蜡、巴西棕榈蜡及氢化蓖麻油、蓖麻油蜡等脂质类材料，亦可加入单硬脂酸甘油酯等表面活性剂及乳糖、PVP 等水溶性致孔剂，改善载体的释药性和润湿性，以适当提高其释放速率。常采用熔融法制备。

3. 肠溶性载体材料

(1) 纤维素类 常用的有纤维醋法酯（CAP）、羟丙甲纤维素酞酸酯（HPMCP）、醋酸羟丙甲纤维素琥珀酸酯（HPMCAS）以及羧甲乙纤维素（CMEC）等。均能溶于肠液中，不溶于胃液，可将胃中不稳定的药物制备成在肠道释放和吸收的固体分散体，提高药物的生物利用度。由于该类材料具有一定黏度，也可起到一定的缓释、控释效果。

(2) 聚丙烯酸树脂类 常用国产聚丙烯酸树脂Ⅱ号（Eudragit L 系列）和国产聚丙烯酸树脂Ⅲ号（Eudragit S 系列），前者可在 pH 6 以上的介质中溶解，后者可在 pH 7 以上的介质中溶解，将两者联合使用，可制成较理想的肠溶固体分散体。

（四）固体分散体的制备

固体分散体的制备方法主要有：熔融法、溶剂法、溶剂-熔融法、研磨法等。采用何种固体分散技术，主要取决于药物的性质与载体材料的结构、性质、熔点及溶解性能等。

1. 熔融法

熔融法系将药物与载体材料混匀，加热至熔融，剧烈搅拌下迅速冷却固化，或将熔融物倾倒在不锈钢板上形成薄层，将不锈钢板放置于冰浴或干冰上，或在板的另一面吹冷空气使其骤冷成固体，然后再将固体在一定的温度下放置一段时间，使其变脆成易碎物，即得。放置的温度及时间视不同产品而定。

骤冷迅速固化是使药物高度分散的关键，在迅速冷却的情况下药物达到高度过饱和状态，使多个胶态晶核迅速形成而不长成粗晶。该法制备简单易行，且不使用有机溶剂，经济、环保，适用于对热稳定的药物，多用于熔点低、不溶于有机溶剂的载体材料，如 PEG 类、枸橼酸、糖类等。

近年来熔融法也在逐步改进，如出现了热融挤出技术（hot-melt extrusion，HME）、滴制法。热融挤出技术是将药物与载体材料混合后置于双螺旋挤出机中，借助挤出机夹层的加热作用将二者熔融，同时靠双螺旋的作用将二者进一步混匀，挤出的热融物冷凝固化成片状、颗粒状、棒状，然后进一步加工成片剂、胶囊剂等剂型。该技术无需溶剂参与，操作步骤少且可连续操作，特别适用于工业化，已成为国内外制备固体分散体的主要技术。如 2016 年在美国上市的维奈托克（Venetoclax）口服固体分散体即采用该法。

2. 溶剂法

溶剂法亦称共沉淀法或共蒸发法。系将药物与载体材料共同溶解于适宜的有机溶剂中，或分别溶于有机溶剂后混匀，再采用适宜方法去除有机溶剂，使药物与载体材料同时析出得到黏稠物，经干燥、粉碎后即可得到药物在载体材料中混合而成的固体分散体。溶剂去除的方法有直接加热蒸发、真空干燥、喷雾干燥、冷冻干燥、超临界流体干燥等。

该法制得的固体分散体分散性良好，且能避免高温加热，适用于对热不稳定或易挥发的药物的制备，但由于使用大量有机溶剂，导致成本高，且回收溶剂时存在环保及安全等问题，有时还存在有机溶剂残留问题，不仅危害人体健康，还会导致药物的重结晶而降低药物的分散度。

3. 溶剂-熔融法

当药物熔点较高且不能与载体互溶时可采用溶剂-熔融法。此法系将药物先溶于少量溶剂中，再与已熔化的载体材料混合均匀，蒸去溶剂后冷却固化，干燥后即得固体分散体。凡适用于熔融法的载体材料都可用于本法。

该法溶液比例通常在 5%～10%（质量分数），否则难以形成容易粉碎的固体。适用于小剂量药物（通常 50mg 以下）的制备，通常是液体药物如鱼肝油、维生素 D、维生素 A 等，因为少量的液体药物不影响载体的固体性质。本法使用有机溶剂的量少，除去溶剂的受热时间短，且残留的少量溶剂对固体分散体的性质影响小，故也可适用于对热稳定性差的固体药物。

4. 研磨法

研磨法亦称机械分散法，系将药物与载体材料按一定的比例混匀后，顺同一方向进行强力持久的研磨，不需要加溶剂而是借助机械力降低药物的粒度，或使药物与载体以氢键相结合形成固体分散体。常用载体材料有微晶纤维素、乳糖、PVP、PEG 类等。

该法可避免高温对药物及载体材料的影响，适用于对热不稳定或挥发性的药物固体分散体的制备。

（五）固体分散体的质量检查

固体分散体质量检查中的重要项目是对药物的分散状态进行物相鉴定。目前常用的物相鉴定方法有：热分析法、X 射线衍射法、红外光谱法、核磁共振谱法、电镜扫描法等。

1. 溶解度及溶出速率

药物制成固体分散体后，与原药相比溶解度会提高、溶出速率加快。可通过测定原药和固体分散体的溶解度和溶出速率，来判定固体分散体是否形成。但溶解度和溶出速率并不能判别药物在载体中的分散状态。

2. 热分析法

常采用差示热分析法与差示扫描量热法进行测定。差示热分析法（DTA）又称差热分析，是使样品和参比物在相同环境中程序升温或降温，测量两者的温度差随温度（或时间）的变化关系，制作 DTA 曲线。DTA 一般选用纯药物、药物与载体的物理混合物、固体分散体分别进行测定，通过比较曲线上吸热峰或放热峰的位置、大小来判断。

差示扫描量热法（DSC）又称差动分析，较为常用，是使样品和参比物在程序升温或降温的相同环境中，用补偿器测量两者的温度差保持为零所必需的热量与温度（或时间）的相关关系，制作 DSC 曲线。在 DSC 曲线上，药物晶体存在吸热峰，晶体存在量越多，峰面积越大，如无晶体存在，吸热峰消失。

3. X 射线衍射法

药物晶体经不同波段的 X 射线射入后可在衍射图上呈现药物晶体衍射峰，借助这种特征峰的存在与否来判断固体分散体的形成。鉴别固体分散体时，若 X 射线衍射图中的特征峰均消失，则说明药物以无定形态存在于固体分散体中。

4. 红外光谱法

物质结构中官能团不同，红外特征吸收光谱也不同。药物与高分子载体间发生某种反应时，会引起红外吸收峰位移或峰强度改变，由此可鉴别固体分散体形成与否。如果药物与载体材料之间存在氢键效应，共价键键长延伸，键能随之降低，谱带会大幅度地向低波数方向移动，波谱变宽。如分别对泮托拉唑钠肠溶固体分散体和其原料、辅料的物理混合物进行红外光谱测定，物理混合物能显示出辅料和药物的叠加峰，而固体分散体的红外光谱图中，在 3195cm^{-1} 处的 C—H 伸缩振动吸收峰，2975cm^{-1}、2987cm^{-1} 和 2841cm^{-1} 处亚甲基、甲基 C—H 的伸缩振动峰，以及 1493cm^{-1} 的尖峰，均基本消失，药物和辅料的某些吸收峰消失或发生位移，但未见新的吸收峰，因此可推测药物与辅料未发生化学作用，二者间可能发生了氢键键合，说明药物在载体中以无定形的形式存在。

5. 核磁共振谱法

此法主要用于确定固体分散体中有无分子间或分子内相互作用。药物与载体形成固体分散体后，在核磁共振氢谱上可观察到峰的位移或消失。

6. 电镜扫描法

在电子显微镜下观察并扫描待测样品，通过观察结晶的小、形状及粒度分布来判断固体分散体形成与否。

（六）固体分散体实例分析

尼莫地平固体分散体的制备

[处方] 尼莫地平 2.0g　　　PEG 6000　8.0g

[制法] 称取尼莫地平 2.0g、PEG 6000 8.0g 置于蒸发皿内，加热熔融至尼莫地平溶解，混合均匀。在搅拌下立即倾倒在不锈钢或玻璃板面上（下置冰块），使其成薄片并迅速固化，继续冷却 10min。将产品置于真空干燥器中干燥 2~3h，在乳钵中粉碎干燥物，过 80 目筛，即得。

[解析] 本制剂采用熔融法制备尼莫地平固体分散体，各操作步骤应避免水分的引入，否则不易干燥，难以粉碎。尼莫地平为二氢吡啶类钙通道阻滞剂，主要用于预防和治疗因蛛网膜下腔

出血引起的脑血管痉挛所造成的脑组织缺血性损伤。尼莫地平溶解度低，其溶出速度是限制人体药物吸收的关键因素，制成固体分散体可有效地增加尼莫地平溶解度，改善其生物利用度。

四、液固压缩技术

（一）液固压缩技术概述

液固压缩技术（Liquisolid technique）即溶液粉末化技术，是将水难溶性药物溶解在非挥发性液体赋形剂中，再与适宜的载体和涂层材料混合均匀使之转化成具有非黏性、良好流动性和可压性的粉末，其药物以固体难溶性药物或液体脂溶性药物的形式存在于液体赋形剂中。药物一般以分子或无定形状态溶解在液体赋形剂中。相对于其他增溶新技术，液固压缩技术有其自身独特的优势：一般传统辅料即可，如微晶纤维素、淀粉、乳糖等；液压制剂的生产成本一般低于软胶囊，所用的仪器相对简单；液压缓释制剂相对于渗透泵片具有更恒定的溶出速率；液压速释制剂相对于普通制剂，药物在体内外的释放速率都有明显增加。

（二）液固压缩理论

参考 Spireas 等人针对液固压缩系统建立的数学模型，可计算出最佳的载体和涂层材料的用量。在液固处方中，载体材料是在其表面具有吸收液体能力的辅料；涂层材料是具有高表面积的辅料，它通常覆盖在载体材料表面，含有液体从而提高液固粉末的流动性。

因载体材料（Q）和涂层材料（q）具有吸收一定液体的性质，载体材料（Q）吸收非挥溶剂（W）的最大量被定义为液体负载因子（Lf），其为影响载药量的重要因素。载体材料和涂层材料的质量比称为 R 值，即式(19-1) 和式(19-2)。

$$R = Q/q \tag{19-1}$$

$$Lf = W/Q \tag{19-2}$$

Φ_{CA} 是载体材料的液体保留势，Φ_{CO} 是涂层材料的液体保留势，液体负载因子（Lf）又可用式(19-3) 表示。

$$Lf = \Phi_{CA} + \Phi_{CO}/R \tag{19-3}$$

Φ_{CA} 和 Φ_{CO} 值为衡量，属于辅料的特有性质，可通过测定载体材料和涂层材料的滑动角确定，R 值为实验参数，代入式(19-3) 求得 Lf，再将实验所需的溶剂质量（W）和实验中的 R 值分别带入式(19-1)、式(19-2) 即可求得最佳载体和涂层材料量。

（三）辅料

1. 液体赋形剂

液体赋形剂即非挥发溶剂，所以选用的液体赋形剂一般为非挥发性、无毒溶剂。为了提高药物在液体赋形剂中的溶解度而达到速释的效果，常使用1,2丙二醇、聚乙二醇400和聚山梨酯80等辅料。为了使药物在液体赋形剂中达到缓释的效果，常使用聚山梨酯80作为液体赋形剂。

2. 载体

选用的载体主要为多孔材料，可提供足够的吸附性能。根据不同的释药机制，可分为速释载体和缓释载体。速释载体有不同级别的微晶纤维素、淀粉、乳糖等，缓释载体一般为丙烯酸树脂类（如 Eudragit RL 和 Eudragit RS）。基于载体对液体的负载能力以及与液体系统混合后形成的粉末的良好流动性和可压性，可对载体进行筛选。

3. 涂层材料

为了将湿的混合物包覆成具有良好流动性、可压性的干燥粉末，涂层材料一般选用细而多孔、吸附性强的辅料。一般无定形的微粉硅胶是比较理想的涂层材料。

4. 添加剂

添加剂可以改善因载体材料和涂层材料增加片重的情况，提高载药量，并且某些添加剂可以显著增大药物的释放，例如一些低黏度聚合物：羟丙基甲基纤维素、聚乙烯吡咯烷、聚乙二醇6000等，均能一定地提高药物的溶出速率。为了延长药物的释放，不同规格的聚合物可以使用，即丙烯酸树脂RS和RL、瓜尔豆胶、黄原胶、羟丙基甲基纤维素。

（四）液固压缩物的制备

筛选合适的液体赋形剂，将药物溶于其中；选择合适的载体和涂层材料，通过液固压缩数学模型计算出载体和涂层材料的比值，算出载体和涂层材料的最优用量；用载体材料吸收液体系统制成湿颗粒，最后再加入吸湿性强的涂层材料使湿颗粒转化成表面干燥，具有良好流动性和可压性的干粉。可根据制备的需要在干粉中加入崩解剂、矫味剂和泡腾剂等，最后按照传统压片工艺压制成片剂或装胶囊即可。

（五）液固压缩物的质量检查

液固压缩物的质量检查主要是通过其后续制得产品的性质判断，以压制成片剂为例，液固压缩制剂的评价涵盖以下两方面。

1. 压缩前评估

为了使液固系统具有良好的流动性和可压性，该系统将被压制成片，并对其进行评估，一般用休止角、卡尔指数和豪斯纳比作为评价指标。

2. 压缩后评估

压缩后将从片剂的均一性、硬度、重量差异、碎脆度、崩解时限、体外溶出度实验等方面进行再评估。

（六）液固压缩技术实例分析

例：丹参酮Ⅱ$_A$液固压缩片的制备

[处方]　丹参酮Ⅱ$_A$　0.3mg　　PEG 400　23.1mg

　　　　微晶纤维素　69.9mg　　二氧化硅　6.99mg

[制法]　将丹参酮Ⅱ$_A$溶解于PEG 400中，混悬均匀，加入微晶纤维素，研磨使液体充分吸附后加入二氧化硅，得到近干燥的粉末，称为"液固压缩粉末"，加入适量羧甲基淀粉钠及微粉硅胶、硬脂酸镁，压制成片，得到丹参酮Ⅱ$_A$液固压缩片。

[解析]　本制剂采用液固压缩技术制备丹参酮Ⅱ$_A$压缩粉末并压制成片。PEG 400为液体赋形剂，微晶纤维素为载体材料，二氧化硅为涂层材料。丹参酮Ⅱ$_A$是中药丹参中的小分子脂溶性活性成分，具有抗炎、抗肿瘤作用。通过液固压缩技术，能够显著提高难溶性成分丹参酮Ⅱ$_A$的溶出。

【拓展知识】

3D打印药物制剂技术

3D打印又称快速成型、增材制造，它是以计算机辅助设计（CAD）模型为基础，通过逐层固化、层层叠加形成三维实体的过程，可打印任意形状的物品，满足多行业、多用途需求。

2015年8月，美国食品药品监督管理局（FDA）批准全球首款使用3D打印技术制备用于治疗癫痫的药物左乙拉西坦速溶片上市，为该技术用于药物制剂行业带来新的发展机遇。由Aprecia

公司设计的左乙拉西坦速溶片是基于该公司开发的 ZipDose 3D 打印技术平台制备的。利用 ZipDose 技术制备的左乙拉西坦速溶片具有多孔的特性，在水中的扩散程度远远大于传统的片剂，且只需要一小口水即可溶化。ZipDose 技术尤其适用于制备载药量高的药物，如果一个药物的有效成分大于 1g，采用传统制剂技术则很难做成一个药片或胶囊，如果该药物的水溶性又很低，则会更加困难。然而，很多中枢神经系统的药物给药剂量都很大，这些药片过大或药量过多都会给患者的服用造成不便，新型的 ZipDose 速溶片则可以解决上述问题。

3D 打印技术作为一种全新的制剂开发策略和生产制造方法，一方面可根据患者所需，制备出不同几何形状、不同载药剂量的个性化制剂，适用于老人、儿童等服药困难的特殊人群，减少给药次数，提升疗效；另一方面可通过设计和优化处方、调整打印技术参数，制备出具有速释、缓释、控释、脉冲等不同功能的程序化释药制剂，从而实现释药速率的精确可控，提高患者的依从性；更为关键的是，借助高精度的 3D 打印技术可制备出具有复杂结构的载药递药系统，包括经皮微针递药系统、黏膜递药系统、植入体制剂等新型递药系统，为个性化高端药物制剂的开发提供了一种高效精准的制备策略。

【项目小结】

教学提纲		主要内容简述
一级	二级	
一、包合技术	（一）包合技术概念	包合物；主分子；客分子；包合技术
	（二）包合物的特点	增加溶解度；利于溶出；提高稳定性；掩味，降低刺激性；液态药物固态化；调节释药速率
	（三）包合材料	环糊精及其衍生物
	（四）包合物的制备	饱和水溶液法；研磨法；超声波法；冷冻干燥法和喷雾干燥法
	（五）包合物的验证	溶解度法；显微镜法和电镜扫描法；X 射线衍射法；其他方法
	（六）包合物实例分析	饱和水溶液法制备盐酸小檗碱-β-环糊精包合物
二、微囊与微球制备技术	（一）微囊与微球制备技术概念	微囊与微球结构；上市情况
	（二）药物微囊化/微球化的特点	提高药物的稳定性；掩盖药物的不良臭味，降低局部刺激性；使药物浓集于靶区；可使液态药物固态化；减少复方制剂的配伍禁忌；改善物料的性质；控制药物的释放速率
	（三）载体材料	天然高分子材料（明胶、阿拉伯胶等）；半合成高分子材料；合成高分子材料
	（四）微囊的制备	物理化学法（单凝聚法、复凝聚法和其他方法）；物理机械法；化学法
	（五）微球的制备	乳化分散法；凝聚法；聚合法
	（六）微囊实例分析	复凝聚法制备复方甲地孕酮微囊
三、固体分散技术	（一）固体分散技术概念	固体分散体概念、上市情况；固体分散体的应用特点
	（二）固体分散体的类型	按释药特征分类；按药物在载体材料中的分散状态分类

续表

教学提纲		主要内容简述
一级	二级	
三、固体分散技术	(三)载体材料	水溶性载体材料(聚乙二醇类、聚维酮类、表面活性剂类等);难溶性载体材料(纤维素类、聚丙烯酸树脂类、其他类);肠溶性载体材料
	(四)固体分散体的制备	熔融法、溶剂法、溶剂-熔融法、研磨法
	(五)固体分散体的质量检查	溶解度及溶出速率;热分析法;X射线衍射法;红外光谱法;核磁共振谱法;电镜扫描法
	(六)固体分散体实例分析	熔融法制备尼莫地平固体分散体
四、液固压缩技术	(一)液固压缩技术概念	溶液粉末化技术;优势
	(二)液固压缩理论	Spireas数学模型
	(三)辅料	液体赋形剂;载体;涂层材料;添加剂
	(四)液固压缩物的制备	筛选合适的液体赋形剂、载体和涂层材料
	(五)液固压缩物的质量检查	压缩前评估;压缩后评估
	(六)液固压缩技术实例分析	丹参酮ⅡA液固压缩片的制备

【达标检测题】

一、单项选择题

1. 关于固体分散体叙述错误的是（　　）。
   A. 固体分散体是药物以分子、胶态、微晶等均匀分散于另一种水溶性、难溶性或肠溶性固态载体物质中所形成的固体分散体系
   B. 固体分散体采用肠溶性载体，增加难溶性药物的溶解度和溶出速率
   C. 利用载体的包蔽作用，可延缓药物的水解和氧化
   D. 能使液态药物粉末化
   E. 掩盖药物的不良臭味和刺激性

2. 下列不能作为固体分散体载体材料的是（　　）。
   A. PEG类　　　　B. 微晶纤维素　　　C. 聚维酮
   D. 甘露醇　　　　E. 泊洛沙姆

3. 下列作为水溶性固体分散体载体材料的是（　　）。
   A. 乙基纤维素　　　　　　　B. 微晶纤维素
   C. 聚维酮　　　　　　　　　D. 丙烯酸树脂RL型
   E. HPMCP

4. 不属于固体分散技术的方法是（　　）。
   A. 熔融法　　　　B. 研磨法　　　　C. 溶剂非溶剂法
   D. 溶剂熔融法　　E. 溶剂法

5. 关于包合物的叙述错误的是（　　）。
   A. 包合物是一种分子被包藏在另一种分子的空穴结构内的复合物
   B. 包合物是一种药物被包裹在高分子材料中形成的囊状物
   C. 包合物能增加难溶性药物溶解度
   D. 包合物能使液态药物粉末化

E. 包合物能促进药物稳定化
6. 将挥发油制成包合物的主要目的是（　　）。
A. 防止药物挥发
B. 减少药物的副作用和刺激性
C. 掩盖药物不良臭味
D. 能使液态药物粉末化
E. 能使药物浓集于靶区
7. 将大蒜素制成微囊是为了（　　）。
A. 提高药物的稳定性
B. 掩盖药物的不良臭味
C. 防止药物在胃内失活或减少对胃的刺激性
D. 控制药物释放速率
E. 使药物浓集于靶区
8. 关于凝聚法制备微型胶囊下列叙述错误的是（　　）。
A. 单凝聚法是在高分子囊材溶液中加入凝聚剂以降低高分子溶解度凝聚成囊的方法
B. 适合于水溶性药物的微囊化
C. 复凝聚法系指使用两种带相反电荷的高分子材料作为复合囊材，在一定条件下交联且与囊心物凝聚成囊的方法
D. 必须加入交联剂，同时还要求微囊的粘连愈少愈好
E. 凝聚法属于相分离法的范畴
9. 微囊的制备方法不包括（　　）。
A. 凝聚法
B. 液中干燥法
C. 界面缩聚法
D. 溶剂非溶剂法
E. 薄膜分散法

二、配伍选择题

[题1—4]
A. PEG类
B. 丙烯酸树脂RL型
C. β-环糊精
D. 淀粉
E. HPMCP
1. 属于不溶性固体分散体载体材料的是（　　）。
2. 属于水溶性固体分散体载体材料的是（　　）。
3. 属于包合材料的是（　　）。
4. 属于肠溶性载体材料的是（　　）。

[题5—6]
A. 聚乙二醇
B. 氰基丙烯酸异丁酯
C. 聚乳酸
D. 油酸山梨坦
E. 乙基纤维素
5. 制备微球可生物降解的材料是（　　）。
6. 微球的乳化剂是（　　）。

三、多项选择题

1. 下列作为不溶性固体分散体载体材料的是（　　）。
A. 乙基纤维素
B. PEG类
C. 聚维酮
D. 丙烯酸树脂RL型
E. HPMCP
2. 关于微囊特点叙述正确的是（　　）。
A. 微囊能掩盖药物的不良臭味

B. 制成微囊能提高药物的稳定性
C. 微囊能防止药物在胃内失活或减少对胃的刺激性
D. 微囊能使药物浓集于靶区
E. 微囊使药物高度分散，提高药物溶出速率

3. 下列可作为微囊囊材的有（　　）。

A. 微晶纤维素　　　B. 甲基纤维素　　　C. 乙基纤维素
D. 聚乙二醇　　　　E. 羧甲基纤维素

达标检测题参考答案

项目一　认识药剂学

一、单项选择题

1. C　2. C　3. D　4. A　5. B

二、配伍选择题

1. D　2. E　3. B　4. A　5. C

三、多项选择题

1. ABCD　2. ABCDE

项目二　制药卫生

一、单项选择题

1. D　2. A　3. C　4. D　5. C　6. A　7. A　8. D　9. D　10. C

二、配伍选择题

1. B　2. E　3. D　4. C　5. A　6. B　7. C　8. D

三、多项选择题

1. ABCD　2. ABC　3. AC　4. CDE

项目三　制药用水生产技术

一、单项选择题

1. B　2. D　3. B　4. B

二、配伍选择题

1. C　2. B　3. D　4. E

三、多项选择题

1. ABDE　2. ABCDE

项目四　药物制剂的稳定性

一、单项选择题

1. C　2. B　3. C　4. A　5. B　6. D　7. B

二、配伍选择题

1. B　2. C　3. E　4. A　5. C　6. D　7. A　8. E　9. C　10. B　11. D

三、多项选择题

1. AE　2. BCE　3. ACDE　4. ABCD　5. ABC

项目五 粉碎过筛混合技术

一、单项选择题

1. A 2. D 3. C 4. B 5. B 6. D 7. C 8. A

二、配伍选择题

1. AB 2. CD

三、多项选择题

1. ABCDE 2. ABCE 3. ABCDE

项目六 浸提技术及中药浸出制剂

一、单项选择题

1. D 2. B 3. D 4. C 5. B 6. C 7. A 8. C 9. D 10. C

二、多项选择题

1. ABCD 2. ABCDE 3. ABC 4. ABCDE 5. ABCD

三、简答题

略。

项目七 液体制剂

一、单项选择题

1~5 BCCCA   6~10 ACCAE   11~15 BDADD   16~20 CCDDD

二、配伍选择题

1~5 DBCCD   6~10 AABCD   11~13 DBC

三、多项选择题

1. BE 2. ACDE 3. ABC 4. AB 5. ABC 6. AC 7. ABC 8. BC

项目八 灭菌制剂与无菌制剂

一、单项选择题

1. A 2. B 3. B 4. C 5. D 6. B 7. A 8. B 9. C 10. A 11. B 12. D 13. D 14. B 15. C 16. C 17. B 18. D

二、配伍选择题

1. A 2. D 3. B 4. C 5. E 6. E 7. B 8. C 9. A 10. D 11. A 12. C 13. D 14. C 15. B 16. A 17. D 18. A 19. D 20. C 21. E 22. B

三、多项选择题

1. ABCDE 2. ABCDE 3. AB 4. ABDE 5. CD 6. ABCDE 7. AD 8. BDE

项目九 散剂、颗粒剂与胶囊剂

一、单项选择题

1～5 BDABA   6～10 DDBCC   11～15 BADDC

二、配伍选择题

1～5 EBCAD   6～10 `ABCED

三、多项选择题

1. ABCDE 2. ABCE 3. ABCD 4. ABE 5. ABE 6. CDE 7. ABCDE 8. CD 9. ABCD 10. BC

项目十 片剂

一、单项选择题

1. C 2. C 3. B 4. B 5. D 6. B 7. D 8. D 9. A 10. C 11. A 12. C 13. B 14. A 15. C 16. B 17. A 18. C 19. D

二、配伍选择题

1. E 2. D 3. C 4. B 5. A 6. C 7. A 8. D 9. B 10. E

三、多项选择题

1. ABDE 2. BDE 3. ABCD 4. ABCD 5. ABCE 6. AC 7. ABD

项目十一 丸剂与滴丸剂

一、单项选择题

1. A 2. C 3. E 4. B

二、多项选择题

1. ACDE 2. ABCE 3. ABCDE 4. ABC

项目十二 外用膏剂

一、单项选择题

1. A 2. C 3. C 4. B 5. C 6. E 7. C 8. C 9. D 10. A

二、多项选择题

1. ABDE 2. ACE 3. ADE 4. ABC 5. ABD 6. ABCDE

项目十三 栓剂

一、单项选择题

1. E 2. B 3. B 4. E 5. C 6. C 7. E 8. A

二、配伍选择题

1. D 2. C 3. A 4. D 5. C

三、多项选择题

1. BCD 2. ACD 3. ACDE 4. ACDE 5. CD 6. ACE

项目十四　膜剂与涂膜剂

一、单项选择题

1. C 2. C 3. E

二、多项选择题

1. ACDE 2. ABCD

项目十五　气雾剂、喷雾剂与粉雾剂

一、单项选择题

1. D 2. A 3. D 4. E

二、多项选择题

1. ABCDE 2. ABCD 3. ABC

三、实例解析题

盐酸异丙肾上腺素	2.5g	（主药）
乙醇	296.5g	（潜溶剂）
维生素C	1.0g	（抗氧剂）
柠檬油	适量	（芳香剂）
二氯二氟甲烷	适量	（抛射剂）
制成	1000g	

项目十六　缓释、控释制剂

一、单项选择题

1. E 2. D 3. A 4. B 5. D 6. C 7. E 8. A 9. E

二、多项选择题

1. ABC 2. ABDE

项目十七　经皮给药制剂

一、单项选择题

1. D 2. C 3. B

二、多项选择题

1. ADE 2. ACDE 3. BDE

项目十八 靶向制剂

一、单项选择题
1. D 2. C 3. A

二、多项选择题
1. BCD 2. ABC

项目十九 药物制剂新技术

一、单项选择题
1. B 2. B 3. C 4. C 5. B 6. D 7. B 8. B 9. E

二、配伍选择题
1. B 2. A 3. C 4. E 5. C 6. B

三、多项选择题
1. AD 2. ABCD 3. BCE

参 考 文 献

[1] 王琳,黄翠翠. 药剂学. 武汉:华中科技大学出版社,2022.
[2] 张平平,侯飞燕,王琳. 药剂学. 2版. 江苏:江苏凤凰科学技术出版社,2018.
[3] 陆丹玉,封家福,王利华. 药物制剂技术. 2版. 江苏:江苏凤凰科学技术出版社,2018.
[4] 丁立,郭幼红. 药物制剂技术. 北京:高等教育出版社,2020.
[5] 张健泓. 药物制剂技术. 3版. 北京:人民卫生出版社,2018.
[6] 胡英,张炳盛. 药物制剂技术. 4版. 北京:中国医药科技出版社,2021.
[7] 国家药典委员会. 中华人民共和国药典. 2020年版. 北京:中国医药科技出版社,2020.
[8] 方亮. 药剂学. 8版. 北京:人民卫生出版社,2016.
[9] 杨凤琼,徐芳辉,江荣高. 药物制剂. 武汉:华中科技大学出版社,2016.
[10] 朱照静,张荷兰. 药剂学. 北京:中国医药科技出版社,2017.
[11] 胡英,王晓娟. 药物制剂技术. 3版. 北京:中国医药科技出版社,2017.
[12] 龙晓英,田燕. 药剂学. 2版. 北京:科学出版社,2016.
[13] 何勤,张志荣. 药剂学. 3版. 北京:高等教育出版社,2021.
[14] 胡兴娥,刘素兰. 药剂学. 2版. 北京:高等教育出版社,2016.
[15] 韦超,侯飞燕. 药剂学. 3版. 郑州:河南科学技术出版社,2019.
[16] 徐宁,刘燕,蔡兴东. 药物分析. 湖北:华中科技大学出版社,2017.
[17] 张奇志,蒋新国. 新型药物递送系统的工程化策略及实践. 北京:人民卫生出版社,2019.
[18] 郭维儿,赵黛坚. 药剂学学习指导与习题集. 2版. 北京:化学工业出版社,2019.
[19] 孟胜男,胡容峰. 药剂学. 2版. 北京:中国医药科技出版社,2021.
[20] 唐星. 药剂学. 4版. 北京:中国医药科技出版社,2019.
[21] 周建平. 药剂学. 1版. 南京:东南大学出版社,2016.
[22] 高宏. 药剂学. 2版. 北京:人民卫生出版社,2012.
[23] 李忠文. 药剂学. 北京:人民卫生出版社,2018.
[24] 姚云霞. 纳米乳在药剂学中的研究及应用进展. 军事医学,2021,45(06):473-478.
[25] 李晓锋. 载药脂肪乳的制备与质量评价. 华西药学杂志,2019,34(05):526-531.